坤乐集要

圆明——整理

女丹修炼集萃

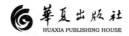
华夏出版社
HUAXIA PUBLISHING HOUSE

图书在版编目（ＣＩＰ）数据

坤乐集要／圆明整理．—北京：华夏出版社，
2019.1

ISBN 978-7-5080-9661-2

Ⅰ．①坤… Ⅱ．①圆… Ⅲ．①中医妇科学

Ⅳ．R271.1

中国版本图书馆 CIP 数据核字 (2018) 第 302984 号

华 夏 出 版 社 出 版 发 行

（北京东直门外香河园北里 4 号　邮编：100028）

新 华 书 店 经 销

北京华创印务有限公司

*

787×1092　1/16 开本　　　47.25 印张　　620 千字

2019 年 1 月北京第 1 版　　2019 年 1 月北京第 1 次印刷

ISBN 978-7-5080-9661-2

定价：198.00 元

本版图书凡印刷装订错误可及时向我社发行部调换

出版说明

在中国人的心灵中弥漫着浓厚的道家气息。

道家文化注重"贵柔守雌""阴阳调和"。在众多的道经典籍中，女子修道成仙的传记故事，无不标识出了女性在中国古代社会中独具的尊崇地位。女子的坤道与男子的乾道，都是对生命奥秘的追求与探索，犹如日月光耀，古今而常存。

自娲皇补天造人，苍帝创造文字至今，历代女子修道成仙的传记故事枚不胜数，但多是以独立成篇的形式分散于《道藏》《续道藏》《道藏辑要》以及《藏外道书》之中。广大爱好者查阅起来颇为不易，且以前出版的书籍均是繁体竖排，已与当今读者的阅读习惯不符。故今次以简体横排形式，尽编者之最大努力，将众多修道之书汇集成此一编。

本书对于当代有志于探索生命奥秘的广大女性爱好者有着极为重要的意义。

本书诸篇所用版本：

《女子可以成仙篇》中的内容选自《太平广记》卷56—70

《玉皇宝典篇》内容所依据的底本为《正统道藏》新文丰版

《道门日诵篇》中的内容选自《道藏辑要》新文丰版第23册

《道学妙典》《仙家真经》二篇内的全部内容所依据的底本为《正统道藏》新文丰版

《女真法诀篇》底本出处

《黄庭经讲义》，出自《藏外道书》第26册

《灵源大道歌》，出自《三洞拾遗》第10册

《女子道学五种》，出自青城山版《女子道学小丛书五种》

《女丹诗注》,出自《中华仙学》

《女丹信函》,出自《扬善半月刊》《仙道月报》

《女真丹诀篇》底本出处

《女丹简便法》,出自《大成捷要》

《女丹秘旨》,出自《和宗明道集》

《列位女真丹诀》,出自《道统大成》

《女丹概说》,出自《乐育堂语录》

《女真修》,出自《道源精微歌》

《女真丹》,出自《丹亭真人养真秘籍》

《女丹法》,出自《道书十二种》

《大女金丹诀》,出自《藏外道书》第 22 册

《女功指南》,出自《古书隐楼藏书》

《二懒心话》,出自《古书隐楼藏书》

《女真法语篇》底本出处

《女修正途》,出自《古书隐楼藏书》

《坤元经》,出自《女丹集萃》

《女子修道浅说》,出自《女丹集萃》

《女金丹诗》,出自《女丹集萃》

《赠诗汇录》,出自《正统道藏》太平部

《坤元妙经》,出自《道藏辑要》第 23 册,下同

《丹道秘书》,出自《道藏辑要》

《元君法语》,出自《道藏辑要》

《女丹合编》,出自《道藏辑要》

《女金丹》,出自《道藏辑要》

本着尽量保持原著完整原则,虽然原编底本存在有内容雷同部分,不做删节,保持原貌。

读者如欲实修丹道,请从明师寻求指导,不宜操之过急,切记为盼!

因水平有限,编辑之中难免错漏,恭请指正。

华夏出版社

前　言

　　道家学说又称黄老之学。黄帝是中华人文初祖；老子被尊为道家的创始人，其经典著作《道德经》广泛流传全球。道家思想自形成之始，即已成为中华文化基石之所在。在中华民族深层的文化心理结构和思维方式里，道家影响颇深，其表现出来的就是在中国人的心灵中弥漫着浓厚的道家气息。英国著名学者李约瑟博士就曾在《中国科学技术史》中说过："中国人性格中有许多最吸引人的因素都来源于道家思想。中国如果没有道家思想，就像是一棵深根已经烂掉的大树。"

　　道家文化可溯源于母系文明，具有尊崇女性的传统。在理论思想方面表现为"贵柔守雌，阴阳调和"。《太平经》里论述为："天下凡事，皆一阴一阳，乃能相生，一阳不施生，一阴并虚空，无可养也；一阴不受化，一阳无可施生统也。"贵柔守雌这一传统由来已久，据《抱朴子》记载："黄帝论道养，则资玄、素二女。"这说明黄帝本人在问道中不仅就学于广成子等男性先师，亦求道于女性前辈。从神话中的娲皇、西王母等，到历史上的魏夫人、谢自然、曹文逸、孙不二等道家前辈，都是女性道人。通过爱道人士在性命之壤不懈的耕耘，使得在道家典籍中存有数量非常可观的女性经书辞章，显著地标识出了女性在道教中独具的尊崇地位。

　　道教在具体炼养学中，开启出专门适应于女性修炼的法门，其中最具代表性的就是丹鼎派中的女丹。而经由有道之士千百年来的创造与发展出的供由女子修炼的坤道法门，同时也成为道教体系中至关重要的组成部分，其与男子修炼的乾道法门，犹如日月光耀古今而常存。众所周知，男女在心理生理上都有着明显的差异，女性爱道者能遵从女性特点，选择专门的女性炼养法门无疑是非常明智的，道教面对女性追随者能够提供此种需求，并且不断完善、不断丰富，保有至今承传有序，无疑对于当代有志于探索生命奥秘的广大女性爱好者是有着极其重要的意义的。

历史上的女子修炼形成了众多炼养法门，简略言之，既有以清静为天下正、抱朴守素的自然法门，亦有精思身神、书符持咒的存想法门，还有着注重身心以后天返先天的女丹法门。著名仙学家陈撄宁总结有"中条老姆派、丹阳谌姆派、南岳魏夫人派、谢自然仙姑派、曹文逸真人派、孙不二元君派"。"以上六派，将自魏晋以来一千七百年间，女功修炼法门，概括已尽。"诸派炼养方法十分详尽，包括有仙剑道剑、天元服食、精思存想、辟谷服气、元和内运、太阴炼形等众多法门。

自古修道贵柔守雌，以虚无自然为本。道是以特有的形式深藏在万事万物之中，这在《道德经》中名为"恍惚杳冥"，在这恍惚杳冥之内终有精真。求道学道贵在此真，修道成道是证此真。自始至终以此虚无自然、精真为正，此是古人迹，古仙人从此道去，今时寻道能得此真是谓得传。随着历代女真仙道中人的不断积淀，形成了很丰富的文献资料，但由于散布于《道藏》《续道藏》以及藏外道书之中，查阅颇有不便，故于此次以汇集形式出版，方便广大爱好者阅读。由于本人才识浅陋，在本书编辑中难以避免错漏，希望有识之士能给予指正。

郑圆明

2019 年 1 月

目 录

女子可以成仙

——女子修炼成仙记

西王母

西王母者，九灵太妙龟山金母也，一号太虚九光龟台金母元君。乃西华之至妙，洞阴之极尊。在昔道气凝寂，湛体无为，将欲启迪玄功，化生万物。先以东华至真之气，化而生木公。木公生于碧海之上，芬灵之墟，以主阳和之气，理于东方，亦号曰东王公焉。又以西华至妙之气，化而生金母。金母生于神州伊川，厥姓侯氏，生而飞翔，以主元，毓神玄奥，于眇莽之中，分大道醇精之气，结气成形。与东王公共理二气，而育养天地，陶钧万物矣。柔顺之本，为极阴之元，位配西方，母养群品。天上天下，三界十方，女子之登仙者得道者，咸所隶焉。所居宫阙，在龟山春山西那之都，昆仑之圃，阆风之苑。有城千里、玉楼十二、琼华之阙、光碧之堂、九层玄室、紫翠丹房。左带瑶池、右环翠水。其山之下，弱水九重，洪涛万丈，非飚车羽轮，不可到也。所谓玉阙暨天，绿台承霄，青琳之宇，朱紫之房，连琳彩帐，明月四朗。戴华胜，佩虎章，左侍仙女，右侍羽童，宝盖沓映，羽掺荫庭。轩砌之下，植以白环之树，丹刚之林，空青万条，瑶干千寻，无风而神籁自韵，琅琅然皆九奏八会之音也。神州在昆仑之东南，故尔雅云："西王母目下是矣。"又云："王母蓬发，戴华胜。虎齿善啸者，此乃王母之使，金方白虎之神，非王母之真形也。"元始天王授以方天元统龟山九光之箓，使制召万灵，统括真圣，监盟证信，总诸天之羽仪。天尊上圣，朝晏之会，考校之所，王母皆临诀焉。上清宝经，三洞玉书，凡有授度，咸所关预也。黄帝讨蚩尤之暴，威所未禁，而蚩尤幻变多方，征风召雨，吹烟喷雾，师众大迷。帝归息太山之阿，昏然忧寝。王母遣使者，被玄狐之裘，以符授帝曰："太一在前，天一在后，得之者胜，战则克矣。"符广三寸，长一尺，青莹如玉，丹血为文。佩符既毕，王母乃命一妇人，人首鸟身，谓帝曰："我九天玄女也。"授帝以三宫五意阴阳之略，太一遁甲六壬步斗之术，阴符之机，灵宝五符五胜之文。遂克蚩尤于中冀，剪神农之后，诛榆冈于阪泉，天下大定，都于上谷之涿鹿。又数年，王母遣使白虎之神，乘白鹿，集于帝庭，授以地图。其后虞舜摄位，王母遣使授舜白玉环。舜即位，又授益地图，遂广黄帝之九州为十有二州。王母又遣使献舜白玉琯，吹之以和八风。《尚书》帝验期曰："王母之国在西荒也。"昔茅盈字叔申，王褒字子登，张道陵字辅汉，洎九圣七真，凡得道授书者，皆朝王母于昆陵之阙焉。时叔申、道陵侍太上道君，乘九盖之车，控飞虬之轨，越积石之峰，济弱流之津，浮白水，凌黑波，顾盼倏忽，诣王母于阙下。子登清斋三月，王母授以《琼华宝曜七晨素经》。茅君从西城王君诣白玉龟台，朝谒王母，求长生之道，曰："盈以不肖之躯，慕龙凤之年，欲以朝菌之脆，求积朔之期。"王母悯其勤志，告之曰："吾昔师元始天王及皇天扶桑帝君，授我以玉佩金珰二景缠炼之道，上行太极，下造十方，溉月咀日入天门，名曰玄真之经。今以授尔，宜勤修焉。"因敕西城王君，一一解释以授焉。又周穆王时，命八骏与七华之士，使造父为御，西登昆仑，而宾于王母。穆王持白珪重锦，以为王母寿，事具《周穆王传》。至汉武帝元封元年七月七日夜，降于汉宫。语在《汉武帝传》内，此不复载焉。

（出《集仙录》）

上元夫人

上元夫人，道君弟子也。亦玄古以来得道，总统真籍，亚于龟台金母。新降之处多使侍女相闻，已为宾侣焉。汉孝武皇帝好神仙之道，祷醮名山，以求灵应。元封元年辛未七月七日夜，二唱之后，西王母降于汉宫。帝迎拜稽首，侍立久之。王母呼帝令坐，以天厨，筵宴粗悉，命驾将去。帝下席叩头，请留殷勤，王母复坐。乃命侍女郭密香，邀夫人同宴于汉宫。语在汉武帝传中。其后汉宣帝地节四年乙卯，咸阳茅盈字叔申，受黄金九锡之命，为东岳上卿司命真君太元真人。是时五帝君授册既毕，各升天而去。茅君之师乃总真王君，西灵王母与夫人，降于句曲之山金坛之陵华阳天宫，以宴茅君焉。时茅君中君名固，字季伟，小君名衷，字思和，王母王君授以灵诀，亦受锡命紫素之册，固为定录君，衷为保命君，亦侍贞会。王君告二君曰："夫人乃三天真皇之母，上元之高尊。统领十方玉女之籍，汝可自陈。"二君下席再拜，求乞长生之要。夫人悯其勤志，命侍女宋辟非出紫锦之囊，开绿金之笈，以《三元流珠经》《丹景道精经》《隐地八术经》《太极缘景经》凡四部，以授二君。王母复敕侍女李方明，出丹琼之函，披云珠之笈，出《玉佩金瑞经》《太霄隐书经》《洞飞二景内书》，传司命君。各授书毕，王母与夫人告去，千乘万骑，升还太空矣。

（出《汉武内传》）

云华夫人

云华夫人，王母第二十三女，太真王夫人之妹也。名瑶姬，受徊风混合万景炼神飞化之道。尝东海游还，过江上，有巫山焉，峰岩挺拔，林壑幽丽，巨石如坛，留连久之。时大禹理水，驻山下。大风卒至，崖振谷陨不可制。因与夫人相值，拜而求助。即敕侍女，授禹策召鬼神之书，因命其神狂章、虞余、黄魔、大翳、庚辰、童律等，助禹斫石疏波，决塞导厄，以循其流。禹拜而谢焉。禹尝诣之，崇之巅，顾盼之际，化而为石；或倏然飞腾，散为轻云，油然而止，聚为夕雨；或化游龙，或为翔鹤，千态万状，不可亲也。禹疑其狡狯怪诞，非真仙也，问诸童律。律曰："天地之本者道也，运道之用者圣也，圣之品次，真人仙人也。其有禀气成真，不修而得道者，木公、金母是也。盖二气之祖宗、阴阳之原本、仙真之主宰、造化之元光。云华夫人，金母之女也。昔师三元道君，受上清宝经，受书于紫清阙下，为云华上官夫人。主领教童真之士，理在玉英之台，隐见变化，盖其常也。亦由凝气成真，与道合体，非寓胎禀化之形，是西华少阴之气也。且气之弥纶天地，经营动植，大包造化，细入毫发。在人为人，在物为物，岂止于云雨龙鹤，飞鸿腾凤哉？"禹然之，后往诣焉，忽见云楼玉台，瑶宫琼阙森然，既灵官侍卫，不可名识。狮子抱关，天马启涂，毒龙电兽，八威备轩，夫人宴坐于瑶台之上。禹稽首问道，召禹使前而言曰："夫圣匠肇兴，剖大混之一朴，发为亿万之体。发大蕴之一苞，散为无穷之物。故步三光而立乎暑景，封九域而制乎邦国，刻漏以分昼夜，寒暑以成岁纪，兑离以正方位，山川以分阴阳，城廓以聚民，器械以卫众，舆服以表贵贱，禾黍以备凶歉。凡此之制，上禀乎星辰，而取法乎神真，以养有形之物也。是故日月有幽明，生杀有寒暑，雷震有出入之期，风雨有动静之常。清气浮乎上，而浊众散于下。废兴之数，治乱之运，贤愚之质，善恶之性，刚柔之气，寿夭之命，贵贱之位，尊卑之叙，吉凶之感，穷达之期，此皆禀之于道，悬之于天，而圣人为纪也。性发乎天而命成乎人。立之者天，行之者道。道存则有，道去则非。道无物不可存也，非修不可致也。玄老有言，致虚极，守静笃，万物将自复。复谓归于道而常存也。道之用也，变化万端而不足其一，是故天参玄玄，地参混黄，人参道德。去此之外，非道也哉。长久之要者，天保其玄，地守其物，人养其气，所以全也。则我命在我，非天地杀之，鬼神害之，失道而自逝也。志乎哉，勤乎哉，子之功及于物矣，勤逮于民矣，善格乎天矣，而未闻至道之要也。吾昔于紫清之阙受书，宝而勤之，我师三元道君曰，上真内经，天真所宝，封之金台。佩入太微，则云轮上往，神武抱关，振衣瑶房，遨宴希林，左招仙公，右栖白山，而下晒太空。泛乎天津，则乘云骋龙，游此名山，则真人诣房，万人奉卫，山精伺迎。动有八景玉轮，静则宴处金堂。亦谓之《太上玉佩金珰》之妙文也。汝将欲越巨海而无飚轮，渡飞砂而无云轩，陟陁涂而无所举，涉泥波而无所乘，陆则困于远绝，水则惧于漂沦，将欲以导百谷而浚万川也。危乎悠哉，太上悯汝之至，亦将授以灵宝真文，陆策虎豹，水制蛟龙，断馘千邪，检驭群凶，以成汝之功也。其在乎阳明之天也。吾所授宝书，亦可以出入水火，啸叱幽冥，收束虎豹，呼召六丁，隐沦八地，颠倒五星，久视存身，与天相倾也。"因命侍女陵容华出丹玉之笈，开上清宝文以授，禹拜受而去，又得庚辰、虞余之助，遂能导波决川，以成其功，奠五岳，别九州，而天锡玄珪，以为紫庭真人。其后楚大夫宋玉，以其事言于襄王，王不能访道要以求长生，筑台于高唐之馆，作阳台之宫以祀之，宋玉作神仙赋以寓情，荒淫秽芜。高真上仙，岂可诬而降之也？有祠在山下，世谓之大仙，隔岸有神女之石，即所化也。复有石天尊神女坛，侧有竹，垂之若箒。有槁叶飞物着坛上者，竹则因风扫之，终莹洁不为所污。楚人世祀焉。

（出《集仙录》）

玄天二女

燕昭王即位二年，广延国来献善舞者二人，一名旋波，一名提嫫。并玉质凝肤，体轻气馥，绰约而窈窕，绝古无伦。或行无影迹，或积年不饥。昭王处以单绡华幄，饮以瑞珉之膏，饴以丹泉之粟。王登崇霞台，乃召二人来侧。时香风歘起，徘徊翔舞，殆不自支，王以缨缕拂之，二人皆舞。容冶妖丽，靡于翔鸾，而歌声轻飏。乃使女伶代唱，其曲清响流韵，虽飘梁动尘，未足加焉。其舞一名萦尘，言其体轻，与尘相乱；次曰集羽，言其婉转，若羽毛之从风也；末曰旋怀，言其支体缅曼，若入怀袖也。乃设麟文之席，散华芜之香。香出波弋国，浸地则土石皆香；着朽木腐草，莫不蔚茂；以薰枯骨，则肌肉皆生。以屑铺地，厚四五尺，使二人舞其上，弥日无迹，体轻故也。时有白鸾孤翔，衔千茎穟，穟于空中，自生花实，落地即生根叶，一岁百获，一茎满车，故曰盈车嘉穟。麟文者，错杂众宝以为席也，皆为云霞麟凤之状，昭王复以衣袖麾之，舞者皆止，昭王知为神异，处于崇霞之台，设枕席以寝宴，遣人以卫之。王好神仙之术，故玄天之女，托形作二人。昭王之末，莫知所在，或游于江汉，或在伊洛之滨，遍行天下，乍近乍远也。

（出《王子年拾遗》）

太真夫人

太真夫人，王母之小女也。年可十六七，名婉，字罗敷，遂事玄都太真王。有子为三天太上府司直，主总纠天曹之违错，比地上之卿佐。年少好游逸，委官废事，有司奏劾，以不亲局察，降主事东岳，退真王之编，司鬼神之师，五百年一代其职。夫人因来视之，励其使修守政事，以补其过。过临淄县，小吏和君贤，为贼所伤，殆死，夫人见悯，问之，君贤以实对。夫人曰："汝所伤乃重刃关于肺腑，五脏泄漏，血凝绛府，气激伤外，此将死之厄也，不可复生，如何？"君贤知是神人，扣头求哀，夫人于肘后筒中，出药一丸，大如小豆，即令服之，登时而愈，血绝创合，无复惨痛。君贤再拜跪曰："家财不足，不知何以奉答恩施，唯当自展驽力，以报所受耳。"夫人曰："汝必欲谢我，亦可随去否？"君贤乃易姓名，自号马明生，随夫人执役。夫人还入东岳岱宗山峭壁石室之中，上下悬绝，重岩深隐，去地千余丈，石室中有金床玉几，珍物奇玮，人迹所不能至。明生初但欲学授金创方，既见神仙来往，及知有不死之道，且夕供给扫洒，不敢懈倦。夫人亦以鬼怪虎狼及眩惑众变试之，明生神情澄正，终不恐惧。又使明生他行别宿，因以好女戏调亲接之，明生心坚静固，无邪念。夫人他行去，十日五日一还，或一月二十日，辄见有仙人宾客，乘龙骖，驾虎豹往来，或有拜谒者，真仙弥日盈坐。客到，辄令明生出外别室中；或立致精细厨食，殽果香酒奇浆，不可名目；或呼坐，与之同饮食。又闻空中有琴瑟之音，歌声宛妙，夫人亦时自弹琴，有一弦而五音并奏，高朗响激，闻于数里，众鸟皆聚集于岫室之间，徘徊飞翔，驱之不去。殆天人之乐，自然之妙也。

夫人栖止，常与明生同石室中而异榻，幽寂之所唯二人。或行去，亦不道所往，但见常有一白龙来迎，夫人即着云光绣袍，乘龙而去。袍上专是明月珠缀衣领，带玉珮，戴金华太玄之冠，亦不见有从者，既还，龙即自去。所居石室玉床之上，有紫锦被褥，紫罗帐。帐中服玩，瑰金函玉，玄黄罗列，非世所有，不能一一知其名也。有两卷素书，题曰《九天太上道经》。明生亦不敢发视其文，唯供洒扫，守岩室而已。如此五年，愈加勤肃，夫人叹而谓之曰："汝真可教，必能得道者也。以子俗人，而不淫不慢，恭仰灵气，终莫之废。虽欲求死，焉可得乎？"因以姓氏本末告之曰："我久在人间，今奉天皇命，又按太上召，不复得停，念汝专谨，故以相语，欲教汝长生之方，延年之术。而我所受，服以太和自然龙胎之醴，适可授三天真人。不可以教始学，固非汝所得闻，纵或闻之，亦不能用以持身也。有安期先生烧金液丹法，其方秘要，立可得用，是元君太乙之道，白日升天者矣。明日安期当来，吾将以汝付嘱焉，汝相随稍久，其术必传。"明日安期先生果至，乘驳驎，着朱衣远游冠，带玉佩及虎头鞶革囊，视之年可二十许，洁白严整，从可六七仙人，皆执节奉卫。见夫人拜揖甚敬，自称下官。须臾设酒果厨膳，饮宴半日许。安期自说："昔与夫人游安息国西海际，食枣异美，此间枣殊不及也。忆此未久，已二千年矣。"夫人云："吾昔与君共食一枣，乃不尽。此间小枣，那可比耶？"安期曰："下官先日往九河，见司阴与西汉夫人共游，见问以阳九百六之期，圣主受命之劫，下官答以幼稚，未识运厄之纪，别当咨太真王夫人。今既赐坐，愿请此数。"夫人曰："期运漫汗，非君所能卒知。夫天地有大阳九大百六，小阳九小百六。天厄谓之阳九，地亏谓之百六。此二灾是天地之否泰阴阳，九地之字蚀也。大期九千九百年，小期三千三十年。而此运所钟，圣人所不能禳，今大厄犹未，然唐世是小阳九之始，计讫来甲申岁，百六将会矣。尔时道德方隆，凶恶顿肆。圣君受命，乃在壬辰，无复千年，亦寻至也。西汉夫人俱已经见，所以相问，当是相试耳。然复是司阴君所局。夫阳九者，天旱海消而陆自憔。百六者，海竭而陵自填，四海水减，沧溟成山。连城之鲸，万丈之鲛，不达期运之度，唯叩天而索水，词讼纷纭，布于上府。三天烦于省察，司命亦疲于按对。九河之口，是赤水之所冲，其深难测，今已渐枯。入气蒸于山泽，流沙尘于原口。于是四海俱会，群龙鼓舞，尔乃须甲申之年，将飞洪倒流。今水毋上天门而告期，积石开万泉而通路，飞阴风以挠苍生，注玄流以布遐迹，洋溢在数年之中，漫衍终九载之暮。既得道之真，体灵合妙。至其时也，但当腾虚空而盼山陂。游浮岳而视广川，乘玄鸿以凑州城，御虬辇而迈景云耳，呫嗟之间，忽焉便适，可以翔身娱目，岂足经意乎？当今日且论酒事，何用此为也？"因指明生向安期曰："此子有心向慕，殆可教训。昔遇因缘，遂来见随。虽质秽未灵，而淫欲已消，今未可授玄和太真之道，且欲令就君受金液丹方。君可得尔，便宜将去。夫流俗之人，心肺单危，经胃内薄，血津疲羸，用脊不注其眼，唇口不辨其机。盖大慈而不合天人欲，奔走而不及灵飞，适宜慰抚，以成其志。不可试以仙变八威也，切勿刻令其失正矣。"安期曰："诺。但恐道浅术薄，不足以训授耳。下官昔受此方于汉成丈人，此则先师之成法，实不敢仓卒而传，要当令在二千年之内，必使其窥天路矣。下官往与女郎俱会玄丘，观九陔之垒硌，望弱水而东流，赐酤玄碧之香酒，不觉高卑而咏，同当开尊及灵箓，偶见玉胎琼膏之方，服之刀圭，立登云天，解形万变，上为真皇。此术径妙，盖约于金液之华，又速于霜雪九转之锋。今非敢有讥，舍近而从远，弃径而追烦，实思闻神方之品第，愿知真仙之高尊，苟卑降有时，非所宜论，琼腴之方，必是侍者未可得用邪？"夫人曰："君未知乎？此是天皇之灵方，乃天真所宜用，非俗流下尸所能窥窬也。仙方凡有九品，一名太和自然龙胎之醴，二名玉胎琼液之膏，三名飞丹紫华流精，四名朱光云碧之腴，五名九种红华神丹，六名太清金液之华，七名九转霜雪之丹，八名九鼎云英，九名云光石流飞丹，此皆九转之次第也。得仙者亦有九品，第一上仙，号天九真王；第二次仙，号三天真王；第三号太上真人；第四号飞天真人；第五号灵仙；第六号真人；第七号灵人；第八号飞仙；第九号仙人。此九仙之品第也。各有差降，不可超学。彼知金液，已为过矣，至于玉皇之所饵，非浅学所宜闻。君虽得道，而久在世上，嚣浊染于正气，尘垢鼓于三一，犹未可登三天而朝太上，迈扶桑而谒太真。玉胎之方，尚未可谕，何况下才，而令闻其篇目耶？"安期有惭色，退席曰："下官实不如灵药之妙，品殊乃尔，信骇听矣。"因自陈曰："下官曾闻女郎有《九天太真道经》。清虚镜无，鉴朗玄冥，诚非下才可得仰瞻，然受遇弥久，接引每重，不自省量，希乞教训，不审其书可得见乎？如暂睹眄太真，则鱼目易质矣。"夫人哂尔而笑，良久曰："太上道殊，真府遐邈，将非下才可得交关。君但当弘今之功，无代非分之劳矣。我正尔暂北到玄洲，东诣方丈，漱龙胎于玄都之宫，试玉女于众仙之堂。天事靡鉴，将俟事暇，相示以太上真经也。君能勤正一于太清，役恒华而命四渎，然后寻我于三天之丘，见索于钟山王屋，则真书可得而授焉。如其不然，无为屈逸骏而步沧津，损舟楫而济溟海矣。如向所论阳九百六，应期辄降，夫安危无专，否泰有对，超然远鉴，怅怀感慨。亢极之灾，可避而不可禳。明期运所钟，圣主不能知，是以伯阳弃周，关令悟其国弊。天人之事，彰于品物。君何为杳杳久为地仙乎？孰若先觉以高飞，超风尘而自洁，避甲申于玄涂。并真灵而齐列乎？言为尔尽，君将勖之。"安期长跪曰："今日受教，辄奉修焉。"夫人语明生曰："吾不得复停，汝随此君去，勿忧念也，我亦时当往视汝，因以五言诗二篇赠之，可以相勖。"明生流涕而辞，乃随安期负笈入女儿山，夫人乘龙而去。后明生随师周游青城庐潜，凡二十年。乃受金液之方，炼而升天。

（出《神仙传》）

萼绿华

萼绿华者，女仙也。年可二十许，上下青衣，颜色绝整。以晋穆帝升平三年己未十一月十日夜降于羊权家。自云是南山人，不知何仙也。自此一月辄六过其家。权字道学，即晋简文黄门郎羊欣祖也。权及欣，皆潜修道要，耽玄味真。绿华云："我本姓杨。"又云是九嶷山中得道罗郁也，宿命时，曾为其师母毒杀乳妇玄洲。以先罪未灭，故暂谪降臭浊，以偿其过。赠权诗一篇，并火浣布手巾一，金玉条脱各一枚。条脱似指环而大，异常精好。谓权曰："慎无泄我下降之事，泄之则彼此获罪。"因曰："修道之士，视锦绣如弊帛，视爵位如过客，视金玉如砾石。无思无虑，无事无为。行人所不能行，学人所不能学，勤人所不能勤，得人所不能得，何者？世人行嗜欲，我行介独；世人行俗务，我学恬淡；世人勤声利，我勤内行；世人得老死，我得长生。故我行之已九百岁矣。"授权尸解药，亦隐景化形而去，今在湘东山中。

（出《真诰》）

魏夫人

魏夫人者，任城人也。晋司徒剧阳文康公舒之女，名华存，字贤安。幼而好道，静默恭谨。读庄老，三传五经百氏，无不该览。志慕神仙，味真耽玄。欲求冲举。常服胡麻散茯苓丸，吐纳气液，摄生夷静。亲戚往来，一无关见，常欲别居闲处，父母不许。年二十四，强适太保掾南阳刘文，字幼彦。生二子，长曰璞，次曰瑕。幼彦后为修武令。夫人心期幽灵，精诚弥笃。二子粗立，乃离隔宇室。斋于别寝。将逾三月，忽有太极真人安度明、东华大神、方诸青童、扶桑碧阿阳谷神王、景林真人、小有仙女、清虚真人王褒来降。褒谓夫人曰："闻子密纬真气，注心三清，勤苦至矣。扶桑大帝君敕我授子神真之道。"青童君曰："清虚天王，即汝之师也。"度明曰："子苦心求道，道今来矣。"景林真人曰："虚皇鉴尔勤感，太极已注子之仙名于玉札矣。子其勖哉！"青童君又曰："子不更闻上道内晨景玉经者，仙道无缘得成。后日当会旸涤山中，尔谨密之。"王君乃命侍女华散条、李明兑等，便披云蕴，开玉笈，出《太上宝文》《八素隐书》《大洞真经》《灵书八道》《紫度炎光》《石精金马》《神真虎文》《高仙羽玄》等经，凡三十一卷。即手授夫人焉。王君因告曰："我昔于此学道，遇南极夫人、西城王君，授我宝经三十一卷，行之以成真人，位为小有洞天仙王。令所授者即南极元君、西城王君之本文也。此山洞台，乃清虚之别宫耳。"于是王君起立北向，执书而祝曰："太上三元、九星高真、虚微入道，上清玉晨，襃为太帝所敕，使教于魏华存。是月丹良，吉日戊申，谨按宝书。《神金虎文》《大洞真经》《八素玉篇》合三十一卷，是襃昔精思于阳明西山，受真人太师紫元夫人书也。华存当谨按明法，以成至真，诵修虚道，长为飞仙。有泄我书，族及一门，身为下鬼，塞诸河源，九天有命，敢告华存。"祝毕，王君又曰："我受秘诀于紫元君，言听教于师云，此篇当传诸真人，不但我得而已，子今获之，太帝命焉。此书自我当七人得之。以白玉为简，青玉为字，至华存则为四矣。"于是景林又授夫人《黄庭内景经》，令昼夜存念。读之万遍后，乃能洞观鬼神，安适六腑，调和三魂五脏，主华色，反婴孩，乃不死之道也。于是四真吟唱，各命玉女，弹琴击钟吹箫，合节而发歌，歌毕，王君乃解摘经中所修之节度，及宝经之指归，行事之口诀诸要备讫，徐乃别去。是时太极真人命北寒玉女宋联涓，弹九气之璈，青童命东华玉女烟景珠，击西盈之钟，旸谷神王命神林玉女贾屈廷，吹凤喙之箫，青虚真人命飞玄玉女鲜于虚，拊九合玉节。太极真人发排空之歌，青童吟太霞之曲，神王讽晨启文章，清虚咏驾飚之词，既散后，诸真元君，日夕来降，虽幼彦隔壁，寂然莫如，其后幼彦物故，值天下荒乱，夫人抚养内外，旁救穷乏。亦为真仙默示其兆，知中原将乱，携二子渡江。璞为庾亮司马，又为温太真司马，后至安成太守。瑕为陶太尉侃从事中郎将。夫人自洛邑达江南，盗寇之中，凡所过处，神明保佑，常果元吉。二子位既成立，夫人因得冥心斋静，累感真灵，修真之益，与日俱进。凡住世八十三年，以晋成帝咸和九年，岁在甲午，王君复与青童、东华君来降，授夫人成药二剂，一曰迁神白骑神散，一曰石精金光化形灵丸。使顿服之，称疾不行。凡七日，太乙玄仙遣飚车来迎，夫人乃托剑化形而去，径入阳洛山中，明日，青童君、太极四真人、清虚王君，令夫人清斋五百日，读《大洞真经》，并分别真经要秘，道陵天师又授《明威章奏》《存祝吏兵符箓之诀》。众真各摽至训，三日而去。道陵所以遍教委曲者，以夫人在世当为女官祭酒，领职理民故也。夫人诵经万遍，积十六年，颜如少女，于是龟山九虚太真金母、金阙圣君、南极元君，共迎夫人白日升天。北诣上清宫玉阙之下。太微帝君、中央黄老君、三素高元君、太上玉晨太道君、太素三元君、扶桑太帝君、金阙后圣君，各令使者致命，授《天人玉札金文》，位为紫虚元君，领上真司命南岳夫人，比秩仙公，使治天台大霍山洞台中，主下训奉道，教授当为仙者。男曰真人，女曰元君。夫人受锡事毕，王母及金阙圣君、南极元君各去。使夫人于王屋小有天中，更斋戒二月毕，九微元君、龟山王母、三元夫人众诸真仙，并降于小有清虚上。四奏，各命侍女陈钧成之曲，九灵合节，八音灵际，王母击节而歌，三元夫人弹云璈而答歌，余真各歌，须臾司命神仙诸隶属，及南岳迎官并至。虎旗龙辇，激耀百里中，王母诸真，乃共与夫人东南而行，俱诣天台霍山台，又便道过句由金坛茅叔申，宴会二日二夕，共适于霍山。夫人安驾玉宇，然后各别。初，王君告夫人曰：“学者当去疾除病。”因授甘草谷仙方，夫人服之。夫人能隶书小有王君并传，事甚详悉，又述《黄庭内景注》，叙青精腒饭方。后屡降茅山。子璞后至侍中，夫人令璞传法于司徒琅邪王舍人杨羲，护军长史许穆。穆子玉斧，并皆升仙。陶贞白真诰所呼南真，即夫人也。以晋兴宁三年乙丑，降杨家，谓杨君曰：“修道之士，不欲见血肉，见虽避之，不如不见。”又云：“向过东海中，波声如雷。”又云：“裴清灵真人锦囊中有《宝神经》，昔从紫微夫人所受，吾亦有是西宫定本，即是玄圃北坛西瑶之上台，天真珍文尽藏其中也。”因授书云：“若夫仰掷云轮，总辔太空，手携宵烟，足陟王庭。身升帝阙，披宝噏青，论九玄之逸度，沉万椿之长生，真言玄朗，高谭玉清。今则回灵尘矣，训我弟子，周目五浊，劳神臭腥。子所营者道，研咏者妙。道妙既得，吾子加之，虑斯荡散，念且慎之。”仍云：“河东桐柏山之西头，适崩二百余丈，吾昨与茅权申诣清虚宫，授真仙之籍，得失之事。顿落四十七人，复上者三人耳。固当洗心虚迈，勤注理尽，心殚意竭，如履冰火，久久如此，仙道亦不隐矣。但在庄敬丹到，而绝淫色之念也。若抱淫欲之心，行上真之道者，清宫所落，皆此辈也。岂止落名生籍，方将被考于三官也。勉之慎之。宗道者贵无邪，栖真者安恬愉，至寂非引顺之主，淡然非教授之匠，故当困烦以领无耳。为道者精则可矣，有精而不勤，能而不专，无益也。要在吝心消豁，秽念疾开，可以数看东山，勤望三秀，差复益耳。言者性命之全败，信者得失之关籥。张良三期，可谓笃道而明心矣。"又曰："得道去世，或显或隐。托体遗迹者，道之隐也。昔有再酺琼液而叩棺，一服刀圭而尸烂。鹿皮公吞玉华而流虫出户；贾季子咽金液而臭闻百里；黄帝火九鼎于荆山，尚有乔岭之墓；李玉服云散以潜升，犹头足异处；墨狄饮虹丹以没水；宁生服石脑而赴火；务光翦薤以入清冷之泉；柏成纳气而肠胃三腐。如此之比，不可胜纪。微乎得道，趣舍之迹，固无常矣。"保命君曰："所谓尸解者，假形而示死，非真死也。"南真曰："人死必视其形，如生人者，尸解也。足不青、皮不皱者，亦尸解也。目不落光，无异生人者，尸解也。发尽落而失形骨者，尸解也。白日尸解，自是仙矣。若非尸解之例，死经太阴，暂过三官者，肉脱脉散，血沉灰烂，而五脏自生，骨如玉，七魄营侍，三魂守宅者，或三十年、二十年、十年、三年，当血肉再生，复质成形，必胜于昔日未死之容者，此名炼形。太阴易貌，三官之仙也。"天帝云："太阴炼身形，胜服九转丹。形容端且严，面色似灵云，上登太极阙，受书为真人。是也。若暂游太阴者，太一守尸，三魂营骨，七魄侍肉，胎灵录气，皆数满再生而飞天。其用他药尸解，非是灵丸者，即不得返故乡。三官执之也，其死而更生者，未殡而失其尸，有形皮存而无者，有衣结不解，衣存而形去者，有发脱而形飞者，有头断已死，乃从一旁出者，皆尸解也。白日解者为上，夜半解者为下。向晚向暮去者，为地下主者。此得道之差降也。夫人之修道，或灾逼祸生，形坏气亡者，似由多言而守一，多端而期苟免也。是以层巢颓枝而坠落，百胜失于一败，惜乎。通仙之才，安可为二竖子而致毙耶？智以无涯伤性，心以欲恶荡真，岂若守根静中，牺研三神，弥贯万物，而洞玄镜寂，混然与泥丸为一，而内外均福也。真人归心于一，任于永信。心归则正，神和信顺，利真之兆，自然之感。无假两际也，若外见察观之气，内有愠结之晒，有如此者，我见其败，未见其立。地下主者，乃下道之文官。地下鬼师，乃下道之武官。文解一百四年一进，武解倍之。世人勤心于嗜欲，兼味于清正，华目以随世。畏死而希仙者，皆多武解，尸之最下也。"夫人与众真吟诗曰："玄感妙象外，和声自相招。灵云郁紫晨，兰风扇绿轺。上真宴琼台，邈为地仙标。所期贵远迈，故能秀颖翘。玩彼八素翰，道成初不辽。人事胡可预，使尔形气消。"夫人既游江南，遂于抚州并山立静室，又于临汝水西置坛宇。岁久芜梗，踪迹殆平。有女道士黄灵徽，年迈八十，貌若婴孺。号为花姑，特加修饰，累有灵应。夫人亦寓梦以示之，后亦升天。玄宗敕道士蔡伟编入后仙传。大历三年戊申，鲁国公颜真卿重加修葺，立碑以纪其事焉。

（出《集仙录》及《本传》）

明星玉女

明星玉女者，居华山。服玉浆，白日升天。山顶石龟，其广数亩，高三仞。其侧有梯磴，远皆见。玉女祠前有五石臼，号曰玉女洗头盆。其中水色，碧绿澄澈，雨不加溢，旱不减耗。祠内有玉石马一匹焉。

（出《集仙录》）

昌 容

昌容者，商王女也，修道于常山，食蓬蔂根二百余年，颜如二十许。能致紫草，鬻与染工，得钱以与贫病者，往来城市，世世见之。远近之人，奉事者千余家，竟不知其所修之道。常行日中，不见其影。或云："昌容能炼形者也。"忽冲天而去。

（出《女仙传》）

园客妻

园客妻，神女也。园客者，济阴人也，美姿貌而良，邑人多欲以女妻之，客终不娶。常种五色香草，积数十年，服食其实。忽有五色蛾集香草上。客收而存之以布。生华蚕焉。至蚕出时，有一女自来助客养蚕，亦以香草饲之。蚕壮，得茧百三十枚。茧大如瓮，每一茧，缲六七日乃尽。缲讫，此女与园客俱去，济阴今有华蚕祠焉。

（出《女仙传》）

太玄女

太玄女，姓颛，名和，少丧父。或相其母子，皆曰不寿。恻然以为忧。常曰："人之处世，一失不可复生。况闻寿限之促，非修道不可以延生也。"遂行访明师，洗心求道，得王子之术。行之累年，遂能入水不濡。盛雪寒时，单衣冰上，而颜色不变，身体温暖，可至积日。又能徙官府宫殿城市屋宅于他处，视之无异，指之即失其所在，门户棂柜有关钥者，指之即开，指山山摧，指树树拆，更指之，即复如故。将弟子行山间，日暮，以杖叩石，即开门户。入其中，屋宇床褥帏帐，廪供酒食如常。虽行万里，所在常尔。能令小物忽大如屋，大物忽小如毫芒。或吐火张天，嘘之即灭。又能坐炎火之中，衣履不燃。须臾之间，或化老翁，或为小儿，或为车马，无所不为。行三十六术甚效，起死回生，救人无数。不知其何所服食，亦无得其术者。颜色益少，鬓发如鸦。忽白日升天而去。

（出《女仙传》）

西河少女

西河少女者，神仙伯山甫外甥也。山甫雍州人，入华山学道，精思服食，时还乡里省亲族。二百余年，容状益少。入人家，即知其家先世已来善恶功过，有如目击。又知将来吉凶，言无不效。见其外甥女年少多病，与之药。女服药时，年已七十，稍稍还少，色如婴儿。汉遣使行经西河，于城东见一女子，笞一老翁，头白如雪，跪而受杖。使者怪而问之，女子答曰："此是妾儿也。昔妾舅伯山甫，得神仙之道，隐居华山中。悯妾多病，以神药授妾，渐复少壮。今此儿，妾令服药不肯，致此衰老，行不及妾，妾恚之，故因杖耳。"使者问女及儿年各几许，女子答云："妾年一百三十岁，儿年七十一矣。"此女亦入华山而去。

（出《女仙传》）

梁玉清

《东方朔内传》云：秦并六国，太白星窃织女侍儿梁玉清、卫承庄，逃入卫城少仙洞，四十六日不出。天帝怒，命五岳搜捕焉。太白归位，卫承庄逃焉。梁玉清有子名休，玉清谪于北斗下。常春，其子乃配于河伯，骖乘行雨。子休每至少仙洞，耻其母淫奔之所，辄回驭，故此地常少雨焉。

（出《独异志》）

江　妃

郑交甫常游汉江，见二女，皆丽服华装，佩两明珠，大如鸡卵。交甫见而悦之，不知其神人也。谓其仆曰："我欲下请其佩。"仆曰："此间之人，皆习于辞，不得，恐罹悔焉。"交甫不听，遂下与之言曰："二女劳矣。"二女答曰："客子有劳，妾何劳之有？"交甫曰："桔是橙也，我盛之以筥，令附汉水，将流而下，我遵其旁寨之，知吾为不逊也，愿请子佩。"二女曰："桔是橙也，盛之以莒，令附汉水，将流而下，我遵其旁，卷其芝而茹之。"手解佩以与交甫，交甫受而怀之。即趋而去，行数十步，视怀空无珠，二女忽不见。《诗》云："汉有游女，不可求思。"言其以礼自防，人莫敢犯，况神仙之变化乎？"

（出《列仙传》）

毛　女

毛氏，字玉姜，在华阴山中。山客猎师，世世见之。形体生毛，自言秦始皇宫人也。秦亡，流亡入山，道士教食松叶，遂不饥寒，身轻如此。至西汉时，已百七十余年矣。

（出《列仙传》）

秦宫人

汉成帝时，猎者于终南山中见一人，无衣服，身生黑毛。猎人欲取之，而其人逾坑越谷，有如飞腾，不可追及。于是乃密伺其所在，合围而得之。问之，言："我本秦之宫人，闻关东贼至，秦王出降，宫室烧燔，惊走入山。饥无所餐，当饿死，有一老翁，教我食松叶松实。当时苦涩，后稍便之，遂不饥渴，冬不寒，夏不热。"计此女定是秦王子婴宫人，至成帝时，一百许岁，猎人将归，以谷食之。初时闻谷臭，呕吐，累日乃安。如是一年许，身毛稍脱落，转老而死。向使不为人所得，便成仙人也。

（出《抱朴子》）

钩翼夫人

钩翼夫人，齐人也，姓赵，少好清净。病卧六年，右手卷，饮食少。汉武帝时，望气者云东北有贵人气，推而得之，召到。姿色甚伟，武帝发其手而得玉钩，手得展。幸之，生昭帝。武帝寻害之，殡尸不冷而香。一月后，昭帝即位，更葬之，棺空，但有丝履，故名其宫曰钩翼，后避讳改为弋。

（出《列仙传》）

南阳公主

汉南阳公主，出降王咸。属王莽秉政，公主夙慕空虚，崇尚至道。每追文景之为理世，又知武帝之世，累降神仙，谓咸曰："国危世乱，非女子可以扶持。但当自保恬和，退身修道，稍远嚣竞，必可延生。若碌碌随时进退,恐不可免于支离之苦,奔迫之患也。"咸曰黾俛世禄,未从其言。公主遂于华山结庐,栖止岁余。精思苦切,真灵感应,遂舍庐室而去。人或见之,徐徐绝巘,秉云气冉冉而去。咸入山追之,越巨壑,升层巅,涕泗追望,漠然无迹。忽于岭上见遗朱履一双,前而取之,已化为石。因谓为公主峰,潘安仁为记,行于世。

(出《集仙录》)

程伟妻

汉期门郎程伟妻,得道者也。能通神变化,伟不甚异之。伟当从驾出行,而服饰不备,甚以为忧。妻曰:"止阙衣耳,何愁之甚耶?"即致两匹缣,忽然自至。伟亦好黄白之术,炼时即不成,妻乃出囊中药少许,以器盛水银,投药而煎之,须臾成银矣。伟欲从之受方。终不能得。云,伟骨相不应得。逼之不已,妻遂蹶然而死。尸解而去。

(出《集仙录》)

梁　母

梁母者,盱眙人也,寡居无子,舍逆旅于平原亭。客来投憩,咸若还家。客还钱多少,未尝有言。客住经月,亦无所厌。自家衣食之外,所得施之贫寒。常有少年住经日,举动异常,临去曰:"我东海小童也。"母亦不知小童何人也。宋元徽四年丙辰,马耳山道士徐道盛暂至蒙阴,于蜂城西遇一青牛车,车自行。见一童呼为徐道士前,道盛行进,去车三步许止。又见二童子,年并十二三许,齐着黄衣,绛裹头上髻,容服端整,世所无也。车中人遣一童子传语曰:"我平原客舍梁母也,今被太上召还,应过蓬莱寻子乔,经太山考召,意欲相见,果得子来。灵辔飘飘,玄纲阴,津驿有限,三日程。侍对在近,我心忧劳,便当乘烟三清,此三子见送到玄都国。汝为我谢东方诸清信士女,太平在近,十有余一,好

相开度，过此忧危。"举手谢云："太平相见。"驰车腾逝，极目乃没。道
盛还逆旅访之，正梁母度世日相见也。

（出《集仙录》）

董永妻

董永父亡，无以葬，乃自卖为奴。主知其贤，与钱千万遣之。永行
三年丧毕，欲还诣主，供其奴职。道逢一妇人曰："愿为子妻。"遂与之
俱。主谓永曰："以钱丐君矣。"永曰："蒙君之恩，父丧收藏。永虽小人，
必欲服勤致力，以报厚德。"主曰："妇人何能？"永曰："能织。"主曰：
"必尔者，但令君妇为我织缣百匹。"于是永妻为主人家织，十日而百匹
具焉。

（出《搜神记》）

酒　母

酒母，阙下酒妇。遇师呼于老者，不知何许人也。年五十余，云已
数百岁。酒妇异之，每加礼敬。忽来谓妇曰："急装束，与汝共应中陵王
去。"是夜果有异人来，持二茅狗，一与于老，一与酒妇，俱令骑之，乃
龙也。相随上华阴山上，常大呼云："于老酒母在此。"

（出《女仙传》）

女　几

女几者，陈市上酒妇也。作酒常美。仙人过其家饮酒，即以《素书》
五卷质酒钱。几开视之，乃仙方养性长生之术也。几私写其要诀，依而
修之。三年，颜色更少，如二十许人。数岁，质酒仙人复来，笑谓之曰：
"盗道无师，有翅不飞。"女几随仙人去，居山历年，人常见之。其后不知

所适，今所居即女几山也。

（出《女仙传》）

麻　姑

汉孝桓帝时，神仙王远，字方平，降于蔡经家。将至一时顷，闻金鼓箫管人马之声，及举家皆见，王方平戴远游冠，着朱衣，虎头鞶囊，五色之绶，带剑，少须，黄色，中形人也。乘羽车，驾五龙，龙各异色，麾节幡旗，前后导从，威仪奕奕，如大将军。鼓吹皆乘麟，从天而下，悬集于庭，从官皆长丈余，不从道行。既至，从官皆隐，不知所在，唯见方平，与经父母兄弟相见。独坐久之，即令人相访。经家亦不知麻姑何人也。言曰："王方平敬报姑，余久不在人间，今集在此，想姑能暂来语乎？"有顷，使者还。不见其使，但闻其语云："麻姑再拜，不见忽已五百余年，尊卑有叙，修敬无阶，烦信来，承在彼。登山颠倒而先受命，当按行蓬莱，今便暂往。如是当还，还便亲觐，愿来即去。"如此两时间，麻姑至矣。来时亦先闻人马箫鼓声。既至，从官半于方平。麻姑至，蔡经亦举家见之。是好女子，年十八九许，于顶中作髻，余发垂至腰。其衣有文章，而非锦绮，光彩耀目，不可名状。入拜方平，方平为之起立。坐定，召进行厨，皆金盘玉杯，肴膳多是诸花果，而香气达于内外。擘脯行之，如柏灵，云是麟脯也。麻姑自说云："接侍以来，已见东海三为桑田。向到蓬莱，水又浅于往者会时略半也。岂将复还为陵陆乎？"方平笑曰："圣人皆言海中复扬尘也。"姑欲见蔡经母及妇侄，时弟妇新产数十日，麻姑望见乃知之，曰："噫！且止勿前。"即求少许米，得米便撒之掷地，视其米，皆成真珠矣。方平笑曰："姑故年少，吾老矣，了不喜复作此狡狯变化也。"方平语经家人曰："吾欲赐汝辈酒。此酒乃出天厨，其味醇醲，非世人所宜饮，饮之或能烂肠。今当以水和之，汝辈勿怪也。"乃以一升酒，合水一斗搅之，赐经家饮一升许。良久酒尽，方平语左右曰："不足远取也，以千钱与余杭姥相闻，求其沽酒。"须臾信还，得一油囊酒，五斗许。信传余杭姥答言："恐地上酒不中尊饮耳。"又麻姑鸟爪，蔡经见之，心中念言："背大痒时，得此爪以爬背，当佳。"方平已知经心中所念，即使人牵经鞭之。谓曰："麻姑神人也，汝何思谓爪可以爬背耶？"但见鞭着经背，亦不见有人持鞭者。方平告经曰："吾鞭不可妄得也。"是日，又以一符传授蔡经邻人陈尉，能檄召鬼魔，救人治疾。蔡经亦得解蜕之道，如蜕蝉耳，经常从王君游山海。或暂归家，王君亦有书与陈尉，多是篆文，或真书字，廓落而大，陈尉世世宝之。宴毕，方平、麻姑命驾升天而去，箫鼓道从如初焉。

（出《神仙传》）

玄俗妻

河间王女者，玄俗妻也。玄俗得神仙之道，住河间已数百年。乡人言常见之，日中无影。唯饵巴豆云母，亦卖之于都市，七丸一钱，可愈百病。河间王有病，买服之，下蛇十余头。问其药意，答言："王之所以病，乃六世余殃所致，非王所招也，王尝放乳鹿，即麟母也。仁心感天，固当遇我耳。"王家老舍人云："尝见父母说，玄俗日中无影。"王召而视之果验。王女幼绝荤血。洁净好道。王以此女妻之。居数年，与女俱入常山，时有见者。

（出《女仙传》）

阳都女

阳都女，阳都市酒家女也。生有异相，眉连，耳细长。众以为异，疑其天人也。时有黑山仙人犊子者，邺人也。常居黑山，采松子茯苓饵之，已数百年，莫知其姓名。常乘犊，时人号为犊子。时壮时老，时丑时美。来往阳都，酒家女悦之，遂相奉侍。一旦女随犊子出取桃，一宿而返，得桃甚多，连叶甘美，异于常桃。邑人俟其去时，既出门，二人共牵犊耳而走，其速如飞，人不能追。如是且还，复在市中数十年，夫妇俱去。后有见在潘山之下，冬卖桃枣焉。

（出《墉城集仙录》）

孙夫人

孙夫人，三天法师张道陵之妻也。同隐龙虎山，修三元默朝之道，积年累有感应。时天师得黄帝龙虎中丹之术，丹成服之，能分形散影，坐在立亡。天师自潘阳入嵩高山，得隐书《制命之术》，能策召鬼神。时海内纷扰，在位多危。又大道凋丧，不足以拯危佐世。年五十方修道。及丹成，又二十余年。既术用精妙，遂入蜀，游诸名山，率身行教。夫人栖真江表，道化甚行。以汉桓帝永嘉元年乙酉到蜀，居阳平化，炼金液还丹。依太乙元君所授黄帝之法，积年丹成，变形飞化，无所不能。以桓帝永寿二年丙申九月九日，与天师于阆中云台化，白日升天，位至上真东岳夫人。子衡，字灵真，继志修炼，世号嗣师，以灵帝光和二年，岁在己未，正月二十三日，于阳平化，白日升天。孙鲁，守公期，世号嗣师，当汉祚陵夷，中土纷乱，为梁益二州牧，镇南将军，理于汉中。魏祖行灵帝之命，就加爵秩。旋以刘璋失蜀，蜀先主举兵，公期托化归真，隐影而去。初，夫人居化中，远近钦奉，礼谒如市。遂于山趾化一泉，使礼奉之人，以其水盥沐，然后方诣道静。号曰解秽水，至今在焉。山有三重，以象三境。其前有白阳池，即太上老君游宴之所，后有登真洞，与青城、峨眉、青衣山、西玄山洞府相通，故为二十四化之首也。

（出《女仙传》）

樊夫人

樊夫人者，刘纲妻也。纲仕为上虞令，有道术，能檄召鬼神，禁制变化之事。亦潜修密证，人莫能知。为理尚清静简易，而政令宣行，民受其惠，无水旱疫毒鸷暴之伤，岁岁大丰。暇日，常与夫人较其术用。俱坐堂上，纲作火烧客碓屋，从东起，夫人禁之即灭。庭中两株桃，夫妻各咒一株，使相斗击。良久，纲所咒者不知，数走出篱外。纲唾盘中，即成鲤鱼。夫人唾盘中成獭，食鱼。纲与夫人入四明山，路阻虎，纲禁之，虎伏不敢动，适欲往，虎即灭之。夫人径前，虎即面向地，不敢仰视，夫人以绳系虎于床脚下。纲每共试术，事事不胜。将升天，县厅侧先有大皂荚树，纲升树数丈，方能飞举。夫人平坐，冉冉如云气之升，同升天而去。

后至唐贞元中，湘潭有一媪，不云姓字，但称湘媪。常居止人舍，十有余载矣，常以丹篆文字救疾于闾里，莫不响应。乡人敬之，为结构華屋（御名）数间而奉媪。媪曰："不然，但土木其宇，是所愿也。"媪鬓翠如云，肥洁如雪。策杖曳履，日可数百里。忽遇里人女，名曰逍遥。年二八，艳美，携筐采菊。遇媪瞪视，足不能移。媪目之曰："汝乃爱我，而同之所止否？"逍遥然掷筐，敛衽称弟子，从媪归室。父母奔追及，以杖击之，叱而返舍。逍遥操益坚，窃索自缢，亲党敦喻其父母，请纵之。度不可制，遂舍之。复诣媪，但帚尘易水，焚香读道经而已。后月余，媪白乡人曰："某暂之罗浮，扄其户，慎勿开也。"乡人问逍遥何之，曰："前往。"如是三稔，人但于户外窥见，小松迸笋而丛生阶砌。及媪归，召乡人同开锁，见逍遥懵坐于室，貌若平日，唯蒲履为竹梢串于栋宇间。媪遂以杖叩地曰："吾至，汝可觉。"逍遥如寐醒，方起，将欲拜，忽遗左足，如刖于地。媪遽令无动，拾足勘膝，噀之以水，乃如故。乡人大骇，敬之如神，相率数百里皆归之。媪貌甚闲暇，不喜人之多相识。忽告乡人曰："吾欲往洞庭救百余人性命，谁有心为我设船一只？一两日可同观之。"有里人张拱家富，请具舟楫，自驾而送之。欲至洞庭前一日，有大风涛，蘑一巨舟，没于君山岛上而碎。载数十家，近百余人，然不至损，未有舟楫来救，各星居于岛上。忽有一白鼍，长丈余，游于沙上。数十人拦之挝杀，分食其肉。明日，有城如雪，围绕岛上，人家莫能辨。其城渐窄狭束，岛上人忙怖号叫，囊橐皆为齑粉，束其人为簇。其广不三数丈，又不可攀援，势已紧急。岳阳之人，亦遥睹雪城，莫能晓也。时媪舟已至岸，媪遂登岛，攘剑步罡，噀水飞剑而刺之，白城一声如霹雳，城遂崩。乃一大白鼍，长十余丈，蜿蜒而毙，剑立其胸。遂救百余人之性命，不然，顷刻即拘束为血肉矣。岛上之人，感号泣礼谢。命拱之舟返湘潭，拱不忍便去。忽有道士与媪相遇曰："樊姑尔许时何处来？"甚相慰悦。拱诘之，道士曰："刘纲真君之妻，樊夫人也。"后人方知媪即樊夫人也。拱遂归湘潭。后媪与逍遥一时返真。

（出《女仙传》）

东陵圣母

东陵圣母，广陵海陵人也，适杜氏，师刘纲学道，能易形变化，隐见无方。杜不信道，常怒之。圣母理疾救人，或有所诣，杜恚之愈甚，讼之官，云："圣母奸妖，不理家务。"官收圣母付狱。顷之，已从狱窗中飞去，众望见之，转高入云中，留所着履一双在窗下。于是远近立庙祠之，民所奉事，祷之立效。常有一青鸟在祭所，人有失物者，乞问所在，青鸟即飞集盗物人之上。路不拾遗，岁月稍久，亦不复尔。至今海陵县中不得为奸盗之事。大者即风波没溺，虎狼杀之，小者即复病也。

（出《女仙传》）

郝　姑

郝姑祠，在莫州莫县西北四十五里。俗传云，郝姑字女君。本太原人，后居此邑。魏青龙年中，与邻女十人，于沤浧泄水边挑蔬。忽有三青衣童子，至女君前云："东海公娶女君为妇。"言讫，敷茵褥于水上，行坐往来，有若陆地。其青衣童子便在侍侧，顺流而下。邻女走告之，家人往看，莫能得也。女君遥语云："幸得为水仙，愿勿忧怖。"仍言每至四月，送刀鱼为信。自古至今，每年四月内，多有刀鱼上来。乡人每到四月祈祷，州县长吏若谒此祠，先拜然后得入。于祠前忽生青白石一所，纵横可三尺余，高二尺余，有旧题云："此是姑夫上马石"，至今存焉。

（出《莫州图经》）

张玉兰

张玉兰者，天师之孙，灵真之女也。幼而洁素，不茹荤血。年十七岁，梦赤光自天而下，光中金字篆文，缭绕数十尺，随光入其口中，觉不自安，因遂有孕。母氏责之，终不言所梦，唯侍婢知之。一旦谓侍婢曰："吾不能忍耻而生，死而剖腹，以明我心。"其夕无疾而终。侍婢以白其事，母不欲违，冀雪其疑。忽有一物如莲花，自蠡其腹而出。开其中，得素金书《本际经》十卷，素长二丈许。幅六七寸。文明甚妙，将非人功。玉兰死旬月，常有异香。乃传写其经而葬玉兰。百余日，大风雷雨，天地晦暝，失经，其玉兰所在坟圹自开，棺盖飞在巨木之上，视之，空棺而已。今墓在益州，温江县女郎观是也。三月九日是玉兰飞升之日，至今乡里常设斋祭之。灵真即天师之子，名衡，号曰嗣师。自汉灵帝光和二年己未正月二十三日，于阳平化白日升天。玉兰产经得道，当在灵真上升之后，三国纷兢之时也。

（出《传仙录》）

王妙想

王妙想，苍梧女道士也。辟谷服气，住黄庭观边之水旁。朝谒精诚，想念丹府，由是感通。每至月旦，常有光景云物之异，重嶂幽壑，人所罕到。妙想未尝言之于人。如是岁余，朔旦忽有音乐，遥在半空，虚徐不下，稍久散去。又岁余，忽有灵香郁烈，祥云满庭，天乐之音，震动林壑，光烛坛殿，如十日之明。空中作金碧之色，煊煌乱眼，不可相视。须臾，千乘万骑，悬空而下，皆乘麒麟凤凰、龙鹤天马。人物仪卫数千，人皆长丈余，持戈戟兵杖，旌幡幢盖。良久，乃鹤盖凤车，导九龙之辇，下降坛前。有一人羽衣宝冠，佩剑曳履，升殿而坐，身有五色光赫然，群仙拥从亦数百人。妙想即往视谒。大仙谓妙想曰："吾乃帝舜耳。昔劳厌万国，养道此山。每欲诱教后进，使世人知道无不可教授者。且大道在于内，不在于外；道在身，不在他人。《玄经》所谓修之于身，其德乃具。此盖修之自己，证仙成真，非他人所能致也。吾睹地司奏，汝于此山三十余岁，始终如一，守道不邪，存念贞神，遵禀玄戒，汝亦至矣。若无所成证，此乃道之弃人也。《玄经》云：'常善救物，而无弃物。'道之布惠周普，念物物皆欲成之，人人皆欲度之。但是世人福果单微，道气浮浅，不能精专于道，既有所修，又不勤久，道气未应，而己中怠，是人自弃道，非道之弃人也。汝精诚一至，将以百生千生。望于所诚，不怠不退，深可悲悯。吾昔遇太上老君，示以《道德真经》，理国理身，度人行教，此亦可以亘天地、塞圪坤、通九天、贯万物、为行化之要、修证之本，不可譬论而言也。吾常铭之于心，布之与物，弘化济俗，不敢斯须辄有怠替。至今禀奉师匠，终劫之宝也。但世俗浮诈迷妄者多，嗤谦光之人，以为懦怯；轻退身之道，以为迂劣；笑绝圣弃智之旨，以为荒唐；鄙绝仁弃义之词，以为劲捷。此盖迷俗之不知也。玄圣之意，将欲还淳复朴、崇道黜邪。斜径既除，至道自显；淳朴已立，浇兢自祛。此则裁制之义无所施，兼爱之慈无所措，昭灼之圣无所用，机谲之智无所行。天下混然，归乎大顺，此玄圣之大旨也。奈何世俗浮伪，人奔奢巧，帝王不得以静理，则万绪交驰矣；道化不得以坦行，则百家纷竞矣。故曰：人之自迷，其日固久。若洗心洁己，独善其身，能以至道为师资，长生为归趣，亦难得其人也。吾以汝修学勤笃，暂来省视。尔天骨宿禀，复何疑乎？汝必得之也。吾昔于民间，年尚冲幼，忽感太上大道君降于曲室之中，教以修身之道，理国之要，使吾瞑目安坐，冉冉乘空，至南方之国曰扬州。上直牛斗，下瞰淮泽，入十龙之门，泛昭回之河，瓠瓜之津，得水源号方山，四面各阔千里。中有玉城瑶阙，云九疑之山。山有九峰，峰有一水，九江分流其下，以注六合，周而复始，溯上于此，以灌天河，故九水源出此山也。上下流注，周于四海，使我导九州、开八域，而归功此山。山有三宫，一名天帝宫，二名紫微宫，三名清源宫。吾以历数既往，归理此山，上居紫微，下镇于此。常以久视无为之道，分命仙官，下教于人。夫诸天上圣，高真大仙，悯劫历不常，代运流转，阴阳倚伏，生死推迁。俄尔之间，人及阳九百六之会，孜孜下教，此救于人，愈切于世人之求道也。世人求道，若存若亡，系念存心，百万中无一人勤久者。天真悯俗，常在人间，隐景化形，随方开悟，而千万人中无一人可教者。古有言曰：'修道如初，得道有余。'多是初勤中惰，前功并弃耳。道岂负于人哉？汝布宣我意，广令开晓也。此山九峰者，皆有宫室，命真官主之。其下有宝玉五金、灵芝神草、三天所镇之药、太上所藏之经，或在石室洞台、云崖嵌谷。故亦有灵司主掌，巨虬猛兽，螣蛇毒龙，以为备卫。一曰长安峰，二曰万年峰，三曰宗正峰，四曰大理峰，五曰天宝峰，六曰广得峰，七曰宜春峰，八曰宜城峰，九曰行化峰，下有宫阙，各为理所。九水者，一曰银花水，二曰复淑水，三曰巢水，四曰许泉，五曰归水，六曰沙水，七曰金花水，八曰永安水，九曰晋水。此九水支流四海，周灌无穷。山中异兽珍禽，无所不有，无毒螫鸷玃之物，可以度世，可以养生，可以修道，可以登真也。汝居山以来，未尝游览四表，拂衣尘外，遐眺空碧，俯睇岑峦，固不可得而知也。吾为汝导之，得不勉之、修之，亻乇驾景策空，然后倒景而研其本末也。"于是命侍臣，以《道德》二经及驻景灵丸授之而去。如是一年或三五年降于黄庭观。十年后，妙想白日升天。兹山以舜修道之所，故曰道州营道县。

（出《集仙录》）

成公智琼

魏济北郡从事椽弦超，字义起。以嘉平中夕独宿，梦有神女来从之，自称天上玉女，东郡人，姓成公，字智琼，早失父母。上帝哀其孤苦，令得下嫁。超当其梦也，精爽感悟，美其非常人之容，觉而钦想。如此三四夕。一旦显然来，驾辎軿车，从八婢。服罗绮之衣，姿颜容色，状若飞仙。自言年七十，视之如十五六。车上有壶榼，清白琉璃，饮啖奇异，馔具醴酒，与超共饮食。谓超曰："我天上玉女，见遣下嫁，故来从君。盖宿时感运，宜为夫妇，不能有益，亦不能为损。然常可得驾轻车肥马，饮食常可得远味异膳,缯素可得充用不乏。然我神人,不能为君生子,亦无妒忌之性,不害君婚姻之义。"遂为夫妇。赠诗一篇曰:"飘摇浮勃逢,敖曹云石滋。芝英不须润,至德与时期。神仙岂虚降?应运来相之。纳我荣五族,逆我致祸灾。"此其诗之大较,其文二百余言,不能悉举。又著《易》七卷,有卦有象,以象为属。故其文言,既有义理,又可以占吉凶,犹杨子之《太玄》,薛氏之《中经》也。超皆能通其旨意,用之占候。经七八年,父母为超取妇之后,分日而燕,分夕而寝,夜来晨去,倏忽若飞,唯超见之,他人不见也。每超当有行永,智琼已严驾于门。百里不移两时,千里不过半日。超后为济北王门下掾,文钦作乱,魏明帝东征,诸王见移于邺宫,宫属亦随监国西徙。邺下狭窄,四吏共一小屋。超独卧,智琼常得往来。同室之人,颇疑非常。智琼止能隐其形,不能藏其声,且芬香之气,达于室宇,遂为伴吏所疑。后超尝使至京师,空手入市。智琼给其五匣弱绯、五端贮。采色光泽,非邺市所有。同房吏问意状,超性疏辞拙,遂具言之。吏以白监国,委曲问之,亦恐天下有此妖幻。不咎责也。后夕归,玉女已求去,曰:"我神仙人也,虽与君交,不愿人知。而君性疏漏,我今本末已露,不复与君通接。积年交结,恩义不轻,一旦分别,岂不怅恨?势不得不尔,各自努力矣。"呼侍御下酒啖,发篋,取织成裙衫两裆遗超,又赠诗一首,把臂告辞,涕零溜漓,肃然升车,去若飞流。超忧感积日,殆至委顿。去后积五年,超奉郡使至洛,到济北鱼山下,陌上西行。遥望曲道头,有一马车,似智琼。驱驰前至,视之果是,遂披帷相见,悲喜交至,授绥同乘至洛,克复旧好。至太康中犹在,但不日月往来。三月三日,五月五日,七月七日,九月九日,月旦十五。每来,来辄经宿而去。张茂先为之赋《神女》。其序曰:"世之言神仙者多矣,然未之或验。如弦氏之归,则近信而有征者。"甘露中,河济间往来京师者,颇说其事,闻之常以鬼魅之妖耳。及游东上,论者洋洋,异人同辞,犹以流俗小人,好传浮伪之事,直谓讹谣,未遑考核。会见济北刘长史,其人明察清信之士也。亲见义起,受其所言,读其文章,见其衣服赠遗之物,自非义起凡下陋才所能构合也。又推问左右知识之者,云:"当神女之来,咸闻香薰之气、言语之声。"此即非义起淫惑梦想明矣。又人见义起强甚,雨行大泽中而不沾濡,益怪之。鬼魅之近人也,无不羸病损瘦。今义起平安无恙,而与神人饮燕寝处,纵情兼欲,岂不异哉!

(出《集仙录》)

庞 女

庞女者,幼而不食,常慕清虚,每云:"我当升天,不愿住世。"父母以为戏言耳。因行经东武山下,忽见神仙飞空而来,自南向北,将逾千里。女即端立,不敢前进。仙人亦至山顶不散,即便化出金城玉楼、璃宫珠殿,弥满山顶。有一人自山而下,身光五色,来至女前,召女升宫阙之内。众仙罗列,仪仗肃然。谓曰:"汝有骨箓,当为上真。太上命我授汝以灵宝赤书五篇真文,按而行之,飞升有期矣。昔阿丘曾皇妃,皆奉行于此,证位高真,可不勤耶?"既受真文,群仙亦隐。十年之后,白日升天。其所遇天真处东武山者,即今庚除化也。其后道士张方,亦居此山,于石室中栖止。常有赤虎来往室外,方不为惧,亦得道升天。庞女,一本作逢字。

(出《集仙录》)

褒 女

褒女者,汉中人也。褒君之后,因以为姓。居汉、沔二水之间。幼而好道,冲静无营。既笄,浣纱于沔水上,云雨晦暝,若有所感而孕。父母责之,忧患而疾。临终谓其母曰:"死后见葬,愿以牛车载送西山之上。"言讫而终。父母置之车中,未及驾牛,其车自行,逾沔、汉二水,横流而渡,直上沔口平元山顶。平元,即沔口化也。家人追之,但见五云如盖,天乐骇空,幢节导从,见女升天而去。及视车中,空棺而已。邑人立祠祭之，水旱祈祷俱验。今沔口山顶有双辙迹犹存。其后陈世安亦于此山得道，白日升天。

（出《集仙录》）

李真多

李真多，神仙李脱妹也。脱居蜀金堂山龙桥峰下修道，蜀人历代见之。约其往来八百余年，因号曰李八百焉。初以周穆王时，居来广汉栖玄山，合九华丹成，云游五岳十洞，二百余年。于海上遇飞阳君，授水木之道，还归此山，炼药成。又去数百年，或隐或显，游于市朝，又登龙桥峰，作九鼎金丹。丹成已八百年。三于此山学道，故世人号此山为三学山，亦号为贤山，盖因八百为号。丹成试之，抹于崖石上，顽石化玉，光彩莹润。试药处于今犹在。人或凿崖取之，即风雷为变。真多随兄修道，居绵竹中。今有真多古迹犹在。或来往浮山之侧，今号真多化，即古浮山化也。亦如地肺得水而浮，真多幼挺仙姿，耽尚玄理。八百授其朝元默贞之要，行之数百年，状如二十许人耳，神气庄肃，风骨英伟，异于弱女之态。人或见之，不敢正视。其后太上老君与玄古三师降而度之，授以飞升之道，先于八百白日升天。化侧有潭，其水常赤，乃古之神仙炼丹砂之泉。浮山亦名万安山，上有二师井，饮之愈疾。今以真多之名，故为真多化也。八百又于什邡仙居山，三月八日白日升天。

（出《集仙录》）

班　孟

班孟者，不知何许人也。或云女子也。能飞行经日，又能坐空虚中与人语，又能入地中，初去时没足至胸，渐入，但余冠帻，良久而尽没不见。以指刺地，即成井可吸。吹人屋上瓦，瓦飞入人家间。桑果数千株，孟皆拔聚之成一，积如山；如此十余日，吹之各还其故处如常。又能含墨一口中，舒纸着前，嚼墨喷之，皆成文字，竟纸，各有意义。服酒丹，年四百岁更少。入大治山中。

（出《神仙传》）

天台二女

刘晨、阮肇，入天台采药，远不得返，经十三日饥。遥望山上有桃树子熟，遂跻险援葛至其下，啖数枚，饥止体充。欲下山，以杯取水，见芜菁叶流下，甚鲜妍。复有一杯流下，有胡麻饭焉。乃相谓曰："此近人矣。"遂渡山。出一大溪，溪边有二女子，色甚美，见二人持杯，便笑曰："刘、阮二郎捉向杯来。"刘、阮惊。二女遂忻然如旧相识，曰："来何晚耶？"因邀还家。雨东壁各有绛罗帐，帐角悬铃，上有金银交错。各有数侍婢使令。其馔有胡麻饭、山羊脯、牛肉，甚美。食毕行酒。俄有群女持桃子，笑曰："贺汝婿来。"酒酣作乐。夜后各就一帐宿，婉态殊绝。至十日求还，苦留半年，气候草木，常是春时，百鸟啼鸣，更怀乡。归思甚苦。女遂相送，指示还路。乡邑零落，已十世矣。

（出《神仙记》）

鲁妙典

鲁妙典者，九嶷山女官也。生即敏慧高洁，不食荤饮酒。十余岁，即谓其母曰："旦夕闻食物臭浊，往往鼻脑疼痛，愿求不食。"举家怜之。复知服气饵药之法。居十年，常悒悒不乐。因谓母曰："人之上寿，不过百二十年，哀乐日以相害，况女子之身，岂可复埋没贞性，混于凡俗乎？"有麓床道士过之，授以大洞《黄庭经》，谓曰："《黄庭经》，扶桑大帝君宫中金书，诵咏万遍者，得为神仙，但在劳心不倦耳。《经》云：'咏之万遍升三天，千灾已消百病痊。不惮虎狼之凶残，亦已却老年永延。'居山独处，咏之一遍，如与十人为侣，辄无怖畏。何者？此经召集身中诸神，澄正神气。神气正则外邪不能干，诸神集则怖畏不能及。若形全神集，气正心清，则彻见千里之外，纤毫无隐矣。所患人不能知，知之而不能修，修之而不能精，精之而不能久。中道而丧，自弃前功，不惟有玄科之责，亦将流荡生死，苦报无穷也。”妙典奉戒受《经》，入九嶷山，岩栖静默。累有魔试，而贞介不挠。积十余年，有神人语之曰：“此山大舜所理，天地之总司、九州之宗主也。古有高道之士，作三处麓床，可以栖庇风雨，宅形念贞。岁月即久，旋皆朽败。今为制之，可以遂性宴息也。”又十年，真仙下降，授以灵药，白日升天。初，妙典居山，峰上无水。神人化一石盆，大三尺，长四尺，盆中常自然有水，用之不竭。又有大铁臼，亦神人所送，不知何用。今并在上。仙坛石上，宛然有仙人履迹；各古镜一面，大三尺；钟一口，形如偃月。皆神人送来，并妙典升天所留之物，今在无为观。

（出《集仙录》）

谌　母

婴母者，姓谌氏，字曰婴，不知何许人也。西晋之时，丹阳郡黄堂观居焉，潜修至道。时人自童幼逮衰老见之，颜状无改。众号为婴母。因入吴市，见一童子，年可十四五。前拜于母云：“合为母儿。”母曰：“年少自何而来？拜吾为母，既非其类，不合大道。”童子乃去。月余，又吴市逢有三岁孩子，悲啼呼叫。倏遇谌母，执母衣裾曰：“我母何来？”母哀而收育之，逾于所生。既长，明颖孝敬，异于常人。冠岁以来，风神挺迈，所居常有异云气，光景仿佛，时说蓬莱阆苑之事。母异之，谓曰：“吾与汝暂此相因，汝以何为号也？”子曰：“昔蒙天真盟授灵章，锡以名品，约为孝道明王。今宜称而呼之矣。”遂告母修真之诀曰：“每须高处玄台，疏绝异党，修闲丘阜，饵顺阳和，静夷玄圃，委鉴前非。无英公子、黄老《玉书》、大洞《真经》、豁落七元、太上隐言之道可致。晏息以流霞之障，眷眄乎文昌之台，得此道者，九凤齐唱，天籍骇虚，竦身御节，入景浮空，龙车虎旗，游遍八方矣。母宜宝之。”一旦，孝道明王漠然隐去，母密修道法，积数十年，人莫知也。其后吴猛、许逊自高阳南游，诣母，请传所得之道，因盟而授之，孝道之法，遂行江表。闲日每告二子曰："世云昔为逊师。今玉皇谱之中，猛为御史，而逊为高明大使，总领仙籍五品已迁。又所主十二辰，配十二国之分野。逊领玄枵之野，于辰为子；猛统星纪之邦，于辰为丑。许当居吴之上，以从仙阶之等降也。"又数年，有云龙之驾，千乘万骑来迎，谌母白日升天。今洪州高安县东四十里，有黄堂坛静，即许君立祠朝拜圣母之所。其升天事迹，在丹阳郡中，后避唐宣宗庙讳，钟陵祠号为谌母。其孝道之法，与灵宝小异。豫章人世世行之。

（出《墉城集仙录》）

盱 母

盱母者，豫章人也。外混世俗，而内修真要。常云："我千年之前，曾居西山，世累稍息，当归真于彼。"其子名烈，字道微。少丧父，事母以孝闻。家贫，而营侍甘旨，未尝有阙，乡里推之。西晋武帝时，同郡吴猛、许逊，精修通感，道化宣行。居洪崖山，筑坛立静。猛既去世，逊即以宝符、真箓拯俗救民。远近宗之。逊仕□州为记室，后每朔望还家朝拜。人或见其乘龙，往来径速，如咫尺耳。盱君淳笃忠厚，逊委用之，即与母结草于逊宅东北八十余步，旦夕侍奉，谨愿恭肃，未尝有怠。母常于山下采撷花果，以奉许君。君惜其诚志，常欲拯度之。元庆二年壬子八月十五日，太上命玉真上公崔文子、太玄真乡瑕丘仲，册命征拜许君为九州都仙大使高明主者，白日升天。许谓道微及母曰："我承太帝之命，不得久留。汝可后随仙舆，期于异日。母子悲不自胜，再拜告请，愿侍云辇。君许之，即赐灵药服之，躬禀真诀，于是午时从许君升天。今坛井存焉。乡人不敢华缮，盖盱君母子俭约故也。世号为盱母井焉。"

（出《集仙录》）

杜兰香

杜兰香者，有渔父于湘江洞庭之岸，闻儿啼声，四顾无人，惟三岁女子在岸侧，渔父怜而举之。十余岁，天姿奇伟，灵颜姝莹，迨天人也。忽有青童灵人，自空而下，来集其家，携女而去。临升天，谓其父曰："我仙女杜兰香也，有过谪于人间。玄期有限，今去矣。"自后时亦还家。其后于洞庭包山降张硕家，盖修道者也。兰香降之三年，授以举形飞化之道，硕亦得仙。初降时，留玉简、玉唾盂、红火浣布，以为登真之信焉。又一夕，命侍女赍黄麟羽帔、绛履玄冠、鹤氅之服、丹玉珮挥剑，以授于硕，曰："此上仙之所服，非洞天之所有也。"不知张硕仙官定何班品。渔父亦老，因益少，往往不食，亦学道江湖，不知所之。

（出《墉城集仙录》）

白水素女

谢端，晋安候官人也。少丧父母，无有亲属，为邻人所养。至年十七八，恭谨自守，不履非法，始出作居。未有妻，乡人共悯念之，规为娶妇，未得。端夜卧早起，躬耕力作，不舍昼夜。后于邑下得一大螺，如三升壶，以为异物，取以归，贮瓮中畜之。十数日，端每早至野，还，见其户中有饭饮汤火，如有人为者。端谓是邻人为之惠也。数日如此，端便往谢邻人。邻人皆曰："吾初不为是，何见谢也？"端又以为邻人不喻其意，然数尔不止。后更实问，邻人笑曰："卿以自取妇，密着室中饮爨，而言吾为人饮耶！"端默然，心疑不知其故。后方以鸡初鸣出去，平早潜归，于篱外窃窥其家，见一少女从瓮中出，至灶下燃火。端便入门，取径造瓮所视螺，但见女。仍到灶下问之曰："新妇从何所来，而相为炊？"女人惶惑，欲还瓮中，不能得，答曰："我天汉中白水素女也。天帝哀卿少孤，恭慎自守，故使我权相为守舍炊烹。十年之中，使卿居富得妇，自当还去。而卿无故窃相同掩，吾形已见，不宜复留，当相委去。虽尔后自当少差，勤于田作，渔采治生。留此壳去，以贮米谷，常可不乏。"端请留，终不肯。时天忽风雨，翕然而去。端为立神座，时节祭祀，居常饶足，不致大富耳。于是乡人以女妻端。端后仕至令长云。今道中素女是也。

（出《搜神记》）

蔡女仙

蔡女仙者，襄阳人也。幼而巧慧，善刺绣，邻里称之。忽有老父诣其门，请绣凤。眼，毕功之日，自当指点。既而绣成，五彩光焕。老父观之，指视安眼。俄而功毕，双凤腾跃飞舞。老父与仙女各乘一凤，升天而去。时降于襄阳南山林木之上，时人名为凤林山。后于其地置凤林关，南山侧有凤台。敕于其宅置静贞观，有女仙真像存焉。云晋时人也。

（出《仙传拾遗》）

蓬　球

贝丘西有玉女山。传云，汉太始中，北海蓬球，字伯坚，入山伐木，忽觉异香，遂溯风寻至此山。廓然宫殿盘郁，楼台博敞。球入门窥之，见五株玉树。复稍前，有四妇人，端妙绝世，共弹棋于堂上。见球俱惊起，谓球曰："蓬君何故得来？"球曰："寻香而至。"遂复还戏。一小者便上楼弹琴，留戏者呼之曰："元晖何为独升楼？"球树下立，觉少饥，乃以舌舐叶上垂露。俄然有一女乘鹤而至，逆恚曰："玉华汝等，何故有此俗人？"王母即令王方平行诸仙室。球慎而出门，回顾，忽然不见。至家乃是建平中，其旧居闾舍，皆为墟矣。

（出《酉阳杂俎》）

紫云观女道士

唐开元二十四年春二月，驾在东京，以李适之为河南尹。其日大风，有女冠乘风而至玉贞观，集于钟楼，人观者如堵。以闻于尹。尹率略人也，怒其聚众，袒而笞之。至十，而乘风者既不哀祈，亦无伤损，颜色不变。于是适之大骇，方礼请奏闻。教召入内殿，访其故，乃蒲州紫云观女道士也，辟谷久，轻身，因风遂飞至此。玄宗大加敬畏，锡金帛，送还蒲州。数年后，又因大风，遂飞去不返。

（出《纪闻》）

秦时妇人

唐开元中，代州都督以五台多客僧，恐妖伪事起，非有住持者，悉逐之。客僧惧逐，多权窜山谷。有法朗者，深入雁门山。幽涧之中有石洞，容人出入。朗多赍干粮，欲住此山，遂寻洞入。数百步渐阔，至平地，涉流水，渡一岸，日月甚明。更行二里，至草屋中，有妇人，并衣草叶，容色端丽。见僧惧愕，问云："汝乃何人？"僧曰："我人也。"妇人笑云："宁有人形骸如此？"僧曰："我事佛。佛须摈落形骸，故尔。"因问："佛是何者？"僧具言之。相顾笑曰："语甚有理。"复问："宗旨如何？"僧为讲《金刚经》。称善数四。僧因问："此处是何世界？"妇人云："我自秦人，随蒙恬筑长城。恬多使妇人，我等不胜其弊，逃窜至此。初食草根，得以不死。此来亦不知年岁，不复至人间。"遂留僧，以草根哺之，涩不可食。僧住此四十余日，暂辞，出人间求食。及至代州，备粮更去，则迷不知其所矣。

（出《广异记》）

何二娘

广州有何二娘者，以织鞋子为业，年二十，与母居。素不修仙术，忽谓母曰："住此闷，意欲行游。"后一日便飞去，上罗浮山寺。山僧问其来由，答云："愿事和尚。"自尔恒留居止。初不饮食，每为寺众采山果充斋，亦不知其所取。罗浮山北是循州，去南海四百里。循州山寺有杨梅树，大数十围。何氏每采其实，及斋而返。后循州山寺僧至罗浮山，说云："某月日有仙女来采杨梅。"验之，果是何氏所采之日也。由此远近知其得仙。后乃不复居寺，或旬月则一来耳。唐开元中，敕令黄门使往广州，求何氏，得之，与使俱入京。中途，黄门使悦其色，意欲挑之而未言。忽云："中使有如此心，不可留矣。"言毕，踊身而去，不知所之。其后绝迹不至人间矣。

（出《广异记》）

玉　女

唐开元中，华山云台观有婢玉女，年四十五，大疾，遍身溃烂臭秽。观中人惧其污染，即共送于山涧幽僻之处。玉女痛楚呻吟。忽有道士过前，遥掷青草三四株，其草如菜，谓之曰："勉食此，不久当愈。"玉女即茹之。自是疾渐痊，不旬日复旧。初忘饮食，惟恣游览，但意中飘摇，不喜人间，及观之前后左右亦不愿过。此观中人谓其消散久矣，亦无复有访之者。玉女周旋山中，酌泉水、食木实而已。后于岩下。忽逢前道士，谓曰："汝疾即瘥，不用更在人间。云台观西二里有石池，汝可日至辰时，投以小石，当有水芝一本自出，汝可掇之而食，久久当自有益。"玉女即依其教，自后筋骸轻健，翱翔自若，虽屡为观中之人逢见，亦不知为玉女耳。如此数十年，发长六七尺，体生绿毛，面如白花。往往山中人过之，则叩头遥礼而已。大历中，有书生班行达者，性气粗疏，诽毁释、道，为学于观西序。而玉女日日往来石池，因以为常。行达伺候窥觇，又熟见投石采芝，时节有准。于一日，稍先至池上，及其玉女投小石、水芝果出，行达乃搴取。玉女远在山岩，或栖树杪，即在采去，则呼叹而还。明日，行达复如此。积旬之外，玉女稍稍与行达争先，步武相接。歘然遽捉其发，而玉女腾去不得，因以勇力挈其肤体，仍加逼迫。玉女号呼求救，誓死不从，而气力困惫，终为行达所辱。扃之一室，翌日行达就观，乃见幡然一媪，尪瘵异常，起止殊艰，视听甚昧。行达惊异，遂召观中人，细话其事，即共伺问玉女，玉女备述始终。观中人固有闻知其故者，计其年盖百有余矣。众哀之，因共放去，不经月而殁。

（出《集异记》）

边洞玄

唐开元末，冀州枣强县女道士边洞玄，学道服饵四十年，年八十四岁。忽有老人，持一器汤饼，来诣洞玄曰："吾是三山仙人，以汝得道，故来相取。此汤饼是玉英之粉，神仙所贵，顷来得道者多服之。尔但服无疑，后七日必当羽化。"洞玄食毕，老人曰："吾今先行，汝后来也。"言讫不见。后日，洞玄忽觉身轻，齿发尽换，谓弟子曰："上清见召，不久当往。顾念汝等，能不恨恨？善修吾道，无为乐人间事，为土棺散魂耳。"满七日。弟子等晨往问讯动止，已见紫云昏凝，遍满庭户。又闻空中有数人语，乃不敢入，悉止门外。须臾门开，洞玄乃乘紫云，竦身空中立，去地百余尺，与诸弟子及法侣等辞诀。时刺史源复，与官吏、百姓等数万人，皆遥瞻礼。有顷日出，紫气化为五色云，洞玄冉冉而上，久之方灭。

（出《广异记》）

崔书生

唐开元天宝中，有崔书生，于东州逻谷口居，好植名花。暮春之中，

英蕊芬郁，远闻百步。书生每初晨，必盥（盥，原作"与"，据明抄本改）
漱看之。忽有一女，自西乘马而来，青衣老少数人随后。女有殊色，所
乘骏马极佳。崔生未及细视，则已过矣。明日又过，崔生乃于花下，先
致酒茗樽杓，铺陈茵席，乃迎马首拜曰："某性好花木，此园无非手植。
今正值香茂，颇堪流眄。女郎频日而过，计仆驭当疲。敢具单醪，以俟
憩息。"女不顾而过。其后青衣曰："但具酒馔，何忧不至？"女顾叱曰：
"何故轻与人言！"崔生明日又先及，鞭马随之，到别墅之前，又下马，
拜请良久。一老青衣谓女曰："马大疲，暂歇无爽。"因自控马，至当寝
下。老青衣谓崔生曰："君即求婚，予为媒妁可乎？"崔生大悦，载拜跪
请。青衣曰："事亦必定。后十五六日，大是吉辰，君于此时，但具婚礼
所要，并于此备酒肴。今小娘子阿姊在逻谷中，有小疾，故日往看省。向
某去后，便当咨启，期到皆至此矣。"于是俱行，崔生在后，即依言营备
吉日所要。至期，女及娣皆到。其姊亦仪质极丽，送留女归于崔生。崔生
母在故居，殊不知崔生纳室。崔生以不告而娶，但启以婢媵。母见新妇
之姿甚美。经月余，忽有人送食于女，甘香殊异。后崔生觉母慈颜衰悴，
因伏问几下。母曰："有汝一子，冀得求全。今汝所纳新妇，妖媚无双，
吾于土塑图画之中，未曾见此。必是狐魅之辈，伤害于汝，故致吾忧。"
崔生入室，见女泪涕交下曰："本侍箕帚，望以终天；不知尊夫人待以狐
魅辈，明晨即别。"崔生亦挥涕不能言。明日，女车骑复至，女乘一马，
崔生亦乘一马从送之。入逻谷三十里，山间有一川，川中有异花珍果，
不可言纪。馆宇屋室，侈于王者。青衣百许迎称曰："无行崔郎，何必将
来？"于是捧入，留崔生于门外。未几，一青衣女传姊言曰："崔郎遣行，
太夫人疑阻，事宜便绝，不合相见，然小妹曾奉周旋，亦当奉屈。"俄而
召崔生入，责诮再三，词辨清婉。崔生但拜伏受谴而已，后遂坐于中寝
对食。食讫命酒，召女乐洽奏，铿锵万变。乐阕，其姊谓女曰："须令崔
郎却回，汝有何物赠送？"女遂袖中取白玉盒子遗崔生，生亦留别，于
是各鸣咽而出门。至逻谷口回望，千岩万壑，无有远路。因恸哭归家，常
持玉盒子，郁郁不乐。忽有胡僧叩门求食曰："君有至宝，乞相示也。"

崔生曰："某贫士，何有是请？"僧曰："君岂不有异人奉赠乎？贫道望气知之。"崔生试出玉盒子示僧。僧起，请以百万市之，遂往。崔生问僧曰："女郎谁耶？"曰："君所纳妻，西王母第三女，玉卮娘子也。姊亦负美名于仙都，况复人间！所惜君纳之不得久远，若住得一年，君举家不死矣！"

（出《玄怪录》）

骊山姥

骊山姥，不知何代人也。李筌好神仙之道，常历名山，博采方术。至嵩山虎口岩石室中，得黄帝《阴符》本，绢素书，缄之甚密。题云："大魏真君二年七月七日，道士寇谦之藏之名山，用传同好。"以糜烂，筌抄读数千遍，竟不晓其义理。因入秦，至骊山下，逢一老母，鬟髻当顶，余发半垂，弊衣扶杖，神状甚异。路旁见遗火烧树，因自言曰："火生于木，祸发必克。"筌闻之惊，前问曰："此黄帝《阴符》秘文，母何得而言之？"母曰："吾受此符，已三元六周甲子矣。三元一周，计一百八十年，六周共计一千八十年矣（'一千八十年矣'原作'一千八年'，据陈校本改）。少年从何而知？"筌稽首载拜，具告得符之所，因请问玄义。使筌正立，向明视之曰："受此符者，当须名列仙籍，骨相应仙，而后可以语至道之幽妙，启玄关之锁钥耳。不然者，反受其咎也。少年颧骨贯于生门，命轮齐于月角，血脉未减，心影不偏，性贤而好法，神勇而乐智，真吾弟子也！然四十五岁，当有大厄。"因出丹书符一通，贯于杖端，令筌跪而吞之。曰："天地相保。"于是命坐，为说《阴符》之义曰："阴符者，上清所秘，玄台所尊，理国则太平，理身则得道。非独机权制胜之用，乃至道之要枢，岂人间常典耶？昔虽有暴横，黄帝举贤用能，诛强伐叛，以佐神农之理。三年百战，而功用未成。斋心告天，罪己请命。九灵金母命蒙狐之使，授以玉符，然后能通天达诚，感动天帝。命玄女教其兵机，赐帝九天六甲兵信之符，此书乃行于世。凡三百余言，一百言演道，一百言演法，一百言演术。上有神仙抱一之道，中有富国安民之法，下有强兵战胜之术。皆出自天机，合乎神智。观其精妙，则黄庭八景，不足以为玄；察其至要，则经传子史，不足以为文；较其巧智，则孙吴韩白，不足以为奇。一名黄帝天机之书。非奇人不可妄传，九窍四肢不具、悭贪愚痴、骄奢淫逸者，必不可使闻之。凡传同好，当斋而传之。有本者为师，受书者为弟子，不得以富贵为重、贫贱为轻，违之者夺纪二十。每年七月七日写一本，藏名山石岩中，得加算。本命日诵七遍，益心机，加年寿，出三尸，下九虫，秘而重之，当传同好耳。此书至人学之得其道，贤人学之得其法，凡人学之得其殃，职分不同也。经言君子得之固躬，小人得之轻命，盖泄天机也。泄天机者沉三劫，得不戒哉！"言讫，谓筌曰："日已晡矣，吾有麦饭，相与为食。"袖中出一瓠，命筌于谷中取水。既满，瓠忽重百余斤，力不能制而沉泉中。却至树下，失姥所在，惟于石上留麦饭数升。怅望至夕，不复见姥，筌食麦饭。自此不食，因绝粒（粒字原阙，据明钞本、许刻本补）求道，注《阴符》，述二十四机，著《太白阴经》，述《中台志阃外春秋》，以行于世。仕为荆南节度副使仙州刺史。

（出《集仙传》）

黄观福

　　黄观福者，雅州百丈县民之女也。幼不茹荤血，好清静，家贫无香，以柏叶、柏子焚之。每凝然静坐，无所营为，经日不倦。或食柏叶，饮水自给，不嗜五谷。父母怜之，率任其意。既笄欲嫁之，忽谓父母曰："门前水中极有异物。"女常时多与父母说奇事先兆，往往信验。闻之，因以为然，随往看之。水果来汹涌，乃自投水中，良久不出。漉之，得一古木天尊像，金彩已驳，状貌与女无异。水即澄静。便以木像置路上，号泣而归。其母时来视之，忆念不已。忽有彩云仙乐，引卫甚多，与女子三人，下其庭中，谓父母曰："女本上清仙人也，有小过，谪在人间。年限既毕，复归天上，无至忧念也。同来三人，一是玉皇侍女，一是天帝侍辰女，一是上清侍书。此去不复来矣。今来此地，疾疫死者甚多，以金遗父母，使移家益州，以避凶岁。"即留金数饼，升天而去。父母如其言，移家蜀郡。其岁疫毒，黎雅尤甚，十丧三四，即唐麟德年也。今俗呼为黄冠佛，盖以不识天尊道像，仍是相传语讹，以黄冠福为黄冠佛也。

（出《集仙传》）

杨正见

杨正见者，眉州通义县民杨宠女也。幼儿聪悟仁悯，雅尚清虚。既笄，父母娉同郡王生。王亦巨富，好宾客。一旦，舅姑会亲故，市鱼，使王见为脍。宾客博戏于厅中，日昃而盘食未备。正见怜鱼之生，盆中戏弄之，竟不忍杀。既晡矣，舅姑促责食迟，正见惧，窜于邻里，但行野径中，已数十里，不觉疲倦。见夹道花木，异于人世。至一山舍，有女冠在焉，具以其由白之。女冠曰："子有悯人好生之心，可以教也。"因留止焉。山舍在蒲江县主簿化侧，其居无水，常使正见汲涧泉。女冠素不食，为正见故，时出山外求粮，以赡之，如此数年。正见恭慎勤恪，执弟子之礼，未尝亏怠。忽于汲泉之所，有一小儿，洁白可爱，才及年余，见人喜且笑。正见抱而抚怜之，以为常矣，由此汲水归迟者数四。女冠疑怪而问之，正见以事白。女冠曰："若复见，必抱儿径来，吾欲一见耳。"自是月余，正见汲泉，此儿复出，因抱之而归。渐近家，儿已僵矣，视之犹如草树之根，重数斤。女冠见而识之，乃茯苓也，命洁甑以蒸之。会山中粮尽，女冠出山求粮，给正见一日食、柴三小束，谕之曰："甑中之物，但尽此三束柴，止火可也，勿辄视之。"女冠出山，期一夕而回。此夕大风雨，山水溢，道阻，十日不归。正见食尽饥甚，闻甑中物香，因窃食之，数日俱尽，女冠方归。闻之叹曰："神仙固当有定分！向不遇雨水坏道，汝岂得尽食灵药乎？吾师常云：'此山有人形茯苓，得食之者白日升天。'吾伺之二十年矣。汝今遇而食之，真得道者也。"自此正见容状益异，光彩射人，常有众仙降其室，与之论真宫仙府之事。岁余，白日升天，即开元二十一年壬申十一月三日也。常谓其师曰："得食灵药，即日便合登仙。所以迟回者，幼年之时，见父母拣税钱输官，有明净圆好者，窃藏二钱玩之。以此为隐藏官钱过，罚居人间更一年耳。"其升天处，即今邛州蒲江县主簿化也，有汲水之处存焉。昔广汉主簿王兴，上升于此。

（出《集仙录》）

董上仙

董上仙，遂州方义女也。年十七，神姿艳冶，寡于饮膳，好静守和，不离于世。乡里以其容德，皆谓之上仙之人，故号曰"上仙"。忽一旦紫云垂布，并天乐下于其庭，青童子二人，引之升天。父母素愚，号哭呼之不已。去地数十丈，复下还家，紫云青童，旋不复见。居数月，又升天如初。父母又号泣，良久复下。唐开元中，天子好尚神仙，闻其事，诏使征入长安。月余，乞还乡里，许之。中使送还家。百余日复升天，父母又哭之。因蜕其皮于地，乃飞去。皮如其形，衣结不解，若蝉蜕耳。遂漆而留之，诏置上仙、唐兴两观于其居外。今在州北十余里，涪江之滨焉。

（出《集仙录》）

张连翘

黄梅县女道士张连翘者，年八九岁。常持瓶汲水，忽见井中有莲花如小盘，渐渐出井口。往取便缩，不取又出。如是数四，遂入井。家人怪久不回，往视，见连翘立井水上。及出，忽得笑疾。问其故，云有人自后以手触其腋，痒不可忍。父母以为鬼魅所加，中夜潜移之舅族，方不笑。顷之，又还其家，云饥，求食，日食数斗米饭，虽夜置菹肴于卧所，觉即食之。如是六七日，乃闻食臭，自尔不复食，岁时或进三四颗枣，父母因命出家为道士。年十八，昼日于观中独坐，见天上坠两钱，连翘起就拾之。邻家妇人乃推篱倒，亦争拾，连翘以身据钱上。又与黄药三丸，遽起取之。妇人攀手，夺一丸去，因吞二丸，俄而皆死。连翘顷之醒，便觉力强神清，倍于常日。其妇人吞一丸，经日方苏，饮食如故。天宝末，连翘在观，忽悲思父母，如有所适之意。百姓邑官，皆见五色云拥一宝舆，自天而下。人谓连翘已去，争来看视。连翘初无所觉，云亦消散。谕者云："人众故不去。"连翘至今犹在，两肋相合，形体枯悴，而无所食矣。

（出《广异记》）

张镐妻

张镐，南阳人也。少为业勤苦，隐王屋山，未尝释卷。山下有酒家，镐执卷诣之，饮二三杯而归。一日，见美妇人在酒家，揖之与语，命以同饮。欣然无拒色，词旨明辨，容状佳丽。既晚告去，镐深念之，通夕不寐。未明，复往伺之。已在酒家矣。复召与饮，微词调之。妇人曰："君非常人，愿有所托，能终身，即所愿也。"镐许诺，与之归，山居十年。而镐勤于《坟典》，意渐疏薄，时或忿恚。妇人曰："君情若此，我不可久住。但得鲤鱼脂一斗合药，即是矣。"镐未测所用，力求以授之。妇以鲤鱼脂投井中，身亦随下。须臾。乘一鲤自井跃出，凌空欲去，谓镐曰："吾比待子立功立事，同升太清。今既如斯，固子之薄福也。他日守位不终，悔亦何及！"镐拜谢悔过。于是乘鱼升天而去。镐后出山，历官位至宰辅。为河南都统，常心念不终之言，每自咎责。后贬辰州司户，复征用蒍，时年方六十。每话于宾友，终身为恨矣。

（出《神仙感遇传》）

太阴夫人

卢杞少时，穷居东都，于废宅内赁舍。邻有麻氏妪孤独，杞遇暴疾，卧月余，麻婆来作羹粥。疾愈后，晚从外归，见金犊车子在麻婆门外。卢公惊异，窥之，见一女年十四五，真神人！明日潜访麻婆，麻婆曰："莫要作婚姻否？试与商量。"杞曰："某贫贱，焉敢辄有此意？"麻曰："亦何妨！"既夜，麻婆曰："事谐矣。请斋三日，会于城东废观。"既至，见古木荒草，久无人居，逡巡，雷电风雨暴起，化出楼台，金殿玉帐，景物华丽。有辒辌降空，即前时女子也。与杞相见曰："某即天人，奉上帝命，遣人间自求匹偶耳。君有仙相，故遣麻婆传意。更七日清斋，当再奉见。"女子呼麻婆，付两丸药。须臾雷电黑云，女子已不见，古木荒草如旧。麻婆与杞归，清斋七日，劚地种药，才种已蔓生。未顷刻，二葫芦生于蔓上，渐大如两斛瓮。麻婆以刀剖其中，麻婆与杞各处其一，仍令具油衣三领。风雷忽起，腾上碧霄，满耳只闻波涛之声。久之觉寒，令着油衫，如在冰雪中，复令着至三重，甚暖。麻婆曰："去洛已八万里。"长久，葫芦止息，遂见宫阙楼台，皆以水晶为墙垣，被甲伏戈者数百人。麻婆引杞入见。紫殿从女百人，命杞坐，具酒馔。麻婆屏立于诸卫下。女子谓杞："君合得三事，任取一事：常留此宫，寿与天毕；次为地仙，常居人间，时得至此；下为中国宰相。"杞曰："在此处实为上愿。"女子喜曰："此水晶宫也。某为太阴夫人，仙格已高。足下便是白日升天。然须定，不得改移，以致相累也。"乃赉青纸为表，当庭拜奏，曰："须启上帝。"少顷，闻东北间声云："上帝使至！"太阴夫人与诸仙趋降。俄有幢节香幡，引朱衣少年立阶下。朱衣宣帝命曰："卢杞，得太阴夫人状云，欲住水晶宫。如何？"杞无言。夫人但令疾应，又无言。夫人及左右大惧，驰入，取鲛绡五匹，以赂使者，欲其稽缓。食顷间又问："卢杞！欲水晶宫住？作地仙？及人间宰相？此度须快。"杞大呼曰："人间宰相！"朱衣趋去。太阴夫人失色曰："此麻婆之过。速领回！"推入葫芦。又闻风水之声，却至故居，尘榻宛然。时已夜半，葫芦与麻婆并不见矣。

（出《逸史》）

姚氏三子

唐御史姚生，罢官，居于蒲之左邑。有子一人、外甥二人，各一姓，年皆及壮，而顽骜不肖。姚之子稍长于二生。姚惜其不学，日以诲责，而怠游不惓。遂于条山之阳，结茅以居之，冀绝外事，得专艺学。林壑重深，嚣尘不到。将遣之日，姚诚之曰："每季一试汝之所能，学有不进，必榎楚及汝！汝其勉焉。"及至山中，二子曾不开卷。但朴斫涂墍为务。居数月，其长谓二人曰："试期至矣，汝曹都不省书，吾为汝惧。"二子曾不介意，其长攻书甚勤。忽一夕，子夜临烛，凭几披书之次，觉所衣之裘，后裾为物所牵，襟领渐下。亦不之异，徐引而袭焉。俄而复尔，如是数四。遂回视之，见一小豚，籍裘而伏，色甚洁白，光润如玉。因以压书界方击之，豚声骇而走。遽呼二子秉烛，索于堂中。牖户其密，周视无隙，而莫知豚所往。明日，有苍头骑叩门，揞笏而入，谓三人曰："夫人问讯，昨夜小儿无知，误入君衣裙，殊以为惭。然君击之过伤，今则平矣，君勿为虑。"三人俱逊词谢之，相视莫测其故。少顷，向来骑僮复至，兼抱持所伤之儿，并乳褓数人，衣褥皆绮绔，精丽非寻常所见。复传夫人语云："小儿无恙，故以相示。"逼而观之，自眉至鼻端，如丹缕焉，则界方棱所击之迹也。三子愈恐。使者及乳褓，皆甘言慰安之，又云："少顷夫人自来。"言讫而去。三子悉欲潜去避之，惶惑未决。有苍头及紫衣宫监数十奔波而至，前施屏帏，茵席炳焕，香气殊异。旋见一油壁车，青牛丹毂，其疾如风，宝马数百，前后导从，及门下车，则夫人也。三子趋出拜，夫人微笑曰："不意小儿至此，君昨所伤，亦不至甚，恐为君忧，故来相慰耳。"夫人年可三十余，风姿闲整，俯仰如神，亦不知何人也。问三子曰："有家室来？"三子皆以未对。曰："吾有三女，殊姿淑德，可以配三君子。"三子拜谢。夫人因留不去，为三子各创一院，指顾之间，画堂延阁，造次而具。翌日，有辒辌至焉，宾从粲丽，逾于戚里。车服炫晃，流光照地，香满山谷。三女自车而下，皆年十七八。夫人引三女升堂，又延三子就座。酒肴珍备，果实丰衍，非常世所有，多未之识。三子殊不自意。夫人指三女曰："各以配君。"三子避席拜谢。复有送女数十，若神仙焉。是夕合卺，夫人谓三子曰："人之所重者生也，所欲者贵也。但百日不泄于人，令君长生度世，位极人臣。"三子复拜谢，但以愚昧扦格为忧。夫人曰："君勿忧，斯易耳。"乃敕地上主者，令召孔宣

父。须臾，孔子具冠剑而至。夫人临阶，宣父拜谒甚恭。夫人端立，微劳
问之，谓曰："吾三婿欲学，君其引之。"宣父乃命三子，指六籍篇目以
示之，莫不了然解悟、大义悉通，咸若素习。既而宣父谢去。夫人又命周
尚父，示以玄女符玉璜秘诀，三子又得之无遗。复坐与言，则皆文武全
才，学究天人之际矣。三子相视，自觉风度夷旷，神用开爽，悉将相之具
矣。其后姚使家僮馈粮，至则大骇而走。姚问其故，具对以屋宇帷帐之
盛、人物艳丽之多。姚惊谓所亲曰："是必山鬼山魅也。"促召三子。三
子将行，夫人戒之曰："慎勿泄露，纵加楚挞，亦勿言之。"三子至，姚亦
讶其神气秀发，占对娴雅。姚曰："三子骤尔，皆有鬼物凭焉。"苦问其
故，不言，遂鞭之数十。不胜其痛，具道本末，姚乃幽之别所。姚素馆一
硕儒，因召而与语。儒者惊曰："大异大异！君何用责三子乎？向使三
子不泄其事，则必为公相，贵极人臣。今泄之，其命也夫！"姚问其故，
而云："吾见织女、婺女、须女星皆无光，是三女星降下人间，将福三子。
今泄天机，三子免祸幸矣。"其夜，儒者引姚视三星，星无光。姚乃释三
子，遣之归山，至则三女邈然如不相识。夫人让之曰："子不用吾言，既
泄天机，当于此诀。"因以汤饮三子。既饮，则昏顽如旧，一无所知。儒
谓姚曰："三女星犹在人间，亦不远此地分。"密谓所亲言其处，或云河
东张嘉真家。其后将相三代矣。

（出《神仙感遇传》）

赵 旭

天水赵旭，少孤介好学，有姿貌，善清言，习黄老之道。家于广陵，
尝独茸幽居，唯二奴侍侧。尝梦一女子，衣青衣，挑笑牖间。及觉而异
之，因祝曰："是何灵异？愿觌仙姿，幸赐神契。"夜半，忽闻窗外切切
笑声。旭知真神，复视之。乃言曰："吾上界仙女也。闻君累德清素，幸
因瘵寐，愿托清风。"旭惊喜，整衣而起曰："襄王巫山之梦，洞箫秦女
之契，乃今知之。"灵鉴忽临，忻欢交集，乃回灯拂席以延之。忽有清香

满室，有一女，年可十四五，容范旷代，衣六铢雾绡之衣，蹑五色连文之履，开帘而入。旭载拜。女笑曰："吾天上的青童，久居清禁。幽怀阻旷，位居末品，时有世念，帝罚我人间随所感配。以君气质虚爽，体洞玄默，幸托清音，愿谐神韵。"旭曰："蜉蝣之质，假息刻漏，不意高真俯垂济度，岂敢妄兴俗怀？"女乃笑曰："君宿世有道，骨法应仙，然已名在金格，相当与吹洞箫于红楼之上，抚云璈于碧落之中。"乃延坐，话玉皇内景之事。夜鼓，乃令施寝具。旭贫无可施。女笑曰："无烦仙郎。"乃命备寝内。须臾雾暗，食顷方妆，其室中施设珍奇，非所知也。遂携手于内，其瑰姿发越，稀世罕传。夜深，忽闻外一女呼："青夫人。"旭骇而问之，答曰："同宫女子相寻尔，勿应。"乃扣柱歌曰："月雾飘遥星汉斜，独行窈窕浮云车。仙郎独邀青童君，结情罗帐连心花。"歌甚长，旭唯记两韵。谓青童君曰："可延入否？"答曰："此女多言，虑泄吾事于上界耳。"旭曰："设琴瑟者，由人调之，何患乎！"乃起迎之。见一神女在空中，去地丈余许，侍女六七人，建九明蟠龙之盖，戴金精舞凤之冠，长裙曳风，璀璨心目。旭载拜邀之，乃下曰："吾嫦娥女也。闻君与青君集会，故捕逃耳。"便入室。青君笑曰："卿何以知吾处也？"答曰："佳期不相告，谁过耶？"相与笑乐。旭喜悦不知所裁，既同欢洽。将晓，侍女进曰："鸡鸣矣，巡人案之。"女曰："命车。"答曰："备矣。"约以后期，答曰："慎勿言之世人，吾不相弃也。"及出户，有五云车二乘，浮于空中。遂各登车诀别，灵风飒然，凌虚而上，极目乃灭。旭不自意如此，喜悦交甚，但洒扫、焚名香、绝人事以待之。隔数夕复来，来时皆先有清风肃然，异香从之，其所从仙女益多，欢娱日洽。为旭致行厨珍膳，皆不可识，甘美殊常。每一食，经旬不饥，但觉体气冲爽。旭因求长生久视之道，密受隐诀。其大抵如《抱朴子·内篇》修行，旭亦精诚感通。又为旭致天乐，有仙妓飞奏檐楹而不下，谓旭曰："君未列仙品，不合正御，故不下也。"其乐唯笙箫琴瑟，略同人间，其余并不能识，声韵清锵。奏讫而云雾霏然，已不见矣。又为旭致珍宝奇丽之物，乃曰："此物不合令世人见，吾以卿宿世当仙，得肆所欲。然仙道密妙，与世殊途，君若泄之，吾不得来也。"旭言誓重叠。后岁余，旭奴盗琉璃珠鬻于市，适值胡人，捧而礼之，酬价百万。奴惊不伏，胡人逼之而相击。官勘之，奴悉陈状。旭都未知。其夜女至，怆然无容曰："奴泄吾事，当逝矣。"旭方知失奴，而悲不自胜。女曰："甚知君心，然事亦不合长与君往来，运数然耳。自此诀别，努力修持，当速相见也。其大要以心死可以身生，保精可以致神。"遂留《仙枢龙席隐诀》五篇，内多隐语，亦指验于旭，旭洞晓之。将旦而去，旭悲哽执手。女曰："悲自何来？"旭曰："在心所牵耳。"女曰："身为心牵，鬼道至矣。"言讫，竦身而上，忽不见，室中帘帷器具悉无矣。旭恍然自失。其后瘝痗，仿佛犹尚往来。旭大历初，犹在淮泗，或有人于益州见之，短小美容范，多在市肆商货，故时人莫得辨也。《仙枢》五篇，篇后有旭纪事，词甚详悉。

（出《通幽记》）

虞卿女子

唐贞元初，虞卿里人女，年十余岁，临井治鱼。鱼跳堕井，逐之，亦堕其内。有老父接抱，入旁空百十步，见堂宇，甚妍洁明敞。老姥居中坐，左右极多。父曰："汝可拜呼阿姑。"留连数日，珍食甘果，都不欲归。姥曰："翁母意汝，不可留也。"老父捧至井上，赠金钱二枚。父母见，惊往接之。女乃瞑目拳手，疾呼索二盘。及至，嫌腥，令以灰洗，乃泻钱各于一盘，遂复旧。自此不食，唯饮汤茶。数日，嫌居处臭秽，请就观中修行。岁余，有过客避暑于院门，因而熟寐，忽梦金甲朱戈者叱曰："仙官在此，安敢冲突？"惊觉流汗而走。后不知所云。

（出《逸史》）

萧氏乳母

萧氏乳母，自言初生遭荒乱，父母度其必不全，遂将往南山，盛于被中，弃于石上，众迹罕及。俄有遇难者数人，见而怜之，相将归土龛下，以泉水浸松叶点其口。数日，益康强。岁余能言，不复食余物，但食松柏耳。口鼻拂拂有毛出。至五六岁，觉身轻腾空，可及丈余。有少异儿，或三或五，引与游戏，不知所从。肘腋间亦渐出绿毛，近尺余，身稍能飞，与异儿群游海上，至王母宫，听天乐，食灵果。然每月一到所养翁母家，或以名花杂药献之。后十年，贼平，本父母来山中，将求其余骨葬之，见其所养者，具言始末。涕泣。累夕伺之，期得一见。顷之遂至，坐檐上，不肯下。父望之悲泣。所养者谓曰："此是汝真父母，何不一下来看也？"掉头不答，飞空而去。父母回及家，忆之不已。及买果栗，揭粮复往，以俟其来。数日又至，遣所养姥招之，遂自空际而下。父母走前抱之，号泣良久，喻以归还。曰："某在此甚乐，不愿归也。"父母以所持果饲之，逡巡，异儿等十数至，息于檐树，呼曰："同游去，天宫正作乐。"乃出。将奋身，复堕于地。诸儿齐声曰："食俗物矣，苦哉！"遂散。父母挈之以归，嫁为人妻，生子二人，又属饥俭，乃为乳母。

（出《逸史》）

谢自然

　　谢自然者，其先兖州人。父寰，居果州南充，举孝廉，乡里器重。建中初，刺史李端，以试秘书省校书表为从事。母胥氏，亦邑中右族。自然性颖异，不食荤血。年七岁，母令随尼越惠，经年以疾归。又令随尼日朗，十月求还。常所言多道家事，词气高异。其家在大方山下，顶有古像老君。自然因拜礼，不愿却下。母从之，乃徙居山顶，自此常诵《道德经》《黄庭》内篇。年十四，其年九月，因食新稻米饭，云："尽是蛆虫。"自此绝粒。数取皂荚煎汤服之，即吐痢困剧，腹中诸虫悉出，体轻目明。其虫大小赤白，状类颇多。自此犹食柏叶，日进一枝，七年之后，柏亦不食。九年之外，乃不饮水。贞元三年三月，于开元观诣绝粒道士程太虚，受五千文《紫灵宝箓》。六年四月，刺史韩佾至郡，疑其妄，延入州北堂东阁，闭之累月，方率长幼，开钥出之，肤体宛然，声气朗畅，佾即使女自明师事焉。先是，父寰旋游多年，及归，见自然修道不食，以为妖妄，曰："我家世儒风，五常之外，非先王之法，何得有此妖惑？"因锁闭堂中四十余日，益加爽秀，寰方惊骇焉。七年九月，韩佾舆于大方山，置坛，请程太虚具《三洞箓》。十一月，徙自然居于州郭。贞元九年，刺史李坚至，自然告云："居城郭非便，愿依泉石。"坚即筑室于金泉山，移自然居之。山有石嵌窦，水灌其口中，可澡饰形神，挥斥氛泽。自然初驻山，有一人年可四十，自称头陀，衣服形貌，不类缁流，云："速访真人。"合门皆拒之，云："此无真人。"头陀但笑耳。举家拜之，独不受自然拜。施钱二百，竟亦不受，乃施手巾一条，受之，云："后会日当以此相示。"须臾出门，不知何在。久之，当午有一大蛇，围三尺，长丈余，有两小白角，以头枕房门，吐气满室。斯须云雾四合，及雾散，蛇亦不见。自然所居室，唯容一床，四边才通人行。白蛇去后，常有十余小蛇，或大如臂，或大于股，旦夕在床左右。或黑或白，或吐气，或有声，各各盘结，不相毒螫。又有两虎，出入必从，人至则隐伏不见。家犬吠虎凡八年，自迁居郭中，犬留方出，上升之后，犬不知何在。自然之室，父母亦不敢同坐其床，或辄诣其中，必有变异，自是呼为仙女之室。常昼夜独居，深山穷谷，无所畏怖。亦云："误踏蛇背，其冷如冰；虎在前后，异常腥臭。"兼言常有天使八人侍侧。二童子青衣戴冠，八使衣黄，又二天神卫其门屏。如今壁画诸神，手持枪钜，每行止，则诸使及神驱斥侍卫。又云："某山神姓陈名寿，魏晋时人。"并说真人位高，仙人位卑，言己将授东极真人之任。贞元十年三月三日，移入金泉道场。其日云物明媚，异于常景。自然云："此日天真群仙皆会。"金泉林中长有鹿，未尝避人。士女虽众，亦驯扰。明日，上仙送白鞍一具，缕以宝钿。上仙曰："以此遗之，其地可安居也。"五月八日，金母元君命卢使降之，从午止亥；六月二十日闻使，从午至戌；七月一日，崔、张二使，从寅至午。多说神仙官府之事，言上界好弈棋，多音乐，语笑率论至道玄妙之理。又云："此山千百蛇虫，悉驱向西矣，尽以龙镇其山。"道场中常有二虎五麒麟两青鸾，或前或后，或飞或鸣。麟如马形，五色有角，紫麟，鬃尾白者常在前，举尾苕。七月十一日，上仙杜使降石坛上，以符一道，丸如药丸，使自然服之。十五日，可焚香五炉于坛上，五炉于室中，至时真人每来。十五日五更，有青衣七人，内一人称中华，云："食时上真至。"良久卢使至，云："金母来。"须臾，金母降于庭，自然拜礼。母曰："别汝两劫矣！"自将几案陈设，珍奇溢目。命自然坐。初，卢使侍立，久，亦令坐。卢云："暂诣紫极宫。"看中元道场，官吏士庶咸在。逡巡，卢使来云："此一时全胜以前斋。"问其故，云："此度不烧乳头香，乳头香天真恶之。唯可烧和香耳。"七日，崔、张二使至，问自然："能就长林居否？"答云："不能。"二使色似不悦。二十二日午前，金母复降云："为不肯居长林，被贬一阶。"长林仙宫也。戌时金母去，崔使方云："上界最尊金母。"赐药一器，色黄白，味甘。自然饵不尽，却将去。又将衣一副，朱碧绿色相间，外素，内有文，其衣缥缈，执之不着手。且却将去，"以后即取汝来。"又将桃一枝，大于臂，上有三十桃，碧色，大如碗。云："此犹是小者。"是日金母乘鸾，侍者悉乘龙及鹤，五色云雾，浮泛其下。金母云："便向州中过群仙。"后去，望之皆在云中。其日州中马坊厨戟门皆报云："长虹入州。"翌日李坚问于自然，方验之。紫极宫亦报虹入，远近共见。八月九日、十日、十一日，群仙日来，传金母敕，速令披发四十日。金母当自来。所降使或言姓崔名，将一板，阔二尺，长五尺，其上有九色。每群仙欲至，墙壁间悉荧煌似镜，群仙亦各自有几案随从。自然每披发，则黄云缭绕其身。又有七人，黄衣戴冠，侍于左右。自八月十九日以后，日诵《黄庭经》十遍。诵时有二童子侍立，丹一遍即抄录，至十遍，童子一人便将向上界去。九月一日，群仙又至，将桃一枝，大如斗，半赤半黄半红，云："乡里甚足此果。"割一餚食，余则侍者却收。九月五日，金母又至，持三道符，令吞之，不令着水，服之觉身心殊胜。金母云："更一来则不来矣。"又指旁侧一仙云："此即汝同类也。"十五日平明，一仙使至，不言姓名，将三道符，传金母敕，尽令服之。又将桃六餚令食，食三斋，又将去。其使至暮方还。十月十一日，入静室之际，有仙人来召，即乘麒麟升天。将天衣来迎，自然所着衣留在绳床上，却回，着旧衣，置天衣于鹤背将去。云："去时乘麟，回时乘鹤也。"十九日，卢仙使来，自辰至未方去。每天使降时，鸾鹤千万，众仙毕集。位高者乘鸾，次乘麒麟，次乘龙。鸾鹤每翅各大丈余。近有大鸟下长安，鸾之大小，几欲相类，但毛彩异耳。言下长安者名曰天雀，亦曰神雀，每降则国家当有大福。二十五日。满身毛发孔中出血，沾渍衣裳。皆作通帔山水横纹。就溪洗浊，转更分明，向日看似金色，手触之如金声。二十六日、二十七日，东岳夫人并来，劝令沐浴，兼用香汤，不得令有乳头香。又云："天上自有神，非鬼神之神。上界无削发之人，若得道后，悉皆戴冠，功德则一。凡斋食，切忌尝之，尤宜洁净，器皿亦尔。上天诸神，每斋即降而视之，深恶不精洁，不唯无福，亦当获罪。"李坚常与夫人于几上诵经，先读《外篇》，次读《内篇》，内即《魏夫人传》中本也。大都精思讲读者得福，粗行者招罪立验。自然绝粒，凡一十三年。昼夜寐，两膝上忽有印形，小于人间官印，四坎若有古篆六字，粲如白玉。今年正月，其印移在两膝内，并膝则两印相合，分毫无差。又有神力，日行二千里，或至千里，人莫知之。冥夜深室，纤微无不洞鉴。又不衣绵纩，寒不近火，暑不摇扇。人问吉凶善恶，无不知者。性严重深密，事不出口，虽父母亦不得知。以李坚崇尚至道，稍稍言及，云："天上亦欲遣世间奉道人知之，俾其尊明道教。"又言："凡礼尊像，四拜为重，三拜为轻。"又居金泉道场，每静坐则群鹿必至。又云："凡人能清静一室，焚香讽《黄庭》《道德经》，或一遍，或七遍，全胜布施修斋。凡诵经在精心。不在遍数多。事之人，中路而退，所损尤多，不如元不会者。慎之慎之！人命至重，多杀人则损年夭寿，来往之报，永无休止矣。"又每行常闻天乐，皆先唱《步虚词》，多止三首，第一篇、第五篇、第八篇。《步虚》讫，即奏乐，先抚云璈。云璈形圆似镜，有弦。凡传道法，必须至信之人。《魏夫人传》中，切约不许传教，但令秘密，亦恐乖于折中。夫药力只可益寿，若升天驾景，全在修道服药。修道事颇不同，服柏便可绝粒。若山谷难求侧柏，只寻常柏叶，但不近丘墓，便可服之，石上者尤好。曝干者难将息，旋采旋食，尚有津润，易清益人。大都柏叶、茯苓、枸杞、胡麻，俱能常年久视，可试验。修道要山林静居，不宜俯近村栅。若城郭不可，以其荤腥，灵仙不降，与道背矣。炼药饮水，宜用泉水，尤恶井水，仍须远家及血属，虑有恩情忽起，即非修持之行。凡食米体重，食麦体轻。辟谷入山，须依众方，除三虫伏尸。凡服气，先调气，次闭气，出入不由口鼻，令满身自由，则生死不能侵矣。是年九月，霖雨甚，自然自金泉往南山省程君，凌晨到山，衣履不湿。诘之，云："旦离金泉耳。"程君甚异之。十一月九日，诣州与季坚别，云："中旬的去矣。"亦不更入静室。二十日辰时，于金泉道场白日升天，士女数千人，咸共瞻仰。祖母周氏、母胥氏、妹自柔、弟子李生，闻其诀别之语曰："勤修至道。"须臾五色云遮亘一川，天乐异香，散漫弥久。所着衣冠簪帔一十事，脱留小绳床上，结系如旧。刺史李坚表闻，诏褒美之。李坚述《金泉道场碑》，立本末为传，云："天上有白玉堂，老君居之。殿壁上高列真仙之名，如人间壁记。时有朱书注其下云：'降世为帝王'或为'宰辅'者。"又自然当升天时，有堂内东壁上书记五十二字，云："寄语主人及诸眷属：但当全身，莫生悲苦，自可勤修功德。并诸善心，修立福田，清斋念道，百劫之后，冀有善缘，早会清原之乡，即与相见。"其书迹存焉。

（出《集仙录》）

卢眉娘

　　唐永真年，南海贡奇女卢眉娘，年十四岁。眉娘生，眉如线且长，故有是名。本北祖帝师之裔，自大定中流落岭表。后汉卢景裕、景祚、景宣、景融，兄弟四人，皆为皇王之师，因号帝师。眉娘幼而慧悟，工巧无比，能于一尺绢上，绣《法华经》七卷，字之大小，不逾粟粒，而点画分明，细如毛发，其品题章句，无不具矣。更善作飞仙盖，以丝一钩，分为三段，染成五色，结为金盖五重。其中有十洲三岛、天人玉女、台殿麟凤之像，而持幢捧节童子，亦不啻千数。其盖阔一丈，秤无三两，煎灵香膏传之，则坚硬不断。唐顺宗皇帝嘉其工，谓之神姑，因令止于宫中。每日止饮酒二三合。至元和中，宪宗嘉其聪慧而又奇巧，遂赐金凤环，以束其腕。眉娘不愿在禁中，遂度为道士，放归南海，仍赐号曰逍遥。及后神迁，香气满堂，弟子将葬，举棺觉轻，即撤其盖，惟见之旧履而已。后人见往往乘紫云游于海上。罗浮处士李象先作《罗逍遥传》，而象先之名无闻，故不为时人传焉。

（出《杜阳杂编》）

崔少玄

　　崔少玄者，唐汾州刺史崔恭之小女也。其母梦神人，衣绡衣，驾红龙，持紫函，受于碧云之际，乃孕，十四月而生少玄。既生而异香袭人，端丽殊绝，绀发覆目，耳珰及颐，右手有文曰卢自列妻。后十八年归于卢陲，陲小字自列。岁余，陲从事闽中，道过建溪，远望武夷山，忽见碧云自东峰来，中有神人，翠冠绯裳，告陲曰："玉华君在乎！"陲怪其言曰："谁为玉华君？"曰："君妻即玉华君也。"因是反告之。妻曰："扶桑夫人、紫霄元君果来迎我！事已明矣，难复隐讳。"遂整衣出见神人。对语久之，然夫人之音，陲莫能辨，逡巡揖而退。陲拜而问之，曰："少玄虽胎育之人，非阴骘所积。昔居无欲天，为玉皇左侍书，谥曰玉华君，主下界三十六洞学道之流。每至秋分日，即持簿书来访志道之士。尝贬落，所犯为与同宫四人，退居静室，嗟叹其事，恍惚如有欲想。太上责之，谪居人世，为君之妻，二十三年矣。又遇紫霄元君已前至此，今不复近附于君矣。"至闽中，日独居静室。陲既骇异，不敢辄践其间。往往有女真，或二或四，衣长绡衣，作古鬟髻，周身光明，烛耀如昼，来诣其室，升堂连榻，笑语通夕。陲至而看之，亦皆天人语言，不可明辨。试问之，曰："神仙秘密，难复漏泄，沉累至重，不可不隐。"陲守其言诚，亦常隐讳。泊陲罢府，恭又解印绶，得家于洛阳。陲以妻之誓，不敢陈泄于恭。后二年,谓陲曰:"少玄之父,寿算止于二月十七日。某虽神仙中人,生于人世,为有抚养之恩,若不救之,枉其报矣。"乃请其父曰:"大人之命,将极于二月十七日。少玄受劬劳之恩,不可不护。"遂发绛箱,取扶桑大帝金书《黄庭内景》之书,致于其父曰:"大人之寿,常数极矣,若非此书,不可救免。今将授父,可读万遍,以延一纪。"乃令恭沐浴南向而跪,少玄当几,授以功章,写于青纸,封以素函,奏之上帝。又召南斗注生真君,附奏上帝。须臾,有三朱衣人自空而来,跪少玄前,进脯羞,噉酒三爵,手持功章而去。恭大异之,私讯于陲,陲讳之。经月余,遵命陲语曰:"玉清真侣,将雪予于太上,今复召为玉皇左侍书玉华君,主化元精炁,施布仙品。将欲反神,还于无形,复侍玉皇,归彼玉清。君莫泄是言,遗予父母之念,又以救父之事,泄露神仙之术,不可久留。人世之情,毕于此矣。"陲跪其前,呜呼流涕曰:"下界蚁虱,黩污仙上,永沦秽浊,不得升举。乞赐指喻,以救沉痼,久永不忘其恩。"少玄曰:"予留诗一首以遗子。予上界天人之书,皆云龙之篆,下界见之,或损或益,亦无会者,予当执管记之。"其词曰:"得之一元,匪受自天。太老之真,无上之仙。光含影藏,形于自然。真安匪求,神之久留。淑美其真,体性刚柔。丹霄碧虚,上圣之俦。百岁之后,空余坟丘。"陲载拜受其辞,晦其义理,跪请讲贯,以为指明。少玄曰:"君之于道,犹未熟习。上仙之韵,昭明有时,至景申年中,遇琅琊先生能达。其时与君开释,方见天路。未间但当保之。"言毕而卒。九日葬,举棺如空。发榇视之,留衣而蜕。处室十八,居闽三,归洛二,在人间二十三年。后陲与恭皆保其诗,遇儒道适达者示之,竟不能会。至景申年中,九疑道士王方古,其先琅琊人也。游华岳回,道次于陕郊,时陲亦客于其郡,因诗酒夜话,论及神仙之事,时会中皆贵道尚德,各征其异。殿中侍御史郭固、左拾遗齐推、右司马韦宗卿、王建皆与崔恭有旧,因审少玄之事于陲。陲出涕泣,恨其妻所留之诗绝无会者。方古请其辞,吟咏须臾,即得其旨,叹曰:"太无之化,金华大仙,亦有传于后学哉!"时坐客耸听其辞,句句解释,流如贯珠,凡数千言,方尽其意。因命陲执笔,尽书先生之辞,目曰《少玄玄珠心镜》。好道之士，家多藏之。

（出《少玄本传》）

妙 女

唐贞元元年五月，宣州旌德县崔氏婢，名妙女，年可十三四。夕汲庭中，忽见一僧，以锡杖连击三下，惊怖而倒，便言心痛。须臾迷乱，针灸莫能知。数日稍间，而吐痢不息。及瘥，不复食，食辄呕吐，唯饵蜀葵花及盐茶。既而清瘦爽彻，颜色鲜华，方说初迷乱之际，见一人引乘白雾，至一处，宫殿甚严，悉如释门西方部。其中天仙，多是妙女之族。言本是提头赖吒天王小女，为泄天门间事，故谪堕人间，已两生矣。赖吒王姓韦名宽，弟大，号上尊。夫人姓李，号善伦。东王公是其季父，名括，第八。妙女自称小娘，言父与姻族同游世间寻索，今于此方得见。前所见僧打腰上，欲女吐泻藏中秽恶俗气，然后得升天。天上居处华盛，各有姻戚及奴婢，与人间不殊。所使奴名群角，婢名金霄、偏、凤楼。其前生有一子，名遥，见并依然相识。昨来之日，于金桥上与儿别，赋诗，唯记两句曰："手攀桥柱立，滴泪天河满。"时自吟咏，悲不自胜。如此五六日病卧，叙先世事。一旦，忽言上尊及阿母并诸天仙及仆隶等，悉来参谢，即托灵而言曰："小女愚昧，落在人间，久蒙存恤，相媿无极。"其家初甚惊惶，良久乃相与问答，仙者悉凭之叙言。又曰："暂借小女子之宅，与世人言语。"其上尊语，即是丈夫声气；善伦阿母语，即是妇人声，各变其语。如此或来或往，日月渐久，谈谐戏谑，一如平人。每来即香气满室，有时酒气，有时莲花香气。后妙女本状如故。忽一日，妙女吟唱。是时晴朗，空中忽有片云如席，徘徊其上。俄而云中有笙声，声调清锵。举家仰听，感动精神。妙女呼大郎复唱，其声转厉。妙女讴歌，神色自若，音韵奇妙清畅不可言。又曲名《桑柳条》。又言阿母适在云中。如此竟日方散。旬时，忽言："家中二人欲有肿疾，吾代其患之。"数日后，妙女果背上肋下，各染一肿，并大如杯，楚痛异常。经日，其主母见此痛苦，令求免之，妙女遂冥冥如卧。忽语令添香，于钟楼上呼天仙忏念，其声清亮，悉与西方相应。如此移时，醒悟肿消，须臾平复。后有一婢卒染病甚困，妙女曰："我为尔白大郎请兵救。"女即如睡状。须臾却醒，言兵已到，急令洒扫，添香静室，遂起支分兵马，匹配几人于某处检校，几人于病人身上束缚邪鬼。其婢即瘥如故，言见兵马形象，如壁画神王，头上着胡帽子，悉金钿也。其家小女子见，良久乃灭。大将军姓许名光，小将曰陈万。每呼之驱使，部位甚多，来往如风雨声。更旬时，忽言织女欲嫁，须往看之。又睡醒而说："婚嫁礼一如人间。"言女名垂陵子，嫁薛氏，事多不备纪。其家常令妙女绣，忽言个要暂去，请婢凤楼代绣，如此竟日，便作凤楼姿容。精神时异，绣作巧妙，疾倍常时，而不与人言，时时俛首笑。久之言却回，即复本态，无凤楼状也。言大郎欲与僧伽和尚来看娘子，即扫室添香，煎茶待之。须臾遂至，传语问讯，妙女忽笑曰："大郎何为与上人相扑？"此时举家俱闻床上踏蹦声甚厉，良久乃去。有时言向西方饮去，回遂吐酒，竟日醉卧。一夕，言将娘子一魂小娘子一魂游看去，使与善伦友言笑。是夕，娘子等并梦向一处，与众人游乐。妙女至天明，便问小娘子梦中事，一一皆同。如此月余绝食。忽一日悲咽而言："大郎阿母唤某归。"甚凄怆。苦言："久在世间，恋慕娘子，不忍舍去。"如此数日涕泣。又言："不合与世人往来，汝意须住，如之奈何？"便向空中辞别，词颇郑重，从此渐无言语。告娘子曰："某相恋不去，既在人间，还须饮食，但与某一红衫子着，及泻药。"如言与之，逐渐饮食。虽时说未来事，皆无应。其有繁细，不能具录。其家纪事状尽如此，不知其婢后复如何。

（出《通幽记》）

吴清妻

唐元和十二年，虢州湖城小里正吴清，妻杨氏，号监真。居天仙乡车谷村。因头疼，乃不食。自春及夏，每静坐入定，皆数日。村邻等就看，三度，见得药共二十一丸，以水下，玉液浆两碗，令煎茶饮。四月十五日夜，更焚香端坐，忽不见。十七日，县令自焚香祝请。其夜四更，牛驴惊，见墙上棘中衫子。逡巡，牛屋上见杨氏裸坐，衣服在前，肌肉极冷。扶至院，与村舍焚香声磬，至辰时方醒。称十四日午时，见仙鹤语云："洗头。"十五日沐浴，五更，有女冠二人并龙驾五色云来，乃乘鹤去。到仙方台，见道士云："华山有同行伴五人，煎茶汤相待。"汴州姓吕，名德真；同州姓张，名仙真；益州姓马，名辨真；宋州姓王，名信真。又到海东山头树木多处，及吐蕃界山上，五人皆相随。却至仙方台，见仙骨，有尊师云："此杨家三代仙骨。"令礼拜。却请归云："有父在年老。"遂还。有一女冠乘鹤送来。云："得受仙诗一首，又诗四。"并书于后云："道启真心觉渐清，天教绝粒应精诚。云外仙歌笙管合，花间风引步虚声。"其二曰："心清境静闻妙香，忆昔期君隐处当。一星莲花山头饭，黄精仙人掌上经。"其三曰："飞鸟莫到人莫攀，一隐十年不下山。袖中短书谁为达？华山道士卖药还。"其四曰："日落焚香坐醒坛，庭花露湿渐更阑。净水仙童调玉液，春宵羽客化金丹。"其五曰："摄念精思引彩霞，焚香虚室对烟花。道合云霄游紫府，湛然真境瑞皇家。"

（出《逸史》）

郭　翰

太原郭翰，少简贵，有清标。姿度美秀，善谈论，工草隶。早孤独处，当盛暑，乘月卧庭中。时有清风，稍闻香气渐浓。翰甚怪之，仰视空中，见有人冉冉而下，直至翰前，乃一少女也。明艳绝代，光彩溢目，衣玄绡之衣，曳霜罗之帔，戴翠翘凤凰之冠，蹑琼文九章之履。侍女二人，皆有殊色，感荡心神。翰整衣巾，下床拜谒曰："不意尊灵迥降，愿垂德音。"女微笑曰："吾天上织女也。久无主对，而佳期阻旷，幽态盈怀。上帝赐命游人间，仰慕清风，愿托神契。"翰曰："非敢望也，益深所感。"女为敕侍婢净扫室中，张霜雾丹縠之帏，施水晶玉华之簟，转会风之扇，宛若清秋。乃携手升堂，解衣共卧。其衬体轻红绡衣，似小香囊，气盈一室。

有同心龙脑之枕，覆双缕鸳文之衾。柔肌腻体，深情密态，妍艳无匹。欲晓辞去，面粉如故。为试拭之，乃本质也。翰送出户，凌云而去。自后夜夜皆来，情好转切。翰戏之曰："牵郎何在？哪敢独行？"对曰："阴阳变化，关渠何事？且河汉隔绝，无可复知；纵复知；不足为虑。"因抚翰心前曰："世人不明瞻瞩耳。"翰又曰："卿已托灵辰象，辰象之门，可得闻乎？"对曰："人间观之，只见是星，其中自有宫室居处，群仙皆游观焉。万物之精，各有象在天，成形在地。下人之变，必形于上也。吾今观之，皆了了自识。"因为翰指列宿分位，尽详纪度。时人不悟者，翰遂洞知之。后将至七夕，忽不复来，经数夕方至。翰问曰："相见乐乎？"笑而对曰："天上那比人间？正以感运当尔，非有他故也，君无相忌。"问曰："卿来何迟？"答曰："人中五日，彼一夕也。"又为翰致天厨，悉非世物。徐视其衣，并无缝。翰问之，谓翰曰："天衣本非针线为也。"每去，辄以衣服自随。经一年，忽于一夕，颜色凄恻，涕流交下，执翰手曰："帝命有程，便可永诀。"遂呜咽不自胜。翰惊惋曰："尚余几日在？"对曰："只今夕耳。"遂悲泣，彻晓不眠。及旦，抚抱为别，以七宝碗一留赠，言明年某日，当有书相问。翰答以玉环一双，便履空而去，回顾招手，良久方灭。翰思之成疾，未尝暂忘。明年至期，果使前者侍女。将书函致。翰遂开封，以青缣为纸，铅丹为字，言词清丽，情念重叠。书末有诗二首，诗曰："河汉虽云阔，三秋尚有期。情人终已矣，良会更何时？"又曰："朱阁临清汉，琼宫御紫房。佳期情在此，只是断人肠。"翰以香笺答书，意甚慊切。并有酬赠诗二首，诗曰："人世将天上，由来不可期。谁知一回顾，交作两相思。"又曰："赠枕犹香泽，啼衣尚泪痕。玉颜霄汉里，空有往来魂。"自此而绝。是年，太史奏织女星无光。翰思不已，凡人间丽色，不复措意。复以继嗣，大义须婚，强娶程氏女，所不称意，复以无嗣，遂成反目。翰后官至侍御史而卒。

（出《灵怪集》）

杨敬真

杨敬真，虢州阌乡县长寿乡天仙村田家女也。年十八，嫁同村王清。其夫家贫力田，杨氏妇道甚谨，夫族目之勤力新妇。性沉静，不好戏笑，有暇必洒扫静室，闭门闲居，虽邻妇狎之，终不相往来。生三男一女，年二十四岁。元和十二年五月十二日夜，告其夫曰："妾神识颇不安，恶闻人言，当于静室宁之，君宜与儿女暂居异室。"夫许之。杨氏遂沐浴，着新衣，焚香闭户而坐。及明，讶其起迟，开门视之，衣服委地床上，若蝉蜕然，身已去矣，但觉异香满屋。其夫惊以告其父母，共叹之。数人来曰："昨夜方半，有天乐从西而来，似若云中。下于君家，奏乐久之，稍稍上去。合村皆听之，君家闻否？"而异香酷烈，遍数十里。村吏以告县令李邟，遣吏民远近寻逐，皆无踪迹。因令不动其衣，闭其户，以棘环之，冀其或来也，至十八日夜五更，村人复闻云中仙乐异香从东来，复下王家宅，作乐久之而去。王氏亦无闻者。及明来视，其门棘封如故，房中仿佛若有人声。处走告县令李邟，亲率僧道官吏，共开其门，则妇宛在床矣。但觉面目光芒，有非常之色。邟问曰："向何所去？今何所来？"对曰："昨十五日夜初，有仙骑来曰：'夫人当上仙，云鹤即到，宜静室以伺之。'至三更，有仙乐彩仗，霓旌绛节，鸾鹤纷纭，五云来降，入于房中。报者前曰（前曰，原作'曰前'，据明钞本改）'夫人准籍合仙，仙师使使者来迎，将会于西岳。'于是彩童二人捧玉箱，箱中有奇服，非绮非罗，制若道人之衣，珍华香洁，不可名状。遂衣之毕，乐作三阕。青衣引白鹤曰：'宜乘此。'初尚惧其危，试乘之，稳不可言。飞起而五云捧出，彩仗前引，至于华山云台峰。峰上有磐石，已有四女先在被焉。一人云姓马，宋州人；一人姓徐，幽州人；一人姓郭，荆州人；一人姓夏，青州人。皆其夜成仙，同会于此。旁一小仙曰：'并舍虚幻，得证真仙，今当定名，宜有真字。'于是马曰信真，徐曰湛真，郭曰修真，夏曰守真。

其时五云参差，遍覆崖谷，妙乐罗列，间作于前。五人相庆曰：'同生浊界，并是凡身，一旦修然，遂与尘隔。今夕何夕，欢会于斯，宜各赋诗，以道其意。'信真诗曰：'几劫澄烦虑，思今身仅成。誓将云外隐，不向世间存。'湛真诗曰：'绰约离尘世，从容上太清。云衣无绽日，鹤驾没遥程。'修真诗曰：'华岳无三尺，东瀛仅一杯。入云骑彩凤，歌舞上蓬莱。'守真诗曰：'共作云山侣，俱辞世界尘。静思前日事，抛却几年身。'敬真亦诗曰：'人世徒纷扰，其生似梦华。谁言今夕里，俯首视云霞。'既而雕盘珍果，名不可知。妙乐铿锽，响动崖谷。俄而执节者曰：'宜往蓬莱，谒大仙伯。'五真曰：'大仙伯为谁？'曰：'茅君也。'妓乐鸾鹤，复前引东去。倏然间已到蓬莱，其宫皆金银，花木楼殿，皆非人间之制作。大仙伯居金阙玉堂中，侍卫甚严。见五真喜曰：'来何晚耶？'饮以玉杯，赐以金简、凤文之衣、玉华之冠，配居蓬莱华院。四人者出，敬真独前曰：'王父年高，无人侍养，请回侍其残年。王父去世，然后从命，诚不忍得乐而忘王父也。惟仙伯哀之。'仙伯曰：'汝村一千年方出一仙人，汝当其会，无自坠其道。'因敕四真送至其家，故得还也。"邰问昔何修习，曰："村妇何以知？但性本虚静，闲即凝神而坐，不复俗虑得入胸中耳。此性也，学也。"又问要去可否，曰："本无道术，何以能去？云鹤来迎即去，不来亦无术可召。"于是遂谢绝其夫，服黄冠。邰以状闻州，州闻廉使。时崔从按察陕辅，延之，舍于陕州紫极宫，请王父于别室，人不得升其阶，惟廉使从事及夫人得之，瞻拜者才及阶而已，亦不得升。廉使以闻，唐宪宗召见，舍于内殿。试道而无以对，罢之。今在陕州，终岁不食，食时啖果实，或饮酒二三杯，绝无所食，但容色转芳嫩耳。

（出《续玄怪录》）

封 陟

宝历中，有封陟孝廉者，居于少室。貌态洁朗，性颇贞端。志在典坟，僻于林薮，探义而星归腐草，阅经而月坠幽窗，兀兀孜孜，俾夜作昼，无非搜索隐奥，未尝暂纵揭时日也。书堂之畔，景象可窥，泉石清寒，桂兰雅淡，戏猱每窃其庭果，唳鹤频栖于涧松。虚籁时吟，纤埃昼闲。烟锁笃篁之翠节，露滋踯躅之红葩。薜蔓衣垣，苔茸毯砌。时夜将午，忽飘异香酷烈，渐布于庭际。俄有辒辌自空而降，画轮轧轧，直凑檐楹。见一仙姝，侍从华丽，玉珮敲磬，罗裙曳云，体欺皓雪之容光，脸夺芙蕖之艳冶，正容敛衽而揖陟曰："某籍本上仙，谪居下界，或游人间五岳，或止海面三峰。月到瑶阶，愁莫听其凤管；虫吟粉壁，恨不寐于鸯衾。燕浪语而徘徊，鸾虚歌而缥缈。宝瑟休泛，虬觥懒斟。红杏艳枝，激含噸于绮殿；碧桃芳萼，引凝睇于琼楼。既厌晓妆，渐融春思。伏见郎君坤仪浚洁，襟量端明，学聚流萤，文含隐豹。所以慕其真朴，爱以孤标，特谒光容，愿持箕帚。又不知郎君雅旨如何？"陟摄衣朗烛，正色而坐，言曰："某家本贞廉，性唯孤介。贪古人之糟粕，究前圣之指归，编柳苦辛，燃粝幽暗，布被粝食，烧蒿茹藜。但自固穷，终不斯滥，必不敢当神仙降顾。断意如此，幸早回车。"姝曰："某乍造门墙，未申恳迫，辄有一诗奉留，后七日更来。"诗曰："谪居蓬岛别瑶池，春媚烟花有所思。为爱君心能洁白，愿操箕帚奉屏帏。"陟览之若不闻。云辒既去，窗户遗芳，然陟心中不可转也。后七日夜，姝又至，骑从如前时，丽容洁服，艳媚巧言。入白陟曰："某以业缘遽萦，魔障剡起。蓬山瀛岛，绣帐锦宫，恨起红茵，愁生翠被。难窥舞蝶于芳草，每妒流莺于绮丛，靡不双飞，俱能对跱，自矜孤寝，转懵空闺。秋却银缸，但凝眸于片月；春寻琼圃；空抒思于残花。所以激切前时，布露丹恳，幸垂采纳，无阻精诚，又不知郎君意竟如何？"陟又正色而言曰："某身居山薮，志已颛蒙，不识铅华，岂知女色？幸垂速去，无相见尤。"姝曰："愿不贮其深疑，幸望容其陋质，辄更有诗一章，后七日复来。"诗曰："弄玉有夫皆得道，刘刚兼室尽登仙。君能仔细窥朝露，须逐云车拜洞天。"陟览又不回意。后七日夜，姝又至，态柔容冶，靓衣明眸。又言曰："逝波难驻，西日易颓，花木不停，薤露非久，轻沤泛水，只得逡巡，微烛当风，莫过瞬息，虚争意气，能得几时？恃顽韶颜，须臾槁木。所以君夸容鬓，尚未凋零，固止绮罗，贪穷典籍。及其衰老，何以任持？我有还丹，颇能驻命，许其依托，必写襟怀。能遣君寿例三松，瞳方两目，仙山灵府，任意追游。莫种槿花，使朝晨而骋艳；休敲石火，尚昏黑而流光。"陟乃怒目而言曰："我居书斋，不欺暗室。下惠学证，叔子为师。是何妖精，苦相凌遍？心如铁石，无更多言。倘若迟回，必当窘辱。"侍卫谏曰："小娘子回车。此木偶人，不足与语。况穷薄当为下鬼，岂神仙配偶耶？"姝长吁曰："我所以恳恳者，为是青牛道士的苗裔；况此时一失，又须旷居六百年，不是细事。于戏此子，大是忍人。"又留诗曰："萧郎不顾凤楼人，云涩回车泪脸新。愁想蓬瀛归去路，难窥旧苑碧桃春。"辎轷出户，珠翠响空，泠泠箫笙，杳杳云露。然陟意不易。后三年，陟染疾而终，为太山所追，束以大锁，使者驱之，欲至幽府。忽遇神仙骑从，清道甚严。使者躬身于路左曰："上元夫人游太山耳。"俄有仙骑，召使者与囚俱来。陟至彼仰窥，乃昔日求偶仙姝也，但左右弹指悲嗟。仙姝遂索追状曰："不能于此人无情。"遂索大笔判曰："封陟往虽执迷，操惟坚洁，实由朴懃，难责风情。宜更延一纪。"左右令陟跪谢，使者遂解去铁锁也。仙官已释，则幽府无敢追摄。使者却引归，良久苏息。后追悔昔日之事，恸哭自咎而已。

（出《传奇》）

玉蕊院女仙

长安安业唐昌观，旧有玉蕊花。其花每发，若琼林瑶树。唐元和中，春物方盛，车马寻玩者相继。忽一日，有女子年可十七八，衣绿绣衣，垂双鬟，无簪珥之饰，容色婉娩，迥出于众。从以二女冠、三小仆，皆草鬟黄衫，端丽无比。既而下马，以白角扇障面，直造花所，异香芬馥，闻于数十步外。观者疑出自宫掖，莫敢逼而视之。伫立良久，令女仆取花数枝而出。将乘马，顾谓黄衫者曰："曩有玉峰之期，自此行矣。"时观者如堵，咸觉烟飞鹤唳，景物辉焕。举辔百余步，有轻风拥尘，随之而去。须臾尘灭，望之已在半空，方悟神仙之游。余香不散者经月余。时严休复、元稹、刘禹锡、白居易俱作玉蕊院真人降诗。严休复诗曰："终日斋心祷玉宸，魂销眼冷未逢真。不如一树琼瑶蕊，笑对藏花洞里人。"又曰："香车潜下玉龟山，尘世何由睹蕣颜。惟有无情枝上雪，好风吹缀绿玉鬟。"元稹诗云："弄玉潜过玉树时，不教青鸟出花枝。的应未有诸人觉，只是严郎自得知。"刘禹锡诗云："玉女来看玉树花，异香先引七香车。攀枝弄雪时回首，惊怪人间日易斜。"又曰："雪蕊琼葩满院春，羽林轻步不生尘。君王帘下徒相问，长伴吹箫别有人。"白居易诗云："瀛女偷乘凤去时，洞中潜歇弄琼枝。不缘啼鸟春饶舌，青琐仙郎可得知。"

（出《剧谈录》）

马士良

唐元和初，万年县有（有字，明钞本作"所由"二字）马士良者，犯事。时进士王爽为京尹，执法严酷，欲杀之。士良乃亡命入南山，至炭谷湫岸，潜于大柳树下。才晓，见五色云下一仙女于水滨，有金槌玉板，连扣数下，青莲涌出，每叶施开。仙女取擘三四枚食之，乃乘云去。士良见金槌玉板尚在，跃下扣之。少顷复出，士良尽食之十数枚，顿觉身轻，即能飞举。遂扪萝寻向者五色云所。俄见大殿崇宫，食莲女子与群仙处于中。睹之大惊，趋下，以其竹杖连击，坠于洪崖涧边。涧水清洁，因惫熟睡。及觉，见双鬟小女磨刀，谓曰："君盗灵药，奉命来取君命。"士良大惧，俯伏求救解之。答曰："此应难免，唯有神液，可以救君。君当以我为妻。"遂去。逡巡，持一小碧瓯，内有饭白色，士良尽食，复寝。须臾起，双鬟曰："药已成矣。"以示之，七颗光莹，如空青色。士良喜叹。看其腹有似红线处，乃刀痕也。女以药摩之，随手不见。戒曰："但自修学，慎勿语人。倘漏泄，腹疮必裂。"遂同住于湫侧。又曰："我谷神之女也，守护上仙灵药，故得救君耳。"至会昌初，往往人见。于炭谷湫捕鱼不获，投一帖子，必随斤两数而得。

（出《逸史》）

张云容

　　薛昭者,唐元和末为平陆尉。以气义自负,常慕郭代公、李北海之为人。因夜值宿,囚有为母复仇杀人者,与金而逸之。故县闻于廉使,廉使奏之,坐谪为民于海东。敕下之日,不问家产,但荷银锸而去。有客田山叟者,或云数百岁矣。素与昭洽,乃赍酒拦道而饮饯之。谓昭曰:"君义士也,脱人之祸而自当之,真荆、聂之俦也! 吾请从子。"昭不许,固请乃许之。至三乡夜,山叟脱衣贳酒,大醉,屏左右谓昭曰:"可遁矣。"与之携手出东郊,赠药一粒曰:"非唯去疾,兼能绝谷。"又约曰:"此去但遇道北有林薮繁翳处,可且暂匿,不独逃难,当获美姝。"昭辞行,过兰昌宫,古木修竹,四舍其所。昭逾垣而入,追者但东西奔走,莫能知踪矣。昭潜于古殿之西间,及夜,风清月皎,见阶前有三美女,笑语而至,揖让升于花茵,以犀杯酌酒而进之。居首女子酹之曰:"吉利吉利,好人相逢,恶人相避。"其次曰:"良宵宴会,虽有好人,岂易逢耶?"昭居窗隙间闻之,又志田生之言,遂跳出曰:"适闻夫人云,好人岂易逢耶? 昭虽不才,愿备好人之数。"三女愕然良久,曰:"君是何人,而匿于此?"昭具以实对,乃设座于茵之南。昭询其姓字,长曰云容,张氏;次曰凤台,萧氏;次曰兰翘,刘氏。饮将酣,兰翘命骰子,谓二女曰:"今夕嘉宾相会,须有匹偶,请掷骰子,遇采强者,得荐枕席。"乃遍掷,云容采胜。翘遂命薛郎近云容姊坐,又持双杯而献曰:"真所谓合卺矣!"昭拜谢之。遂问:"夫人何许人? 何以至此?"容曰:"某乃开元中杨贵妃之侍儿也。妃甚爱惜,常令独舞《霓裳》于绣岭宫。妃赠我诗曰:'罗袖动香香不已,红蕖袅袅秋烟里。轻云岭上乍摇风,嫩柳池边初拂水。'诗成,明皇吟咏久之,亦有继和,但不记耳。遂赠双金扼臂,因此宠幸愈于群辈。此时多遇帝与申天师谈道,予独与贵妃得窃听,亦数侍天师茶药,颇获天师悯之。因闲处,叩头乞药。师云:'吾不惜,但汝无分,不久处世。如何?'我曰:'朝闻道,夕死可矣。'天师乃与绛雪丹一粒曰:'汝但服之，虽死不坏。但能大其棺、广其穴、含以真玉、疏而有风，使魂不荡空、魄不沉寂。有物拘制，陶出阴阳，后百年，得遇生人交精之气，或再生，便为地仙耳。'我没兰昌之时，具以白贵妃。贵妃恤之，命中贵人陈玄造受其事。送终之器，皆得如约。今已百年矣。仙师之兆，莫非今宵良会乎！此乃宿分，非偶然耳。"昭因诘申天师之貌，乃田山叟之魁梧也。昭大惊曰："山叟即天师明矣！不然，何以委曲使予符囊日之事哉？"又问兰、凤二子。容曰："亦当时宫人有容者，为九仙媛所忌，毒而死之。藏吾穴侧，与之交游，非一朝一夕耳。"凤台请击席而歌，送昭、容酒歌曰："脸花不绽几含幽，今夕阳春独换秋。我守孤灯无白日，寒云陇上更添愁。"兰翘和曰："幽谷啼莺整羽翰，犀沉玉冷自长叹。月华不忍扃泉户，露滴松枝一夜寒。"云容和曰："韶光不见分成尘，曾饵金丹忽有神。不意薛生携旧律，独开幽谷一枝春。"昭亦和曰："误入宫垣漏网人，月华静洗玉阶尘。自疑飞到蓬莱顶，琼艳三枝半夜春。"诗毕，旋闻鸡鸣。三人曰："可归室矣。"昭持其衣，超然而去。初觉门户至微，及经阃，亦无所妨。兰、凤亦告辞而他往矣。但灯烛荧荧，侍婢凝立，帐幄绮绣，如贵戚家焉。遂同寝处，昭甚慰喜。如此数夕，但不知昏旦。容曰："吾体已苏矣，但衣服破故，更得新衣，则可起矣。今有金扼臂，君可持往近县易衣服。"昭惧不敢去，曰："恐为州邑所执。"容曰："无惮，但将我白绡去，有急即蒙首，人无能见矣。"昭然之，遂出三乡货之。市其衣服，夜至穴，则容已迎门而笑。引入曰："但启椟，当自起矣。"昭如其言，果见容体已生。及回顾帷帐，但一大穴，多冥器服玩金玉。唯取宝器而出，遂与容同归金陵幽栖。至今见在，容鬓不衰，岂非俱饵天师之灵药耳？申师名元也。

（出《传奇》）

韦蒙妻

　　韦蒙妻许氏，居东京翊善里。自云："许氏世有神仙，皆上为高真，受天帝重任。"性洁净，熟《诗》《礼》二经，事舅姑以孝闻。蒙为尚书郎，早夭。许舅姑亦亡,唯一女,年十二岁,甚聪慧,已能记《易》及《诗》。忽无疾而卒。许甚怜之,不忍远葬,殡于堂侧。居数月,闻女于殡宫中语。许与侍婢总笋,发棺视之,已生矣。言初卒之状云:"忽见二青衣童子,可年十二三,持一红幡来庭中,呼某名曰:'韦小真,天上召汝。'于是引之升天。可半日到天上,见宫阙崇丽,天人皆锦绣毛羽五色之衣,金冠玉笏。亦多玉童玉女,皆珠玉五色之衣。花木如琉璃宝玉之形,风动,有声如乐曲,铿锵和雅。既到宫中,见韩君司命曰:'汝九世祖有功于国,有惠及人。近已擢为地下主者,即迁地仙之品。汝母心于至道,合陟仙阶,即令延汝于丹陵之阙。汝祖考三世,皆已生天矣。'遂使二童送归。母便可斋沐,太乙使者即当至矣。"许常持《妙真经》,往往感致异香。及殊常光色。众共异之。已十余年矣,及小真归后三日,果有仙乐之声下其庭中。许与小真、总笋一时升天,有龙虎兵骑三十余人导从而去。乃长庆元年辛丑岁也。

（出《仙传拾遗》）

慈恩塔院女仙

　　唐太和二年,长安城南韦曲慈恩寺塔院,月夕,忽见一美妇人,从三四青衣来,绕佛塔言笑,甚有风味。回顾侍婢曰:"白院主,借笔砚来。"乃于北廊柱上题诗曰:"黄子陂头好月明,忘却华筵到晓行。烟收山低翠黛横,折得荷花赠远生。"题讫,院主执烛将视之,悉变为白鹤,冲天而去。书迹至今尚存。

（出《河东记》）

许飞琼

　　唐开成初,进士许瀍游河中,忽得大病,不知人事,亲友数人,环坐守之。至三日,蹶然而起,取笔大书于壁曰:"晓入瑶台露气清,坐中唯有许飞琼。尘心未尽俗缘在,十里下山空月明。"书毕复寐。及明日,又惊起,取笔改其第二句曰:"天风飞下步虚声"。书讫,兀然如醉,不复寐矣。良久,渐言曰:"昨梦到瑶台,有仙女三百余人,皆处大屋。内一人云是许飞琼,遣赋诗。及成,又令改曰:'不欲世间人知有我也。'既毕,甚被赏叹,令诸仙皆和,曰:'君终至此,且归。'若有人导引者,遂得回耳。"

（出《逸史》）

裴玄静

裴玄静,缑氏县令升之女,鄠县尉李言妻也。幼而聪慧,母教以诗书,皆诵之不忘。及笄,以妇功容自饰。而好道,请于父母,置一静室披戴。父母亦好道,许之。日以香火瞻礼道像,女使侍之,必逐于外。独居,别有女伴言笑。父母看之,复不见人,诘之不言。洁思闲淡,虽骨肉常见,亦执礼,曾无慢容。及年二十,父母欲归于李言。闻之,固不可,唯愿入道,以求度世。父母抑之曰:"女生有归是礼,妇时不可失,礼不可亏。倘入道不果,是无所归也。南岳魏夫人亦从人育嗣,后为上仙。"遂适李言,妇礼臻备。未一月,告于李言:"以素修道,神人不许为君妻,请绝之。"李言亦慕道,从而许焉,乃独居静室焚修。夜中闻言笑声,李言稍疑,未之敢惊,潜壁隙窥之。见光明满室,异香芬馥。有二女子,年十七八,凤髻霓衣,姿态婉丽。侍女数人,皆云髻绡服,绰约在侧。玄静与二女子言谈。李言异之而退。及旦问于玄静,答曰:"有之,此昆仑仙侣相省。上仙已知君窥,以术止之,而君未觉。更来慎勿窥也,恐君为仙官所责。然玄静与君宿缘甚薄,非久在人间之道。念君后嗣未立,候上仙来,当为言之。"后一夕,有天女降李言之室。经年,复降,送一儿与李言:"此君之子也,玄静即当去矣。"后三日,有五云盘旋,仙女奏乐,白凤载玄静升天,向西北而去。时大中八年八月十八日,在温县供道村李氏别业。

（出《续仙传》）

戚玄符

戚玄符者，冀州民妻也。三岁得疾而卒。父母号恸方甚，有道士过其门曰："此可救也。"抱出示之曰："此必为神仙，适是气厥耳。"衣带中解黑符以救之，良久遂活。父母致谢，道士曰："我北岳真君也。此女可名玄符，后得升天之道。"言讫不见。遂以为名。及为民妻，而舅姑严酷，侍奉益谨。常谓诸女曰："我得人身，生中国，尚为女子，此亦所阙也。父母早丧，唯舅姑为尊耳，虽被棰楚，亦无所怨。"夜有神仙降之，授以灵药。不知其所修何道，大中十年丙子八月十日升天。

（出《墉城集仙录》）

徐仙姑

徐仙姑者，北齐仆射徐之才女也。不知其师。已数百岁，状貌常如二十四五岁耳。善禁咒之术，独游海内，名山胜境，无不周遍。多宿岩麓林窟之中，亦寓止僧院。忽为豪僧十辈，微词所嘲，姑骂之。群僧激怒，欲以力制，辞色愈悖。姑笑曰："我女子也，而能弃家云水，不避蛟龙虎狼，岂惧汝鼠辈乎？"即解衣而卧，遽撤其烛。僧喜，以为得志。迟明，姑理策出山，诸僧一夕皆僵立尸坐，若被拘缚，口噤不能言。姑去数里，僧乃如故。来往江表，吴人见之四十余年，颜色如旧。其行若飞，所至之处，人畏敬若神明矣，无敢戏侮者。咸通初，谓剡县白鹤观道士陶黄云曰："我先君仕北齐，以方术闻名，阴功及物，今亦得道。故我为福所及，亦延年长生耳。"以此推之，即之才女也。

（出《墉城集仙录》）

缑仙姑

缑仙姑，长沙人也。入道，居衡山，年八十余，容色甚少。于魏夫人仙坛精修香火，十余年，孑然无侣。坛侧多虎，游者须结队执兵而入，姑隐其间，曾无怖畏。数年后，有一青鸟，形如鸠鸽，红顶长尾，飞来所居，自语云："我南岳夫人使也。以姑修道精苦，独栖穷林，命我为伴。"他日又言："西王母姓缑，乃姑之祖也。闻姑修道勤至，将有真官降而授道，但时未至耳，宜勉于修励也。"每有人游山，必青鸟先言其姓字。又曰："河南缑氏，乃王母修道之故山也。"又一日，青鸟飞来曰："今夕有暴客，无害，勿以为怖也。"其夕，果有十余僧来毁魏夫人仙坛，乃一大石，方可丈余，其下空浮，寄他石之上，每一人推之则摇动，人多则屹然而震。是夕，群僧持火挺刃，将害仙姑。入其室，姑在床上而僧不见。僧既出门，即摧坏仙坛，轰然有声，山震谷裂。谓已颠坠矣，而终不能动，僧相率奔走。及明，有远村至者云："十僧中有九僧为虎所食，其一不共推，故免。"岁余，青鸟语姑迁居他所，因徙居湖南，鸟亦随之而往。人未尝会其语。郑略自承旨学士左迁梧州，师事于姑。姑谓畋曰："此后四海多难，人间不可久居，吾将隐九疑矣。"一旦遂去。

（出《墉城集仙录》）

王氏女

王氏女者，徽之侄也。父随兄入关，徽之时在翰林，王氏与所生母刘及嫡母裴寓居常州义兴县湖㳇渚桂岩山，与洞灵观相近。王氏自幼不食酒肉，攻词翰，善琴，好无为清静之道。及长，誓志不嫁。常持《大洞》三十九章、《道德》章句，户室之中，时有异香气。父母敬异之。一旦小疾，裴与刘于洞灵观修斋祈福，是日稍愈，亦同诣洞灵佛像前。焚香祈祝。及晓归，坐于门右片石之上，题绝句曰："玩水登山无足时，诸仙频下听吟诗。此心不恋居人世，唯见天边双鹤飞。"此夕奄然而终。及明，有二鹤栖于庭树，有仙乐盈室，觉有异香。远近惊异，共奔看之。邻人以是白于湖洑镇吏详验，鹤已飞去，因囚所报者。裴及刘焚香告之曰："汝若得道，却为降鹤，以雪邻人，勿使其滥获罪也。"良久，双鹤降于庭，旬日又降。葬于桂岩之下，棺轻，但闻香气异常。发棺视之。止衣舄而已。今以桂岩所居为道室。即乾符元年也。

（出《墉城集仙录》）

薛玄同

　　薛氏者，河中少尹冯徽妻也，自号玄同。适冯徽，二十年乃言素志，称疾独处，焚香诵《黄庭经》，日二三遍。又十三年，夜有青衣玉女二人降其室，将至，有光如月，照其庭庑，香风飒然。时秋初，残暑方甚，而清凉虚爽，飘若洞中。二女告曰："紫虚元君主领南方，下校文籍，命诸真大仙，于六合之内，名山大川，有志道者，必降而教之。玄同善功，地司累奏，简在紫虚之府。况闻女子立志，君尤嘉之，即日将亲降于此。"如此凡五夕，皆焚香严盛，以候元君。咸通十五年七月十四日，元君与侍女群真二十七人降于其室，玄同拜迎于门。元君憩坐良久，示以《黄庭》澄神存修之旨，赐九华丹一粒，使八年后吞之。"当遣玉女飚车，迎汝于嵩岳矣。"言讫散去。玄同自是冥心静神，往往不食，虽真仙降晡，光景烛空，灵风异香，云璈钧乐，奏于其室，冯徽亦不知也，常复毁笑。及黄巢犯关，冯与玄同寓晋陵。中和元年十月，舟行至渎口，欲抵别墅，忽见河滨有朱紫官吏及戈甲武士，立而序列，若迎候状。所在寇盗，舟人见之，惊愕不进。玄同曰："无惧也。"即移舟及之，官吏皆拜。玄同曰："未也，犹在春中，但去，无速也。"遂各散去。同舟者莫测之。明年二月，玄同沐浴，饵紫灵所赐之丹，二仙女亦密降其室。十四日，称疾而卒，有仙鹤三十六只，翔集庭宇。形质柔缓，状若生人，额中有白光一点，良久化为紫气。沐浴之际，玄发重生，立长数寸。十五日夜，云彩满空，忽尔雷电，棺盖飞在庭中，失尸所在，空衣而已。异香群鹤，浃旬不休。时僖宗在蜀，浙西节度使周宝表其事，诏付史官。

（出《墉城集仙录》）

戚逍遥

　　戚逍遥，冀州南宫人也。父以教授自资。逍遥十余岁，好道清淡，不为儿戏。父母亦好道，常行阴德。父以《女诫》授逍遥，逍遥曰："此常人之事耳。"遂取老子仙经诵之。年二十余，适同邑蒯浔。舅姑酷，责之以蚕农怠惰。而逍遥旦夕以斋洁修行为事，殊不以生计在心，蒯浔亦屡责之。逍遥白舅姑，请返于父母。及父母家亦逼迫，终以不能为尘俗事，愿独居小室修道，以资舅姑。蒯浔及舅姑俱疑，乃弃之于室。而逍遥但以香水为资，绝食静想，自歌曰："笑看沧海欲成尘，王母花前别众真。千岁却归天上去，一心珍重世间人。"蒯氏及邻里悉以为妖。夜闻室内有人语声，及晓，见逍遥独坐，亦不惊。又三日晨起，举家闻屋裂声如雷，但见所服衣履在室内，仰视半天，有云雾鸾鹤，复有仙乐香辇，彩仗罗列，逍遥与仙众俱在云中，历历闻分别言语。蒯浔驰报逍遥父母，到犹见之。郭邑之人，咸奔观望，无不惊叹。

（出《续仙传》）

茶　姥

　　广陵茶姥，不知姓氏乡里。常如七十岁人，而轻健有力，耳聪目明，发鬓滋黑。耆旧相传云：晋之南渡后，见之数百年，颜状不改。每旦，将一器茶卖于市，市人争买。自旦至暮，而器中茶常如新熟，未尝减少。吏系之于狱，姥持所卖茶器，自牖中飞去。

（出《墉城集仙录》）

张建章

张建章为幽州行军司马。光好经史，聚书至万卷。所居有书楼，但以披阅清净为事。曾赍府帅命往渤海，遇风波泊舟，忽有青衣泛一叶舟而至，谓建章曰："奉大仙命请大夫。"建章应之。至一大岛，见楼台岿然，中有女仙处之，侍翼甚盛，器食皆建章故乡之常味也。食毕告退，女仙谓建章曰："子不欺暗室，所谓君子也。勿患风涛之苦，吾令此青衣往来导之。"及还，风波寂然，往来皆无所惧。及回至西岸，经太宗征辽碑，半没水中。建章以帛裹面摸而读之，不失一字。其笃学如此，蓟门之人，皆能说之。

（出《北梦琐言》）

周　宝

周宝为浙西节度使，治城隍，至鹤林门得古冢，棺椟将腐。发之，有一女子面如生，铅粉衣服皆不败。掌役者以告，宝亲视之，或曰："此当时是尝饵灵药，待时而发，发则解化之期矣。"宝即命改葬之，具车舆声乐以送。宝与僚属登城望之。行数里，有紫云覆辀车之上。众咸见一女子，出自车中，坐于紫云，冉冉而上，久之乃没。开棺则空矣。

（出《稽神录》）

玉皇宝典

高上玉皇本行集经

清微天宫神通品第一

　　尔时，元始天尊在清微天中玉京金阙七宝玄苑玉皇宫殿，升光明座，与无鞅数众宣说灵宝清净真一不二法门。是时玉皇尊帝，与诸真圣、飞天大圣、无极神王、灵童玉女九千万人，清斋建节，侍在侧焉。于时玉帝知时欲至，即于会前举六通力，放大光明，遍照诸天，无极梵刹一切境界，皆大震动；十方无极一切世界，俱同瑠璃玻璨，无有隔碍；十方来众，并乘五色琼轮琅舆碧辇、九色玄龙、十绝羽盖，麟舞凤唱，啸歌嚊嚊，灵妃散花，金童扬烟，赞咏洞章，浮空而来。是时梵天一切金仙、大乘菩萨、四众八部，承斯光照，皆乘金碧九霞流景飞云玉舆，庆霄四会，三辰吐芳，飞香八奏，旋绕道前，雨众妙花，如云而下，遍覆会前。是时其光遍照诸天，下烛下方无极世界，同玄都境。凡彼人间，上近九天，通接交连，至亲至迩。凡彼下方无极世界，山陵坡坂，沟涧溪谷，缅平如掌，六合至迩，三境非遥。天宝台殿，星罗人间，琼瑰罗列，朗耀云衢，七宝栏楯，以界道路，玉树仙花，茜灿珠实，景秀丹田，芝草绵覆。时彼下方，皆见诸天。钧天妙乐，随光旋转，自然振响。又复皆见鸾啸凤唱，飞鸣应节，龙戏麟盘，翔舞天端。诸天宝花，零乱散落，遍满道路。是时凡圣骇异，幽暗开光，天人悦庆，踊跃欢忻，凡夫学士，尽得飞升，仰观劫仞宝台，俯晒紫云弥罗。是诸世界一切人民，咸臻道炁，白首面皱，皆得化度，绀发朱颜、少壮幼稚，转得形容，光泽美好，苦恼痊平，普蒙解脱，安乐快然。天下歌谣，欣国太平。当尔之时，神风遐著，万炁扬津，天震地裂，枯骨更生，沉尸飞魄，皆起复形，酆都铁围、长夜九幽，即时破坏，地狱苦魂，化生诸天，三恶道苦，一时解脱。时诸罪辈，以斯光力，得生十方诸大天宫。

尔时，玉皇即分其身，遍于十方诸大天宫，令诸天宫自然化现，白玉为京，黄金为阙，七宝玄苑大光明殿具光明座，幢节幡盖，异宝奇花，遍布是处。尔时，玉皇即以所分之身，遍于是处，白玉京中黄金阙内，七宝玄苑大光明殿光明座上，普为十方演说清净解脱之道。时化玉帝，各以无量天真大圣、妙行真人、灵妃玉女侍列左右。是诸玉女颜容姝妙，端丽奇特，天珍异宝，庄严身相，言音清彻，众所乐闻。如是诸女，其身复出微妙解脱自然之香。是香芬馥，周遍诸天极妙乐土诸大地一切福处。六道一切众生闻是香者，普蒙开度。所谓天道、人道、魔道、地狱道、饿鬼道、畜生道。若诸天道，一切天人或有能闻是此香者，五衰四相，永得除灭，转增天福。若诸人道，王臣兆庶或有能闻是此香者，即得人天长寿之乐，身或灭度，乃得脱壳尸解之道。若诸魔道，一切诸魔或有能闻是此香者，安处天宫，斗战之苦，各得休息。若诸地狱道，一切众生或有能闻是此香者，离地狱苦，得净土乐。若诸饿鬼道，一切饿鬼等或有能闻是此香者，即得饱满，无饥渴恼。若诸畜生道，一切畜生或有能闻是此香者，脱畜生苦，得智慧乐。

尔时，诸生天罪众，既得生是胜天宫已，缘承慈光摄受之故，便得觉悟，各各明了罪福因缘，与诸眷属作天伎乐，来诣帝前。是诸众等，各各含悲，俱发声言，前后经千劫万劫，不见三光，常处黑暗三恶道中，多受苦恼。伏蒙玉帝方便放光，悯救我等，皆生天上。是诸恶业，悉皆灭尽，无诸系滞，皆得往生。仰朝玉帝，各到道场。是诸生天一切罪众，说是语已，稽首复位。

尔时，玉帝出大妙音，普告十方诸天圣众：汝等谛听，此诸罪辈，旷劫以来，纵无明性，造十恶业，六尘遍染，三业萦缠，肆意任心，曾无觉悟。阴罪阳过，日积月深，背道违真，顺邪弃正，举心运念，动结愆尤。遂使命过之后，身落三涂，不得解脱。若非今日遇是法筵，何由出离？

尔时，诸天化身玉帝，即以神通，不动其所，移接天人，皆令得至清微天宫玉清圣境元始会下，是诸众等，不觉不知。是时天尊众会，见是十方玉帝化身，普皆来集天尊会前，如无边明镜，照诸影像，互相容入。时诸大众，稽首瞻仰。玉帝化身，圣中最尊，增长清信，益加志乐，心无退转，起大坚固。时诸天人迄得生天，忽睹天尊，胜会道场，清净第一，无为功德之所庄严，踊跃欢喜，一时作礼，叹未曾有。

尔时，十方诸化玉帝，俱复一体，从法座起，北向长跪。天尊言曰：往昔去世，有国名号光严妙乐，其国王者名曰净德。时王有后，名宝月光。其王无嗣，尝因一日作是思惟，我今将老，而无太子，身或崩殁，社稷九庙，委付何人。作是念已，即便敕下，诏诸道众于诸宫殿，依诸科教，悬诸幡盖，清净严洁，广陈供养，六时行道，遍祷真圣。已经半载，不退初心。忽夜宝月光皇后梦太上道君与诸至真，金姿玉质，清净之俦，驾五色龙舆，拥耀景旌，荫明霞盖。是时太上道君安坐龙舆，抱一婴儿，身诸毛孔放百亿光，照诸宫殿，作百宝色，幢节前道，浮空而来。是时皇后心生欢喜，恭敬接礼，长跪道前，白道君言：今王无嗣，愿乞此子为社稷主，伏愿慈悲，哀悯听许。

尔时，道君答皇后言：愿特赐汝。是时皇后礼谢道君，而乃收之。皇后收已，便从梦归，觉而有孕。怀胎一年，于丙午岁正月九日午时诞于王宫。当生之时，身宝光焰，充满王国，色相妙好，观者无厌。幼而敏慧，长而慈仁，于其国中所有库藏、一切财宝，尽将散施穷乏困苦、鳏寡孤独、无所依怙、饥馑癃残一切众生，仁爱和逊，歌谣有道，化及遐方，天下仰从，归仁太子，父王加庆。当尔之后，王忽告崩，太子治政，俯念浮生，告敕大臣，嗣位有道，遂舍其国，于普明香严山中修道，功成超度。过是劫已，历八百劫，身常舍其国，为群生故，割爱学道。于此后经八百劫，行药治病，拯救众生，令其安乐。此劫尽已，又历八百劫，广行方便，启诸道藏，演说灵章，恢宣正化，敷扬神功，助国救人，自幽及显。过此已后，再历八百劫，亡身殒命，行忍辱故，舍己血肉。如是修行三千二百劫，始证金仙，号曰清净自然觉王如来，教诸菩萨，顿悟大乘正宗，渐入虚无妙道。如是修行，又经亿劫，始证玉帝。说是语已，法筵清众异口同声，叹未曾有。

尔时，众中有一玉女，名曰夜光，从座而起，严整衣冠，从容雅步，长跪道前，白天尊言：臣宿昔何幸，仰侍御前，亲奉供养，已经亿劫。三清境界，金阙玉京，寂淡逍遥，快乐自在，嬉游圣域，餐听法音，未尝见此稀有之事。不审向来光内所现十方诸天变现圣境，皆有玉帝应化法身，天真大圣、妙行真人、灵妃玉女以为侍卫。是诸玉女相貌端严，形体姝妙，出众妙香，无与等者。复蒙玉帝神通移接，今皆普集在清微天，未审今此玉女以何因缘，得证如是无上色身。恩惟圣慈，示以未悟。

尔时，天尊谓夜光玉女言：汝固初入圣流，虽有智慧，未能明了。此诸玉女乃自往昔无量劫中，修诸妙行，具解脱门，同清净信，同清净解，同清净念，同清净行，同清净身，同清净心，同清净意，同清净果，同清净报，同大慈心，同大悲心，覆护众生，如母抚念，爱于赤子，奉戒专一，冥心大道，清斋弘誓，千万劫中，尊奉玉帝。此诸玉女，非实是女，皆天至真，为度群生，现玉女身。是故身色、神通、智慧，隐显变化，与帝同焉。

尔时，夜光闻是说已，心得开悟，稽首欢喜，默然复位。尔时，高虚清明天主与诸天眷属，驭八景鸾舆，荫九光宝盖，奏玄歌妙乐，咏无量洞章，散天宝花，喷天真香，飞步游空，来诣道前。承天尊玉帝威神之力，是诸宝花即于空中化一宝盖，荫覆大众，无不周遍。是时高虚清明天主见此稀有，稽首长跪，白天尊玉帝言：贱臣懈怠，后会法筵，今日吉庆，兴此法桥，幽显圣凡，普沾圣泽，放大光明，现稀有相，上照诸天，四梵六欲一切乐土，诸真圣众睹此光明，悉皆云集，下照下方无极世界，同玄都境，近接九天，灵风奏乐，宫商相和，激朗云庭，皆成洞章。一切众生，咸臻道化，酆都铁围、长夜九幽、一切地狱受苦众生，尽承光力，皆生诸天，得受快乐。今日所散天宝奇花，旋结成盖，遍覆大众，尽承斯光，威神之力，臣等千劫良因，九天运会，皇道荡荡，正法兴隆，今日大吉，咸仰玄功。是时高虚清明天主以偈赞玉帝曰：

金阙玄穹主，高上玉皇尊，妙相冠诸天，慈光烛三界。

真圣妙道师，天人依仗师。大乘垂法语，真一指迷途。

功德若虚空，赞扬无穷尽。

是穹苍主，浩劫之尊，妙见妙知，无等无伦，湛寂真静，杳亡杳存，上圣上灵，大神通、光明藏、大丈夫，开化人天，教道无穷，大慈大悲，流焕法轮，为度群生，是号玉皇。穹苍真老，妙圆清净，智慧辩才，至道至尊，开度众生，故放是光。

尔时，高虚清明天主说偈赞叹已，天尊普告四众云：是帝身即道身也，非常体也。是无量功德之身，是清净自然之身，是神明坚固不坏真空无上法身。威灵恢廓，名声周遍，无幽不开，神奇堂堂，难可称焉。是帝非有为功德之所熏修，而帝昔虽下生人间，多劫行化，示大神通而身清净，未尝不在金阙，分身变化，应现随方，利济群生，超升道岸，普垂教法，开悟后人，依按奉行，登真成道。以斯功德之所庄严，是故光明常充诸天，神智妙达，莫可度量。是身光明，皆具妙号，所谓大神通光、大慈悲光、大喜舍光、大忍辱光、大平等光、大柔和光、大自在光、大利益光、大如意光、大智慧光、大吉祥光、大解脱光、大归依光、大功德光、大圆满光、大无碍光、无能胜光。是故汝等欲见是帝，乃不可得者，缘以汝等尚于身口，不舍结习，烦恼行业，由是障故，不能得睹是帝慈颜。吾今为汝时会众等，宣示断障之法，汝等大众宜各奉行。时诸大众不胜喜跃，各于至尊几前，稽首作礼，俱欲愿闻。

天尊言曰：断障之法，当生大悲，无起疑惑，无起贪嗔，无起淫欲，无起嫉妒，无起杀害，无起凡情，无起凡思，无起昏垢，无起声色，无起是非，无起憎爱，无起分别，无起高慢，无起执著。凝神澄虑，万神调伏，心若太虚，内外贞白，无所不容，无所不纳。无令外邪乱其至道，牵失真宗，败其灵根，盗其至宝，致尔万劫永堕凡流，透入俗网，万魔来攻，百千万劫，不闻妙法，鬼神执诛，从生入死。是故汝等应当志心，善护真宗，无令丧失。如前所说如是诸障，汝等各各当除断之，身得清净，超度诸难。是名道宝，持法栋梁。更当修奉是此经典，如近是帝，生尊重心，注想尊容，称扬尊号，然后汝等得睹慈颜，咸蒙护度，普闻妙法，亲奉供养，永无流转。是时四众闻已欢喜，叹未曾有。

太上大光明圆满大神咒品 第二

尔时，天地始祖五老上帝，稽首长跪，白天尊言：伏闻高上玉皇慈念苍生，普放神光，照烛法界，六凡四圣普叨道荫。窃以凡夫短景，劫运将终，正道宜行，以济兆民，使修真之子，有期轻举，末代烝民，俱获寿考。自昔《元始洞玄灵宝赤书玉篇真文》，生于元始之先、空洞之中，天地未根，日月未光，幽幽冥冥，无祖无宗，无气无象，无色无名，无形无绪，无音无声，混沌太无，灵文庵蔼，乍存乍亡。二仪待之以分，太阳待之以明。灵图革运，玄象推迁，乘机应会，于是存焉。玉帝授臣灵宝祕篆、大不可思议神咒，故天地得之而分判，三景得之而发光，灵文郁秀，洞映上清，发乎始青之天，而色无定方，支势曲折，不可寻详。元始炼之于洞阳之馆，冶之于流火之庭，鲜其正文，莹发光芒，洞阳炁赤，故号赤书。灵图既焕，万帝朝真，飞空步虚，旋行上宫，烧香散花，口咏灵章。是时天降十二玄瑞，地发二十四应，上庆九天之灵奥，赞三天之宝明，神风既鼓，皇道咸畅。元始登命，太真按笔，玉妃拂筵，铸金为简，刻书玉篇，五老掌录，祕九天灵都之馆。玉女典香，太华执巾，玉童侍卫，玉陛朝轩，九天上书，非鬼神所闻。故天宝之以致浮，地秘之以致安，五帝掌之以得镇，三光乘之以高明，上圣奉之以致神，高尊赏之以致真，五岳从之以得灵，天子得之以致治，国祚享之以太平。实灵文之妙德，乃天地之玄根。威灵恢廓，普加无穷，荡荡大化，为神明之宗。其量莫测，巍巍乎太空，明真有格，今当以行。是时元始革运，玄象开图，灵文郁秀，神表五方，分判天地，开化万灵。此太宗之业，可得暂披于灵韫乎？今皇道敷畅，泽被十方，仰观劫运，真风宜行。臣私心实欲使云荫八遐，风洒兰林，寒条仰希华阳之繁，朽骸蒙受灵澳之津。仰对元慈，下伸丹恳,惟愿哀悯俯念苍生,不审《灵宝玉篇真文》可得见授,下教于未闻者乎?

于是,元始天尊抚几高抗,凝真遐想,观时已至,普谓时会一切真圣,论定阴阳,推数劫会,移较河源,检录天度,选择种人,指拈太无,啸朗九玄,念无开听于陈辞,有若闭碍求真之路。

是时,五老上帝启问不已,良久,元始天尊乃垂眄眥之容,慨尔叹曰:微乎深哉!子今所叩,岂不远乎。此元始灵宝之玄根,空洞自然之真文,生天立地,开化神明,施镇五岳,安国康民。灵宝玄妙,为万物之尊,天发玄瑞,灵应自然。今三天鳌运,六天道行,杂法开化,当有三万六千种道以择来者之心。此法运讫,三龙之后,庚子之年,杂气普消,诸天庆会,吾真道乃行。今且可相付,当录于上绾,未得行于下世。玄科有禁,不得便传。子可诣灵都紫微上宫,听天音于金格,取俯仰于神王,然后当使得备天文,以总御元始之天也。

于是,五老上帝与诸真圣,清香执戒,徘徊云路,啸命十天,上诣上清太玄玉都寒灵丹殿紫微上官,受俯仰之格,乃知天真贵重,难可即闻。还乃更诣元始道前,咨以禁戒之仪,逊谢不逮。是时天尊慈颜悯喻,灵关廓开,登命五老上帝开洞阳之馆,披九光八色之韫、云锦之囊,出《元始灵宝赤书玉篇真文》,金书玉篆,微妙秘密,运御乾坤大光明圆满大神咒玉章,以付五老上帝及诸真圣,使依玄科,按法以传。

是时,东方安宝华林青灵始老苍帝所受神咒诰命:

东方九炁,始皇青天,碧霞郁垒,中有老人,总校图箓,摄炁举仙。

二十四字青帝秘文,书于九天元台,主召九天上帝,校神仙图箓。

岁星辅肝,角亢镇真。氐房心尾,四景回旋。箕主七辰,正斗明轮。承炁捕非,扫除灾群。

三十二字秘文,书于紫微宫东华殿,主召星官,正天分度。

东山神咒,摄召九天。赤书符命,制会酆山。束魔送鬼,所诛无蠲。

悉诣木宫，敢有稽延。

三十二字秘文，书于东华玄灵之馆，主摄鬼魔，正九天炁。

下制东河，溟海水神，大劫洪灾，蛟龙负身。水府开道，通径百千。上帝赤文，风火无间。

三十二字秘文，书于九天东北玉阙丹台，主摄东海水帝，大劫洪灾，召蛟龙及水神事。此《东方九炁灵宝玉篇真文》合一百二十字。皆太上无上大光明圆满大神咒空洞自然之书，一名《生神保真洞玄章》，一名《东山神咒》，一名《青帝八威策文》。

右玉皇诰命，以锡东方安宝华林青灵始老苍帝九炁天君，令统御东方诸天诸地、日月星宿、名山灵洞、水府泉宫上圣高尊、真仙圣众、一切威灵，符命所临，如诰奉行。

南方梵宝昌阳丹灵真老赤帝所受神咒诰命：

南方丹天，赤帝玉堂。中有大神，号曰赤皇。上炎流烟，三炁勃光。神仙受命，应会太阳。

三十二字赤帝秘文，书于九天洞阳之馆，主召九天神仙，图箓金名。

荧惑辅心，井鬼守房。柳星张翼，抗御四乡。轸总七宿，回转天常。召运促会，正道驿行。

三十二字秘文，书于三炁丹台，题于西南正阳，主召星官，明度数，正天分。

赤文命灵，北摄酆山。束送魔宗，斩灭邪根。符教所讨，明列罪原。南山神咒，威伏八方。群妖灭爽，万试摧亡。

四十字秘文，书于西南阳正玉阙，主制北酆，正鬼炁。

南河水帝，太伯龙王。神咒流行，普扫不祥。洪水飞灾，上召蛟龙。开除水径，千道万通。敢有干试，摄送火宫。赤书所告，莫有不从。

四十八字秘文，书于西南阳正西阙，主摄南海水帝，大运交期，洪水四出，召蛟龙及水神事。此《南方三炁灵宝玉篇真文》，合一百五十二字。皆太上无上大光圆满大神咒空洞自然之书，一名《南云通天宝灵经》，一名《九天无上之上咒》，一名《赤帝八威策文》。

右玉皇诰命，以锡南方梵宝昌阳丹灵真老赤帝三炁天君，令统御南方诸天诸地、日月星宿、名山灵洞、水府泉宫上圣高尊、真仙圣众、一切威灵，符命所临，如诰奉行。

中央宝劫洞清玉宝元灵元老黄帝所受神咒诰命：

中央总灵，黄上天元。始生五老，中皇高尊。摄炁监真，总领群仙。典录玄图，宿简玉文。催运上炁，普告万神。

四十字黄帝秘文，书于太玄玉宝玄台，主召神仙，玉简宿名，总归仙炁。

镇星辅脾，回度北元。魁魄主非，截邪斩根。魍魉魑魅，扫秽除氛。魓正玄斗，明度天关。九天符命，金马驿传。

四十字秘文，书于玄都玉台，主摄星官，正天度数。

敕摄北帝，遏塞鬼门，翦除不祥，莫有当前。

十六字秘文，书于玄都玉台，主摄北帝，正天气，检鬼精。

中山神咒，召龙上云，制会黄河，九水河源。不得怠纵，善恶悉分。千妖万奸，上对帝君。敢有干试，太阳激愤。赤书玉字，宣告普闻。

四十八字秘文，书于玄都玉台四壁，以摄中海水帝四泉之水、洪灾涌溢之数，主召水神，止蛟龙事。此《中央一炁灵宝玉篇真文》，合一百四十四字。皆太上无上大光明圆满大神咒空洞自然之书，一名《宝劫洞清九天灵书》，一名《黄天大神咒》，一名《黄帝八威策文》。

右玉皇诰命，以锡中央宝劫洞清玉宝元灵元老黄帝一炁天君，令统御中央皇天后土、日月星宿、名山灵洞、水府泉宫上圣高尊、真仙圣众、一切威灵，符命所临，如诰奉行。

西方七宝金门皓灵皇老白帝所受神咒诰命：

西方素天，白帝七门。金灵皓映，太华流氛。白石峨峨，七炁氤氲。上有始生，皇老大神。总领肺炁，主校九天。检定图录，制召上仙。

四十八字白帝秘文，书于九天素灵官北轩之上，主召仙炁，举仙道也。

太白检肺，奎娄守魂。胃昴毕觜，主制七关。参总斗魁，受符北元。

二十四字秘文，书于金阙玄窗，主摄白帝星官，正明天度。

赤书玉字，九天正文。摄召万炁，普归帝君。

十六字秘文，书于九天金阙三图之馆，以摄六天鬼炁。

西山神咒，八威七传。符水上龙，召山送云。在所校录，同到帝门。辅卫上真，斩灭邪源。若有不祥，截以金关。赤书符命，风火驿传。

四十八字秘文，书于九天金阙三图之馆，主摄西海水帝，制水中万怪，恶毒之精，召云龙，以防水旱之灾也。此《西方七炁灵宝玉篇真文》，合一百三十六字。皆太上无上光明圆满大神咒空洞自然之书，一名《金真宝明洞微篇》，一名《西山神阮》，一名《白帝八威召龙文》。

右玉皇诰命，以锡西方七宝金门皓灵皇老白帝七炁天君，令统御西方诸天诸地、日月星宿、名山灵洞、水府泉宫上圣高尊、真仙圣众、一切威灵，符命所临，如诰奉行。

北方洞阴朔单郁绝五灵玄老黑帝所受神咒诰命：

北方玄天，五炁徘徊。中有黑帝，双皇太微。总领符命，仙炼八威。青裙羽襦，龙文凤衣。上帝所举，制到玉阶。

四十字黑帝秘文，书于郁单无量玄元紫微台北轩之内，主召诸真人神仙图箓。

北辰辅肾，斗牛卫扉。女虚危室，豁落四开。璧总七星，执凶纠非。

却灾扫秽，明道动辉。

三十二字秘文，书于天心北元玄斗中，主摄北方星官，正天炁也。

北山神咒，激阳起雷。流铃焕落，玃天镇威。北酆所部，万妖灭摧。

二十四字秘文，书于北方洞阴朔单郁绝元台，主摄天魔北帝，制伏恶神万鬼事。

九河倾讫，鸟母群飞，蛟龙通道，水陌洞开。赤文玉书，驿龙风驰。

二十四字秘文，书于洞阴朔单郁绝元台，以摄北海水帝，制水中万精，主召蛟龙，兴云致雨以负身。此《北方五炁灵宝玉篇真文》，合一百二十字。皆太上无上大光明圆满大神咒空洞自然之书，一名《本命紫微元神生真宝明文》。一名《北山神咒》，一名《黑帝八威制天文》。

右玉皇诰命，以锡北方洞阴朔单郁绝五灵玄老黑帝五炁天君，令统御北方诸天诸地、日月星宿、名山灵洞、水府泉宫上圣高尊、真仙圣众、一切威灵，符命所临，如诰奉行。

道言：是大神咒者，元始之妙言，玉皇之真诰，上清自然之灵书，九天始生之玄札，空洞之灵章，上圣之祕语，玉晨之尊典，成天立地，开张万真，安神镇灵，成生兆民，匡御运度，保天长存。上制天机，中检五灵，下策地只，啸命河源，运役阴阳，召神使仙。此至真之妙文，神应自然，致天高澄，令地固安，保镇五岳育，万品存焉。玉帝昔授五老上帝，是时五老跪捧其章，秘题灵都之馆，天真皇人昔书其文，掌之于上清真境太玄玉都寒灵丹殿紫微上宫，累经劫运，而其文保固天根，无有毁沦，与运推迁。是大神咒混之不浊，秽之愈清，毁之不灭，灭之极明。大有之文，天真所尊，自光真名，帝图刻简，昭示来生。斯文隐秘，不得窥闻，有得之子，保万炁长存，勤行修奉，克致神仙。

玉皇功德品第三

尔时，玉虚上帝白天尊言：惟愿慈悲，愿为四众帝释等，及四梵天王、一切诸天、一切诸仙，及未来一切众生持是经人，说利益事。

尔时，天尊告玉虚上帝言：快哉斯问，不亦善乎。汝以慈悲，悯念众生，故请问于我。天尊言曰：若有三界十方无量国土，及国王大臣，或兵戈并起，疫气大行，水旱虫蝗、凶灾饥馑，是其国君、后妃、太子、宰辅、大臣，当发慈悲，为其黎庶，遍敕国内州县镇宰，令诸道流清净严洁于其观内，设大斋醮，六时行道，为转此经，当得国土清平，五谷丰熟，黎庶安泰。若复有人，入诸山林，遇毒恶兽，但能存想，一念真经，山神卫护，猛兽自退，终不害己。若入江入海，采宝求珍，值遇恶风，如法持念是此真经，风浪顿止，安稳达岸。若在军阵，戈戟既接，两刃相交，存心默念是此真经，是诸恶贼悉自退散。若在牢狱，枷锁之中，净心定虑，存念真经，冤枉自伸，即得解脱。若为邪精鬼贼众苦所加，如法持念是此真经，众邪远避，自然除愈。若人为求嗣息，如法尊重，持念此经，帝敕天曹明检丹籍，九品之内，四果仙人，运应数合，谪降下生，为其作子，才辩明慧，人中尊贵。若妇人临难之月，如法持念是此真经，即得母子平安，生福德男女，人所爱敬。若为求官进职，爵禄亨达，贵遇人君，如法持念是此真经，即得职务迁转，子孙荣贵，世世不绝。若人欲求资财殷富，如法奉持是此真经，即得财宝充溢，衣食自然，庆流子孙，传之万世。若人被诸恶星之所照临，困苦床枕，如法持念是此真经，是诸恶星，返降吉祥。若人命过，应入地狱，注名恶籍，父母师长、夫妻男女，当为亡人持念真经，或安置道场，幡花供养，即得亡者鬼籍尽除，神生净土，同苦罪众，咸蒙护度，承斯胜利，皆生天上。又此经所在之处，常有十天至真大圣、无极飞天神王侍卫供养。持是经人，当得自称为正一真人。是人在处，自得十方至真至圣、金刚力士潜护其人，如护己身。若出若入，游行之处，百邪避路，魔鬼殄除，精灵伏藏，一切灾殃，不能侵近。是持经人，命欲终时，更不见诸地狱恶相，即见天宫一切玉女持幢下迎，而生天上。如天福尽，下生人间，即得千生、万生中常为国王、大臣、圣贤庆会，国土清平，人民乐业，常得宿性通明，遵奉大道，展转修持，至登道岸。是持经人，获福如是。又若有持是经人，若雨下时起大悲心，如法向空，念此经三卷一遍，其雨所沾，面所向方，一切众生、五逆十恶、一切重罪，悉皆消灭；一切重病，便得痊愈。是诸众生，命终之后，不堕地狱，神生净土，莲花化生，何况持是经者。又若有持是经人，若行于道路，值大风起吹，是持经之人触身之尘，是尘所沾，一切众生一切恶业悉皆灭尽，更不堕三恶道，当生天上。故知持经功德，不可思议。是持经人，若在江在河，在海沐浴其身，是水所沾，其中众生，鱼鳖鼋鼍、一切水族，是诸众罪，悉得除灭。尽此一报之身，命过之后，更不受胎卵湿化一切等身。是持经人，口出一切语言，或善或恶，一切天魔外道闻者，皆是清净法音。是持经人，若遇诸神庙，能为其神诵咏是经，是诸鬼神得闻是经，即脱鬼趣，登真仙道，恭敬是人，如奉是帝。若人在世，不孝父母，不敬三宝，杀生偷盗，邪淫妄语，作种种极重罪业，将命终时，若有道心正信众生，于其亡者未气断时，起大悲心，于其头边念帝尊号，或一七、二七、三七、四七，乃至百遍、千遍，是其亡者生前所造诸不善业，悉得消灭，更不堕诸恶趣，神升九天，何况受持是此经者。又若复有人，自从往劫，乃至今身，轮转人天，漂沈世域，积千愆万过在于己身，若遇是持经人影暂映其身，如为帝光之所摄受，或与同语，或闻其声，如奉帝言，道语之所慰谕，彼人罪障，永得除灭。又若持是经人，造作长幡，书帝名号于其幡上，悬诸长竿，或在观宇，或在家庭，是幡被诸风吹，所持方面，一切众生，皆沾胜利，一切恶业，悉得除灭。又若有持是经人，书帝名号在一切有声物上，或钟或磬、铃铎铙钹，一切道具法事之属，或以道场，或以戏击，或被风触，是声出时，或远或近，一切众生，闻是声已，所有罪障，悉得清净。又若有持是经人，了悟生死，深入山林，修真学道，或时登临，上山顾望，目所及处，山林溪谷，含生品类，有形无形，胎卵湿化，动植飞潜，种种诸类，所有罪业，永得除灭，身心清净，命终生天，何况受持是此经者。当知是人即是道藏，功德身也。

尔时，天尊谓玉虚上帝言：今我略说，未尽其妙。若广说之，凡流邪见，疑惑不信。是经功德，穷劫难言。尔时，玉虚上帝闻是说已，心生欢喜，不胜踊跃，瞻仰慈颜，稽首赞叹，而作颂曰：

九天之上，谓之大罗，玉京金阙，云层峨峨。中有天帝，仁慈惠和。至道无敌，降伏众魔。天宝灵符，玉律金科，神仙亿万，幢幡众多。闻者罪灭，永出爱河。是号玉皇，穹苍真老，妙圆清净，智慧辩才，至道至尊，三界师，混元祖，无能胜主，四生慈父，高天上圣，大慈仁者，十号圆满，万德周身。无量度人，拔生死苦。

尔时，玉虚上帝说是颂及十号已，是诸天众，异口同音，叹未曾有。

天真护持品第四

尔时，昊天上帝闻说经法，从座而起，长跪帝前，白言玉帝，愿为大众及诸人天持是经人，说利益事。

尔时，玉皇尊帝兴方便意，开利益门，宣玉匮科，传灵宝法，告于昊天上帝言：汝今谛听，当为汝说受持功德，扶危拔苦，利益存亡，神妙之事。众真稽首，俱发声言：弟子等，今日幸闻湛然常住之法，莫不上福三界诸天，下消三涂毒害。惟愿慈悲，悯臣等故，演斯妙义。

玉帝告曰：若有众生，孝养父母，恭敬三宝，竭忠于君，不杀不盗，不淫不妒，不嗔不恨，不骄不诈，奉戒持斋，冥心大道，生尊重心，持诵是经，我即敕下周流沙界，遍传十方无极世界。

我敕东方东华帝君青骑神仙兵马，无央数众，悉令下降，覆护受持是此经者。

我敕东南扶桑大帝与其部众神仙兵马，无央数众，悉令下降，覆护受持是此经者。

我敕南方朱陵大帝赤骑、神仙兵马，无央数众，悉令下降，覆护受持是此经者。

我敕西南太华元老与其部众神仙兵马，无央数众，悉令下降，覆护受持是此经者。

我敕西方诰灵皇老白骑神仙兵马，无央数众，悉令下降，覆护受持是此经者。

我敕西北皇天上帝与其部众神仙兵马，无央数众，悉令下降，覆护受持是此经者。

我敕北方紫微帝君黑骑神仙兵马，无央数众，悉令下降，覆护受持是此经者。

我敕东北冲虚天君与其部众神仙兵马，无央数众，悉令下降，覆护受持是此经者。

我敕中央天皇大帝、昆仑苍老黄骑神仙兵马，无央数众，悉令下降，覆护受持是此经者。

我敕上方来和天君、名山大洞神仙兵马，无央数众，悉令下降，覆护受持是此经者。

我敕下方一切金仙、四众八部及诸眷属，悉令下降，覆护受持是此经者。

我敕十方飞天神王、飞天大神、三官四圣、二曜九星、北斗南斗、东西中斗、二十八宿周天众星、金刚力士、神王等众、各与部众、悉令下降，覆护受持是此经者。

我敕降魔力士、四天门王、五岳四渎及余诸山、四海九江、十二河源、山林川泽一切主者、令与眷属、覆护受持是此经者。诸险恶处，令得安稳。

我敕所在一切土地灵官并沟渠等一切诸大力鬼王，皆令覆护受持是此经者。

令众魔外道,悉皆慑伏,潜形遁迹,高飞海外,远避他方,如是山林设计廊庙血食之宾、一切鬼神、当自消灭;五方行病瘟疫鬼师、诸饿鬼神并风王水怪、孽龙妖神、土精木魅、尽自消灭;五须六耗、梦寐乖常、野道咒诅蛊毒之类,皆自消灭。心欲愿者,一切如意,皆得满足。是持经人,或不依科教,未能修斋,未具净戒,以能信受尊重,景慕是此经典,并同修斋、护净戒者。是人功德,坦然无碍,自在逍遥,号人中圣,德惠长新,同诸真人。

尔时,昊天上帝闻是说已,即于帝前乃为歌曰:

大哉至道,无形无名。渺渺亿劫,黄道开清。神清朗耀,九魂吐精。玉虚澄辉,太霞高明。玉皇开化,溥度天人。三元道养,二象慑生。巧树故根,已枯复荣。蠢动蜎息,长生化形。怀胎含孕,俱得生成。亡者命过,魂归三清,魄受链度,南宫飞升。今日大吉,皆得光明。五度鉴映,普告万灵。天地神只,及诸河源。五岳四渎,及诸名山。洞玄洞虚,洞空洞仙。无极大圣,至真尊神。无穷无极,普监度生。恶根断绝,玄都记名。众真班列,咸帝听言。经是帝敕,保诵持人。至度道岸,无使灾侵。我奉帝命,一切咸听。

尔时,昊天上帝说是歌已,告大众言:此玉皇妙法语,诸圣秘密言,路绝道断,微妙难思,巍巍大范,为神明之宗,保镇国土,拔度生死。

尔时,昊天上帝说是语时,法筵清众,咸仰道言,溥得开悟。于是天尊而说偈曰:

玉帝功德大,玄理极幽深。生于浩劫前,运化于古今。我今说妙经,悯念诸有情。此诚极妙法,功德中功德。名号最上乘,无比为第一。大光明王尊,威德圣稀有。能破暴恶魔,皆令心降伏;能灭极重罪,皆令得清净。若人闻是经,或闻是帝名,稽首生恭敬,一切罪消灭。十恶四重罪,五逆害父母,信心一称名,随声尽消灭。保护人天众,四相与五衰。三涂极重苦,人间见厄难。凶年饥馑丧,毒药及厌魅,刑狱与冤家,军阵斗战苦,山林恶道中,虎豹豺狼等,江海毒龙类,迅雷风雨雹,水火及盗贼,蛊毒所中心,失志发狂乱,蛇蝎毒恶虫,邪魔凶怪神,伺求人便者,由持是真经，普皆自散灭。恶病久沈绵，梦寐亦不安，非理欲残命，珍灭不为殃。缘遇是经故，安稳得自在。所有希求愿，财宝及富贵，以此经功德，如意皆称遂。神威自在仙，众德十一曜，三十二天主，二十八宿王，灵妃玉女等，天神及地只，三界虚空神，江海诸龙王，水火及风神，宫殿与宅舍，山林树木众，沟渠井泉神，由持是经故，一切皆拥护。衣食常自然，子孙居富贵。出言人希闻，所至皆恭敬。若为求男女，持诵此真经，帝韶下天曹，落籍天仙人，谪降生其家，为其作男女。显贵人崇重，七祖尽升仙。光大庆其门，延及父母亲。吉祥常炽盛，灾障不能侵。是故我今说，大众宜谛听。慈悲度一切，皆令达上清。

于是天尊普告四众：凡人持念此经，受持帝号，皆道根深重，宿有善缘。此经尊妙，普度天人。但精心恭奉，家国安宁，保命度灾，扫诸不祥。天子王侯得奉之者，致国太平，凶寇自夷，边域不争。兆民歌唱，普天兴隆。运推数周，正道当行。有得之者，天真妙重，祕之祕之。

报应神验品第五

尔时，慈悲度厄真人、寻声救苦真人、济生度死真人、万福护身真人，俱从座起，越班而出，俱白天尊言：若诸世末凡夫，虽宿有善缘，得遇是经，被诸邪障之污，本末疑惑，不信是经功德。如是之人，见在过去，于诸地狱得何罪报？惟愿圣慈，说其报应恶趣之苦。

是时天尊谓四真人云：若诸世间，刚强暴恶不善众生，终日竟夜，对诸道像，无恭敬心，出诽谤语，是罪当堕五无间狱。若得值遇是持经人，设诸方便，诱引劝谕，如是之人，暂灭恶心，信向是经，彼人罪业净尽无余。又若有邪见愚执恶人，睹持是经，生诸恶逆，偏眼邪视，乃至起一恶心，发一恶言，谤讟如是持经之人，其罪过是，命终之后，堕大地狱，永无出期，何况世间众生，得遇是经，不生敬仰，秽手污触，荤口读诵，床榻不净，便将安置，或读是经，讲习俗语，共同戏笑，以为常典。如是之人，命过之后，堕无间狱，永无出期，殃缘九祖，受拷酆都；累及后世，害缠子孙。是人于地狱中，历无量劫，受大苦恼，遇无边圣，累承救拔，罪恶小减。又遇圣人救拔得出，生饿鬼中，历千万劫，不闻浆水之名。鬼报得出，生畜生中。畜生报出，若生人中，更生边夷外道，而复女身，贫寒困苦，癃残百病，受无量苦，人所弃掷，求生不得，求死不得。轻斯经故，获罪如是。又若复有人，初虽信受，后复慢易，善恶童子上奏三官，黑簿添名，青编减算，身殁之后，拘闭幽牢，往复三涂，无由解脱。或于见世受种种病，疥癞痈疽，以为果报，忧悲苦恼，日夜相煎，而身或被横恶所加；或牢狱系锁，非分自害，误食毒药；或被虎狼毒蛇之所噉食，或为冤家之所雠对；或行山林，值遇恶人，被他屠割，推落崖岸；或被邪精魍魉之所残害，或值水火之所焚漂，或被刀兵之所构诛。轻斯经故，横丧天年，获如是果，获如是报。可不悲欤，可不痛欤。故报汝等，依此奉行，勿生邪念。若诸念不生，万缘顿息，尘沙恶业随心消散；一切灾魔，自然殄灭。此经功德，不可思议。是诚无比最上妙法、诸经之王，有大利益。非人勿示。若诸天人、五衰四相，轮回侵逼，能舍除妄想，受持是经，坐招自然，天福益固，身度三界，与道长存。是此经典，无与等、无能胜。是大威德大神咒，能令一切枯槁便生枝叶，花果茂盛，能除众生极重苦恼，能令短命众生而得长寿。此经功德，不可思议，叹莫能尽。若不宿植道本，广种福业，乃至经名尚不得闻，何况得见是经？盖是经依三洞真格，八万劫一传，此清都至真上圣所宝，祕于玉京金阙宸宫，甚为微妙，难可得遇。如宿有仙骨，当为九天真仙之人，得遇斯文，承斯缘故，后当赍金宝，从师告盟受之，方当承机应运，乃可付焉。不得轻泄，敬之慎之。

于是天尊重宣此义，为说偈曰：

设使江河水，波浪能生莲，慈乌毛能白，如经故难遇。设使龟生毛，堪采为衣服，夜月能消冰，如经故难遇。设使蚊蠓足，堪构为舟桥，能载一切重，如经故难遇。设使黄口雀，能衔诸太山，掷之他方界，如经故难遇。设使一叶舟，力能载昆仑，浮渡于大海，如经故难遇。设使诸水蛭，口能生巨齿，其大如象牙，如经故难遇。设使蓬蒿叶，能覆无央界，荫芘无央众，如经故难遇。设使乌枭类，同树一巢栖，衔食共相饲，如经故难遇。设使兔生角，堪用为梯磴，上穷有顶天，如经故难遇。设使鼷鼠等，缘于兔角梯，至天能食月，如经故难遇。设使驴颜唇，色如苹婆果，复能作歌舞，如经故难遇。设使蝇虫等，能饮钟石酒，迷荒而沉醉，如经故难遇。

尔时，天尊宣说偈已，普告四众：是故持是经人，名功德身，一切有情，被其荫故。持是经人，名神通身，一切吉祥，咸臻集故。持是经人，名清净身，是诸恶业，不能侵故。持是经人，名威德身，天魔异道，不能摄故。持是经人，名无等身，上帝谣唱，万神敬故。持是经人，名坚固身，恶劫大难，不能损故。持是经人，名道藏身，口出语言，鬼神仰故。持是经人，名慈悲身，六道众生，赖其善故。持是经人，名大道身，出入所在，无怖畏故。持是经人，名良医身，善行妙法，安乐人故。持是经人，名光明身，常为帝光，所摄受故。持是经人，名自在身，天宫妙境，神能游故。持经功德，说不可尽。又若道士至人，能结坛诵经，著新净衣，于夜半后，阒寂独处清净室中，叩齿九通，东向端坐，诵咏是经。于是时也，太真御几，玉妃拂筵，万神班列，诸天临轩，三界侍卫，五帝司迎。然后闭目静思，存想是经，不觉身处五云之内，俄见其身光明赫奕，上升天宫，众真下迎，心有所请，一切应奉；仙丹妙宝，随意自得。故当依科闭心，奉行此经，乃至三世金仙、十方大圣，皆从此经依按修奉，故顿得超证无上妙道。是此帝也，诸佛之师，众圣之王。是故凡夫值遇是经，致以五帝辅翼，召使神仙，御役神宫，运道阴阳，千真敬仰，万神慑伏，百邪避路，群魔束形，命过之后，即得南宫受炼，飞步上清，逍遥自在，与道长存。又设复世间众生，曾闻是经，心常渴仰，能于家中择清净处，画帝尊像，日夜虔虔，晨昏济济，香花灯果，尊重供养，称名瞻礼，是人当得三十种上妙功德：

一者诸仙赞重，二者先亡生天，三者宿殃解脱，四者所往通达，五者无盗贼事,六者所求遂心,七者除水火厄,八者横事潜消,九者夜梦吉祥,十者疾病不临,十一者智慧聪明,十二者人见欢喜,十三者衣食丰盛,十四者子孙荣贵,十五者六亲见喜,十六者门族和睦,十七者除三恶报,十八者转女成男,十九者形容端严,二十者为国大臣,二十一者生为帝王,二十二者鬼神钦仰,二十三者得宿命通,二十四者诸神护念,二十五者九族受荫,二十六者处世长年,二十七者有情赖善,二十八者魔王保迎,二十九者决超三界,三十者白日上升。

尔时,天尊复告四众:此经功德,能碎铁围诸山,竭苦海水,破大地狱,拔重罪苦,降暴恶魔,护诸国土,能灭一切恶鬼,能除一切重病,能解一切恶毒,能离一切恶人,能伏一切毒兽,能摧一切邪道,一切诸天,皆令降伏。其余功德,说不可尽。

尔时,道场大众、金仙菩萨、真圣眷属闻是说已,欢喜踊跃,稽首敬礼,而作颂曰:

大哉至道,无宗上真。上度诸天,下济幽魂。上无师祖,惟道为身。丹台紫府,金阙玉京,秘此妙法,溥福含灵。灭我万罪,增我遐龄。万神朝礼,魔王保迎。功德昌盛,黄箓书名。渺渺亿劫,使我长存。

于是众等说是颂毕,稽首皈依,奉辞而退。

底本出处:《正统道藏》洞真部本文类。

道门日诵

诵经要诀

凡诵经者，切须斋戒，严整衣冠，诚心定气，叩齿演音，然后朗诵，慎勿轻慢，交谈接语，务在端肃，念念无违，随愿祷祝，自然感应，先念步虚，后诵咒章。

日诵功课

太上老君说常清静经

老君曰：大道无形，生育天地；大道无情，运行日月；大道无名，长养万物；吾不知其名，强名曰道。夫道者：有清有浊，有动有静；天清地浊，天动地静。男清女浊，男动女静。降本流末，而生万物。清者浊之源，动者静之基。人能常清静，天地悉皆归。夫人神好清，而心扰之；人心好静，而欲牵之。常能遣其欲，而心自静，澄其心而神自清。自然六欲不生，三毒消灭。所以不能者，为心未澄，欲未遣也。能遣之者，内观其心，心无其心；外观其形，形无其形；远观其物，物无其物。三者既悟，唯见于空；观空亦空，空无所空；所空既无，无无亦无；无无既无，湛然常寂；寂无所寂，欲岂能生？欲既不生，即是真静。真常应物，真常得性；常应常静，常清静矣。如此清静，渐入真道；既入真道，名为得道，虽名得道，实无所得；为化众生，名为得道；能悟之者，可传圣道。

老君曰：上士无争，下士好争；上德不德，下德执德。执著之者，不明道德。众生所以不得真道者，为有妄心。既有妄心，即惊其神；既惊其神，即著万物；既著万物，即生贪求；既生贪求，即是烦恼。烦恼妄想，忧苦身心，便遭浊辱，流浪生死，常沉苦海，永失真道。真常之道，悟者自得，得悟道者，常清静矣。

仙人葛翁曰：吾得真道，曾诵此经万遍。此经是天人所习，不传下士。吾昔受之于东华帝君，东华帝君受之于金阙帝君，金阙帝君受之于西王母。西王母皆口口相传，不记文字。吾今于世，书而录之。上士悟之，升为天官；中士修之，南宫列仙；下士得之，在世长年。游行三界，升入金门。

左玄真人曰：学道之士，持诵此经者，即得十天善神，拥护其神。然后玉符保神，金液炼形。形神俱妙，与道合真。

正一真人曰：人家有此经，悟解之者，灾障不干，众圣护门。神升上界，朝拜高尊。功满德就，相感帝君。诵持不退，身腾紫云。

太上洞玄灵宝升玄消灾护命妙经

稽首皈依众妙道，志心恭敬二玄真。今运一心心所议，粗识此经经所因。空色色空无有性，有无无有色空均。慧风出自天尊力，扫除心界不遗尘。惟愿神光常拥护，证明今日守心人。今日守心何所证，不失凡身得道身。

尔时。元始天尊，在七宝林中，五明宫内。与无极圣众，俱放无极光明，照无极世界。观无极众生，受无极苦恼，宛转世间，轮回生死，漂浪爱河，流吹欲海，沉滞声色，迷惑有无。无空有空，无色有色，无无有无，有有无有，终始暗昧，不能自明，毕竟迷惑。

天尊告曰：汝等众生，从不有中有，不无中无，不色中色，不空中空，非有为有，非无为无，非色为色，非空为空，空即是空，空无定空，色即是色，色无定色，即色是空，即空是色。若能知空不空，知色不色，名为照了，始达妙音，识无空法，洞观无碍。入众妙门，自然解悟，离诸疑网，不著空见。清静六根，断诸邪障，我即为汝，说是妙经，名曰护命，济度众生，传教世间，流通读诵。即有飞天神王，破邪金刚，护法灵童，救苦真人，金精猛兽，各百亿万众。俱侍卫是经，随所拥护。捍厄扶衰，度一切众生，离诸染着。

尔时。天尊即说偈曰：视不见我，听不得闻，离种种边，名为妙道。

太上洞玄灵宝天尊说禳灾度厄真经

尔时。天尊在禅黎国土，与大道真仙，万万大千神。诸天尊及诸天龙鬼神尽来集会，受吾约束。世间若有善男子、善女人，或有年灾月厄，游城赤鼠之厄，天罗地网之厄，命穷算尽之厄，疾病缠绵之厄，落水波涛之厄，虎狼蚖蛇之厄，水火盗贼、刀兵生产之厄，山林树木社稷之厄，土石桥梁之厄，毒药咒诅之厄。惟愿今对玉皇天尊、大道真圣忏悔，解禳度脱身中灾厄，一一解散，勿为留难。敕诸天神王，并降圣力道力，承斯经力恩力，卫护弟子受持。念诵此经以后，解禳阳九百六之灾，三衰八难、九横五苦之厄。如求如愿，所履平安，出入行藏，所求利益，所愿遂心。于是众等，闻说此经，皆大欢喜，信受奉行。

高上玉皇心印妙经

上药三品，神与炁精。恍恍惚惚，杳杳冥冥。存无守有，顷刻而成。回风混合，百日功灵。默朝上帝，一纪飞升，知者易悟，昧者难行。履践天光，呼吸育清。出玄入牝，若亡若存。绵绵不绝，固蒂深根。人各有精，精合其神。神合其炁，炁合其真。不得其真，皆是强名。神能入石，神能飞形。入水不溺，入火不焚。神依形生，精依炁盈。不凋不残，松柏青青。三品一理，妙不可听。其聚则有，其散则零。七窍相通，窍窍光明。圣日圣月，照耀金庭。一得永得，自然身轻。太和充溢，骨散寒琼。得丹则灵，不得则倾。丹在身中，非白非青。诵持万遍，妙理自明。

太上洞玄灵宝天尊说救苦拔罪妙经

尔时。救苦天尊，遍满十方界。常以威神力，救拔诸众生，得离于迷途，众生不知觉，如盲见日月。我本太无中，拔领无边际。庆云开生门，祥烟塞死户。初发玄元始，以通祥感机。救一切罪，度一切厄，渺渺超仙源，荡荡自然清。皆承大道力，以伏诸魔精，空中何灼灼，名曰泥丸仙。紫云覆黄老，是名三宝君。还将上天炁，以制九天魂。救苦诸妙神，善见救苦时，天上混无分，天炁归一身，皆成自然人，自然有别体。本在空洞中，空洞迹非迹，遍体皆虚空。第一委炁立，第二顺炁生，第三成万法，第四生光明。天上三十六，地下三十六，太玄无边际，妙哉大洞经。皈命太上尊，能消一切罪。

> 东方玉宝皇上天尊。
> 南方玄真万福天尊。
> 西方太妙至极天尊。
> 北方玄上玉宸天尊。
> 东北方度仙上圣天尊。
> 东南方好生度命天尊。
> 西南方太灵虚皇天尊。
> 西北方无量太华天尊。
> 上方玉虚明皇天尊。
> 下方真皇洞神天尊。

道言：十方诸天尊，其数如沙尘，化行十方界，普济度天人。委炁聚功德，同声救罪人。罪人实可哀，我今说妙经。念诵无休息，归身不暂停。天堂享大福，地狱无苦声。火翳成清署，剑树化为骞，上登朱陵府，下入开光门，超度三界难，径上元始天。于是飞天神王，无鞅数众，瞻仰尊颜，而作颂曰：天尊说经教，接引于浮生，勤修学无为，悟真道自成，不迷亦不荒，无我亦无名，朗诵罪福句，万遍心垢清。

尔时飞天神王及诸天仙众，说是诵毕，稽首天尊，奉辞而退。

元始天尊说生天得道真经

尔时元始天尊在大罗天上、玉京山中，为诸天仙众，说此生天得道真经。告诸仙曰，吾今为汝，略启身心，明宣道要。十方得道神仙，皆从此经修行，而通微奥。善男子、善女人，依凭斋戒，作是津梁。一切有为，显诸真路，体此法相，乃可受持，能屏众缘，永除染着。外相不入，内相不出。于正念中，乃得五脏清凉，六腑调泰。三百六十骨节之间，有诸滞碍。十恶之业，百八十烦恼之业，众苦罪源，悉皆除荡。即引太和真炁，注润身田，五脏六腑，心目内观，真炁所有，清净光明，虚白朗耀。杳杳冥冥，内外无事。昏昏默默，正达无为。古今常存，总持静念，从兹解悟。道力资扶，法药相助，乃节饮食，驱遣鬼尸，安寂六根，静照八识，空其五蕴，证妙三元，得道成真，自然升度。尔时，诸天仙众，上白天尊言，自从无始以来，至于今日，未闻如是，大乘经典，我等缘兹幸会，广及一切，道果圆明，而说偈曰：

杳杳冥冥清静道，昏昏默默太虚空。

体性湛然无所住，色心都寂一真宗。

太上道君说解冤拔罪妙经

尔时太上道君与诸圣众,在八骞林下,七宝台中,罗列威仪,敷陈道要,怡神默坐。于玉京山,放七宝光明,照福堂地狱,见福堂之内,男女善人,快乐无为,逍遥自在。复见诸地狱之中,饿鬼穷魂,以日继夜,受种种苦恼。悉无人形。五体坏烂,饥餐猛火,渴饮熔铜,足履刀山,身负铁杖,遍体流血,悲号彻天。是时,会中有一真人,名曰广信,从座而起,稽首前进。上白道君曰,不审此辈穷魂,生有何咎,而受兹苦。

道君曰:受诸罪者,在世之时,不敬三光,欺负神理,十恶五逆,不忠不仁,不慈不孝,毁伤物命,杀害众生,福尽寿终,当受斯苦。是时,广信真人,心生哀悯,欲其济拔。幸望妙力威光,许令开度。伏蒙道君,垂赐金言,广设法要。为诸众生,演说是经,名曰解冤拔罪,流布于世,利益存亡。若有善男子、善女人,一心专志,入静持斋,焚香行道,六时转念是经,吾当随愿,保佑其人,使宿世冤仇,乘福超度,幽魂苦爽,各获超升。真人广信,欢喜再拜,覩缕胜因,而作颂曰:

> 伟哉大道君,常普无量功;
> 舟楫生死海,济度超罗酆;
> 罪对不复遇,福报与冥通;
> 用神安可测,赞之焉能穷。

是时广信真人,与诸圣众,闻法将毕,各各稽首皈依,信受奉行。

底本出处:《道藏辑要》玄门功课,有节选。

道学妙典

黄帝阴符经

神仙抱一演道章 上

观天之道，执天之行，尽矣。天有五贼，见之者昌。五贼在心，施行于天。宇宙在乎手，万化生乎身。天性，人也。人心，机也。立天之道，以定人也。天发杀机，移星易宿。地发杀机，龙蛇起陆。人发杀机，天地反覆。天人合发，万变定基。性有巧拙，可以伏藏。九窍之邪，在乎三要，可以动静。火生于木，祸发必克。奸生于国，时动必溃。知之修炼，谓之圣人。天生天杀，道之理也。

富国安民演法章 中

天地，万物之盗；万物，人之盗；人，万物之盗。三盗既宜，三才既安。故曰：食其时，百骸理。动其机，万化安。人知其神而神，不知不神而所以神也。日月有数，大小有定。圣功生焉，神明出焉。其盗机也，天下莫能见，莫能知。君子得之固躬，小人得之轻命。

强兵战胜演术章 下

瞽者善听，聋者善视。绝利一源，用师十倍；三反昼夜，用师万倍。

心生于物，死于物，机在目。天之无恩而大恩生。迅雷烈风，莫不蠢然。至乐性余，至静性廉。天之至私，用之至公。禽之制在炁。生者，死之根；死者，生之根。恩生于害，害生于恩。愚人以天地文理圣，我以时物文理哲。人以虞愚，我以不愚圣，人以期其圣，我以不期其圣。故以沉水入火，自取灭亡。自然之道静，故天地万物生。天地之道寝，故阴阳胜。阴阳相推而变化顺矣。是故圣人知自然之道不可违，因而制之。至静之道，律历所不能契。爰有奇器，是生万象。八卦甲子，神机鬼藏。阴阳相胜之术，昭昭乎进乎象矣。

底本出处：《正统道藏》洞真部本文类。

道德经古本篇

第一章 五十九言

道可道，非常道。名可名，非常名。无名，天地之始。有名，万物之母。故常无，欲以观其妙；常有，欲以观其徼。此两者同出而异名。同谓之玄。玄之又玄，众妙之门。

第二章 九十三言

天下皆知美之为美，斯恶已。皆知善之为善，斯不善已。故有无之相生，难易之相成，长短之相形，高下之相倾，音声之相和，前后之相随。是以圣人处无为之事，行不言之教。万物作而不为始，生而不有，为而不恃，功成不处。夫惟不处，是以不去。

第三章 六十八言

不尚贤，使民不争。不贵难得之货，使民不为盗。不见可欲，使民心不乱。是以圣人之治也，虚其心，实其腹，弱其志，强其骨，常使民无知无欲。使夫知者不敢为，为无为，则无不为矣。

第四章 四十二言

道盅，而用之又不满。渊兮似万物之宗。挫其锐，解其纷，和其光，同其尘。湛兮似或存。吾不知谁之子，象帝之先。

第五章 四十五言

天地不仁，以万物为刍狗。圣人不仁，以百姓为刍狗。天地之间其犹橐籥乎。虚而不诎，动而俞出。多言数穷，不如守中。

第六章 二十六言

谷神不死，是谓玄牝。玄牝之门，是谓天地之根。绵绵若存，用之不勤。

第七章 四十九言

天长地久。天地所以能长且久者，以其不自生，故能长生。是以圣人后其身而身先，外其身而身存。不以其无私邪，故能成其私。

第八章 五十二言

上善若水。水善利万物而不争，居众人之所恶，故几于道矣。居，善地，心善渊，与善人，言善信，政善治，事善能，动善时。夫惟不争，故无尤矣。

第九章 四十一言

持而盈之，不如其已。欹音揣，量也而梲士活切，解也之，不可长保。金玉满室，莫之能守。富贵而骄，自遗其咎。成名功遂身退，天之道。

第十章 七十二言

载营魄抱一，能无离乎？专气致柔，能如婴儿乎？涤除玄览，能无疵乎？爱民治国，能无以知乎？天门开阖，能为雌乎？明白四达，能无以为乎？生之畜之，生而不有，为而不恃，长而不宰，是谓玄德。

第十一章 四十九言

三十辐共一毂，当其无，有车之用。埏埴以为器，当其无，有器之用。凿户牖以为室,当其无,有室之用。故有之以为利,无之以为用。

第十二章 四十九言

五色令人目盲,五音令人耳聋,五味令人口爽,驰骋田猎令人心发狂,难得之货令人行妨。是以圣人为腹不为目,故去彼取此。

第十三章 八十八言

宠辱若惊,贵大患若身。何谓宠辱若惊,宠为下,得之若惊,失之若惊,是谓宠辱若惊。何谓贵大患若身,吾所以有大患者,为吾有身,苟吾无身,吾有何患乎。故贵以身为天下者,则可以托天下矣。爱以身为天下者,则可以寄天下矣。

第十四章 一百言

视之不见名曰夷,听之不闻名曰希,搏之不得名曰微。此三者不可致诘,故混而为一。一者,其上之不皦,其下之不昧,绳绳兮不可名,复归于无物。是谓无状之状,无物之象,是谓芴芒。迎之不见其首,随之不见其后。执古之道,可以御今之有,能知古始,是谓道纪。

第十五章 九十八言

古之善为道者,微妙玄通,深不可识。夫惟不可识,故强为之容曰:豫兮若冬涉川,犹兮若畏四邻,俨若客,涣若冰将释,敦兮其若朴,旷兮其若谷,混兮其若浊。孰能浊以澄,靖之而徐清,孰能安以久,动之而徐生。保此道者不欲盈。夫惟不盈,是以能敝而不成。

第十六章 六十七言

致虚极,守靖笃。万物并作,吾以观其复。凡物芸芸,各归其根。归根曰靖,靖曰复命,复命曰常,知常曰明。不知常,妄作,凶。知常,容,容乃公,公乃王,王乃天,天乃道,道乃久,没身不殆。

第十七章 四十七言

太上，下知有之。其次，亲之。其次，誉之。其次，畏之。其次，侮之。故信不足，焉有不信。犹兮其贵言哉。功成事遂，百姓皆曰：我自然。

第十八章 二十八言

大道废焉，有仁义。智慧出焉，有大伪。六亲不和，有孝慈。国家昏乱，有贞臣。

第十九章 四十七言

绝圣弃知，民利百倍。绝仁弃义，民复孝慈。绝巧弃利，盗贼无有。此三者，以为文而未足也，故令有所属。见素抱朴，少私寡欲。

第二十章 一百三十七言

绝学无忧。唯之与阿，相去几何。美之与恶，相去何若。人之所畏，不可不畏。荒兮，其未央。众人熙熙，若享太牢，若春登台，我独魄兮，其未兆，若婴儿之未咳，儽儽兮，其不足以无所归。众人皆有余，我独若遗，我愚人之心也哉。沌沌殊伦切，粹也兮，俗人皆昭昭，我独若昏。俗人皆察察，我独若闵闵莫昆切，集韵闵闵通作颟。淡兮其若海，飘兮似无所止。众人皆有以，我独顽且图。吾独欲与于人，而贵食母。

第二十一章 七十一言

孔德之容，惟道是从。道之为物，惟芒惟芴。芴兮芒兮，其中有象。芒兮芴兮，其中有物。幽兮冥兮，其中有精。其精甚真，其中有信。自今及古，其名不去，以阅众甫。吾奚以知众甫之然哉，以此。

第二十二章 七十八言

曲则全，枉则正，洼则盈，敝则新，少则得，多则惑。圣人抱一，以为天下式。不自见，故明。不自是，故彰。不自伐，故有功。不自矜，故长。

夫惟不争,故天下莫能与之争。古之所谓曲则全者,岂虚言也哉,诚全而归之。

第二十三章 九十二言

稀言自然,故飘风不崇朝,骤雨不崇日。孰为此者,天地也。天地尚不能久,而况于人乎。故从事于道者,道者同于道。从事于得者,得者同于得。从事于失者,失者同于失。于道者道亦得之。于得者得亦得之。于失者失亦得之。信不足,焉有不信。

第二十四章 四十八言

企者不立,跨者不行。自见者不明,自是者不彰,自伐者无功,自矜者不长。其在道也,曰:余食赘行。物或恶之,故有道者不处也。

第二十五章 八十七言

有物混成,先天地生。寂兮寥兮,独立而不改,周行而不殆,可以为天下母。吾不知其名,故强字之曰道,强为之名曰大。大曰逝,逝曰远,远曰返。道大,天大,地大,人亦大。域中有四大,而王处其一尊。人法地,地法天,天法道,道法自然。

第二十六章 四十九言

重为轻根,靖为躁君。是以君子终日行,不离其辎重。虽有荣观,宴处超然。如之何万乘之主,而以身轻天下。轻则失本,躁则失君。

第二十七章 九十七言

善行者,无彻迹。善言者,无瑕谪。善数者,无筹策。善闭者,无关键而不可开。善结者,无绳约而不可解。是以圣人常善救人,故人无弃人。常善救物,故物无弃物。是谓袭明。故善人者,不善人之师。不善人者,善人之资。不贵其师,不爱其资,虽知大迷,此谓要妙。

第二十八章 八十五言

知其雄,守其雌,为天下溪。为天下溪,常德不离,复归于婴儿。知其白,守其黑,为天下式。为天下式,常德不忒,复归于无极。知其荣,守其辱,为天下谷。为天下谷,常德乃足,复归于朴。朴散则为器,圣人用之,则为官长,大制无割。

第二十九章 六十言

将欲取天下而为之者,吾见其不得已。夫天下神器,不可为也。为者败之,执者失之。凡物或行或随,或嘘或吹,或强或剉,或培或堕。是以圣人去甚,去奢,去泰。

第三十章 七十九言

以道佐人主者,不以兵强天下。其事好还,师之所处,刑棘生焉。大军之后,必有凶年。故善者果而已矣,不敢以取强焉。果而勿矜,果而勿伐,果而勿骄,果而不得已,是果而勿强。物壮则老,是谓非道,非道早已。

第三十一章 一百三十五言

夫美兵者,不祥之器。物或恶之,故有道者不处。是以君子居则贵左,用兵则贵右。兵者不祥之器,非君子之器,不得已而用之。以恬憺为上,故不美也。若美,必乐之。乐之者,是乐杀人也。夫乐人杀人者,不可以得志于天下矣。故吉事尚左,凶事尚右。是以偏将军处左,上将军处右。言居上势,财以丧礼处之。杀人众多,则以悲哀泣之。战胜者,则以丧礼处之。

第三十二章 七十一言

道常无名。朴虽小,天下莫能臣。王侯若能守,万物将自宾。天地相合,以降甘露,民莫之令,而自均焉。始制有名。名亦既有,夫亦将知止,知止,所以不殆。譬道之在天下,犹川谷之与江海也。

第三十三章 四十六言

知人者智也,自知者明也。胜人者有力也,自胜者强也。知足者富也,强行者有志也。不失其所者久也,死而不亡者寿也。

第三十四章 七十三言

大道汎汎兮,其可左右。万物恃之以生而不辞,功成而不居。衣被万物而不为主,故常无欲,可名于小矣。万物归之而不知主,可名于大矣。是以圣人能成其大也,以其终不自大,故能成其大。

第三十五章 四十四言

执大象者,天下往。往而不害,安平泰。乐与饵,过客止。道之出言,淡兮其无味。视之不足见,听之不足闻,用之不可既。

第三十六章 五十九言

将欲翕之,必固张之。将欲弱之,必固强之。将欲废之,必固兴之。将欲夺之,必固与之。是谓微明。柔之胜刚,弱之胜强。鱼不可悦于渊,邦之利器,不可以示人。

第三十七章 四十九言

道常无为,而无不为。王侯若能守,万物将自化。化而欲作,吾将镇之以无名之朴。无名之朴,夫亦将不欲,不欲以靖,天下将自正。

第三十八章 一百三十一言

上德不德,是以有德。下德不失德,是以无德。上德无为,而无不为。下德为之,而无以为。上仁为之,而无以为。上义为之,而有以为。

上礼为之，而莫之应，则攘臂而仍之。故失道而后德，失德而后仁，失仁而后义，失义而后礼。夫礼者，忠信之薄，而乱之首也。前识者，道之华，而愚之始也。是以大丈夫处其厚，不处其薄。处其实，不处其华。故去彼取此。

第三十九章 一百三十九言

昔之得一者：天得一以清，地得一以宁，神得一以灵，谷得一以盈，万物得一以生，王侯得一以为天下贞，其致之一也。天无以清，将恐裂。地无以宁，将恐发。神无以灵，将恐歇。谷无以盈，将恐竭。万物无以生，将恐灭。王侯无以为贞，而贵高，将恐蹶。故贵以贱为本，高以下为基。是以王侯自谓：孤、寡、不毂，是其以贱为本也，非欤。故致数誉，无誉。不欲碌碌若玉，落落若石。

第四十章 二十一言

反者道之动，弱者道之用。天下之物生于有，有生于无。

第四十一章 九十七言

上士闻道，而勤行之。中士闻道，若存若亡。下士闻道，而大笑之。不笑，不足以为道。故建言有之曰：明道若昧，夷道若类，进道若退。上德若谷，大白若黥，广德若不足，建德若偷，质真若输。大方无隅，大器晚成，大音稀声，大象无形，道隐无名。夫惟道，善贷且成。

第四十二章 七十九言

道生一，一生二，二生三，三生万物。万物负阴而抱阳，冲气以为和。人之所恶，惟孤、寡、不毂，而王侯以自称也。故物，或损之而益，或益之而损。人之所以教我，亦我之所以教人。强梁者不得其死，吾将以为学父。

第四十三章 四十四言

天下之至柔,驰骋天下之至坚。出于无有,入于无间。吾是以知无为之有益也。不言之教,无为之益,天下稀及之矣。

第四十四章 四十二言

名与身,孰亲。身与货,孰多。得与亡,孰病。是故甚爱,必大费。多藏,必厚亡。知足,不辱。知止,不殆。可以长久。

第四十五章 三十九言

大成若缺,其用不敝。大满若盅,其用不穷。大直若诎,大巧若拙,大辩若讷。躁胜寒,靖胜热,知清靖以为天下正。

第四十六章 四十五言

天下有道,却走马以播。天下无道,戎马生于郊。罪莫大于可欲,祸莫大于不知足,咎莫憯于欲得。故知足之足,常足矣。

第四十七章 四十言

不出户,可以知天下。不窥牖,可以知天道。其出弥远,其知弥尟。是以圣人不行而知,不见而名,不为而成。

第四十八章 四十八言

为学者日益,为道者日损。损之又损之,以至于无为,无为则无不为。将欲取天下者,常以无事。及其有事,又不足以取天下矣。

第四十九章 六十八言

圣人无常心,以百姓心为心。善者吾善之,不善者吾亦善之,得善矣。信者吾信之,不信者吾亦信之,得信矣。圣人之在天下歙歙焉,为天下浑浑焉。百姓皆注其耳目,圣人皆咳之。

第五十章 八十八言

出生入死,生之徒十有三,死之徒十有三,而民之生,生而动,动皆之死地,亦十有三。夫何故,以其生生之厚也。盖闻善摄生者,陆行不遇兕虎,入军不被甲兵。兕无所投其角,虎无所措其爪,兵无所容其刃。夫何故也,以其无死地焉。

第五十一章 七十二言

道生之,德畜之。物形之,势成之。是以万物莫不尊道而贵德。道之尊,德之贵,夫莫之爵,而常自然。故道生之,德畜之,长之育之,亭之毒之,盖之覆之。生而不有,为而不恃,长而不宰,是谓玄德。

第五十二章 七十三言

天下有始,可以为天下母。既得其母,以知其子。既知其子,复守其母,没身不殆。塞其兑,闭其门,终身不勤。开其兑,济其事,终身不救。见小曰明,守柔曰强。用其光,复归其明,无遗身殃,是谓袭常。

第五十三章 五十四言

使我介然有知,行于大道,惟施是畏。大道甚夷,而民好径。朝甚除,田甚芜,仓甚虚。服文采,带利剑,厌饮食,货财有余。是谓盗夸,盗夸非道也哉。

第五十四章 八十六言

善建者不拔,善抱者不脱,子孙祭祀不辍。修之身,其德乃真。修之家,其德乃余。修之乡,其德乃长。修之邦,其德乃丰。修之天下,其德乃溥。故以身观身,以家观家,以乡观乡,以邦观邦,以天下观天下。吾奚以知天下之然哉,以此。

第五十五章 八十三言

含德之厚者,比之于赤子也。蜂虿不螫,猛兽不据,攫鸟不搏。骨弱筋柔而握固。未知牝牡之合而朘作,精之至也。终日号而嗌不嗄于油切气逆也。和之至也。知和曰常,知常曰明,益生曰祥,心使气则强。物壮则老,谓之不道,不道早已。

第五十六章 七十言

知者不言也,言者不知也。塞其兑,闭其门,挫其锐,解其纷,和其光,同其尘,是谓玄同。不可得而亲,亦不可得而疏。不可得而利,亦不可得而害。不可得而贵,亦不可得而贱。故为天下贵。

第五十七章 九十二言

以政治国,以奇用兵,以无事取天下。吾奚以知天下其然哉,以此。夫天下多忌讳,而民弥。民多利器,国家滋昏。民多知慧,而衺事滋起。法令滋章,盗贼多有。故圣人云:我无为,而民自化。我好靖,而民自正。我无事,而民自富。我无欲,而民自朴。

第五十八章 七十三言

其政闵闵,其民偆偆,其政察察,其民缺缺。祸兮,福之所倚。福兮,祸之所伏。孰知其极,其无正衺。正复为奇,善复为祅。人之迷也,其日固久矣。是以圣人方而不割,廉而不刿,直而不肆,光而不耀。

第五十九章 六十四言

治人事天,莫若啬。夫惟啬,是以早服。早服谓之重积德。重积德,则无不克。无不克,则莫知其极。莫知其极,可以有国。有国之母,可以长久。是谓深根固柢,长生久视之道。

第六十章 四十九言

治大国,若烹小鲜。以道莅天下者,其鬼不神。非其鬼不神,其神不伤人。非其神不伤人,圣人亦不伤人。夫两不相伤,故德交归焉。

第六十一章 八十九言

大国者天下之下流,天下之交。天下之牝,牝常以靖胜牡,以其靖,故为下也。故大国以下小国,则取于小国。小国以下大国,则取于大国。或下以取,或下而取。大国不过欲兼畜人,小国不过欲入事人。两者各得其所欲,故大者宜为下。

第六十二章 八十五言

道者,万物之奥也,善人之所宝,不善人之所保。美言可以于市,尊言可以加于人。人之不善,何弃之有。故立天子,置三公,虽有拱璧,以先驷马,不如进此道也。古之所以贵此道者,何也。不曰求以得,有罪以免邪,故为天下贵。

第六十三章 八十五言

为无为,事无事,味无味。大小多少,报怨以德。图难乎,于其易,为大乎,于其细。天下之难事,必作于易。天下之大事,必作于细。是以圣人终不为大,故能成其大。夫轻诺者,必寡信。多易者,必多难。是以圣人犹难之,故终无难矣。

第六十四章 一百三十一言

其安易持,其未兆易谋。其脆易判,其微易散。为之乎其未有,治之乎其未乱。合抱之木,生于毫末。九成之台,起于累土。千里之行,始于足下。为者败之,执者失之。是以圣人无为故无败,无执故无失。民之从事,常于其几成而败之。慎终如始,则无败事矣。是以圣人欲不欲,不贵难得之货。学不学,以复众人之所过。以辅万物之自然,而不敢为也。

第六十五章 七十四言

古之善为道者，非以明民，将以愚之。民之难治，以其多知也。故以知治国，国之贼也。不以知治国，国之福也。常知此两者，亦稽式也。能知稽式，是谓玄德。玄德深矣远矣，与物反矣，乃复至于大顺。

第六十六章 八十五言

江海所以能为百谷王者，以其善下之也，故能为百谷王。是以圣人欲上民，必以其言下之。欲先民，必以其身后之。是以圣人处之上而民弗重，处之前而民不害也。是以天下乐推而不厌。不以其不争，故天下莫能与之争。

第六十七章 一百五言

天下皆谓吾大，似不肖。夫惟大，故似不肖。若肖，久矣其细也。夫吾有三宝，持而宝之：一曰慈，二曰俭，三曰不敢为天下先。夫慈，故能勇。俭，故能广。不敢为天下先，故能成器长。今舍其慈，且勇。舍其俭，且广。舍其后，且先。是谓入死门。夫慈，以陈则正，以守则固。天将救之，以慈卫之。

第六十八章 四十七言

古之善为士者不武也，善战者不善胜敌者不争，善用人者为之下。是谓不争之德，是谓用人之力，是谓配天，古之极也。

第六十九章 五十七言

用兵有言曰：吾不敢为主，而为客。不敢进寸，而退尺。是谓行无行，攘无臂，执无兵，仍无敌。祸莫大于无敌，无敌则几亡吾宝。故抗兵相若，则哀者胜矣。

第七十章 五十一言

吾言甚易知，甚易行。而人莫之能知，莫之能行。言有宗，事有主。夫惟无知，是以不吾知也。知我者稀，则我贵矣。是以圣人被褐而怀玉。

第七十一章 三十二言

知不知，尚矣。不知知，病矣。夫惟病病，是以不病。圣人之不病，以其病病，是以不吾病。

第七十二章 四十八言

民不畏威，则大威至矣。无狎其所居，无厌其所生。夫惟无厌，是以无厌。是以圣人自知而不自见，自爱而不自贵，故去彼取此。

第七十三章 六十四言

勇于敢则杀，勇于不敢则活。此两者，或利或害。天之所恶，孰知其故。是以圣人犹难之。天之道，不争而善胜，不言而善应，不召而自来。默然而善谋。天网恢恢，疏而不失。

第七十四章 六十一言

民常不畏死，如之何其以死惧之。若使民常畏死，而为奇者，吾得而杀之，孰敢也。常有司杀者杀，而代司杀者杀，是代大匠斫。夫代大匠斫者，稀不自伤其手矣。

第七十五章 六十三言

民之饥者，以其上食税之多也，是以饥。民之难治者，以其上之有为也，是以难治。民之轻死者，以其上求生生之厚也，是以轻死。夫惟无以生为贵者，是贤于贵生也。

第七十六章 五十九言

人之生也柔弱，其死也坚强。草木之生也柔脆，其死也枯槁。故坚强者死之徒也，柔弱者生之徒也。是以兵强者则不胜，木强则共。故坚强处下，柔弱处上。

第七十七章 八十七言

天之道，其犹张弓者欤。高者抑之，下者举之，有余者损之，不足者补之。天之道损有余而补不足。人之道则不然，损不足以奉有余。孰能损有余而奉不足于天下者，其惟道者乎。是以圣人为而不恃，功成而不居，其不欲见贤邪。

第七十八章 四十一言

天下莫柔弱于水，而攻坚强者莫之能先，以其无以易之也。柔之胜刚，弱之胜强，天下莫不知，而莫之能行。故圣人之言云：受国之垢，是谓社稷之主。受国之不祥，是谓天下之主。正言若反也。

第七十九章 七十三言

和大怨，必有余怨，安可以为善。是以圣人执左契，而不责于人。故有德司契，无德司彻。天道无亲，常与善人。

第八十章 八十五言

小国寡民，使民有什伯之器而不用也。使民重死，而不远徙。虽有舟舆，无所乘之。虽有甲兵，无所陈之。使民复结绳而用之。至治之极，民各甘其食，美其服，安其俗，乐其业。邻国相望，鸡犬之声相闻，使民至老死不相与往来。

第八十一章 五十七言

信言不美,美言不信。善言不辩,辩言不善。知者不博,博者不知。圣人无积。既以为人,己愈有。既以与人,己愈多。天之道,利而不害。圣人之道,为而不争。

底本出处:《正统道藏》洞神部本文类。

无上妙道文始真经

关尹子

关令尹喜，周大夫也。老子西游，喜望见有紫气浮关，知真人当过，候物色而迹之，果得老子。老子亦知其奇，为著书。喜既得老子书，亦自著书九篇，名《关尹子》。今陕州灵宝县太初观，乃古函谷关候见老子处。终南宗圣宫，乃关尹故宅，周穆王修其草楼，改号楼观，建老子祠，道观之兴，实祖于此。老子授经后，西出大散关，复会于城都青羊肆，赐号文始先生，即《庄子》所谓博大真人者也。

一宇 宇者，道也。

非有道不可言，不可言即道。非有道不可思，不可思即道。天物怒流，人事错错然，若若乎回也，戛戛乎斗也，勿勿乎似而非也。而争之，而介之，而呪之，而喷之，而去之，而要之。言之如吹影，思之如镂尘，圣智造迷，鬼神不识。惟不可为，不可致，不可测，不可分，故曰天、曰命、曰神、曰玄，合曰道。

无一物非天，无一物非命，无一物非神，无一物非玄。物既如此，人岂不然。人皆可曰天，人皆可曰神，人皆可致命造玄，不可彼天此非天，彼神此非神，彼命此非命，彼玄此非玄。是以善吾道者，即一物中知天尽神，致命造玄。学之徇异名、析同实，得之契同实、忘异名。

观道者如观水，以观沼为未足，则之河、之江、之海，曰水至也，殊不知我之津液涎泪，皆水。道无人，圣人不见甲是道、乙非道。道无我，圣人不见己进道、己退道。以不有道，故不无道，以不得道，故不失道。

不知道，妄意卜者，如射覆盂。高之者曰：存金存玉。中之者曰：存角存羽。卑之者曰：存瓦存石。是乎非是乎？惟置物者知之。

一陶能作万器，终无有一器能作陶者、能害陶者。一道能作万物，终无有一物能作道者、能害道者。道茫茫而无知乎，心悦悦而无羁乎，物迭迭而无非乎。电之逸乎，沙之飞乎，圣人以知心一、物一、道一，三者又合为一。不以一格不一，不以不一害一。

以盆为沼，以石为岛，鱼环游之，不知几千万里而不穷乎，夫何故？水无源无归。圣人之道，本无首，末无尾，所以应物不穷。

无爱道，爱者水也；无观道，观者火也；无逐道，逐者木也；无言道，言者金也；无思道，思者土也。惟圣人不离本情而登大道，心既未萌，道亦假之。

重云蔽天，江湖黯然，游鱼茫然，忽望波明食动，幸赐于天，即而就之，渔钓毙焉。不知我无我，而逐道者亦然。

方术之在天下多矣，或尚晦，或尚明，或尚强，或尚弱，执之皆事，不执之皆道。

道终不可得，彼可得者，名德不名道，道终不可行，彼可行者，名行不名道。圣人以可得可行者，所以善吾生，以不可得不可行者，所以善吾死。

闻道之后，有所为有所执者，所以之人，无所为无所执者，所以之天。为者必败，执者必失，故闻道于朝，可死于夕。

一情冥，为圣人；一情善，为贤人；一情恶，为小人。一情冥者，自有之无，不可得而示；一情善恶者，自无起有，不可得而秘。一情善恶为有知，惟动物有之；一情冥为无知，溥天之下，道无不在。

勿以圣人力行不怠，则曰道以勤成，勿以圣人坚守不易，则曰道以执得。圣人力行，犹之发矢，因彼而行，我不自行。圣人坚守，犹之握矢，因彼而守，我不自守。

若以言行学识求道，互相辗转，无有得时。知言如泉鸣，知行如禽飞，知学如撷影，知识如计梦，一息不存，道将来契。

以事建物则难，以道弃物则易，天下之物，无不成之难，坏之易。

一灼之火，能烧万物，物亡而火何存？一息之道，能冥万物，物亡而道何在？

人生在世，有生一日死者，有生十年死者，有生百年死者。一日死者，如一息得道，十年百年死者，如历久得道。彼未死者，虽动作昭智，止名为生，不名为死。彼未契道者，虽动作昭智，止名为事，不名为道。

不知吾道无言无行，而即有言有行老求道，忽遇异物横执为道。殊不知舍源求流，无时得源，舍本求末，无时得本。

习射、习御、习琴、习弈，终无一事可以一息得者，惟道无形无方，故可得之一息。

两人射，相遇则工拙见；两人弈，相遇则胜负见。两人道相遇，则无可示。无可示者，无工无拙，无胜无负。

吾道如海，有亿万金投之不见，有亿万石投之不见，有亿万污秽投之不见。能运小虾小鱼，能运大鲲大鲸。合众水而受之，不为有余，散众水而分之，不为不足。

吾道如处暗，夫处明者，不见暗中一物，而处暗者，能见明中区事。

小人之权归于恶，君子之权归于善，圣人之权归于无所得。惟无所得，所以为道。

吾道如剑，以刃割物即利，以手握刃即伤。笾不问豆，豆不答笾，瓦不问石，石不答瓦，道亦不失。问与答？一气往来，道何在。

仰道者跂，如道者骏，皆知道之事，不知道之道。是以圣人不望道而歉，不恃道而丰，不借道于圣，不贾道于愚。

二柱 柱者，建天地也。

若碗若盂，若瓶若壶，若瓮若盎，皆能建天地。兆龟数蓍，破瓦文石，皆能告吉凶。是知天地万物成理，一物包焉，物物皆包之，各不相借。以我之精合彼之精，两精相搏而神应之。一雌一雄卵生，一牝一牡胎生。形者彼之精，理者彼之神，爱者我之精，观者我之神。爱为水，观为火，爱执而观，因之为木，观存而爱，摄之为金。先想乎一元之气，具乎一物，执爱之以合彼之形，冥观之以合彼之理，则象存矣。一运之象，周乎太空，自中而升为天，自中而降为地。无有升而不降，无有降而不升，升者为火，降者为水，欲升而不能升者为木，欲降而不能降者为金。木之为物，钻之得火，绞之得水。金之为物，击之得火，熔之得水。金木者，水火之交也。水为精为天，火为神为地，木为魂为人，金为魄为物，运而不已者为时，包而有在者为方，惟土终始之，有解之者，有去之者。

天下之人，盖不可以亿兆计，人人之梦各异，夜夜之梦各异，有天有地，有人有物，皆思成之，盖不可以尘计，安知今之天地，非有思者乎。

心应枣，肝应榆，我通天地。将阴梦水，将晴梦火，天地通我。我与天地似契似离，纯纯各归。

天地虽大，有色有形，有数有方，吾有非色非形，非数非方，而天天地地者存。

死胎中者，死卵中者，亦人亦物，天地虽大，彼固不知，计天地者，皆我区识，譬如手不触刃，刃不伤手。

梦中、鉴中、水中，皆有天地存焉。欲去梦天地者，寝不寐；欲去鉴天地者，形不照；欲去水天地者，盎不汲。彼之有无，在此不在彼，是以圣人不去天地，去识。

天非自天，有为天者；地非自地，有为地者。譬如屋宇舟车，待人而成，彼不自成。知彼有待，知此无待，上不见天，下不见地，内不见我，外不见人。

有时者气，彼非气者，未尝有昼夜。有方者形，彼非形者，未尝有南北。何谓非气？气之所自生者，如摇箑得风，彼未摇时，非风之气；彼已摇时，即名为气。何谓非形？形之所自生者，如钻木得火，彼未钻时，非火之形；彼已钻时，即名为形。

寒暑温凉之变，如瓦石之类，置之火即热，置之水即寒，呵之即温，吸之即凉。特因外物有去有来，而彼瓦石无去无来。譬如水中之影，有去有来，所谓水者，实无去来。

衣摇空得风，气嘘物得水，水注水即鸣，石击石即光，知此说者，风雨雷电皆可为之，盖风雨雷电皆缘气而生，而气缘心生。犹如内想大火，久之觉热；内想大水，久之觉寒。知此说者，天地之德皆可同之。

五云之变，可以卜当年之丰歉；八风之朝，可以卜当时之吉凶。是知休咎灾祥，一气之运尔。浑人我，同天地，而彼私智认而已之。

天地寓，万物寓，我寓，道寓，苟离于寓，道亦不立。

三极 极者，尊圣人也。

圣人之治天下，不我贤愚，故因人之贤而贤之，因人之愚而愚之。不我是非，故因事之是而是之，因事之非而非之。知古今之大同，故或先古，或先今，知内外之大同，故或先内，或先外。天下之物无得以累之，故本之以谦，天下之物无得以外之，故含之以虚，天下之物无得以难之，故行之以易，天下之物无得以窒之，故变之以权。以此中天下，可以制礼，以此和天下，可以作乐，以此公天下，可以理射，以此周天下，可以御侮，以此因天下，可以立法，以此观天下，可以制器。圣人不以一己治天下，而以天下治天下，天下归功于圣人，圣人任功于天下，所以尧舜禹汤之治天下，天下皆曰自然。

天无不覆,有生有杀,而天无爱恶。日无不照,有妍有丑,而日无厚薄。

圣人之道天命,非圣人能自道,圣人之德时符,非圣人能自德,圣人之事人为,非圣人能自事,是以圣人不有道,不有德,不有事。

圣人知我无我,故同之以仁;知事无我,故权之以义;知心无我,故戒之以礼;知识无我,故照之以智;知言无我,故守之以信。

圣人之道,或以仁为仁,或以义为仁,或以礼、以智、以信为仁,仁义礼智信,各兼五者,圣人一之不胶,天下名之不得。

勿以行观圣人,道无迹;勿以言观圣人,道无言;勿以能观圣人,道无为;勿以貌观圣人,道无形。

行虽至卓,不离高下;言虽至工,不离是非;能虽至神,不离巧拙;貌虽至殊,不离妍丑。圣人假此以示天下,天下冥此,乃见圣人。

圣人师蜂立君臣,师蜘蛛立网罟,师拱鼠制礼,师战蚁制兵。众人师贤人,贤人师圣人,圣人师万物。惟圣人同物,所以无我。

圣人曰道,观天地人物皆吾道,倡和之,始终之,青黄之,卵翼之,不爱道,不弃物,不尊君子,不贱小人。贤人曰物,物物不同,旦旦去之,旦旦与之,长之短之,直之方之,是为物易者也。殊不知圣人鄙杂厕,别分居,所以为人,不以此为己。

圣人之于众人,饮食衣服同也,屋宇舟车同也,贵贱贫富同也,众人每同圣人,圣人每同众人,彼仰其高、侈其大者,其然乎,其不然乎。鱼欲异草鱼,舍水跃岸即死;虎欲异群,虎舍山入市即擒。圣人不异众人,特物不能拘尔。道无作,以道应世者,是事非道;道无方,以道寓物者,是物非道。圣人竟不能出道以示人。如钟钟然,如钟鼓然,圣人之言则然;如车车然,如车舟然,圣人之行则然。惟莫能名,所以退天下之言;惟莫能知,所以夺天下之智。蝍蛆食蛇,蛇食蛙,蛙食蝍蛆,互相食也。圣人之言亦然,言有无之弊,又言非有非无之弊,又言去非有非无之弊,言之如引锯然,惟善圣者不留一言。

若龙若蛟,若蛇若龟,若鱼若蛤,龙皆能之。蛟,蛟而已,不能为龙,亦不能为蛇、为龟、为鱼、为蛤。圣人龙之，贤人蛟之。

在己无居，形物自著，其动若水，其静若镜，其应若响，芒乎若亡，寂乎若清，同焉者和，得焉者失，未常先人，而常随人。

浑乎洋乎，游太初乎，时金已，时玉已；时粪已，时土已。时翔物，时逐物；时山物，时渊物。端乎权乎，狂乎愚乎。

人之善琴者，有悲心则声凄凄然，有思心则声迟迟然，有怨心则声回回然，有慕心则声裴裴然。所以悲、思、怨、慕者，非手非竹，非丝非桐，得之心，符之手，得之手，符之物。人有道者，莫不中道。

圣人以有言、有为、有思者，所以同乎人；以未尝言、未尝为、未尝思者，所以异乎人。

利害心愈明则亲不睦，贤愚心愈明则友不交，是非心愈明则事不成，好丑心愈明则物不契，是以圣人浑之。

心之愚拙者，妄援圣人之愚拙自解，殊不知圣人时愚时明，时巧时拙。

以圣师圣者贤人，以贤师圣者圣人。盖以圣师圣者，徇迹而忘道；以贤师圣者，反迹而合道。

贤人趋上而不见下，众人趋下而不见上。圣人通乎上下，惟其宜之。岂曰离贤人、众人，别有圣人也哉！

天下之理，夫者唱，妇者随，牡者驰，牝者逐；雄者鸣，雌者应。是以圣人制言行，而贤人拘之。

圣人道虽虎变，事则鳖行；道虽丝纷，事则棋布。

所谓圣人之道者，胡然孑孑耳，胡然彻彻尔，胡然臧臧尔。惟其能遍偶万物，而无一物能偶之，故能贵万物。

云之卷舒，禽之飞翔，皆在虚空中，所以变化不穷，圣人之道则然。

四符 符者，精神魂魄也。

水可析可合，精无人也。火因膏因薪，神无我也。故耳蔽前后皆可闻，无人；智崇，无人；一奇，无人；冬凋秋物，无人；黑不可变，无人；北寿，无人；皆精。舌即齿牙成言，无我；礼卑，无我；二偶，无我；夏因春物，无我；赤可变，无我；南夭，无我；皆神。以精无人，故米去壳则精存；以神无我，故鬼凭物则神见。全精者，忘是非，忘得失，在此者非彼；抱神者，时晦明，时强弱，在彼者非此。

精神，水火也，五行互生灭之，其来无首，其往无尾。则吾之精一滴无存亡尔，吾之神一欻无起灭尔。惟无我无人，无首无尾，所以与天地冥。

精者水，魄者金，神者火，魂者木。精主水，魄主金，金生水，故精者魄藏之；神主火，魂主木，木生火，故神者魂藏之。惟火之为物，能镕金而销之，能燔木而烧之，所以冥魂魄。惟精在天为寒，在地为水，在人为精；神在天为热，在地为火，在人为神；魄在天为燥，在地为金，在人为魄；魂在天为风，在地为木，在人为魂。惟以我之精，合天地万物之精，譬如万水可合为一水；以我之神，合天地万物之神，譬如万火可合为一火；以我之魄，合天地万物之魄，譬如金之为物，可合异金而镕之为一金；以我之魂，合天地万物之魂，譬如木之为物，可接异木而生之为一木。则天地万物皆吾精、吾神、吾魂、吾魄，何者死，何者生。

五行之运，因精有魂，因魂有神，因神有意，因意有魄，因魄有精。五者回环不已，所以我之伪心，流转造化几亿万岁，未有穷极。然核芽相生，不知其几万株，天地虽大，不能芽空中之核；雌卵相生，不知其几万禽，阴阳虽妙，不能卵无雄之雌。惟其来干我者，皆摄之以一息，则变物为我，无物无我，所谓五行者，孰能变之。

众人以魄摄魂者，金有余则木不足也；圣人以魂运魄者，木有余则金不足也。盖魄之藏，魂俱之；魂之游，魄因之。魂昼寓目，魄夜舍肝，寓目能见，舍肝能梦。见者魂，无分别，析之者分别，析之曰天地者，魂狃习也；梦者魄，无分别，析之者分别，析之曰彼我者，魄狃习也。火生土，故神生意；土生金，故意生魄。神之所动，不名神，名意；意之所动，不名意，名魄。惟圣人知我无我，知物无物，皆因思虑计之而有。是以万物之来，我皆对之以性，而不对之以心。性者，心未萌也。无心则无意矣，盖无火则无土；无意则无魄矣，盖无土则无金。一者不存，五者皆废。既能浑天地万物以为魂，斯能浑天地万物以为魄，凡造化所妙皆吾魂，凡造化所有皆吾魄，则无有一物可役我者。

鬼云为魂，鬼白为魄，于文则然，鬼者，人死所变。云者风，风者木；白者气，气者金。风散故轻清，轻清者上天；金坚故重浊，重浊者入地。轻清者魄从魂升，重浊者魂从魄降。有以仁升者为木星佐，有以义升者为金星佐，有以礼升者为火星佐，有以智升者为水星佐，有以信升者为土星佐。有以不仁沉者木贼之，不义沉者金贼之，不礼沉者火贼之，不智沉者水贼之，不信沉者土贼之。魂魄半之，则在人间。升魂为贵，降魄为贱；灵魂为贤，厉魄为愚；轻魂为明，重魄为暗；扬魂为羽，锐魄为毛；明魂为神，幽魄为鬼。其形其居，其识其好，皆以五行契之。惟五行之数，参差不一，所以万物之多，盈天地间犹未已也。以五事归五行，以五行作五虫，可胜言哉。譬如兆龟数蓍，至诚自契，五行应之，诚苟不至，兆之数之，无一应者。圣人假物以游世，五行不得不对。

三者具有魂，魂者识，目者精，色者神。见之者为魂，耳、口、鼻、心之类。在此生者，爱为精，为彼生父本；观为神，为彼生母本。爱观虽异，皆因识生。彼生生本，在彼生者，一为父，故受气于父，气为水；二为母，故受血于母，血为火。有父有母，彼生生矣。惟其爱之无识，如锁之交；观之无识，如灯之照。吾识不萌，吾生何有。

如桴扣鼓，鼓之形者，我之有也；鼓之声者，我之感也。桴已往矣，余声尚存，终亦不存而已矣。鼓之形如我之精，鼓之声如我之神，其余声者犹之魂魄。知夫倏往倏来，则五行之气，我何有哉。

夫果之有核，必待水火土三者具矣，然后相生不穷。三者不具，如大旱、大涝、大块，皆不足以生物。精水、神火、意土三者本不交，惟人以根合之，故能于其中横见有事。犹如术咒，能于至无见多有事。

魂者木也，木根于冬水，而花于夏火，故人之魂藏于夜精，而见于昼神。合乎精，故所见我独，盖精未尝有人；合乎神，故所见我同，盖神未尝有我。

知夫此身如梦中身，随情所见者，可以飞神作我而游太清；知夫此物如梦中物，随情所见者，可以凝精作物而驾八荒。是道也，能见精神而久生，能忘精神而超生。吸气以养精，如金生水；吸风以养神，如木生火；所以假外以延精神。漱水以养精，精之所以不穷；摩火以养神，神之所以不穷；所以假内以延精神。若夫忘精神而超生者，吾尝言之矣。人勤于礼者，神不外驰，可以集神；人勤于智者，精不外移，可以摄精。仁则阳而明，可以轻魂；义则阴而冥，可以御魄。

蜕蜋转丸，丸成，精思之，而有蠕白者存丸中，俄去壳而蝉，彼蜕不思，彼蠕奚白。

庖人羹蟹，遗一足几上，蟹已羹而遗足尚动，是生死者一气聚散尔。不生不死，而人横计曰生死。

有死立者，有死坐者，有死卧者，有死病者，有死药者，等死，无甲乙之殊。若知道之士，不见生，故不见死。

人之厌生死、超生死，皆是大患。譬如化人，若有厌生死心、超生死心，止名为妖，不名为道。计生死者，或曰死已有，或曰死已无，或曰死已亦有亦无，或曰当幸者，或曰当惧者，或曰当任者，或曰当超者，愈变识情，驰骛不已。殊不知我之生死，如马之手，如牛之翼，本无有，复无无。譬如水火，虽犯水火，不能烧之，不能溺之。

五鉴 鉴者，心也。

心蔽吉凶者，灵鬼摄之；心蔽男女者，淫鬼摄之；心蔽幽忧者，沉鬼摄之；心蔽逐放者，狂鬼摄之；心蔽盟诅者，奇鬼摄之。如是之鬼，或以阴为身，或以幽为身，或以风为身，或以气为身，或以土偶为身，或以彩画为身，或以老畜为身，或以败器为身。彼以其精，此以其精，两精相搏，则神应之。为鬼所摄者，或解奇事，或解瑞事，其人傲然，不曰鬼于躬，惟曰道于躬，久之，或死木，或死金，或死绳，或死井。惟圣人能神神，而不神于神，役万神而执其机，可以会之，可以散之，可以御之，日应万物，其心寂然。

无一心，五识并驰，心不可一；无虚心，五行皆具，心不可虚；无静心，万化密移，心不可静。借能一则二偶之，借能虚则实满之，借能静则动摇之。惟圣人能敛万有于一息，无有一物可役吾之明彻，散一息于万有，无有一物可间吾之云为。

火千年，俄可灭，识千年，俄可去。

流者舟也，所以流之者，是水非舟；运者车也，所以运之者，是牛非车；思者心也，所以思之者，是意非心。不知所以然而然，故其来无从，其往无在。其来无从，其往无在，故能与天地本原，不古不今。

知心无物，则知物无物；知物无物，则知道无物。故不尊卓绝之行，不惊微妙之言。故物我交心生，两木摩火生，不可谓之在我，不可谓之在彼，不可谓之非我，不可谓之非彼，执而彼我之，则愚。

无恃尔所谓利害是非，尔所谓利害是非，果得利害是非之乎，圣人方且不识不知，而况于尔。

夜之所梦，或长于夜，心无时。生于齐者，心之所见皆齐国也，既而之宋、之楚、之晋、之梁，心之所存各异，心无方。

善弓者，师弓不师羿；善舟者，师舟不师奡；善心者，师心不师圣。

是非好丑，成败盈虚，造物者运矣，皆因私识执之而有。于是以无遣之犹存,以非有非无遣之犹存,无曰莫莫尔,无曰浑浑尔犹存。譬犹昔游再到,记忆宛然,此不可忘,不可遣。善吾识者,变识为智。变识为智之说,汝知之乎? 曰想,如思鬼心栗,思盗心怖;曰识,如认黍为稷,认玉为石。皆浮游罔象,无所底止。譬睹奇物,生奇物想,生奇物识,此想此识,根不在我。譬如今日,今日而已,至于来日,想识殊未可卜。及至来日,纷纷想识,皆缘有生。曰想曰识,譬犀望月,月影入角,特因识生,始有月形,而彼真月,初不在角,胸中之天地万物亦然。知此说者,外不见物,内不见情。

物生于土,终变于土;事生于意,终变于意。知夫惟意,则俄是之,俄非之;俄善之,俄恶之。意有变,心无变;意有觉,心无觉。惟一我心,则意者尘往来耳,事者欻起灭尔,吾心有大常者存。

情生于心,心生于性。情,波也;心,流也;性,水也。来干我者,如石火顷,以性受之,则心不生,物浮浮然。

贤愚真伪,有识者,有不识者。彼虽有贤愚,彼虽有真伪,而谓之贤愚真伪者,系我之识。知夫皆识所成,故虽真者亦伪矣。

心感物,不生心生情;物交心,不生物生识。物尚非真,何况于识;识尚非真,何况于情。而彼妄人,于至无中执以为有,于至变中执以为常。一情认之,积为万情,万情认之,积为万物。物来无穷,我心有际。故我之良心受制于情,我之本情受制于物,可使之去,可使之来,而彼去来,初不在我,造化役之,固无休息。殊不知天地虽大,能役有形,而不能役无形;阴阳虽妙,能役有气,而不役无气。心之所之,则气从之;气之所之,则形应之。犹如太虚,于至无中变成一气,于一气中变成万物,而彼之一气,不名太虚。我之一心,能变为气为形,而我之心无气无形。知夫我之一心,无气无形,则天地阴阳不能役之。

人之平日,目忽见非常之物者,皆精有所结而使之然。人之病日,目忽见非常之物者,皆心中所歉而使之然。苟知吾心能于无中示有,则知吾心能于有中示无,但不信之,自然不神。或曰厥识既昏,孰能不信? 我应之曰:如捕蛇师,心不怖蛇,彼虽梦蛇,而无怖畏。故黄帝曰:

道无鬼神,独往独来。

我之思虑日变,有使之者,非我也,命也。苟知惟命,外不见我,内不见心。

譬如两目,能见天地万物,暂时回光,一时不见。

目视雕琢者,明愈伤;耳闻交响者,聪愈伤;心思玄妙者,心愈伤。

勿以我心揆彼,当以彼心揆彼。知此说者,可以周事,可以行德,可以贯道,可以交人,可以忘我。

天下之理,小不制而至于大,大不制而至于不可制,故能制一情者,可以成德,能忘一情者,可以契道。

六七 七者,食也,食者,形也。

世之人以我思异彼思、彼思异我思分人我者,殊不知梦中人亦我思异彼思、彼思异我思,孰为我,孰为人? 世之人以我痛异彼痛分人我者,殊不知梦中人亦我痛异彼痛、彼痛异我痛,孰为我,孰为人? 爪发不痛,手足不思,亦我也,岂可以思痛异之。世之人以独见者为梦,同见者为觉。殊不知精之所结,亦有一人独见于昼者;神之所合,亦有两人同梦于夜者。二者皆我精神,孰为梦,孰为觉? 世之人以暂见为梦,久见为觉。殊不知暂之所见者,阴阳之气;久之所见者,亦阴阳之气。二者皆我阴阳,孰为梦,孰为觉?

好仁者多梦松柏桃李,好义者多梦刀兵金铁,好礼者多梦簠簋笾豆,好智者多梦江湖川泽,好信者多梦山岳原野。役于五行,未有不然者。然梦中或闻某事,或思某事,梦亦随变,五行不可拘。圣人御物以心,摄心以性,则心同造化,五行亦不可拘。汝见蛇首人身者,牛臂鱼鳞者,鬼形禽翼者,汝勿怪,此怪不及梦,梦怪不及觉。有耳有目,有手有臂,怪尤矣。大言不能言,大智不能思。有人问于我曰:尔族何氏何名何字,何衣何食,何友何仆,何琴何书,何古何今? 我时默然不对一字。或人叩之不已,我不得已应之曰:尚自不见我,将何为我所。

形可分可合,可延可隐。一夫一妇,可生二子,形可分;一夫一妇,二人成一子,形可合。食巨胜则寿,形可延;夜无月火,人不见我,形可隐。以一气生万物,犹弃发可换,所以分形;以一气合万物,犹破唇可补,所以合形。以神存气,以气存形,所以延形,合形于神,合神于无,所以隐形。汝欲知之乎,汝欲为之乎。

无有一物不可见,则无一物非吾之见;无有一物不可闻,则无一物非吾之闻。五物可以养形,无一物非吾之形;五味可以养气,无一物非吾之气。是故吾之形气,天地万物。

耕夫习牛则犷,猎夫习虎则勇,渔夫习水则沉,战夫习马则健,万物可为我;我之一身,内变蛲蛔,外蒸虱蚤,瘢则龟鱼,瘦则鼠蚁,我可为万物。

我之为我,如灰中金而不若矿砂之金。破矿得金,淘沙得金,扬灰终身无得金也。

一蜂至微,亦能游观乎天地;一虾至微,亦能放肆乎大海。

土偶之成也,有贵有贱,有士有女,其质土,其坏土。人哉。

目自观,目无色;耳自听,耳无声;舌自尝,舌无味;心自揆,心无物。众人逐于外,贤人执于内,圣人皆伪之。

我身五行之气,而五行之气,其性一物,借如一所,可以取水,可以取火,可以生木,可以凝金,可以变土,其性含摄,元无差殊。故羽虫盛者,毛虫不育;毛虫盛者,鳞虫不育。知五行互用者,可以忘我。

枯龟无我,能见大知;磁石无我,能见大力;钟鼓无我,能见大音;舟车无我,能见远行。故我一身,虽有智有力,有行有音,未尝有我。

蝛射影能毙我,知夫无知者亦我,则普天之下,我无不在。

心忆者犹忘饥,心忿者犹忘寒,心养者犹忘病,心激者犹忘痛。苟吸气以养其和,孰能饥之?存神以滋其暖,孰能寒之?养五脏以五行,则无伤也,孰能病之?归五脏于五行,则无知也,孰能痛之?

人无以无知无为者为无我,虽有知有为,不害其为无我。譬如火也,躁动不停,未尝有我。

七釜 釜者，化也。

道本至无，以事归道者，得之一息；事本至有，以道运事者，周之百为。得道之尊者，可以辅世；得道之独者，可以立我。知道非时之所能拘者，能以一日为百年，能以百年为一日；知道非方之所能碍者，能以一里为百里，能以百里为一里。知道无气能运有气者，可以召风雨；知道无形能变有形者，可以易禽兽。得道之清者，物莫能累，身轻矣，可以骑凤鹤；得道之浑者，物莫能溺，身冥矣，可以席蛟鲸。有即无，无即有，知此道者可以制鬼神；实即虚，虚即实，知此道者，可以入金石；上即下，下即上，知此道者，可以侍星辰；古即今，今即古，知此道者，可以卜龟筮；人即我，我即人，知此道者，可以窥他人之肺肝；物即我，我即物，知此道者，可以成腹中之龙虎。知象由心变，以此观心，可以成女婴；知气由心生，以此吸神，可以成炉冶；以此胜物，虎豹可伏；以此同物，水火可入。惟有道之士能为之，亦能能之而不为之。

人之力，有可以夺天地造化者，如冬起雷，夏造冰，死尸能行，枯木能花，豆中摄鬼，杯中钓鱼，画门可开，土鬼可语，皆纯气所为，故能化万物。今之情情不停，亦气所为，而气之为物，有合有散，我之所以行气者，本未尝合，亦未尝散。有合者生，有散者死，彼未尝合，未尝散者，无生无死。客有去来，邮亭自若。

有诵咒者，有事神者，有墨字者，有变指者，皆可以役神御气，变化万物。惟不诚之人，难于自信，而易于信物，故假此为之。苟知为诚，有不待彼而然者。

人一呼一吸，日行四十万里，化可谓速矣。惟圣人不存不变。

青鸾子千岁而千岁化，桃子五仕而心五化。圣人宾事去物，岂不欲建立于世哉。有形数者，惧化之不可知也。

万物变迁，虽互隐见，气一而已。惟圣人知一而不化。

爪之生,发之长,荣卫之行,无顷刻止。众人能见之于著,不见之于微,贤人见之于微,而不能任化。圣人任化,所以不化。

室中有常见闻矣,既而之门、之邻、之里、之党,既而之郊、之山、之川,见闻各异,好恶随之,和竞从之,得失成之。是以圣人动止有戒。譬如大海,能变化亿万蛟鱼,水一而已。我之与物,翁然蔚然,在大化中,性一而已。知夫性一者,无人无我,无死无生。

天下之理,是或化为非,非或化为是;恩或化为雠,雠或化为恩。是以圣人居常虑变。

人之少也,当佩乎父兄之教;人之壮也,当达乎朋友之箴;人之老也,当警乎少壮之说。万化虽移,不能厄我。

天下之理,轻者易化,重者难化。譬如风云,须臾变灭;金玉之性,历久不渝。人之轻明者,能与造化俱化而不留,殆有未尝化者存。

二幼相好,及其壮也,相遇则不相识;二壮相好,及其老也,相遇则不相识。如雀蛤鹰鸠之化,无昔无今。

八筹 筹者,物也。

古之善揲蓍灼龟者,能于今中示古,古中示今;高中示下,下中示高;小中示大,大中示小;一中示多,多中示一;人中示物,物中示人;我中示彼,彼中示我。是道也,其来无今,其往无古;其高无盖,其低无载;其大无外,其小无内;其本无一,其末无多;其外无物,其内无人;其近无我,其远无彼。不可析,不可合,不可喻,不可思,惟其浑沦,所以惟道。

水潜,故蕴为五精;火飞,故达为五臭;木茂,故花为五色;金坚,故实为五声;土和,故滋为五味。其常五,其变不可计;其物五,其杂不可计。然则万物在天地间,不可执谓之万,不可执谓之五,不可执谓之一,不可执谓之非万,不可执谓之非五,不可执谓之非一。或合之,或离之。以此必形,以此必数,以此必气,徒自劳尔。物不知我,我不知物。

即吾心中可作万物，盖心有所之，则爱从之。爱从之，则精从之，盖心有所结，先凝为水，心慕物涎出，心悲物泪出，心愧物汗出。无暂而不久，无久而不变。水生木，木生火，火生土，土生金，金生水，相攻相克，不可胜数。婴儿药女，金楼绛宫，青蛟白虎，宝鼎红炉，皆此物，有非此物存者。

鸟兽俄呦呦，俄旬旬，俄逃逃，草木俄苗苗，俄亭亭，俄萧萧。天地不能留，圣人不能系，有运者存焉尔。有之在彼，无之在此，鼓不桴则不鸣；偶之在彼，奇之在此，桴不手则不击。

均一物也，众人惑其名，见物不见道；贤人析其理，见道不见物；圣人合其天，不见道，不见物，一道皆道。不执之即道，执之即物。

知物之伪者，不必去物。譬如见土牛木马，虽情存牛马之名，而心忘牛马之实。

九药 药者，杂治也。

勿轻小事，小隙沉舟；勿轻小物，小虫毒身；勿轻小人，小人贼国。能周小事，然后能成大事；能积小物，然后能成大物；能善小人，然后能契大人。天既无可必者人，人又无能必者事，惟去事离人，则我在我，惟可即可，未有当繁简可，当戒忍可，当勤堕可。

智之极者，知智果不足以周物，故愚；辩之极者，知辩果不足以喻物，故讷；勇之极者，知勇果不足以胜物，故怯。

天地万物，无有一物是吾之物。物非我物，不得不应；我非我我，不得不养。虽应物，未尝有物；虽养我，未尝有我。勿曰外物然后外我，勿曰外我然后外心，道一而已，不可序进。

谛毫末者，不见天地之大；审小音者，不闻雷霆之声。见大者亦不见小，见迩者亦不见远，闻大者亦不闻小，闻迩者亦不闻远。圣人无所见，故能无不见；无所闻，故能无不闻。

目之所见，不知其几何，或爱金，或爱玉，是执一色为目也；耳之所闻，不知其几何，或爱钟，或爱鼓，是执一身为耳也。惟圣人不慕之，不拒之，不处之。

善今者可以行古，善末者可以立本。

狡胜贼，能捕贼；勇胜虎，能捕虎；能克己，乃能成己；能胜物，乃能利物；能忘道，乃能有道。

函坚则物必毁之，刚斯折矣；刀利则物必摧之，锐斯挫矣。威凤以难见为神，是以圣人以深为根；走麝以遗香不捕，是以圣人以约为纪。

瓶有二窍，水实之，则倒泻，闭一，则水不下，盖不升则不降；井虽千仞，汲之水上，盖不降则不升。是以圣人不先物。

人之有失，虽已受害于已失之后，久之，窃议于未失之前。惟其不恃己聪明，而兼人之聪明，自然无我，而兼天下之我。终身行之，可以不失。

古今之俗不同，东西南北之俗又不同，至于一家一身之善又不同，吾岂执一豫格后世哉。惟随时同俗，先机后事，捐忿塞欲，简物恕人，权其轻重而为之，自然合神不测，契道无方。

有道交者，有德交者，有事交者。道交者，父子也，出于是非贤愚之外，故久；德交者，则有是非贤愚矣，故或合或离；事交者，合则离。

勿以拙陋曰道之质，当乐敏捷；勿以愚暗曰道之晦，当乐轻明；勿以傲易曰道之高，当乐和同；勿以汗漫曰道之广，当乐要急；勿以幽忧曰道之寂，当乐悦豫。古人之言，学之多弊，不可不救。

不可非世是己，不可卑人尊己，不可轻忽道己，不可讪谤德己，不可鄙猥才己。

困天下之智者，不在智而在愚；穷天下之辩者，不在辩而在讷；伏天下之勇者，不在勇而在怯。

天不能春莲冬菊，是以圣人不违时；地不能洛橘汶貉，是以圣人不违俗。圣人不能使手步足握，是以圣人不违我所长；圣人不能使鱼飞禽驰，是以圣人不违人所长。夫如是者，可动可止，可晦可明，惟不可拘，所以为道。少言者不为人所忌，少行者不为人所短，少智者不为人所劳，少能者不为人所役。

操之以诚，行之以简，待之以恕，应之以默，吾道不穷。

谋之于事，断之以理，作之于人，成之于天，事师于今，理师于古，事同于人，道独于己。

金玉难捐，土石易舍。学道之士，遇微言妙行，慎勿执之，是可为而不可执。若执之者，腹心之疾，无药可疗。

人不明于急务，而从事于多务、它务、奇务者，穷困灾厄及之。殊不知道无不在，不可舍此就彼。

天下之理，舍亲就疏，舍本就末，舍贤就愚，舍近就远，可暂而已，久则害生。

昔之论道者，或曰凝寂，或曰邃深，或曰澄彻，或曰空同，或曰晦暝，慎勿遇此而生怖退。天下至理，竟非言意，苟知非言非意，在彼微言妙意之上，乃契吾说。

圣人大言金玉，小言桔梗芣苢，用之当，桔梗芣苢生之，不当，金玉毙之。

言某事者，甲言利，乙言害，丙言或利或害，丁言俱利俱害，必居一于此矣，喻道者不言。

事有在事言有理，道无在道言无理，知言无理，则言言皆道，不知言无理，虽执至言，为梗为医疑当作瞖。

不信愚人易，不信贤人难；不信贤人易，不信圣人难；不信一圣人易，不信千圣人难。夫不信千圣人者，外不见人，内不见我，上不见道，下不见事。

圣人言蒙蒙，所以使人聋；圣人言冥冥，所以使人盲；圣人言沉沉，所以使人暗。惟聋则不闻声，惟盲则不见色，惟暗则不音言。不闻声者，不闻道、不闻事、不闻我；不见色者，不见道、不见事、不见我；不音言者，不言道、不言事、不言我。

人徒知伪得之中有真失，殊不知真得之中有真失；徒知伪是之中有真非,殊不知真是之中有真非。

言道者如言梦,夫言梦者曰:如此金玉,如此器皿,如此禽兽。言者能言之,不能取而与之;听者能闻之,不能受而得之。惟善听者不泥不辩。

圆尔道,方尔德,平尔行,锐尔事。

底本出处:《正统道藏》洞神部本文类。

仙家真经

太上黄庭内景玉经

上清章第一

上清紫霞虚皇前，太上大道玉晨君，闲居蕊珠作七言，散化五形变万神。是为黄庭作内篇，琴心三叠舞胎仙，九气映明出霄间，神盖童子生紫烟。是曰玉书可精研，咏之万过升三天，千灾以消百病痊，不惮虎狼之凶残，亦以却老年永延。

上有章第二

上有魂灵下关元，左为少阳右太阴，后有密户前生门。出日入月呼吸存，元炁所合列宿分，紫烟上下三素云，灌溉五华植灵根，七液洞流冲庐间。回紫抱黄入丹田，幽室内明照阳门。

口为章第三

口为玉池太和宫，漱咽灵液灾不干，体生光华气香兰，却灭百邪玉炼颜。审能修之登广寒，昼夜不寐乃成真，雷鸣电激神泯泯。

黄庭章第四

黄庭内人服锦衣，紫华飞裙云气罗，丹青绿条翠灵柯，七蕤玉籥闭两扉,重扇金关密枢机,玄泉幽阙高崔嵬,三田之中精气微,娇女窈窕翳霄晖,重堂焕焕明八威,天庭地关列斧斤,灵台盘固永不衰。

中池章第五

中池内神服赤珠,丹锦云袍带虎符,横津三寸灵所居,隐芝翳郁自相扶。

天中章第六

天中之岳精谨修,云宅既清玉帝游,通利道路无终休,眉号华盖覆明珠,九幽日月洞虚元,宅中有真常衣丹。审能见之无疾患,赤珠灵裙华茜粲,舌下玄膺生死岸,出青入玄二炁焕,子若遇之升天汉。

至道章第七

至道不烦诀存真,泥丸百节皆有神。发神苍华字太元,脑神精根字泥丸,眼神明上字英玄,鼻神玉垄字灵坚,耳神空闲字幽田,舌神通命字正伦,齿神崿锋字罗千。一面之神宗泥丸,泥丸九真皆有房,方圆一寸处此中,同服紫衣飞罗裳,但思一部寿无穷,非各别住居脑中,列位次坐向外方,所存在心自相当。

心神章第八

心神丹元字守灵,肺神皓华字虚成,肝神龙烟字含明,翳郁导烟主浊清,肾神玄冥字育婴,脾神常在字魂停,胆神龙曜字威明。六腑五脏神体精,皆在心内运天经,昼夜存之自长生。

肺部章第九

肺部之宫似华盖，下有童子坐玉阙，七元之子主调气，外应中岳鼻齐位，素锦衣裳黄云带。喘息呼吸体不快，急存白元和六气，神仙久视无灾害，用之不已形不滞。

心部章第十

心部之宫莲含华，下有童子丹元家，主适寒热荣卫和。丹锦飞裳披玉罗，金铃朱带坐婆裟。调血理命身不枯，外应口舌吐玉华，临绝呼之亦登苏，久久行之飞太霞。

肝部章第十一

肝部之宫翠重里，下有青童神公子，主诸关镜聪明始，青锦披裳佩玉铃。和制魂魄津液平，外应眼目日月精，百痾所钟存无英，同用七日自充盈，垂绝念神死复生，摄魂还魄永无倾。

肾部章第十二

肾部之宫玄阙圆，中有童子冥上玄，主诸六腑九液源，外应两耳百液津，苍锦云衣舞龙幡，上致的霞日月烟，百病千灾急当存，两部水王对生门，使人长生升九天。

脾部章第十三

脾部之宫属戊己，中有明童黄裳里，消谷散气摄牙齿，是为太仓两明童，坐在金台城九重，方圆一寸命门中，主调百谷五味香，辟却虚羸无病伤，外应尺宅气色芳，光华所生以表明，黄锦玉衣带虎章，注念三老子轻翔，长生高仙远死殃。

胆部章第十四

胆部之宫六腑精，中有童子曜威明，雷电八振扬玉旌，龙旗横天掷火铃，主诸气力摄虎兵，外应眼童鼻柱间，脑发相扶亦俱鲜，九色锦衣绿华裙，佩金带玉龙虎文，能存威明乘庆云，役使万神朝三元。

脾长章第十五

脾长一尺掩太仓，中部老君冶明堂，厥字灵元名混康，治人百病消谷粮，黄衣紫带龙虎章，长精益命赖君王，三呼我名神自通，三老同坐各有朋，或精或胎别执方，桃核合延生华芒，男女徊九有桃康，道父道母对相望，师父师母丹玄乡，可用存思登虚空，殊途一会归要终，闭塞三关握固停，含漱金醴吞玉英，遂至不饥三虫亡，心意常和致欣昌，五岳之云气彭亨，保灌玉庐以自偿，五形完坚无灾殃。

上睹章第十六

上睹三元如连珠，落落明景照九隅，五灵夜烛焕八区，子存内皇与我游，身披风衣衔虎符，一至不久升虚无，方寸之中念深藏，不方不圆闭牖窗，三神还精老方壮，魂魄内守不争竞，神生腹中衔玉珰，灵注幽阙那得丧，琳条万寻可荫仗，三魂自宁帝书命。

灵台章第十七

灵台郁蔼望黄野，三寸异室有上下，间阙营卫高玄受，洞房紫极灵门户，是昔太上告我者，左神公子发神语，右有白元并立处，明堂金匮玉房间，上清其人当吾前，黄裳子丹气频烦，借问何在两眉端，内侠日月列宿陈，七曜九元冠生门。

三关章第十八

三关之中精气深，九微之内幽且阴，口为天关精神机，足为地关生命扉，手为人关把盛衰。

若得章第十九

若得三宫存玄丹，太一流珠安昆仑，重重楼阁十二环，自高自下皆真人，玉堂绛宇尽玄宫，璇玑玉衡色阑玕，瞻望童子坐盘亘，问谁家子在我身，此人可去入泥丸，千千百百自相连，一一十十似重山，云仪玉华侠耳门，赤帝黄老与我魂，三真扶骨共房津，五斗焕明是七元，日月飞行六合间，帝乡天中地户端，面部魂神皆相存。

呼吸章第二十

呼吸元气以求仙，仙公公子似在前，朱鸟吐缩白石源，结精育胞化生身，留胎止精可长生，三气右徊九道明，正一含华乃充盈，遥望一心如罗星，金室之下可不倾，延我白首反孩婴。

琼室章第二十一

琼室之中八素集，泥丸夫人当中立，长谷玄乡绕郊邑，六龙散飞难分别，长生至慎房中急，何为死作令神泣，忽之祸乡三灵殁，但当吸气录子精，寸田尺宅可治生，若当决海百渎饮，叶去树枯失青青，气亡液漏非己形，专闭御景乃长宁，保我泥丸三奇灵，恬淡闲视内自明，物物不干泰而平,惹矣匪事老复丁,思咏玉书入上清。

常念章第二十二

常念三房相通达,洞得视见无内外,存漱五芽不饥渴,神华执巾六丁谒,急守精室勿妄泄,闭而宝之可长活,起自形中初不阔,三官近在易隐括,虚无寂寂空中素,使形如是不当污,九室正虚神明舍,存思百念视节度,六腑修治勿令故,行自翱翔入云路。

治生章第二十三

治生之道了不烦,但修洞玄与玉篇,兼行形中八景神,二十四真出自然,高拱无为魂魄安,清静神见与我言,安在紫房帷幕间,立坐室外三五玄,烧香接手玉华前,共入太室璇玑门,高研恬淡道之园,内视密盼尽见真,真人在己莫问邻,何处远索求因缘。

隐影章第二十四

隐景藏形与世殊,含气养精口如朱,带执性命守虚无,名入上清死录除,三神之乐由隐居,倏欻游遨无遗忧,羽服一整八风驱,控驾三素乘晨霞,金辇正位从玉舆,何不登山诵我书,郁郁窈窈真人墟,入山何难故踌躇。人间纷纷臭如帑。

五行章第二十五

五行相推反归一,三五合气九九节,可用隐地回八术,伏牛幽阙罗品列,三明出于生死际,洞房灵象斗日月,父曰泥丸母雌一,三光焕照入子室,能存玄真万事毕,一身精神不可失。

高奔章第二十六

高奔日月吾上道，郁仪结璘善相保，乃见玉清虚无老，可以回颜填血脑，口衔灵芒携五星，腰带虎箓佩金珰，驾欻接生宴东蒙。

玄元章第二十七

玄元上一魂魄炼，一之为物叵卒见，须得至真乃顾眄，至忌死气诸秽贱，六神合集虚中宴，结珠固精养神根，玉匙金籥常完坚，闭口屈舌食胎津，使我遂炼获飞仙。

仙人章第二十八

仙人道士非有神，积精累气以为真，黄童妙音难可闻，玉书绛简赤丹文。字曰真人巾金巾，负甲持符开七门，火兵符图备灵关，前昂后卑高下陈，执剑百丈舞锦蟠，十绝盘空扇纷纭，火铃冠霄坠落烟，安在黄阙两眉间，此非枝叶实是根。

紫清章第二十九

紫清上皇大道君，太玄太和侠侍端，化生万物使我仙，飞升十天驾玉轮，昼夜七日思勿眠，子能修之可长存，积功成炼非自然，是由精诚亦守一，内守坚固真之真，虚中恬淡自致神。

百谷章第三十

百谷之实土地精，五味外美邪魔腥，臭乱神明胎气零，那从反老得还婴，三魂忽忽魄糜倾，何不食气太和精，故能不死入黄宁。

心典章第三十一

心典一体五脏王,动静念之道德行,清洁善气自明光,坐起吾俱共栋梁,昼日曜景暮闭藏,通达华精调阴阳。

经历章第三十二

经历六合隐卯西,两肾之神主延寿,转降适斗藏初九,知雄守雌可无老,知白见黑见坐守。

肝气章第三十三

肝气郁勃清且长,罗列六腑生三光,心精意专内不倾,上合三焦下玉浆,玄液云行去臭香,治荡发齿炼五方,取津玄膺入明堂,下溉喉咙神明通,坐待华盖游贵京,飘飘三清席清凉,五色云气纷青葱,闭目内眄自相望,使心诸神还自崇,七玄英华开命门,通利天道存玄根,百二十年犹可还,过此守道诚甚难,唯待九转八琼丹,要复精思存七元,日月之华救老残,肝气周流终无端。

肺之章第三十四

肺之为气三焦起,视听幽冥候童子,调理五华精发齿,三十六咽玉池里,开通百脉血液始,颜色生光金玉泽,齿坚发黑不知白,存此真神勿落落,当忆此宫有座席,众神合会转相索。

隐藏章第三十五

隐藏羽盖看天舍,朝拜太阳乐相呼,明神八威正辟邪,脾神还归是胃家，耽养灵根不复枯，闭塞命门保玉都，万神方胙寿有余，是谓脾建在中宫，五脏六腑神明主，上合天门入明堂，守雌存雄顶三光，外方内圆神在中，通利血脉五脏丰，骨青筋赤髓如霜，脾救七窍去不祥，日月列布设阴阳，两神相会化玉英，淡然无味天人粮，子丹进馔肴正黄，乃曰琅膏及玉霜，太上隐环八素琼，溉益八液肾受精，伏于太阴见我形，扬风三玄出始青，恍惚之间至清灵，坐于飚台见赤生，逸域熙真养华荣，内眄沉默炼五形，三气徘徊得神明，隐龙遁芝云琅英，可以充饥使万灵，上盖玄玄下虎章。

沐浴章第三十六

沐浴盛洁素肥薰，入室东向诵玉篇，约得万遍义自鲜，散发无欲以长存，五未皆至正气还，夷心寂闷匆烦冤，过数已华体神精，黄华玉女告子情，真人既至使六丁，即授隐芝大洞经，十读四拜朝太上，先谒太帝后北向，黄庭内经玉书畅，授者曰师受者盟，云锦凤罗金钮缠，以代割发肌肤全，携手登山歃液丹，金书玉景乃可宣，传得可授告三官，勿令七祖受冥患，太上微言致神仙，不死之道此真文。

底本出处：《正统道藏》洞玄部本文类。

太上黄庭外景玉经

上部经第一

太上闲居作七言，解说身形及诸神，
上有黄庭下关元，后有幽阙前命门，
呼吸庐间入丹田，玉池清水灌灵根，
审能修之可长存，黄庭中人衣朱衣，
关门壮籥合两扉，幽阙侠之高巍巍，
丹田之中精气微，玉池清水上生肥，
灵根坚固老不衰，中池有士衣赤衣，
田下三寸神所居，中外相距重闭之，
神庐之中当修理，玄膺气管受精符，
急固子精以自持，宅中有士常衣绛，
子能见之可不病，横立长尺约其上，
子能守之可无恙，呼吸庐间以自偿，
保守完坚身受庆，方寸之中谨盖藏，
精神还归老复壮，侠以幽厥流下竟，
养子玉树令可壮，至道不烦无旁午，
灵台通天临中野，方寸之中至关下，
玉房之中神门户，皆是公子教我者，
明堂四达法海源，真人子丹当吾前，
三关之中精气深，子欲不死修昆仑，
绛宫重楼十二级，琼室之中五凭集，
赤城之子中池立，下有长城玄谷色，

长生要妙房中急，弃捐淫欲专守精，
寸田尺宅可理生，系子长留心安宁，
观志游神三奇灵，闲暇无事心太平，
常存玉房神明达，时念太仓不饥渴，
役使六丁神女谒，闭子精路可长活，
正室之中神所居，洗身自理无敢污，
历观五脏视节度，六腑修治洁如素，
虚无自然道之故，物有自然事不烦，
垂拱无为身体安，虚无之居在帏间，
寂寞旷然口不言，恬淡无欲游德园，
清净香洁玉女存，修德明达道之门。

中部经 第二

作道优游深独居，扶养性命守虚无，
恬淡无为向思虑，羽翼已成正扶疏，
长生久视乃飞去，五行参差同根节，
三五合炁要本一，谁与共之斗日月，
抱玉怀珠和子室，子能知之万事毕，
子自有之持勿失，即得不死入金室，
出日入月是吾道，天七地二回相守，
升降进退合乃久，玉石珞珞是吾宝，
子自有之何不守，心晓根基养华采，
服天顺地合藏精，九原之山何亭亭，
中有真人可使今，内阳三神可长生，
七日之五回相合，昆仑之山不迷误，
敝以紫宫丹城楼，侠以日月如连珠，
万岁昭昭非有期，外本三阳神自来，
内养三阴可长生，魂欲上天魄入泉，

还魂返魄道自然。

下部经_{第三}

璇玑悬珠环无端，玉牝金籥常完坚，
载地悬天周乾坤，象以四时赤如丹，
前仰后卑各异门，送以还丹与玄泉，
象龟引气至灵根，中有真人巾金巾，
负甲持符开七门，此非枝叶实是根，
昼夜思之可长存。仙人道士非有神，
积精所致为专年，人皆食谷与五味，
独食太和阴阳炁，故能不死天相既，
试说五脏各有方，心为国主五脏主，
意中动静炁得行，道自持我神明光，
昼日昭昭夜自守，渴自饮浆饥得饱，
经历六腑藏卯酉，转阳之阴藏于九，
常能行之不知老。肝之为炁修而长，
罗列五脏生三光，上合三焦道饮浆，
精候天地长生道，我神魂魄在中央，
精液流泉去鼻香，立于玄膺含明堂，
通我华精调阴阳，伏于玄门候天道，
近在我身还自守，清净无为神留止，
精炁上下关分理，七孔已通不知老，
还坐天门候阴阳，下于喉咙通神明，
过华盖下清且凉，入清虚困见吾形，
期成还丹可长生，还过华池动肾精，
望于明堂临丹田，使将诸神开命门，
通利天道藏灵根，阴阳列布如流星，

肝炁似环终无端。肺之为炁三焦起，
伏于天门候故道，清液醴泉通六腑，
随鼻上下开二耳，窥视天地存童子，
调和精华理发齿，颜色光泽老不白，
下于喉咙何落落，诸神皆会相求索，
下入绛宫紫华色，隐藏华盖通神庐，
专守心神传相呼，观我诸神辟除邪，
脾神还归依大家，藏养灵根不复枯，
至于胃管通虚无，闭塞命门似玉都，
寿传万岁将有余。脾中之神游中宫，
朝理五神合三光，上合天炁合明堂，
通行六腑调五行，金木水火土为王，
通行血脉汗为浆，二神相得下玉英，
上禀元炁年益长，循护七窍去不祥，
日月列布张阴阳，伏于太阴成其形，
五脏之主肾为精，出入二炁入黄庭，
呼吸虚无见吾形，强我筋骨血脉成，
恍惚不见过清灵，坐于庐下观小童，
旦夕存在神明光，出于无门入无户，
恬淡无欲养华根，服食玄炁可遂生，
还返七门饮太渊，通我喉咙过清灵，
问于仙道与奇功，服食灵芝与玉英，
头戴白素足丹田，沐浴华池灌灵根，
三府相得开命门，五味皆至善炁还，
大道荡荡心勿烦，被发行之可长存，
吾言毕矣勿妄传。

底本出处：《正统道藏》洞玄部本文类。

登真隐诀

卷　上

华阳隐居陶弘景撰

玄洲上卿苏君传诀

传中有守一，曲碎洞穿，经中有飞步经，略断绝。皆学者之所难，故各加详注，以驱疑蔽也。

真　符

太极帝君真符，四符章皆云太极帝君者，是太极之天帝，金阙圣君初学道所受三一之师矣。上元六符，中元五符，下元五符，上中下元者，谓身中三元之宫，其符字各有所生也。涓子剖鲤鱼所获，是太上召三一守形也。以符召一，令一守身，犹如紫文告三魂也。立春、春分、立夏、夏至、立秋、秋分、立冬、冬至，始日也。各以此八节日为始。朱书，平旦向王，日吞一符。毕，再拜，祝愿随意。初以立春日平旦，向寅朱书白纸，从上元第一始，左手执而祝，祝毕服，服毕再拜，亦可仍并画十六符，剪置，旦旦取服，服上元符存入上宫，上一执取之，中元存中，下元存下，皆如之。凡书服符时，先烧香于左也，按诸经服符多有祝辞，而此云随意者，是不必须也，亦可作四言音韵，取召见之旨而祝之，已别有立成。佩头上，盛以锦囊，勿履洿，五年与真一相见。佩符亦以初守，立春之日平旦，画符竟，未服，仍更朱书三元符白素上，剪为三片，俱执而祝，祝毕，即各卷并内紫锦囊中，佩头上，毕，乃服一纸符。此止立春一节书佩，便可至相见，余节不须复作，唯更起书服者耳。吞符以八节日始，十六日止，后节复服如初。并各以节日旦服，一为始，令符有十六枚，故服尽则止。一节相去四十五日，一气相去十五日，则从节服符，正气日毕。六月既存中斗，不容独不服符。此止举八节者，犹如后云四节共一祝事耳。谓亦必宜服符，所以令与夏至、立秋相避也。

宝　章

太极帝君宝章，东海青童君授涓子，以封掌名山也。此亦剖鲤鱼所得，而不言者，前符已说也。以朱书素，佩之左肘，勿经汻，佩之八年，而三一俱见矣。当以向画服佩三元符竟，仍北向，更书白素，如金质之长广，左手执，亦随意立祝，祝毕卷内紫锦囊中，佩之左肘，佩亦至相见也。若立春在故年十二月者，仍以其日书佩，至正月朔乃更服之。佩此章符，并不得以履秽，今便曲举动，或致忘误，可以守一时佩之，事竟，脱著寝床器物中也。此云八年三一俱见者，则前符云五年与真一相见，是不尽皆见也。凡言与一相见者，非但见己身之三一也，谓太微中三一帝皇之君亦下见之，授子经者，亦是也。故先须守此积勤，然后能感彼之一耳。正月朔旦，青书一符，此亦宝章也。既服之，便呼为符，刻金佩带乃成章耳。章犹印章之章，章尺度有制，不可使亏，符如诏敕，大小可得无限，今小令促，减于章也。每岁朔旦皆服之，须见一乃止，当用好空青、曾青，宜在细研，以水渍去铜气，乃以胶和，薄书白纸上，勿令浓厚，亦可用黛青也。北向再拜，吞之，北向书竟，左手执祝，讫，再拜乃吞之，亦存入上宫，凡服符以昭告身神者，并须拜，若告外神乃不拜，例皆如此。三一相见之后，以金为质，长九寸，广四寸，厚三分而书之。金应用黄金，质谓所刻之本主也。如此法乃用十数斤金，非道士所办。亦可用白金，白金即银也，此直呼为金，故可得两用耳。刻缕文字如印法，皆左书也，尺寸并用古尺度，以封掌山川之邪神，掌五岳之真精也。临时节度之序，三元真一君自将教之。封掌之事，是欲有役使，其法制未宣，须三一相见，乃可得而受教耳。事出

《太上素灵经》上也。此真经未行于世，是守一之宗本矣。

九　宫

凡头有九宫，请先说之。方施修用，故先列其区域。两眉间上却入三分为守寸双田，对鼻直上，下际眉上辟方一寸。却者，却向后也，以入骨为际，骨内三分以前皆守寸之域，台阙并在其中，明堂止余七分耳。既共立一寸之中，而两边并列，故名之为守寸双田也。左有青房，右有紫户，凡二神居之。却入一寸为明堂宫，左有明童真君，右有明女真君，中有明镜神君，凡三神居之。却入二寸为洞房宫，头中虽通为洞房，而此是洞房之正也，左有无英君，右有白元君，中有黄老君，凡三神居之。按自此以后，并云却入一寸、二寸、三寸者，明知犹继眉为本，非从三分后更一寸也。人或谓入三分始得守寸，入一寸始得明堂者，岂其然乎。今引例为据。按五辰法云：镇星在黄室长谷，黄室长谷在人中中央直入二分，星如缀悬于上。此则室小而星大，故余出缀于皮上，若入二分方得黄室者，星何得出外耶。又云直入一寸，仍辟方一寸，亦足以助明矣。且今经亦言明堂上一寸为天庭宫，岂应空一寸之上方为天庭耶。明堂上二寸即是帝乡玄宫，辰星之所在耳，此皆可以为明证矣。若有能见真宫者，当知斯言之不虚也。却入三寸为丹田宫，亦名泥丸宫，左有上元赤子帝君，右有帝卿，凡二神居之。却入四寸为流珠宫，有流珠真神居之。却入五寸为玉帝宫，有玉清神母居之。明堂上一寸为天庭宫，此又于明堂上，于外却入一寸之中也，非必一寸正当明堂一寸矣。以人额既岸，故差出三分度后洞房上，其宫前出入之门户，犹下守寸之中间也，其有上清真女居之也。洞房上一寸为极真宫，上却入二寸也，其有太极帝妃居之。丹田上一寸为玄丹宫，上却入三寸也，一名玄丹脑精泥丸玄宫，有中黄太一真君居之。流珠宫上一寸为太皇宫，上却入四寸也，其有太上君后居之。凡一头中九宫也。此后八宫并各方一寸，唯明堂与守寸共方一寸，守寸非他宫，犹明堂之外台阙耳。明堂之内上下两边犹各一寸，但南北为浅，正七分也。此九宫虽俱处一头，而高下殊品，按第一为玉帝宫，次太皇宫，次天庭宫，次极真宫，次玄丹宫，次洞房宫，次流珠宫，次丹田宫，次明堂宫，此其优劣之差也。其明堂、洞房、丹田、流珠四宫之经，皆神仙为真人之道，道传于世。按今明堂止有存想经，略无祝说之法，疑为未备。洞房即是今洞房先进内经者，止有所诵一文而已，都无存用之事，其道已行于世，未见真本。丹田经即此守三元真一之道也。根源乃出素灵，而其事已备于此，无复所阙。其流珠经，云太极公卿司命之所行，中君、小君亦得受之，虽云传世，而世未尝见。故中君曰：良勤不休，吾当与之流珠真，此亦中真之上道也，此语似因以语演客，不知遂受不耳。

其玄丹宫经，亦真官司命君之要言，四宫之领宗矣。此一经须太极帝君告，乃与之也，亦时出授耳。玄丹经即三一后者是也，其本亦出素灵。按此道高妙，而与三元同卷者，是苏君最末所行以得真卿，故紫阳撰出其事，而载传后耳，本非共一经也。其盟脆既不同科，受传之时，自可不必与三一俱受，而玄丹经云：旦夕守诸三一讫，乃未存之者，是玄丹家自可得先守一，守一之家不必知玄丹也。凡合五宫之道行乎世上，有真名者遭值之矣，自非骨相挺命，不闻此言也。世人有受此道者甚多，而修守之者无一，此身中之神不如他法，上真所宝秘，亦足为业，今此一道若行之则长生，不行则死矣，乃皆非骨挺之谓也。又有玉帝宫，玉清神母居之。又有天庭宫，上清真女居之。又有真极宫，太极帝妃居之。前谓极真，此云真极，二字上下，未详孰正，恐后或是误耳。又有太皇宫，太上君后居之。此四宫皆雌真一也，道高于雄真一也，并有宝经以传已成真人者，未得成真，非所闻也，其雌真之要，亦自不授之矣。前五宫其神皆男，故谓雄一，此四宫皆女，是为雌一。凡上清太微中之九宫，则有真君居之，故人头亦设此位以相应耳，所谓虚和可守雄，萧萧可守雌。萧萧者，单景独往之谓也。在世学虽未成真，胸怀滓滞，故不可修之也。五千文亦言知其雄，守其雌也。此四宫人皆有之，但不修此道者，宫中空空耳，夫不尽修于九宫者，宫亦空耳，非但雌家四宫而已。至于丹田宫中常有帝君，守寸常有大神，不复问，须守乃见在宫耳，修之者神仙，不修者以寿死矣。如此则凡俗庸猥之人，身中亦皆三一常具，但不能修守者，须其人寿毕便去，去即致死。若所得之法常能修存，则诸空宫之中亦随事受神，非但丹田中一帝君也。守一不殆，其寿限一过，便无复死期，以至于相见，相见则得道矣。雄雌一神，男女并可兼修之无在也，唯决精苦之至乃获益矣。此谓雌雄之一，男女皆可俱修，不分别其男女之异也。若男人守雌亦为雌形，女子守雄则犹雄状，但三卿是我身中精化所结，当各依本，别其男女耳。守一之理，先宜一二年中精思苦到，须得仿佛，便易为存想也。

守寸为始守一之法。寻经中序说，前后不相次类附，或始末分乖，或事用超涉，不可都依本宣而写之，今更诠贯次第，钞拔源领，其大字悉是本文所载，不加损益，但条综端绪，令以次依按耳。以立春之日夜半之时，正坐东向，经后云立夏南向，立秋西向，立冬北向，诀曰：此是守三元真一之法，俱用四立之夜，亥时后便可就行事，各向月建，四立则四孟，非正方也，五斗分至乃四仲耳。各平坐，闭气临目，握固两膝上，乃先存守寸如法。两眉间上，其里有黄阙紫户绛台青房，共构立守寸之中左右耳，此即前却入三分之域，台阙于三分之中，两边其广一寸，列于左右，各方三分，令中间开四分为道，内通明堂，上出通天庭前户也。守寸左面有绛台，台之形状如今城门边方楼，外及上下，皆以赤玉作之，楼上之中有窗户，帷帐并青色，而神居其内。右面有黄阙。阙形犹似台，亦正方外通，以黄玉作之，阙上之中有窗户，帷帐并紫色，而神居其内。其九宫真人出入，皆从黄阙、绛台中间为道，故以道之左右置台阙者，以司非常之气，伺迎真人之往来也。此是说耳，非存思事也。头中九宫真神出入之所由，外虽有上帝信命，不得即前，故二神常握铃守卫，犹如今城门之防也。方诸洞房云，紫户入者，谓斗星从其中间入洞房中，非止从黄阙、紫户之内偏入也，盖举其一名耳。九宫皆各有前户、后户以相通洞，上四宫，从天庭前出，仍下守寸台阙里面出于外，唯泥丸一宫有下门，以通喉中，与中下两宫相关也。紫户大神名平静，字法王，在右边者。青房大神名正心，字切方，在左边者。此二神皆居房户之内，故不以台阙为号。形并如婴孩，如婴儿始生之状，玉色，而坐常相向也。各服衣如其房户之色，右边紫，左边青，皆幔帛，非锦也。手执流金铃，各执一铃，两手共把之，流金铃即火铃也。无质而赤光。状如火焰之形。此二神身中亦有风云之气，焕赫守寸之境。暮卧及存思之时，若单存诸九宫之夕，初卧亦存祝如此，若值守诸九宫之夜，至临卧存时又先如此。先存二大神仿佛在见，闭气存思具如前形，既在其宫，便如睹见。仍三呼其名字，当心呼曰：紫户大神名平静字法王＝＝＝＝[1]，青房大神名正心字切方＝＝＝＝。如此乃通气而微祝曰：

紫户青房，有二大神，手把流铃，身生风云，侠卫真道，不听外前，使我思感，通达灵关，出入利贞，上登九门，即见九真，太上之尊。六韵。

祝毕，方乃存思三一洞房九道诸要道也。九道即九宫之道。诸单修明堂、洞房、玄丹者，皆先存祝如此。雌一之妙，亦依此法。夫头中九宫之位，有二神，则左神为上，乃次右。有三神者中为上，次左，次右。存修之始，必从下起，故守寸先紫户，洞房先白元，其明堂先左者，女例贵于男也。唯丹田帝卿是我身中之精化，非外来之品次，故末乃存之耳。若非上宫在身下者，则左为上，次中次右也。

明　堂

明堂中，存守寸毕，次存此。若不守一，单用此亦佳。若上守一，不行此亦无嫌，能兼之者益善耳。左有明童真君，讳玄阳，字少青；存为男形。右有明女真君，讳微阴，字少元；存为女形。中有明镜神君，讳照精，字四明。存亦男形。此三君共治明堂宫，并著锦衣绿色，腰带四玉铃，口衔赤玉镜，镜铃并赤色。上下同服绿色锦衣，腰带四赤玉铃，前后左右各一，口衔赤玉镜之鼻，镜面向外。铃镜虽有质而赤光照洞，声明焕彻，响映九宫。头如婴儿，形亦如之，对坐，俱向外面，或相向也。并如始生之形，金光玉色，白日三人俱向外，夜则左右俱向中央。此明堂之道也。若守一以次存明堂者，至此便各呼其位号三过。曰：明童真君讳玄阳字少青＝＝＝＝，明女真君讳微阴字少元＝＝＝＝，明镜神君讳照精字四明＝＝＝＝。又叩齿九通，止，乃次存洞房也。若非守一之时，止行于后诸事用者，亦先存如此，毕，乃各依后法耳。

若道士恐畏，凡云道士者，谓修道之士也，既山居独处，脱有邪魔来犯，

---

1 今之重文号。

及心中不宁，振惧之时，应为此法。存三神，使鸣玉铃，使声闻太极，存三神各以手摇铃，腰带四铃，觉耳闻其声，震动响彻天上太极宫也。存使吐玉镜赤光，令万丈，亦觉吐镜光于守寸出，照彻四方，圆绕各五十里，一百六十六步四尺，凡所住处，当先步四面周匝，至某山某村某界域，令得合此数后，存光之时，使僄然至此而止，则易也。每事皆须精旨如此，不但斯一法而已。存之俱毕，因三呼三君名字，叩齿九通，则千妖伏息，万鬼灭形也。存毕呼名位如前，以次云云也。此一条是制却邪精众妖之法。

若道士饮渴，此谓渴于饮也，亦或应是饥渴字。亦存三君并口吐赤气使灌己口，口因吸而咽之，须臾自饱也。此当存吐赤气于守寸中，郁郁然下入我口，口乃吸取吞咽无数，行吐行咽，以饱为度，此一条是止饥渴之法。

若道士夜行暗不见路，又存三君，继前诸事而言，故有文字耳。使口出三火光照前，须臾路自朗明也。此亦各吐一赤光，状如火明，从守寸出，列前远照淳彻，存注如似目见，明朗便行，行存行进，勿得休息。此一条是照暗之法。

若行凶处危难之中，有刀兵之地，既未能坐在立亡，及远窜无人之乡，世事多虞，忽有危急，则无以禳卫，故显此法，至于世人精向者，亦可行之，所以独无道士之目也。急存三君，使鸣玉铃，精而想之，存各奋四铃，振赤镜光，以掩击敌人及凶恶之处，觉令彼甲遇此光皆即顿仆也。敌人自然心骇意懾，不复生割心也。割谓割夺之割，亦可应作害字。此一条是辟却凶恶之法。

若道士欲求延年不死，疾病临困求救而生者，当正安寝，偃卧握固，闭气瞑目定心，先仿佛存日月在明堂中，日左月右，存三君如上法。存明堂三君，并向外长跪。夜存亦令向外也，此人形既卧，神亦随偃，而尚长跪状如立时。凡身中之神有卧，而存者于此为明，犹如守寸台阙，岂容回转，故自附形而侧矣，然要应作坐想也。口吐赤气使光贯我身令匝，各吐赤镜光气，从守寸中出，渐渐绕身。我口傍咽赤气，唯多无数，当闭目微咽之也，随吸取所贯之赤气而咽之，唯觉勃勃入口，下流胸腹。须臾赤气绕身者变成火，火因烧身，身与火共作一体，内外洞光，良久乃止。状似拘魂之法，使火通烧身表里骨肉，如然炭之状乃佳。名曰日月炼形，死而更生者也。此当初遇疾病，即宜作此法治之。若方待困笃，恐存想不复能精，微觉便速修行。此一条是治病消疾之道，行之无的时节也。

又暮卧为之，则必长年不死也。谓夕夕为之，以求延年，既非高法，故止不死而已，亦小道可观者矣。此一条是兼修行长生之法，即明堂家常用之道也。

又数存咽赤气，使人颜色反少，色如童子，此不死之道。谓非治疾，及暮卧存想之时，亦常宜存咽赤气，亦存三君口吐，从守寸中出，下入我口，乃咽之耳。此一条是还童之道矣。

明堂之要毕矣。凡此明堂之事，乃有七条，皆备尽诸法，唯通无祝辞一事，按常真之道，亦是明堂家法，而存祝殊为委曲，又恐明堂别有太经，此传中盖是钞略耳。

旦起，皆咽液三十过，以手拭面摩目以为常，存液作赤津液。此一条以犹配明堂家事。有皆字者，谓行明堂延年之法，旦旦皆应如此耳，亦可兼是守一家用，虽通两法，同为一行耳。

洞房

又当兼行洞房。从守寸、明堂，便次洞房，乃得丹田，故谓宜兼行，不得略度于中间也。洞房之中，自有黄阙紫户玄精之室，身中三一尊君常栖息处所也。此黄阙紫户，非谓守寸者也，是洞房宫中别自有之，犹如玄丹云紫房绿室耳。上一帝君亦时入其中，玉字所存是也，中下两一不得栖游，此言三一，举其纲会，且尊君之称，亦止谓帝君是三一之尊者矣。兼行之者，见一神益速也。所存既多，故致感亦速也。洞房真人须守一为根本，从外至内，缘始及终，根本之来，由一而起。守一真人须洞房为华盖，光仪覆荫，以成其道。故三一相须，洞房相待，虽其居不同，而致道用者须齐也。九宫之道，乃宫宫各用，至于兼修，则多多益善，事旨既殊，不相妨碍，但患经难备晓，而诚易厌替，是以学者比肩，未有得其尘毫者矣。洞房中有三真，左为无英公子，右为白元君，中为黄老君，三人共治洞房中，此飞真之道，别自有经。按此三真是洞房之常神，而九真乃使假化离合，白元、无英，合为一真。又白元在肺，不入洞房，且方诸玉字，止黄老一君而已。

卷 中

云林夫人曰：夜卧先急闭目，东向，按后云，要当以生气时者，则初夕之卧，不得行此，至子以后卧觉，使起坐为之，日中之前皆可数按祝耳。但虑东向，不随四时也。以手大指后掌，各左右按拭目就耳门，使两掌俱交会于项中三九过，此近掌后，从大指边起，先微按目有云，仍各左右拭目，摩耳门过，交于项后，如此更还，三九乃止。存目中各有紫、青、绛三色气出目前。此是内按三素云，以灌合童子也。向按时，存三色云光郁郁，各出面上，至三九过讫，小停住，以凝运三气，使晖灌眼童，乃复为之。阴祝曰：

眼童三云，两目真君，英明注精，开通清神，太玄云仪，灵娇翩翩，保利双阙，启彻九门，百节应响，朝液泥丸，身升玉宫，列为上真。六韵。祝毕，因咽液五十过，毕，乃开目以为常。坐起可行之，不必夜也，要当以生气时。一年许，耳目便精明，久为之，彻视千里，罗映神灵，听于绝响者也。此亦真仙之高道，不但明目开耳而已，我沧浪方丈仙人常宝而为之。此道出太上四明王经中，传行以金青为誓，然后乃施行耳。寻耳目之道，莫妙此法，故立盟约乃得传用。凡诸修守存祝之事，亦皆应跪誓玄师，不尔，无验，金青多少在人之意耳。

上[1]云林告杨书。

一面之上，常欲得两手摩拭之，使热，高下随形，皆使极匝。先当摩切两掌令热，然后以拭面目，毕，又顺手发而理栉之状，两臂亦更互以手摩之。此存法，昼夜有闲便为之，先摩掌及热，以摩面目数遍，复切掌又摩，如此四五过，乃度手项后及两鬓，更互摩鬓，向上就经，状如栉头，数十过止，此法虽解童颜还白之良方也。此而字即训如字用也。

---

1 原文为右，下同。

上出丹景经中，令人面有光泽，皱斑不生，发不白，脉不浮外，行之五年，色如少女，所谓山川行气，常盈不没。此即下品丹景道精经中所言，谓常如山川行气，常得充满而木石荣润矣。长史书。

卧起，不必早卧起，凡卧初起，皆可为之。当平气，定气，令呼吸徐微也。正坐，随月王向方面，先叉两手，叉手而反之，极伸臂于前。乃度以掩项后，因仰面视上，兴项，使举两手，手争，为之三四止。兴犹起也，谓叉手覆掩项竟，仰面起项，作力与争极，复低缓之，如此三四，亦当闻颈骨鸣也，此兴字或作与字。毕，又动屈身体，解手低头屈腰，回转背，脚亦可起倚。伸手四极，伸举两手于头上，极力散向两边，从前乃复俱向后，仍反张也。反张侧掣，当先偃腰反张，仍又合手随身，纵体左右，侧掣掉之。宣摇百关，当复行动振奋，体脚手臂膝胫，皆令通匝。为之各三，如此一事，辄三过为之，乃以此复作，非都遍复始也。此当口诀。谓运动四体，不可都书载，当口诀委曲示其形用也，意谓正当如所注耳。

上出大洞真经精景按摩篇，使人精和血通，风气不入，能久行之，不死不病。此大洞之例，卷题殊多，非谓止在三十九章也，后云大洞精景上卷，又大洞遏邪大祝，如是则皆为不少。长史书。

卧起，先以手巾若厚帛拭项中四面及耳后，皆使圆匝，温温然也。顺发摩项，若理栉之无数也，良久摩两手以治面目，都毕，咽液三十过，以道内液。谓卧初起，先宜向王行此法，竟乃为叉手反诸事也。

上出《大洞精景经》上卷。久行之，使人目明，而邪气不干，形体不垢腻生秽也。腻字，女忌反。长史书。

若体中不宁，此谓觉有不佳处，而无所苦者。当反舌塞喉，漱津咽液无数，极力卷舌上向，屈以塞喉而漱咽也。须臾不宁之痼即自除也，当时亦当觉体中宽软也。亦可兼行此中诸按摩存祝之法。

上出消摩上灵叙中。消摩品号，亦如大洞卷目，例皆不少也。长史书。

上前来至此几四事，不显何真所告。

耳欲得数按抑其左右，亦令无数，令人聪彻，所谓营治城郭，名书皇籍。一真本云营治城郭，其义亦不相乖，两耳为一面之界域，故宜治理之也。鼻亦欲按其左右唯令数，令人气平，所谓灌溉中岳，名书帝录。鼻为面之岳山，内景所谓之天中之岳。精谨修鼻孔中毛，亦欲数灭除，恒使洁利。此二事皆可以闲时为，用手按抑，上下摩治无数，则城郭坚完，山岳峙秀，皇籍帝录，可得而书耳。

上此二法，方丈台照灵李夫人出用，云消摩经上篇法。此照字当为昭，书之误耳。长史书。

常能以手掩口息，临目微气，久时手中生液，通以摩拭面目，常行之，使人体香。以两手竖掩鼻口，令呼吸通于手下，须有液，仍以摩拭，竟，又掩，无定限数，亦使人光泽。

云出石景赤字经。

常欲以手按目及鼻之两皆，闭气为之，气通辄止，吐而复始，恒行之，眼乃洞观。此用两手各第三指侠鼻，按目下内皆，无正限数，通气小举指，更闭，又按，亦可三九过也。

云出太上天关三经。按下品目有天关三图经，疑阙图字也。

常欲闭目而卧，安身微气，使如卧状，令傍人不觉也，此昼夜无定，非止欲卧时，当平枕框向，使气调静也。乃内视远听四方，令我耳目注百万里之外，久行之，亦自见万里之外事，精心为之，乃见万里外事也。后云当先起一方，如此方方各存，都讫，更通存四方，皆如闻见也。耳目初注东方，令见山川城郭，闻诸玄响，并依稀作像，觉我耳目视听，遥掷远处，恍然忘形乃佳，亦应先从一里、十里、百里、千里，渐渐以去也。又耳中亦恒闻金玉丝竹之音，此妙法也。初亦存闻之，后乃得实闻也。四方者，总其言耳，当先起一方，而内注视听，初为之，实无仿佛，久久诚自入妙。夫修道存思，事皆如此，岁月不积，诚思不深，理未知觉，不得以未即感验，便致废弃，钻石拜山，可谓有志。

云出紫度炎光经内视中方。

坐常欲闭目内视，存见五脏肠胃，久久行之，自得分明了了也。存见时应想其形色次第，高下大小，状如目睹，其脏腑名序，并注二十四神中，不复两记。

云出丹字紫书三五顺行经。

临食上勿道死事，勿露食物，来众邪气。食时欲常向本命及王气，凡食冷暖，皆不可不覆，鬼邪喜先来歆响，则余味便为浊秽，亦能致病也。数沐浴，每至甲子当沐，不尔，当几月旦，使人通灵。几月即奇月也，谓正月、三月、五月、七月、九月、十一月也，月中有甲子，便可重沐。消尸用四时王日，仙忌用十一月十一日，九真又用三月三日、五月五日，皆应沐也。月得一过两过乃佳。浴不患数，患人不能耳，荡炼尸臭，而真气来入。紫阳真人告曰：可数沐浴，濯水疾之气，消积考之瑕，亦致真之阶。紫微夫人曰：沐浴不数，魄之性也，违魄返是，炼其浊秽，魄自亡矣，知此沐浴便甚须数也，此事自为易矣，于冬月汤少，为难赡尔。洗澡时常存六丁，令人所向如愿。谓旦夕经常澡洗也，至沐浴时亦可存向之耳。六丁即六丁神女，此神善与人感通，易为存召，亦应向六丁所在，谓甲子旬即向卯也。其玉女别有名字服色，在灵飞中。理发向王，谓月建之方面也，栉发梳头沐发皆尔，按仙忌忌北向理发，今十一月既建，子宜当犹向亥，此正北不可犯也。既栉之初，谓初就栉之始，行祝行栉。而微祝曰：

泥丸玄华，保精长存，左为隐月，右为日根，六合清炼，百神受恩。祝毕，咽液三过。此祝中云左月右日者，是阴阳互相入即紫文三魂飞精之义，故有隐根之目也，玄华是发神之名，六合为鬓下之府，凡诸祝辞皆有旨训，非但此文而已。

上八条玄师南岳夫人所敕使施用，长史书。

理发欲向王地，既栉发之始，前无发字，又以始为初。而微祝曰：

泥丸玄华，保精长存，左为隐月，右为日根，六合清炼，百神受恩。祝毕，咽液三过。按南岳夫人已受此法，今安妃又告，当是前后不相知而用法犹皆同。能常行之，发不落而日生，当数易栉，栉之取多而不使痛。意言数栉者，谓数易栉处，而紫微又云更番用之，此便是用一栉恐热，损头伤发故耳。今当四五枚更互用，使冷也。亦可令侍者栉取多也。上学之士衣服床席尚不使人近，何容以头与人栉之，正可自为。于是血液不滞，发根常坚。

上按九华所告，令施用，云出太极绿经。长史书。

《真诰》云:栉头理发,欲得多过,通流血气,散风湿也,数易栉更番用之也,亦可不须解发也。栉发之事,频三真言之,此为宜行之急,且欲勤勤。告仙侯,令为返白之道也。

上紫微夫人言。长史书。

若履掩秽及诸不洁处,当洗浴解形以除之。其法用竹叶十两,凡诸竹叶皆可用耳,北机之上精,不显其品族也。桃皮削取白皮四两,干者亦可用,此桃皮是其子可食者,生山中者亦好,非山桃也。二物并用古秤,干桃皮则半之。以清水一斛二斗,于釜中煮之,令一沸,一沸而已,不事于浓也。出,适寒温以浴形,即万殗消除也。既以除殗,又辟湿痹疮痒之疾,且竹虚素而内白,桃即却邪而折秽,故用此二物,以消形中之滓浊也。竹质既虚,内又素净,桃主却秽,二气相须而成也。《礼》:君临臣丧,使巫祝先以桃茢拂除。此亦以去其恶气也。天人下游既返,未曾不用此水以自荡也。寻真人降世,其质便不能不染乎秽气,所用桃竹时,当是诸名山有宫室处以洗浴也。此语亦或是厉人耳,果其如此,神仙亦何甚异于人乎,唯能凌虚不死而已。至于世间符水祝漱,外舍之近术,皆莫比于此方也。世中旧有解殗之法,比此亦犹培塿之与方壶矣。若浴者益佳,但不用此水以沐耳。炼尸之素浆,正宜以浴耳,真奇祕也。沐者既以浴竟,复宜依常法沐头,非用此水以沐也,若沐竟,以此水少少洗刷,亦当无嫌。此水一名练尸素浆,止供澡浴耳。解殗之事,学者之所急,此之秘方,千金非宝也。

上紫微王夫人所敕用,云出太上九变十化易新经。长史书。

服仙药常向本命,服毕勿道死丧凶事,犯胎伤神,徒服无益。凡服仙世方药,皆当如此,唯初神丸及金丹,云东向耳。

上东卿告。杨君、长史书两本。

君曰:常以夜半时,去枕平卧,握固放体,气调而微者,身神具矣。如有不具,便速起烧香,平坐闭目,握固两膝上,心存体神,使两目中有白气,如鸡子大,在目前,则复故也,五日一行之。按此法是存二十四神之后,今所说唯云存神而不言其本,当是述彼事耳。目中白气即是明镜之道,但五日一行,止是镜事,非前具神如此,或当参以为用也,今既修大经亦可略此。

君曰：式规之法，使人目明，久而彻视，二十四神谓之拂童之道，使彻见二十四神之法。常以甲子之旬，经用庚午之日，日中之时，取东流清水合真丹，经用水一斗，真珠二铢，向月建，左行搅之二七过。以洗目，日向清明东旦二七过。经云向东二七过洗目。常行之佳。此亦粗说经事耳，已行本法，不复用此。凡经方术数所行所用，多有不验，事皆如斯，此之疏略，岂与本经相似，今若不见彼法，则应施用此道，所以白首无成者，皆由兹辈也。

君曰：欲为道，目想日月，目中常见日月之形，亦兼存左目为日，右目为月也。耳响师声，耳中常闻师之音响，亦兼言语声气取类于师也。口恒吐死取生气，随四时衰王吐死吸生，假令春则吐黄而吸青也。体象五星，谓如裴君所存五星在左右前后头上也。行常如蹁空，行步若在云虚之中，非如履斗乘纲也。心存思长生，坐卧行来，常念神仙。慎笑节语，无事于笑，何须多言。常思其形，常自识其面貌形色也。要道也。此诸道虽无正术可修，而并是向学之源本矣。

上二条云裴君言。长史、掾两书本。

上前至此凡三十七事，并朝拜摄养，施用起居之道。

每当经危险之路，鬼庙之间，意中诸有疑难之处，心将有微忌，畋所经履者，乃当先反舌内向，反舌内向柱喉中，临祝乃伸之。咽液三过，毕，以左手第二、第三指捻两鼻孔下人中之本，鼻中隔孔之内际也，三十六过，即手急按，勿举指计数也。此急按，于急按中阴数，以一息为一过之久。鼻中隔孔之际名曰山源，一名鬼井，一名神池，一名邪根，一名魂台也。此后祝中有此五名，故先显其目，紫微夫人云：山源是鼻下人中之本侧，在鼻下小入谷中也。用针针之，亦治卒死。捻毕，因叩齿七通，毕，又进手心以掩鼻，捻毕未去手，仍叩齿，叩齿竟，仍进手掌以掩鼻口，指端至发际，拜覆明堂上。于是临目，临目内存明堂三君，以铃镜赤光焕而掷之。又存泥丸赤子帝君，执诵大洞真经以威摄之。乃微祝曰：

朱鸟凌天，神威内张，山源四镇，鬼井逃亡，神池吐气，邪根伏藏，魂台四明，琼房玲琅，玉真巍峨，坐镇明堂，手挥紫霞，头建晨光，执咏洞经,三十九章,中有辟邪龙虎,截岳斩冈,猛兽奔牛,衔刀吞镶,揭山镶天,神雀毒龙,六领吐火,啖鬼之王,电猪雷父,制星流横,枭磕驳灼,逆风横行,天兽罗陈,皆在我傍,吐火万丈,以除不祥,群精启道,封落山乡,千神百灵,并首稽颡,泽尉捧炉,为我烧香,所在所经,万神奉迎。毕,又叩齿三通,乃开目,除去左手,于是感激灵根,天狩来卫,千精震伏,莫干我气。此祝中并是神兽灵司之名号,故可震却邪精也。

上出大洞真经高上内章,遏邪大祝上法。长史书。

北帝杀鬼之法:先叩齿三十六下,乃咒曰:

天蓬天蓬,九元杀童,五丁都司,高刀北公,七政八灵,太上浩凶,长颅巨兽,手把帝钟,素枭三神,严驾夔龙,威剑神王,斩邪灭踪,紫气乘天,丹霞赫冲,吞魔食鬼,横身饮风,苍舌绿齿,四目老翁,天丁力士,威南御凶,天驷激戾,威北衔锋,三十万兵,卫我九重,辟尸千里,祛却不祥,敢有小鬼,欲来见状,镶天大斧,斩鬼五形,炎帝裂血,北斗然骨,四明破骸,天献灭类,神刀一下,万鬼自溃。毕,四言一啄齿以为节也。凡三十六句,则三十六啄齿。

若冥夜白日得祝,为恒祝也,此无正时节,修事有间及晓夜之际,诸疑暗之处,便可祝之。当微言。鬼有三被此祝者,眼睛盲烂,而身即死。此谓诸杀鬼邪鬼及天地间自有恶强鬼辈,闻此而死耳,非人死之魂爽为鬼者也,如是鬼眼亦是有睛,故盲烂则便死矣。此上神祝,斩鬼之司名,咒中有酆都中官位,及诸神名字,故鬼闻而怖死也。许某领威南兵千人,即此却凶者也,炎帝即亥帝,四明即诸公矣。北帝祕其道,北帝应遣鬼神人,而值此祝,使不可复得,故祕其法也。若世人得此世祝,能行之,便不死之道也。人之死也,皆为诸鬼神所杀耳,今既不可取,便为不复死也。男女大小,皆可行之,但患其不知此咒耳,知者密用,则无限于小大。此语似是令告长史之家也。困病行此立愈。鬼既奔走,病岂不除。叩齿当临目,存见五脏,具五神,自然存也。谓初叩齿三十六时,应临目内视,存具五脏,以次想之,皆令分明,五脏之神备在于内,然后可得乘正以制邪,御神以诛鬼耳。酆都中祕此祝法,今密及之,不可洩非有道者,其共祕之乎。此虽非高真之至典,而是剪鬼之上术,凶恶既消，则正气可按，且以诛邪遏试，学者之要法也。而诸人多轻其浅小，每致传世，使神咒隐验，呵执不行，殊为可责。

上杨君、掾书两本。

罗酆山在北方癸地，其上下并有鬼神宫室，山上有六宫，洞中有六宫，亦同名，相像如一。第一宫名为纣绝阴天宫，以次东行，第二宫名为太杀谅事宗天宫，第三宫名为明晨耐犯武城天宫，第四宫名为恬照罪气天宫，第五宫名为宗灵七非天宫，第六宫名为敢司连宛屡天宫。此六宫内外同名，第一最在西，次东列并南向，一宫辄周回千里，悉鬼神之府也。世人有知酆都六天宫门名，则百鬼不敢为害。前云是宫名，而此及咒并云是门名者，则门取宫以为名，故同一号耳。鬼辈闻人知此名，则言是天宫之主领者，故不敢犯害。欲卧时，先向北祝之三过，微其音也。亦当少斜向癸地，通作一遍，祝竟，辄六过啄齿，乃重祝，凡三过止也。祝曰：

吾是太上弟子，下统六天，六天之宫，是吾所部，不但所部，乃太上之所主。吾知六天之宫名，是故长生，敢有犯者，太上斩汝形。第一宫名纣绝阴天宫，以次东行，第二宫名。……一遍，百一十九字。从此以次，讫六宫止。即以次呼前所书宫名也。乃啄齿六下，乃卧。三过竟，乃更为余事，此便卧者，止是行一法耳。

辟诸鬼邪之气，夕中先祝石笥文，乃读此项梁城作酆宫颂曰：

纣绝标帝晨，谅事构重阿。炎如霄中烟，勃若景曜华。武阳带神锋，恬照吞清河。阊阖临丹井，云门郁嵯峨。七非通奇盖，连宛亦敷魔。六天横北道，此是鬼神家。

其颂有二万言，今略道六天之宫名钞出之耳，夜中亦可微读之，亦云辟鬼。此既有宫门之名，故鬼亦畏之。按前第三宫名武城，今颂云武阳者，此或当两名，及别有义耳，似非误也。

上二条中君告。杨君、掾两书本。

夜行常当啄齿，啄齿亦无正限数也，杀鬼、邪鬼常畏啄齿声，是故不犯人者也。杀鬼则酆都太上所使取人者也，邪鬼则天地间精物魑魅害人者也。若兼之以漱液咒说，益佳。仙方云：常吞液叩齿，使人返少。

叩齿即无外鬼之侵，而内神常守；吞液则和气常充，肌髓调润，故无病而不老矣。

上中君告。杨君、掾两书本。

世有下土恶强之鬼，多作妇女以惑试人，世间老精强鬼善有斯变，非唯妇女，亦随人所好而化，从之皆使迷而不分。始学者心未贞正，时怀邪念，多招斯事，故令却之。若有此者，便闭气，思天关之中衡辅之星，星斗之象，璇、衡、辅、弼皆在守寸中，枸指前。具身神。存守寸、明堂三宫及五脏中二十四神等也。正颜色，定志意，熟视其规中珠子，珠子浊不明者，则鬼试也。要当作方便近边，仍看其眼中，童子若暗者，知非是仙，则邪鬼耳。亦可试以明镜照之也。知鬼试，则思七星在面前，亦可在头上，以去之。仍思向守寸中七星出覆头上，枸指前，击之，亦可心读天目、天蓬诸咒。规中方而明者，仙道人也。虽不方正而眼净明者，亦是异人，火日照之而无影，益为验也。悟者便拜之，不悟者为试不过，若遇邪而谓之真人，亦是不过之例，子慎之焉。此二事最为难辨，吾第二卷遵戒序中，论之备详矣。

上裴君告。长史、掾两书本。

上前至此凡六事，并诛却精魔，防遏鬼试之道。

明堂内经开心辟妄符，王君撰用。符在第六卷符图诀中，此即是入心一寸明堂之法，又应别有大经，今钞辟妄之事。王君，上宰总真也。开日旦，向王朱书，再拜服之。平旦随月建，朱书白纸上，毕，左手执拜，拜毕乃祝，祝毕乃服之。咒曰：

五神开心，彻听绝音，三魂摄精，尽守丹心，使我勿妄，五脏远寻。拜毕祝，祝毕乃服，服毕咽液五过，叩齿五通，勿令人见。若不用开日，以月旦、月十五日、二十七日，一月三服，一年便验。祕符也。谓不必知开日者，当以此三日耳，今自可兼用之，月五过或六过也。

上长史、掾两书本。

东华真人服日月之象上法，此则东华宫中男女以成真者，犹服之也。故日芒之法，青君尚存。男服日象，女服月象，日一勿废，使人聪明朗彻，五脏生华，魂魄制炼。六府安和，长生不死之道。当常以平旦东向，朱书日象于青纸上，左手执，存为日形如弹丸，赤色紫芒，乃服之，吞令入心，光明照彻。毕可叩齿九通，咽液九过。女服月象，黄书青纸，右手执，亦东向服，存入心。**回凧**，此两字是摹真本朱书。

上书日月象法，亦可圆书日也。今既有方圆，又有日字不改，乃应依此，而紫文太玄符中有日字，乃圆作，既呼为日月象，便宜象于日月字，且古书日月字，亦并似其形，故八体书势谓之象形也。今若服圆**⊟**者，则**刪**字亦应如此，皆别有立成法，在符图诀中。

上杨君书。

太虚真人南岳赤君内法曰：以月五日夜半，存日象在心中，日从口入也，使照一心之内，与日共光相合会也。此坐卧任意，先存日赤色紫光九芒，忽来入口，径住心中，表里洞光如一也。毕，当觉心暖，霞晖映验。初行止存令心暖，久久乃实觉其热，精心想之，易为感效也。良久，乃祝曰：

太明育精，内炼丹心，光辉合映，神真来寻。毕，咽液九过。到十五日、二十五日、二十九日，复作如上法。此三日皆奇，亦日数之所会也。后云行之务欲数，不必数日者，则日日夜半常为之也。使人开明聪察，百关解彻，面有玉光，体有金泽，行之十五年，太一遣保车来迎，上登太霄。又一真本云：行之五年，太一遣玉保公下迎，寻彼当是脱车字耳。此直云保车者，犹是玉保公车也。行之务欲数，不必此数日作。

上一条云出太上消摩经中。此本出消摩智慧经中，赤君所钞用，故乃谓为内法。长史书两本。

东华宫有服日月芒法，已成真人犹故服此，直存心中有日象，大如钱，在心中，赤色。云直存者，今不知所由来，不从天下入口也，唯见心中有日形，虽大如钱，而不扁扁，犹如弹丸，径九分，正赤色。又存日有九芒，向云赤色耳，不道是芒。按后云月芒白，则日芒应紫色也。从心上出喉至齿，此上存九色紫芒，悉上口中，锋头向齿而不出，于时亦闭口合齿也，唯是芒出耳，非日形俱上，所谓服日芒者矣。而回还胃中，芒出时犹存日在心上，锋芒至于齿根下，尚缀日延亘喉胸之中，晖赫口齿之内，良久，芒锋乃屈卷向后，从喉更下入胃，胃去心远近与喉一等，芒亦不加伸缩也。良久，临目存自见心胃中分明，日故在心而芒居胃内，使光明流布，洞彻脏腑，如此腹内亦应小热。乃吐气漱液，服液三十九过止。云吐气者，向初存时既闭口合齿，又当闭气，须存想竟，乃通气开齿，漱满口中津液，乃服咽之，存液亦作紫色。一日三为之，此当以平旦东向，日中南向，晡时西向，并平坐临目，闭气乃存。

行之一年疾病除，五年身有光彩，十八年必得道，行日中无影，辟百邪千恶灾气。若服日月之形，例不至十八年，此既是芒，所以小缓。日月常在身中，与形合照，故能无影，万神映朗，岂邪恶之敢干乎。常存日在心，存月在泥丸中。此又云常存者，明非服时不出于口故也。夜服月华如服日法，存日月并不须见其真形，但止室中。月既用夜，亦可卧存之，又应三过以戌、子、丑时也。向云常在泥丸，当是上丹田之泥丸宫也，玄丹亦名泥丸，又玄真存月在明堂宫，此皆别用耳。今日既在于心，居真人之府，则月亦应在赤子之房，于事相符，故令存在上丹田也。存月十芒，白色，月色但黄，此白色，正是道月有十芒，芒白色耳，又明月形之不下口也，存月径一寸。从脑中下入喉，头中九宫通居脑内耳，今月既在泥丸，故可得呼为脑，且又欲明不出于外而下也。又九宫唯泥丸宫下有穴通喉耳，当存十芒从泥丸直下，所通鼻内孔中，各使五芒出于一孔而入喉中，锋亦向齿。芒亦不出齿而回入胃。此时亦闭口齿如前，其芒令停口中，使光明充满，乃回向后而下入胃，因吐气漱咽白液，亦三十九过，毕，觉脑中相连之芒，欻然消尽。

上南极夫人所告，云此方诸真人法，出大智慧经上中篇，常能行之，保见太平。

西城王君曰：行此日在心，月在泥丸之道，谓省易可得旨行，无中废绝者也。言此无祝说，又不须见日月，存思法亦不难，于人间而不患多方也。除身三尸百疾千恶，炼魂制魄之道也。日月常照形中，则鬼无藏形。形常为日月所栖，则邪鬼无所隐伏，故能不疾。青君今故行之，吾即其人也。此智慧经事，非止是方诸法，故总真亦复用之。行此道，亦不妨行宝书所服日月法也，兼行益善也。宝书日月，谓五老宝经，即紫文三魂之法，此既内外之异，故可兼行。今平旦及夕，当先于室中存服芒，至日月出时，乃行精霞之法也。今以告子，告杨君也。脱可密示有心者耳。令示长史、掾。仙人一日一夕行千事, 初不觉劳, 明勤道之至, 生不可失矣。既已称仙, 其体理自堪劳, 此谓当仙之人耳。凡始学既未甚贞强, 其质自易为劬倦, 久久习之, 乃可闲便, 不得初决努力, 而后稍致怠替。每从少起, 渐试进之, 当令一法有常, 不可苟贪多尚高也。夫修道乃不患多, 但使得其次序, 不至乱杂耳, 所谓非冥冥之无贯, 行冥贯之无序矣。万劫结缘, 今有此生, 此生一失, 复应万劫, 何可不勇猛精勤, 使于此遂常生乎。

上杨书。

童初监范某云: 所服三气之法: 存青气、白气、赤气各如线, 从东方日下来, 直入口中, 常以日旦向日, 若阴雨亦存对之, 坐立任意, 临目存此三色气并列, 青在左, 以次状如悬芒, 合来入口, 使三气之彼根犹缀在日中。抱之九十过, 自饱便止。一吸一咽为一抱也。咽气入喉, 使分流诸脏腑内, 至数欲讫, 渐渐歇尽而止。为之十年, 身中自有三气。谓身中常有三色之气出于头上也。此高元君太素内景法, 即上清太素三元君之一小法也。旦旦为之, 临目施行, 视日益佳, 其法鲜而其事验, 许侯可为之。按此是太素之法, 又令仙侯为之, 则亦不为下, 而范氏受用止得监者, 当其所修诸道不多, 唯得一法故耳。今令许用此, 盖以相扶助, 非为专定业也。

上中君言。杨书。

含真台女真张微子所受东华玉妃某服雾法: 常以平旦, 于寝静之中, 即就所卧之室也。坐卧任己, 先闭目内视, 仿佛如见五脏, 当以此存五脏形色分开如法。毕, 口呼出气二十四过, 临目为之, 此因呼出五脏五色气, 使五气俱一时出, 凡二十四过, 向闭目存五脏, 五脏具毕, 乃小开, 临目而呼出气。使目见五色之气相缠绕。在面上郁然, 前直云呼出气, 而此云五色, 五色非应他来, 犹是向五脏五色耳, 使五气纷错相纠, 共相冠头面之上也。咽入口内此五色气五十过, 向五色凝郁面上, 良久乃更内之, 当并吸使入口而咽之也, 觉引天地间五色气, 又同与面上者相交合, 俱还脏中, 凡五气出内, 皆各随其色还本脏。主十咽, 从肺、心、肝、肾、脾为次也。毕, 咽液六十过。正应空咽液耳。乃微祝曰:

太霞发晖, 灵雾四迁, 结气宛屈, 五色洞天, 神烟含启, 金石华真,蔼郁紫空，炼形保全，出景藏幽，五灵化分，合明扇虚，时乘六云，保摄我身，上升九天。毕，又叩齿七通，咽液七过，乃开目，事讫。前云服雾之法，其序云：雾者是山泽水火之华精，金石之盈气。而今存服犹是我五脏中之气者，何也。谓向呼出二十四气，使与外雾相交，两烟合体，然后服之，故顿服五十过，则是服雾气得二十六通矣。此道神妙，神州玄都多有得此术者，尔可行此耶。亦告杨君也。久久行之，常乘云雾而游也。又云：久服之，则能散形入空，与云气合体。

上中君告。杨书。

杜广平所受介琰玄白之术，一名胎精中景玄白内法：常旦旦坐卧任意，存泥丸中有黑气，存心中有白气，存脐中有黄气，此三处犹谓三宫中也，亦是三一之别道，但气色为异耳。三气俱生如云以覆身，各从其初处出，如小豆，乃渐大，以覆冠一身耳。因变成火，火又绕身，内虽变作火，外犹有三气也。身通洞彻，内外如一。火与气俱烧炼身，表里照彻也。旦行，至向中乃止。诸修行之中，唯法为久，存思气火，便宜安详，渐渐变化，及炼身之后，弥使良久，状如眠寐，不复觉有四体乃佳。于是服气一百二十，都毕。亦存服向之三色之气，各四十过也。道正如此，使人长生不死，辟却万害。所谓知白守黑，欲死不得，知黑守白，万邪消却。白黑即向三色之气，所谓玄白也，此语亦引五千文中之辞也。尤禁六畜肉、五辛之味，当别寝处静思，尤忌房室，房室即死。此道与守一相似，但为径要以减之耳。谓径要省略，故为减耳。忌房室甚于守一，守一之忌在于节之耳。守一既许有儿，故不为都断也。初存气出如小豆，渐大冲天，三气缠咽绕身，共同成一混，忽生火在三烟之内。又合景以炼一身，一身之里，五脏照彻，此亦要道也。前法小略，故复重说，存思之事，当令如此。此不死之学，未及于仙道也，自可兼行，以除万邪，却千害，行之三十年，遁形隐身，日行五百里。此道甚下，修之至久，若修行余事，便不得用也，才浅分少者，宜令守此耳，非高学之所务矣。若欲守玄白者，当与其经，经亦少许耳。如此玄白，复别有正经，亦应有祝，此盖其钞略，犹如玄真事耳，此道犹是太清家旧法，小君今言，似令告寅兽也。

上保命告。掾书。

君曰：欲得延年，当洗面精心，日出二丈，服日后乃可为之。面向日，口吐死气，鼻吸日精，须鼻得嚏便止，是为气通，口常吐四时死浊之气，鼻吸引丹霞之精，须臾自嚏乃止。此亦颇类上法，但无祝说耳。以补精复胎，长生之方也。

君曰：欲使心正，常当以日出三丈，取嚏竟，仍复为之。错手著两肩上，左手在上，不可误也。以日当心，此当正心以对日，存日亦正对于心也。心中觉暖，则心正矣。亦存日之精晖来入心，故觉其微暖也。常能行之佳。其说有人心不正者，亟为邪事所动，所以真人令向日观之，既见有偏，故授此法，大体与日光入心理同，今无论正与不正，常行此，自为佳术也。

上二条裴君授。长史、掾两书本。

上前至此几九事，并服御吐纳，存注烟霞之道也。

上众真咬诀三条，凡五十二事。

卷 下

诵黄庭经法

拜祝法

《三九素语玉精真诀》曰：中品目有三九素语，魏传目有玉精真诀。三九素语即应是此经也，但未行世，世中有伪者，无此诀也。诵东华玉篇《黄庭内景经》，云十读四拜。本经此中云朝太上，今略去三字，而后显北向礼祝太上，不当昧前旨耶。先谒太帝，后北向，经序无旨诀也。谓言黄庭前序不说朝谒之法。按此经中十四字，已足明其事，何假复须发序。消摩云：讽及于此，上朝四方，亦复应须别诀耳。今黄庭之诀，乃出素语高下之品，殊似不类矣。**太帝东，应朝礼。**太帝，紫晨君也。按入道望云，令东南望扶桑太帝三素飞云。又方诸在会稽东南，其东北则有汤谷。又云八淳山在沧浪之东北，蓬莱之东南。八淳山即太帝所治处也。又清虚王君东行，渡启明沧浪，登广桑山，入始晖庭，谒太帝君，如此则扶桑在汤谷东南，于金陵正东亦小南看矣。且玉策太帝无紫晨之号，今此所云皆以相乖矣，若必用之，故宜正东向也，所以读经正东向，而仍云先谒太帝者，明在东矣。**回北礼祝太上矣。**上清在北，故经言后北向也。先行其轻，乃造其重也。**十读既竟，起向太帝再拜。拜毕长跪，瞑目祝曰：**

小兆某甲谨读金书玉经，东华谓之玉篇，今启太帝而云玉经，将不滥耶。十转既周，乞登龙辂，经序本云万遍方得彻视五脏而已，今始得十转，便乞登龙辂，如违旨。此法不如余祝，发始便得滥希神仙，及有遍数之阙也。天神下降，役使六丁，七祖飞升，我登上清。按黄庭是调和五脏，制练魂魄，本非升化七祖之法。又内黄庭止是不死而已，何上清之可腾乎。且臣而称我，亦乖谦请之礼。飞步祝以名与我相杂者，此是祝星时以我对彼恶人耳，非如今亲对太帝而自称也。**毕，开目咽液十过，叩齿九通。**若以十咽为十遍，则叩齿亦宜同。今九过之义，义无所取。**次北向再拜，长跪祝曰：**

上皇太真，使我升虚，上皇太真，非玉晨之目，使我升虚，事同前讥。太帝称臣，而太上更不可，真法朝祝，皆止姓名，无臣我之例。清斋澡炼，诵咏金书，太上谓之琴心黄庭，而乃说扶桑之目，何期两祝皆乖耶。七玄披散，上朝帝庐，诵大洞万过，七祖方得九宫之仙，今咏黄庭十遍，而便乞朝宴帝庐，不亦过乎。延年长存，刻名篆书。前乞升虚，后乞延年，则初得高真，末还地仙耶。**毕，临目叩齿九通，咽液十过。**前篇开目，后章临目，叩咽之法，又前后倒用，两法非异，而俯仰不同，统体而论，皆违真例，恐是后学浅才，率意立此，不能诠简事义，故多致违舛，相承崇异，莫能证辩。今始学之子，若欲按此，亦不为所妨，要非吾心之所了，若必目观，真书所不论耳。**都毕后，还常所转经也。**

存神别法

清虚真人曰:凡修《黄庭内经》,应依帝君填神混化玄真之道。按裴君学道,及有所受说,都不阙黄庭家事,此云帝君填神混化玄真,是今世中伪经,窃用紫度炎光卷中法,其神形长短祝说皆同,乃又因伪以立伪,愆妄之甚者也。今所以犹载于此卷者,恐后学尚之子,脱于余处所得,不料真伪,言是要诀,谨事存修,则为薰获相混,有致真之失,故显示其非,令有以悟耳。读竟,礼祝,毕,正坐东向,临目,内存身神形色长短大小,呼其名字,还填本宫。不修此法,虽诵万遍,真神不守,终无感效,亦损气疲神,无益于年命也。今故抄经中要节相示。黄庭之序,已备载诵读之法,若此二事不知修者,便无感效,则兼应说之,乃更论怖畏疾病及遇秽之法,而了不及此。神王、王君宁当不欲分明指的垂告耶,经如此事理不尽,便都无可修者矣。

平坐临目,叩齿三十六通,乃存神,既非制邪大祝,乃后四九叩齿存神,如此经例所无也。发神苍华字太元,形长二寸一分;脑神精根字泥丸,形长一寸二分;眼神明上字英玄,形长三寸;鼻神玉垄字灵坚,形长二寸五分;耳神空闲字幽田,形长三寸一分;舌神通命字正伦,形长七寸;齿神峰崿字罗千,形长一寸五分。已上面部七神,同衣紫衣飞罗裙,并婴儿之形,存之审正罗列一面,各填其官。按经七名,两眼两耳,其实有九,不如八景,各随其目所处也。故经云:泥丸九真皆有房,方圆一寸处此中,同服紫衣飞罗裳,此即是前九神也。若以此语,是九官之九真,则紫衣罗裳不当谬耶。有意识人,但就此相求,自得天下真伪之病矣。又云:非各别住俱脑中,而此云罗列一面,又复为乘其发脑眼鼻舌五神长短,皆窃用上景中法。其耳齿二神,彼既无之,乃虚立寸数,本解斯人那敢如此也。毕,便叩齿二十四通,咽气十二过,此数又乖七神之理,祝曰:

灵元散气,结气成神,分别前后,总统泥丸,上下相扶,七神敷陈,流形遁变,爱养华源,道引八灵,上冲洞门,卫躯躔景,上升帝晨。此祝亦取类八景,且八景之神乃上清中景之法,今乃欲道之,以下御高耶。次思心神丹元字守灵，形长九寸，丹锦飞裙；肺神皓华字虚成，形长八寸，素锦衣裳黄带；肝神龙烟字含明，形长七寸，青锦帔裳；肾神玄冥字育婴，形长三寸六分，苍锦衣；脾神常在字魂庭，形长七寸三分，黄锦衣；胆神龙曜字威明，形长三寸六分，九色锦衣绿华裙。此诸衣服悉纯取本经之名，诸神长短亦中景家法，但辄减胆一分，肝一寸，当是欲示其不同。六腑真神处五脏之内六腑之宫，按此是列五脏之神，六腑止有胆耳。何谓六腑真神，乃言处五脏内耶。经所言六腑，自总举六腑之称，本无其神宫之目。且经又云：皆在心内运天经，则不得各在五脏之内，六腑之宫。又经后文重明六处，或神或童，凡有三上三中，各显服色佩带，非尽此五脏之神也。形如婴儿，色如华童，存之审正，罗列一形，罗列一形，弥乖乎俱在心内者矣。叩齿二十四通，咽气十二过，祝曰：

五脏六腑，真神同归，总御绛宫，上下相随，金房赤子，对处四扉，幽房玄阙，神堂纽机，混化生神，真气精微，保结丹田，与日齐晖，得与八景，合形升飞。按二十四神，则五脏六腑各育有神，今此则脏腑相并，谓之同归，于事为乖。且明堂三老，经皆是显事，中部最为黄庭之主，而今都不存祝，何谓可用存思登虚空耶。

紫微曰：昔孟光诵黄庭，修此道十八年，黄庭真人降之，寻诸仙人男女，无有孟光者，唯梁鸿娶妻，号之为孟光耳。万遍既毕，黄华玉女当告子情。此黄庭真人，为是何神。若下一元王，宁独降见，而轻立此说，不言今日，触纲将来，诸子以为戒。此妙极也。黄庭秘诀尽于此。形中之神耳，亦可从朝至暮，常思念勿忘，不必待诵经时也，尔其秘之。上此礼祝，存神两法。皆想传出，自东晋间并无其书。假云要秘，观其辞事乖浅，必应是夸竞之徒，傍拟伪经，构造此诀，聊各书录，以旌真伪。并而论之，前篇礼祝，犹为小胜，此存神之文，牵引冗杂，庸陋已甚，疑误后学，其弊不浅。若以吾所据为非，想诸君可觅真本见示，若必其有者，则吾缄口结舌，终身不复敢言学道也。

入 静

正一真人三天法师张讳告南岳夫人口诀。天师于洛阳教授此诀也。按夫人于时已就研咏洞经，备行众妙，而方便宣告太清之小术。民间之杂事者云，以夫人在世尝为祭酒故也。然昔虽为祭酒，于今非复所用，何趣说之。此既是天师所掌任，夫人又下教之限，故使演出示世，以训正一之官。且轻位不得教高真，是以显常为祭酒之目，明其有相关处耳。真人之旨，一句一字，皆有深意在其间焉，精而辩之，乃知其理，徒抱负拜诵，而不能悟寻所析，犹如埋金于土，用比可为。其入静章奏治病诸法，实亦明威之上典，非悠悠祭酒可使窃闻也。

入静法

此文都不显入静之意，寻其后云，依常旦夕可不事尔者，当是旦夕朝拜，或伏请乞跪，启及章奏，治病之时，先当如此，然后可为诸事也。按易迁夫人告云，晨夕当心存拜静，似是令用此法，既在疾不堪躬行，故使心存拜耳，今山居在世，亦并可修用，虽自高贵，今率之辞，盖愿今世宦者如此，非谓必是我今岩栖之身也。若长斋休粮，勤心高业者，可不复身到，而心恭亦当无替，至于后用二朝之法，云当先朝静，乃行此。按夫人于时尚在修武，何容已究阳洛之义，若此时已受判，后不应更用授判，当别有朝静之法。世有谷纸古书，云汉中入治朝静法必应是此，但今既幸有所暧，便宜用之，又复用汉中法，唯前后祝炉，应小回易其辞耳。其旦夕入静，则用日出日入时也，日之出入非谓必须见出之与没，尽是出入圆罗之始耳，若有所启请者，当用夜半时也，神理尚幽，故真人下降多不以昼矣。

初入静户之时，当目视香炉，而先心祝曰：南真告云：闭气拜静，使百鬼畏惮，功曹使者龙虎君可见与语，谓能精心久行之耳。此谓初入便闭气存想，祝炉烧香，通气又闭，而拜祝四方，每一方竟，通气也。又告：入静户，先右足著前，乃后进左足，令与右足齐，毕乃趋行如故，使人陈启，通达上闻。此一条恐非唯入东向之静，凡欲启请之处，皆应如此，通幽之事，宜用右足也。又告：烧香时勿反顾，若反顾则忤真气，致邪应也。此谓既入静，不得复转头后顾。若回行正向看外，亦当无嫌。此二朝后，又云：出静户之时，不得反顾，如反顾则忤真光，致不诚。如此出入静户并不可反顾也。又云：入静户不得唤外人，及他所言念。又入户出户，皆云漱口。寻此之旨，凡静中吏司，皆泰清官寮，纠察严明，殊多科制，若不如法，非但无感，亦即致咎祸害者矣。今谨述入静次第，立成之法如左：先盥澡束带，刷头理发，裙褐整事，巾履斋洁，两手执笏，不得以纸缠裹，既至户外，漱口三遍，仍闭气，举右足入户，次进左足，使并进前平立，正心临目，存直使、正一功曹、左右官使者四人，并在户内两边侧立，又龙君在左，虎君在右，捧香使者二人，侠侍香炉，守静玉女侠侍案几。都毕，乃通气，开目正视香炉，乃心祝曰：

太上玄元五灵老君，当召功曹使者，左右龙虎君，捧香使者，三炁正神，行二朝者，当益云及侍经神童玉女。急上关启三天太上玄元道君，奏闻上清宫。某正尔烧香，入静朝神，奉行东华祕法，以某本命日去某本命九十日平旦，入静朝太微天帝君。又以某生日去某生月一百八十二日夜半，入静朝太上高圣君。乞得八方正气，来入某身，所启速闻，径达帝前。太微天帝君玉阙紫宫前，太上高圣君琼阙下。毕，乃烧香行事。通气，先进右足至炉前，左足来并，左手三捻香，多烧之。按二朝既云先朝静，朝静祝炉之辞，不容止休朝静，故宜随事增损，粗如前朱注，以递互回换用之。烧香毕，先退右足，左还并，视烟起闭气，乃拜也。初向再拜。此既谓之拜静，静法自应东向，初入祝炉便是向西，故不复云西向耳。此当正静屋中央，安一方机，一香炉，一香奁，四面向之。后云若因病入静，四面烧香，安四香炉者，当安四香机著四边，各勿至壁，己入中央，以次拜祝。初入祝炉仍于户内，通向西并祝。祝之，乃入中四面烧香也。毕，亦西向一祝耳。若经堂中南向屋者，自不得用此法，且亦无功曹龙虎，正有侍经神童玉女耳。若朝太上、太素，午达者，自可止经堂中。凡旦夕拜静竟，亦又还经前，更烧香，请乞众真，求长生所愿者，其余章奏，请天帝君，请官治病，灭祸祈福，皆于静中矣。拜讫，三自搏，曰拜。毕，跪故笏于前，两手自搏，及更执笏，称男女姓名，谨关启云，余方皆效此也。

谨关启天师、女师、系师三师门下典者君吏，愿得正一三炁，灌养形神，使五脏生华，六腑宣通，为消四方之灾祸，解七世之殃患，长生久视，得为飞仙。毕，又再拜。汉代以前亦复应有天师，皆应有三人，亦有一女，但未必是夫妻父子耳。正一之气，以师为本，故先拜请，乃北向耳。初再拜自搏，举哀矜也，后又再拜，谢恩德也，诸例中拜有先后者，事旨皆如斯矣。

次北向再拜讫，三自搏，曰：

谨关启上皇太上北上大道君，某以胎生肉人，枯骨子孙，愿得除七世以来，下及某身，千罪万过，阴伏匿恶，考犯三官者，皆令消解，当令福生五方，祸灭九阴，邪精百鬼，莫敢当向，存思神仙，玉女来降，长生久视，寿同三光。毕，又再拜。北上道君，太清之真最贵者也，故礼师竟，便拜之。

次东向再拜，讫三自搏，曰：

谨关启太清玄元无上三天无极大道、太上老君、太上丈人、天帝君、天帝丈人、九老仙都君、九炁丈人，百千万重道炁，千二百官君，太清玉陛下，当令某心开意悟，耳目聪明，万仙会议，赐以玉丹，消灾却祸，遂获神仙，世宦高贵，金车入门，口舌恶祸，千殃万患，一时灭绝，记在三官，被受三天丈人之恩。毕，又再拜。此太清诸官君，三天之正任，主掌兆民祸福所由，故次拜之。

次南向再拜讫，三自搏曰：

谨关启南上大道君，乞得书名神仙玉籍，告诸司命，以长生为定。又敕三天万福君，令致四方财宝，八方之谷帛，富积巍巍，施行功德，所向所欲，万事成克，如心所愿，如手所指，长生神仙，寿同天地。此生字，本作久字，后人改为生，今当从真为长久也。毕，又再拜。此太清，南方之道君耳，位劣于北上，故元上皇太上之号，是以最后拜之，可命有三十六人，此为诸下小者耳。此万福君犹是官将，主财宝者。千二百官仪第七卷之十五云：无上万福吏二十八人，官将百二十人，主来五方利，金银、钱绢、布帛、丝绵、谷米，所思立至，黄生主之。又第三之十三，亦有万福君五人，官将百二十人，主辟斥故气精祟注气，却死来生，却祸来福，所思者至。

都讫。或四向叩头者,却祸来福,所思随意也。叩头例,施于有急疾患之时,依常旦夕可不事尔。四向叩头者,当先朝启一方竟,仍叩头,又自搏,言今所乞,亦可脱巾悲泣,在事之缓急耳。竟,又再拜。余方皆如此。都讫,更东向烧香,口启请官,救解今患,悉依后法也。并皆微言,其旦夕拜礼,如前自足。临出静户,正向香炉而微祝曰:还西向闭气,视炉而微祝。初日心祝,今日微祝,当小小动口也。

香官使者,左右龙虎君,当令静室,忽有芝草,金液丹精,百灵交会在此香火前,使张甲张者称姓,甲者称名,前单云某,直称名耳。得道之气,获长生神仙,举家万福,若山居绝累者,云山舍万福。大小受恩,守静四面玉女,二朝时并云及侍经神童玉女,并侍卫火烟,书记某所言,径入三天门玉帝几前。二朝云上清宫太微天帝道君几前,上清上宫太上高圣玉晨道君几前。乃出户。于户内仍漱口,先举左足出,乃次右足,勿反顾。都毕。若疾急,他有所陈,自随事续后而言之任意也。皆当微言,勿令声大。具如前注。

汉中入治朝静法

先东向云:甲贪生乐活,愿从诸君丈人乞丐,长存久视,延年益寿,得为种民,与天地相守。当使甲家灾祸消灭,百病自愈,神明附身,心开意悟。

次北向:甲欲改恶为善,愿从太玄上一君乞丐,原赦罪过,解除基谪,度脱灾难,辟斥县官。当令甲所向,金石为开,水火为灭,恶逆宾伏,精邪消散。

次西向:甲好道乐仙,愿从天师乞丐,所乐者得,所作者成。当使甲心开意解,耳目聪明,百病消除,身体轻强。

次南向:甲修身养性,还年却老,愿从道德君乞丐,恩润之气,布施骨体,使道气流行,甲身咸蒙慈恩,众病消除,福吉来集。思在万福君为甲致四方钱财,治生进利,所向皆至。

四方朝文如此，是为右行法，与紫门所说同，而无先后祝炉文。所于四方所请，大意略同，而质略不及后嗳者。

章　符

若急事上章，当用朱笔题署。谓卒有暴疾病，及祸难忧惧急事，请后天昌君等，上章乞救解者，当朱书太清玄都正一平炁系天师某、治炁祭酒臣某，又后太清细字，并臣姓所属，及太岁日月以下。三天曹得此朱署，即奏闻。犹如今阳官，赤标符为急事也。

若欲上逐鬼章，当朱书所上祭酒姓名。谓家有恶强之鬼为祸祟，请后右仙食气君将等为逐却之，上章者不以朱题署，止书为上章人某治祭酒甲，又后姓某耳。

若欲上治邪病章，当用青纸。三官主邪君吏，贵青色也。谓人有淫邪之气，及诸庙座邪鬼为患，请后平天君等消制之，上章者当以朱书青纸章也，亦可别脆青赡纸，随人多少。

若注气鬼病，当作击鬼章。谓家有五墓考讼死丧逆注之鬼来为病害，宜攻击消散，请后四胡、高仓君将等，上章毕者，合捣之服之，如后法也。上章毕，用真朱二分，古秤即今之一两也。合已上之章，于臼中捣之，和以蜜成丸，分作细丸，顿服之。用平旦时，入静北向再拜服之。垂死者皆活。勿令人知捣合之时也，使病者魂神正，鬼气不敢干，他病亦可为之也。若病者能自捣和为佳，不尔即上章祭酒为捣之，先以蜜渍纸令软烂乃捣为丸。此章自不过两纸，所丸亦无多，必应一过顿服，以清水送之，不得分为两三也。云余病亦可为者，则不止于击鬼也。

上章当别有笔砚以书，不得杂也。墨亦异之。此笔砚若是写经常净用者，共之无嫌，自不得与世中书疏同耳。左行摩墨四十九过，止，重摩墨亦四十九转。左行如星次向东也。重摩墨者，谓程墨时四十九过，以法大衍圆著之数，故能通幽达神者矣。此一条使人学道之意，弥精贯毫厘，动有法象，岂得为尔泛泛耶。书章时烧香，向北书之。当别用好纸笔，巾案触物皆使洁净，束带恭坐，谨正书治，疏概墨色，皆令调好，面糊函封，依法奏上。案今所应上章，并无正定好本，多是凡狡祭酒虚加损益，永不可承用。唯当依千二百官仪注，取所请官，并此二十四官与事目相应者请之。先自申陈疾患根源，次谢愆考罹咎，乃请官救解，每使省衰。若应有酬脆金青纸油等物，皆条牒多少，注诏所脆吏兵之号，不得混漫。章中无的脆奉，若口启亦然。其愆脆者，须事效即送，登即呈启所脆之物，皆分奉所禀天师，及施散山栖学士，或供道用所须，勿以自私赡衣食，三官考察，非小事也。按小君言，人家有疾病死丧，衰厄光怪，梦寐钱财减耗，可以禳厌，唯应分解冢讼墓注为急，不能解释，祸方未已。又云：可上冢讼章，我当为关奏之。又范中侯云：故宜力上风注冢讼章，此皆告示许家，且许家功业如此，犹忧冢讼为急，何况悠悠人乎。如此上章，得其理衷，必当深益。今且非唯章文不精，亦苦祭酒难得，趣尔拜奏，犹如投空，乃更为愆祟耳。冢讼正本不过三两纸间，世中增加，乃至数十，恐诸章符等，例皆如此。又出官之仪，本出汉中旧法，今治病杂事，及诸章奏，止得出所佩仙灵策上功曹吏兵，及土地真官正神耳。世人皆用黄赤内策中章将吏兵，此岂得相关耶，唯以多召为威，能不料越职之为谴，愚迷相承，遂成仪格，深可悼矣。入见晋泰兴中，曲阿祭酒李东章本，辞事省直，约而能当，后操章无恩惟太上，及阴阳决吏三天曹，而称龙虎君，及建帝代年号，不书太岁，此并是正法。按今章后细字，无太上道君，又不北向，止是太清中诸官君耳，云何称恩惟太上耶，其余事事皆有诸类，不能复一一论之。李东既祭酒之良才，故得为地下主者，初在第一等，今已迁擢，此便可依按也，其君常为许家奏章往来，故中君及之也。

若因病入静，四面烧香，安四香炉。此谓朝拜口启四方求救之时也，非上章法，上章法止得东向耳。施案之事，已注在前。

若大事言功，可三四百，垂死言功可五百，小小可止一二等耳，多则正气灡，吏兵厌事。此谓上章及口启请诸君将吏兵，及我身中功曹诸官，以救治某事，事效，应为入静，言其功劳，请三天典者依科进爵如干等也。若初上章者，后亦上章言功，初口启，后亦口启言功，不得杂错，天曹寻检簿目相违，便为罪责，言功多少，随事轻重为率，从一二以上，至五十、一百，到四五百，随宜量用，每令和衷。书符当盥洁，乃后就事，向月建闭气书之。

书符之法，先以青墨郭外四周，乃以丹书符文于内，若无青墨，丹亦可用。此说乃是论救卒符意，凡书诸符，自皆宜如此。青墨者，细研空青，厚胶清和为丸，曝使干燥，用时正尔研之，如用墨法也。

若书治邪病符，当用虎骨、真朱合研，研毕，乃染笔书符。虎骨当先捣为细屑，下重绢筛，三分灭，朱二，乃合胶清，用以书符。凡辟鬼符，皆自宜尔。此书符法，本在救卒符后，今抄出与章事相随耳，非本次第也。

请　官

若有急事上章，当上请天昌君黄衣兵十万人，亦可入静东向，口请，令收家中百二十殃怪，中外强殍，十二刑杀鬼。有急事者，谓诸有卒急，不但疾病也。人家衰祸厄病，皆由冢讼，故令收家中诸害。此云东向口请，当如章法，治职首尾都自不异，唯无纸墨耳，世人谓为口章，而千二百官仪第二卷之一，便是天昌君，云恶梦错乱者，当请天昌君黄衣兵士十万人，主为某家收冢中百二十殃怪，中外强殍，十二刑杀鬼，令某梦忤者，皆使绝灭。脆仪衣物。如此则"冢"字应作"家"，人脱"二十"字也。自后诸名题宫府所主治，往往小异，并朱书，各载之。此次第犹是取官仪上，小复参差，而官仪唯无后三官，不知那得尔。寻官仪从来久远，传写漏误，所以其中亦自有一官数字之疑，然尚可依傍斟酌取衷，如运气解厄之例，便判是此传脱矣。

若面目有患，当上章及入静，请天明君五人，官将百二十人，在南纪宫下，治面上诸疾。凡云在诸宫者，皆谓太清三气之宫，患祸所继之府，君吏所由之曹，故令各先到其宫，乃下治之。凡云君五人者，犹共官将百二十人。凡直云君者，皆一人也。

仪云：男患两目痛，请天明君五人，官将百二十人，在南纪宫，又主左目。女患痛，请地明君五人，官将百二十人，在北里宫，又主右目。脆钱绢谷米。

若咳逆上气，吐下青黄赤白五瘟蛊毒六魅之鬼，当请北里大机君，官将百二十人，在太衡宫下。此瘟毒魅者，皆疫疠之疾，风疟众患，亦皆由之。

仪云:胸痛满,上气咳逆,请北里大机君官将百二十人,治太衡宫,治咳逆上气,吐下青黄赤白五瘟蛊毒六魁之鬼,脆扫除纸笔。

若心腹胀满,小腹拘急,带下十二病之鬼,当请封离君,令治之。带下之病,非但女子,男人亦有之。凡自带以下阴间诸患,凡十二条皆是也。

仪云:心腹胀满,脐下拘急激痛,请封离君十二人,主治男女带下十二病之鬼,脆米谷。

若腹内饮食不消,结坚淋露不愈者上章启事,当请赤素君,官将百二十人,令治之。此谓腹中症结,逆害饮食,淋露积时者。凡有云启事者,谓正尔东向口启,亦先四方朝竟,启请事之,不如上章法也。

仪云:腹中饮食不消,结坚淋露不愈,请赤素君一人,官将百二十人,治六戊宫。女子请白素君,官将百二十人,治阴宫。脆米谷,依仪而给。第三卷之一又云:素君五人,官将百二十人,治上灵宫,主男人百病,令得首写。白素君五人,官将百二十人,治阳明宫,主女人百病,令得首写。此则名同而事异也。

若上气逆引,绞急腹中,不下饮食者,上章启事,当请天官五衡君,官将百二十人,在太平宫下,令治之。此悉总诸气病,脚气、奔豚、咳嗽皆治之。自此后虽不复道上章启事者,省烦耳,皆无异也。

仪云:吸吐不下饮食,气引腹中,请天官五衡君,官将百二十人,治太平宫,脆谷米衣,给使纸笔。

若大吐下者,当请地官五衡君,官将百二十人,在太平宫下,令治之。霍乱吐下,及诸暴下、久下,皆主之。

仪云:女吸吐,当请地官五衡君,官将百二十人,亦治太平宫,脆同前。凡仪中官名有天地者,皆是分别男女之位也。

若小腹胀满急痛,当请九河北海君,官将百二十人,在河兑宫,令官将治护之。小腹结胀不通,诸□[1]满者,皆主之,止乞令此君敕官将治之耳。

---

1 原文此处缺字。

仪云：小腹胀满，请九河四海君，官将百二十人，治河兑宫，主胀满，关节不通。脆给使仪衣盐。

若井灶鬼为疾病者，当请王法君五人，官将百二十人，在五姓宫，令制灭之。谓尝犯洿井灶，及卜问所知，或求食饮祠祀为病害者，此主治之。

仪云：犯虈灶鬼。

若病痈疽恶疮，当请九集君，官将百二十人，在先王宫，令下治之，亦治众疮。若金火诸疮及犬马蛇虫所啮，亦皆主之。

仪云：头面目身体生疮痈疽，请王法君五人，官将百二十人，治五姓宫。又请九侯君一人，官将百二十人，治先王宫，脆杂衣物米谷纸笔。今此乃别王法君以主井灶鬼，此为异。而仪亦云：痈疽恶疮是犯十二虈灶之鬼也，如此则非井灶别为病也。

若病瘦瘠，骨消肉尽垂困者，当请天官阳秩君，官将百二十人，左右吏百二十人，令治之。此谓不止有所苦，但羸瘦憔悴积弊致困者。

仪云：淋露虚损，骨消肉尽，医所不治，请天官阳秩君，官将百二十人，左右吏百二十人，患气吏左右七十二人，主治淋露百病之鬼，脆米谷。

令病者开生门，益寿命，当请南上君，官将百二十人，在仓果宫，令延年不死。此谓既随病已请余官治护，又更请此官，延其年算，不于此病致死耳。自非治病，不得请也。

仪云：飞注入腹，著人胸胁背，请南上君，官将百二十人，治仓果宫，主开生门，益寿命，今病者三日差，除殃去注。脆钱绢。

若久病著床困笃者，当请须臾君，官将二十人，令治之。谓抱病经久不瘥者。此官将独云二十者，或恐脱"百"字，亦可止应二十，令但依此，不敢辄益。

仪云：下痢赤白脓，淋露著床，口苦冷者，请须臾君四人，官将百二十人，脆米谷。

却灭家中恶鬼，令厌绝精祟者，当请石仙君一人，官将百二十人，令制灭之。人家中亚有游魂，客死强鬼为诸精祟，致不吉昌者。

仪云：疾病转相注易，不可禁止者，请石仙君一人，官将百二十人，一云治害。主治家中有强殡之鬼，厌绝注鬼气为精祟者，脆给使。凡十四官，并在第一卷，主治百病之限。

若欲辟斥故气，断绝注鬼，却死来生，却祸来福，当请盖天大将军十万人，令收捕之。人家或有先亡，故气缠著不解，犹为注害祸患者。

仪云：盖天大将军十万人，主收捕天下饮食横行鬼贼，为万民作精祟者。第三卷中唯有此一官。宫仪凡八卷，止第一有脆用，自后皆漏略，今欲立脆，亦有依准为之。

若欲收捕众老之精，侵怪家中者，当请无上元士君五人，官将百二十人，令收执之。天地间自有一切老精，皆能作诸变怪，侵犯人家，求索祷祀者，宜收执之。

仪云：无上元士君五人，官将百二十人，主收捕天下众老之精，杂神共称官设号，侵害民人者。

若卜问病者，云犯行年本命，太岁土王，墓辰建破，当请制地君五人，官将百二十人，治宜泉宫，令抑制消灭之。自非高真玄挺，皆有年命衰厄，及行造所为，解犯方地并抵太岁土王之气，本墓建破之辰，及诸禁忌，皆致否病，故令消却之。

仪云：制地君五人，官将百二十人，治宜泉宫，主收天下高功卑功、太岁行年本命上土公之鬼。

若家中有考讼鬼，不正之气，致不安稳者，当请四胡君五人，官将百二十人，令消散断绝之。谓家世先亡有考讼殃逮，使胤嗣多诸颠疾，不安吉者，止宜令消断而已，故不得诛灭之也。此乃是祸患之运，要子孙不得为逆上之意，其例皆多如此。

仪云：四胡君五人，官将百二十人，主整帅祭酒治舍不安稳，主击不正逆气，和解讼考，分别清浊。

若家中多死丧逆注气，身中刑害，当请运气解厄君，兵十万人以治之。人家亟有父母兄弟夫妇亡后，还注复生人，值其身有刑害，便为祸病，乃致死者，当请治之。按千二百官有运气解死患君，今此既无患字，亦不敢辄益。

仪云：运气解厄君兵十万人，主收摄疾病之鬼，辟斥攻时破杀十二刑杀百二十殃注鬼，又有运气解厄君五人收杀。

若家中有五墓之鬼作祟，伤死往来者，当请无上高仓君，兵十万人，使收治之。按墓书有五葬，谓水火兵匿露死者，而不名五墓，今此当是五音姓墓也，或有死不得埋，多作祸祟，及伤亡绝后之鬼往来为害者，宜收治之。

仪云：无上高仓君兵十万人，主收先祖五墓之鬼来著子孙者。

若家中水火复注者，当请无上天君，兵十万人使断之。人家有水火之官，使相复注其病致死者，皆源类是同，互相染逮，世世不绝者，令断绝之。

仪云：无上天君兵十万人，主收天下百二十殃注鬼在人身中者，却死来生。又云：无上天生人君兵士十万人，主收百二十殃注杀害刑杀之鬼。一云无上天士君，一云无上天平君，所主皆同。

若欲破房庙座席祷鬼邪物者，当请平天君，官将百二十人，治天昌宫，以治之。谓人先事妖俗，今禀王化，应毁破庙座，灭除祷请。事后，或逆为人患，致凶咎疾病，或所居里城有诸立食巫坛，为人祸害者。

仪云：平天君官将百二十人，治天昌宫，主发军兵收符庙五狱营逆气饮食之鬼。凡有二十二官，并出千二百官仪中，所主职事小有差异，今上章请用，当作两边求之。

若欲学神仙，而轗轲疾病痓连沉滞者，当请虚素天精君，赤衣兵十万人，在天柱宫，以制鬼灭祸，遏却六天之气。人有至心苦行者，崇学仙道，而六天灵鬼巫来犯人，或遇疾病，或致牢狱，或渐使贫顿，每令触恶者，故宜急遏制之。

若家有恶鬼不肯散，故为家祟者，当请赤天食气君，官将百二十人，使治之。谓家中多有恶鬼，已经消制，不肯都散，犹时来侵犯，致有灾祟者也。

若家中轗轲不宁，恶梦错乱，魂魄不守者，当请收神上明君官将百二十人，主治之。人家每事有轗轲，动皆艰苦，梦想凶扰，交接非所，身心不定，日就顿踣者，将衰之渐也，特宜治之。仪中无此三君名号职主，今既并在后，或当是天师新出也，亦并为要用，但依此所主请之。又上章时亦宜兼复取官仪中相配用，不必专止此二十五。

右正一真人口诀，治病制鬼之要言也，以应二十四神，身中之三宫也。按今官将有二十五号，而云二十四神者，犹以一官应极根之幽神，为二十五也，则亦最后者应是矣。此神神相应，不可尽求配类三官，即二十四神八景之宫耳，非三一之宫也。官将及吏兵人数者，是道家三气应事所感化也，非天地之生人也。此因气结变，托象成形，随感而应，无定质也，非胎诞世人学道所得矣。此精诚发洞，因物致洞耳，所以化气而成此吏兵也。太清之气感化无方，虽云无极大道百千万重，犹未臻其限，故总言之，亦各相接引，不徒然空立，可以理得，难用言详。其仙灵官将，皆此类也。其余官号多在千二百官仪注上，盖互相支附，非如此二十四号以应体中二十四神之分明也。千二百官仪，始乃出自汉中，传行于世，世代久远，多有异同，殆不可都按。此之二十四官，亦颇有同彼名者，既真书未久，必无差谬。今非唯识真之子范而用之，至于盟威祭酒，亦应谨按此法，但非其常才所能究见耳。有急事当随事称之，皆即验也，亦可上章请之，亦可入静烧香，口启四方，请以求救。前云入静东向口请，今云四方者，便可通就四方请官，然口启作章，家法用者，犹必宜东向正尔，启乞者可以朝拜祝竟，又口陈以扶救也。寻云以应身中二十四神之意，谓人人之身皆以相应，非止论当我之身乃得自用，不如存神之法，不得为人存也。故此云大吐下及垂死困笃者，此辈岂能自入静陈乞耶，皆是傍人为救治之耳。若自此前诸事，身到启请，弥为佳矣。上章口启，随所行耳，作章不能尽理，更复不及朝启四方也，事若大者，皆应乞悬脆某物，须如愿，便即奉酬，具如前注之法。其有非太清章书，脆愿之事，出于真典，非此例者，别有秘旨，非可轻言，诸如此等，自虽以书论，正自各得之于心耳。

二朝法

二朝计九十日。后云从本命日为始，此法当逆推，取初生年月日子，后得第一本命日，便计以为始，顺数九十日，辄一断，至今当行此朝之本命日平旦为起也。假令人以宋孝建三年丙申岁四月三十日甲寅日生者，至六月十三日得丙申日，即是第一本命日也，其八月十三日之丙申自空过去，非复始本命矣，一丙申相去辄六十日，今用九十日，故长三十日也，今若絓取一丙申便用正，恐是向空中者为始，则非第一本命也，至后永成差僻，误人不小。前丙申至癸酉年十二月二十二日丙申，是第七十七，因以起朝，计复九十日，至甲戌年三月二十一日丙寅平旦又朝，明日丁卯又起数，九十日得丙申旦又朝，如此一丙寅辄一丙申，若令朝计取九十日者，则用乙丑、乙未也。一年或三朝四朝无定，若都不知生年生月者，乃取今年本命为始。

平旦入静烧香，当用日未出时，此法当在静中，所以云当先朝静时已烧香者，而今又云烧香，是朝静时烧香西向耳，今既北向，应转机正向北又烧香，不得傍向炉侧。北向朝太微天帝君，从本命日为始。此谓先以本命日始朝，乃得九十日复朝也，烧香竟仍长跪，存我身忽然如在天帝太微玉阙下，乃注心定气而祝。微祝曰：

粪土小兆男生某，谨稽首再拜，朝太微天帝君玉阙紫宫前，当令某长生神仙，所欲如愿，万事成就，司命紫简，记在玉皇，得为物宗。此后所云司命者，非前朝静南方诸司命之例也，即今下教统吴越者矣。毕，乃再拜。云乃者止谓后一再拜耳，向北烧香，毕，但长跪，祝竟，乃再拜。拜毕，还转炉西向，祝香都竟。当用二朝时，亦可安两香炉位，不必须回转旧者。先当朝静，然后行此。此二法并云入静，故云先朝，今所朝甚高，而云先朝静者，谓应使直静侍香之神，奏我辞诚，缘历以闻二帝故耳。朝静之法，未见其文，具如前法也，行之十八年，太微刻灵录，书名不死，此内法祕道。朝太微，故太微书名也。计一百八十二日，后云以生月生日始，此谓所生之日，入月五三之日数，非支干甲乙子丑也。此亦应检长历，从初生日便计，计百八十二日，辄一断，至今年数满而用之，不得即取今年生月日为始也。假令前丙申人四月三十日生，数至十一月四日，得百八十二日夜半为第一朝，至今癸酉年十月六日得第七十六朝为始也，当计其用支干，常间一辰便是也，错则误矣。假令前朝日是甲子，则后朝是丙寅，又后则戊辰，如此无穷。凡此二朝推计之法，是吾思理所得，一切学者莫能晓悟。又别有用日之诀，受之玄旨，不可得言，其详论此事，具在第三卷中。

当夜半入静，亥子二时之间也。烧香北向，朝太上玉晨道君，跪微祝曰:存思事事皆类前法,此无粪土男生者,不敢自谦目也。

太上高圣君,此五字是先呼太上之位,乃称姓名,尊贵故也。小兆某谨稽首再拜琼阙下,乞得告下司命,记籍长生,所向所愿,万物皆成,神仙飞行,得宴九天。祝毕,乃再拜,讫。皆当束带,先斋一日,乃行之。二事皆尔。在世中当先清斋一日,山林长静,正沐浴著新净衣耳。朝太上,当以生月生日始,亦谓以此日夜半便用起朝也,推法如前。不知生月日者,以本命年辰为日用之,若本命甲子起朝,计得一百八十二日得乙丑,又朝,明日起数,后得丁卯,如此推讨无穷,亦必间一辰也。若又不知年者,正月一日始也。既都不知,无由可准,则即以今年欲行朝之年,便取正月一日夜半起,至七月二日,又计补小月所阙令整,得一百八十二日,又朝也,因此讨其支干,便无穷矣。此外法皆如匈奴外国历意,可强以充用耳,远不及审知定者,行之十八年,太上告司命,入名神简,上记长生。此朝太上,故太上告下也,二法皆云十八年,其事类中品经矣。行之以去使人不复病,辟水火五兵。谓此始行二朝以后,便能辟诸灾祸,而人或有用之而不免者,正由推讨之谬,不如此之前所取也,青精餌饭服之,亦使人不病不灾,与此相符类也。

东华青宫祕法,此盖诸方中之求仙法耳,非谓彼人犹行之也。若家多资用者,别作此二事,入静朝拜,衣服不与他杂用。凡旦夕入静朝神,亦宜别衣,岂但此二事而已,夫学在山之时,居室书写触事常著巾褐,此巾褐则与人物相混,不可以朝谒高真,当别作一通衣也,云多资用者,谓应表里服章,裙襦生熟,皆悉别作,不止法衣而已,既非贫栖所办,正当临时浣令洁也。

清虚王真人告夫人曰:前法亦王君所言,是通说东宫法用,非正胸怀所谈,又不指为一人所设,今者教示,方是规诲夫人宜修行之意,故更显清虚之目也。此二事者,世间应所行之祕诀也,谓却辟众灾故也,世间多有祸难,故弥宜行之。不学道而道自成也,存修之勤,待其年积,便可阶仙,故云尔。夫人奉而用之,此一句范中候自语也,夫人既处乱世,游涉兵寇,既谓宜行,即便奉用,若乃次后事,则后谓夫人不必遵修,故中间发斯矣。每入静当以水漱口,以洗秽气故也,常日言笑杂语,或饮食余气,不可以启对真灵,故宜洗荡盥漱也。每出静亦当漱口,以闭三宫故也,入静祈拜三宫之神,助人陈请，皆从口中出入，令事竟水荡，令还其宫，各安定也，此水悉置之户侧，初进则未入户限而漱，后退则未出户限漱矣。此各云每出入者，谓每应入静关奏朝拜时耳，若是洒扫整拭者，唯初入漱口耳，后出不须也。出静户之时，不得反顾，忤真光致不诚也。人既出静户，神休宴，而忽更反顾，如似觇察，故为忤真，而非诚顺。又云烧香时亦勿反顾，凡人行来所为所作，爰及术数，皆忌反顾。初入静户，不得唤外人，及他所言念，则犯灵气，故不得祯祥。凡入静烧香，必也存注神真，有所愿欲，而方与外人相呼，反别生异念，则内伤神舍，外触灵轨，违典招谴，患祸潜兴，祯祥之征自然远矣。夫静中所须，皆逆应备办，临时阙之，方致呼众，此愚疏之人不足算也。此虽小事，深当慎之。谓此上五事，于法虽小，而致祸亦不为轻，故令行之者，慎其禁也。此诸条虽王君所告，并关太清家法，后天师不显此言者，谓夫人前已知之也。

上魏传诀凡五事。

底本出处：《正统道藏》洞玄部玉诀类。

坐忘论

序

天地分判，三才定位，人处天地之中，五气合身，故能长且久。后人自昧其性，自役其神，自挠其气，自耗其精，所以不能与天地合。逆取短折而甘心焉，每切痛之。《易》曰：穷理尽性以至于命。《老子》曰：虚其心，实其腹。又曰：常无欲以观其妙。《论语》曰：子绝四，毋意，毋必，毋固，毋我。《孟子》曰：性善。又曰：我善养吾浩然之气。皆著性命之要端也。仆因阅藏书，得唐贞一先生《坐忘论》七篇，附以枢翼。识见不凡，明指大道，先道人以敬信，使心不狂惑。次则令断其缘业，收心简事，体寂内明。故又次之以真观，中外无有，然后可以跻于泰定，气泰神定，故曰得道。前悉序坐忘之阶渐，其坐忘总说，不过无物无我，一念不生。如《敬信篇》直言内不觉其一身，外不知其宇宙，与道冥一，万虑皆遣。伦类经言无少差，苟造坐忘之妙，神气自然相守，百脉滋润，三关流畅，天阳真气来居身中。此乃长生久视不传之道，古今尊尚。神仙悯世，不得已而语，学者当静虑研思，勤而行之，勿视为古人糟粕，而徒取自弃之讥者也。

时丁未重阳，锓木以广其书，真静居士谨序。

夫人之所贵者生，生之所贵者道。人之有道，若鱼之有水。涸辙之鱼犹希斗水，弱丧之俗无情造道。恶生死之苦，乐生死之业；重道德之名，轻道德之行。审惟倒置，何甚如之。穷而思通，迷而思复，寸阴如璧，愧叹交深，是以恭寻经旨而与心法相应者，略成七条，以为修道阶次。枢翼附焉。

敬信一

夫信者道之根，敬者德之蒂，根深则道可长，蒂固则德可茂。然则璧耀连城之彩，卞和致刖。言开保国之效，伍子从诛。斯乃形器著而心绪迷，理事萌而情思忽。况至道超于色味，真性隔于可欲，而能闻希微以悬信，听罔象而不惑者哉。如人闻坐忘之言，信是修道之要，敬仰尊重，决定无疑者，加之勤行，得道必矣。故《庄》云：隳支体，黜聪明，离形去智，同于大通，是谓坐忘。夫坐忘者，何所不忘哉。内不觉其一身，外不知乎宇宙，与道冥一，万虑皆遗。《庄》云：同于大通，此则言浅而意深。惑者闻而不信，怀宝求宝，其如之何。经云：信不足焉，有不信。谓信道之心不足，乃有不信之祸及之，何道之可望乎。

断缘二

断缘者，断有为俗事之缘也。弃事则形不劳，无为则心自安，恬简日就，尘累日薄，迹弥远俗，心弥近道，至圣至神，孰不由此乎。经云：塞其兑，闭其门，终身不勤。或显德露能，求人保己，或遗问庆吊，以事往还，或假隐逸，情希升进，或酒食邀致，以望后恩。斯乃巧蕴机心，以干时利，既非顺道，深妨正业。凡此类例，皆应绝之。经云：开其兑，济其事，终身不救。我但不唱，彼自不和，彼虽有唱，我不和之。旧缘渐断，新缘莫结，体交势合，自致日疏，无事安闲，方可修道。《庄》云：不将不迎，无为交俗之情。又云：无为谋府，无为事任，无为知主。若事有不可废者，不得已而行之，勿遂生爱，系心为业。

收心三

夫心者一身之主，百神之帅，静则生慧，动则成昏。欣迷幻境之中，唯言实是，甘宴有为之内，谁悟虚非，心识颠痴，良由所托之地。且卜邻而居，犹从改操，择交而友，尚能致益，况身离生死之境，心居至道之中，能不舍彼乎，安不得此乎。所以学道之初，要须安坐，收心离境，住无所有。因住无所有，不著一物，自入虚无，心乃合道。

经云：至道之中，寂无所有，神用无方，心体亦然。原其心体，以道为本，但为心神被染，蒙蔽渐深，流浪日久，遂与道隔。若净除心垢，开识神本，名曰修道。无复流浪，与道冥合，安在道中，名曰归根。守根不离，名曰静定。静定日久，病消命复，复而又续，自得知常。知则无所不明，常则无所变灭，出离生死，实由于此。是故法道安心，贵无所著。

经云：夫物芸芸，各归其根，归根曰静，静曰复命，复命曰常，知常曰明。若执心住空，还是有所，非谓无所，凡住有所，则令心劳，既不合理，又反成病。但心不著物，又得不动，此是真定。正基用此为定，心气调和，久益轻爽，以此为验，则邪正可知矣。

若心起皆灭，不简是非，则永断觉知，入于盲定。若任心所起，一无收制，则与凡夫元来不别。若唯断善恶，心无指归，肆意浮游，待自定者，徒自误尔。若遍行诸事，言心无所染者，于言甚善，于行极非，真学之流，特宜诫此。

今则息乱而不灭照，守静而不著空，行之有常，自得真见。如有时事或法要有疑者，且任思量，令事得济，所疑复悟，此亦生慧正根。悟已则止，必莫有思，思则以智害恬，为子伤本。虽骋一时之俊，终亏万代之业。若烦邪乱想，随觉则除，若闻毁誉之名，善恶等事，皆即拨去，莫将心受。受之则心满，心满则道无所居。所有闻见，如不闻见，即是非善恶不入于心。心不受外名曰虚心，心不逐外名曰安心，心安而虚，道自来居。经云：人能虚心无为，非欲于道，道自归之。内心既无所著，外行亦无所为，非净非秽，故毁誉无从生，非智非愚，故利害无由挠。实则顺中为常，权则与时消息，苟免诸累，是其智也。

若非时非事，役思强为者，自云不著，终非真学。何耶？心法如眼也，纤毫入眼，眼则不安，小事关心，心必动乱，既有动病，难入定门。是故修道之要，急在除病，病若不除，终难得定。有如良田，刑棘未诛，虽下种子，嘉苗不茂。爱见思虑，是心刑棘，若不除剪，定慧不生。

或身居富贵，或学备经史，言则慈俭，行则贪残，辩足以饰非，势足以威物，得则名己，过则尤人，此病最深，虽学无益。所以然者，为自是故。然此心犹来依境，未惯独立，乍无所托，难以自安，纵得暂安，还复散乱。随起随制，务令不动，久久调熟，自得安闲。无问昼夜，行住坐卧，及应事之时，常须作意安之。若心得定，即须安养，莫有恼触，少得定分，即堪自乐，渐渐驯狎，惟益清远。平生所爱，已嫌蔽陋，况因定生慧，深达真假乎。且牛马家畜也，放纵不收，犹自生梗，不受驾驭。鹰鹯野鸟也，为人羁绊，终日在手，自然调熟。况心之放逸，纵任不收，唯益粗疏，何能观妙。经云：虽有拱璧，以先驷马，不如坐进此道。夫法之妙用也，其在能行，不在能言，行之则斯言为当，不行则斯言如妄。

又时人所学，贵难而贱易，若论法要，广说虚无，思虑所莫能达，行用所莫能阶者，则叹不可思议。而下风尽礼，如其信言不美，指事直说，闻则心解，言则可行者，此实不可思议，而人翻以为浅近，而轻忽不信。经云：吾言甚易知，甚易行，天下莫能知，莫能行。夫惟无知，是以不我知。又有言火不热，灯不照暗，称为妙义。夫火以热为用，灯以照暗为功。今则盛谈火不热，未尝一时废火，灯不照暗，必须终夜然灯。言行相违，理实无取，此即破相之言，而人反以为深玄之妙。虽惠子宏辩，庄生以为不堪。肤受之流，谁能断简，至学之士，庶不留心。

或曰：夫为大道者，在物而心不染，处动而神不乱，无事而不为，无时而不寂。今独避事而取安，离动而求定，劳于控制，乃有动静二心，滞于住守，是成取舍两病。都未觉其外执，而谓道之阶要，何其谬邪。答曰：总物而称大，通物之谓道，在物而不染，处事而不乱，真为大矣，实为妙矣。然谓吾子之鉴有所未明，何耶？徒见贝锦之辉焕，未晓始抽之素丝，才闻鸣鹤之冲天，讵识先资于谷食。蔽日之干，起于毫末。神凝至圣，积习而成。今徒学语其圣德，而不知圣之所以德，可谓见卵而求时夜，见弹而求鸮炙。何其造次哉。故经云：玄德深矣，远矣，与物反矣。然后乃至大顺。

简事四

夫人之生也，必尝于事物，事物称万，不独委于一人。巢林一枝，鸟见遗于丛泊。饮河满腹，兽不吝于洪波。外求诸物，内明诸己，知生之有分，不务分之所无，识事之有当，不任事之非当。任非当则伤于智，力务过分则弊于形神。身且不安，何能及道。是以修道之人，莫若断简事物，知其闲要，较量轻重，识其去取，非要非重，皆应绝之。犹人食有酒肉，衣有罗绮，身有名位，财有金玉，此并情欲之余好，非益生之良药。众皆徇之，自致亡败。静而思之，何迷之甚。《庄》云：达生之情者，不务生之所无以为。生之所无以为者，分外物也。蔬食弊衣，足养性命，岂待酒肉罗绮，然后生全哉？是故于生无所要用者，并须去之。于生之用有余者，亦须舍之。财有害气，积则伤人，虽少犹累，而况多乎？以隋珠而弹千仞之雀，人犹笑之，况背道德，忽性命，而从非要，以自促伐者乎？夫以名位比道德，则名位假而贱，道德真而贵。能知贵贱，应须去取，不以名害身，不以位易志。《庄》云：行名失己，非士也。《西升经》云：抱元守一，过度神仙，子未能守，但坐荣官。若不简择，触事皆为，心劳智昏，修道事阙。若处事安闲，在物无累者，自属证成之人。若实未成，而言无累者，诚自诳耳。

真观五

夫真观者，智士之先鉴，能人之善察，究傥来之祸福，详动静之吉凶，得见机前，因之造适，深祈卫足，窈务全生，自始至末，行无遗累，理不违此者，谓之真观。然一餐一寝，俱为损益之源，一行一言，堪成祸福之本。虽作巧持其末，不如拙诚其本。观本知末，又非躁竞之情。是故收心简事，日损有为，体静心闲，方可观妙。经云：常无欲，以观其妙。然修道之身，必资衣食，事有不可废，物有不可弃者，当须虚襟而受之，明目而当之，勿以为妨，心生烦躁。若因事烦躁者，心病已动，何名安心？

夫人事衣食者，我之船舫也。欲渡于海，事资船舫，渡海若讫，理自不留。因何未渡，先欲废舍？衣食虚幻，实不足营，为出离虚幻，故求衣食，虽有营求之事，莫生得失之心，即有事无事，心常安泰。与物同求而不同贪，与物同得而不同积，不贪故无忧，不积故无失，迹每同人，心常异俗。此实行之宗要，可力为之。

前虽断简，病有难除者，但依法观之。若色病重者，当观染色都由想尔，想若不生，终无色事。当知色想外空，色心内妄，妄想心空，谁为色主？经云：色者，想尔想悉是空，何有色也？又思妖妍美色，甚于狐魅，狐魅媚人，令人厌患，虽身致死，不入恶道，为厌患故，永离邪淫。妖艳惑人，令人爱著，乃至身死，留恋弥深，为邪念故，死堕诸趣，生地狱中。故经云：今代发心为夫妻，死后不得俱生人道。所以者何？为邪念故。又观色若定是美，何故鱼见深入，鸟见高飞，仙人观之为秽浊，贤人喻之为刀斧？一生之命，七日不食，便至于死，百年无色，翻免夭伤。故知色者非身心之要，适为性命之仇贼，何须系著，自取消毁。

若见他人为恶，心生嫌恶者，犹如见人自杀，己身引颈，乘取他刀以自害命。他自为恶不遣，我当何故引取他恶，以为己病。又见为恶者若可嫌，见为善者亦须恶。何以然耶？同障道故。

若贫者亦审观之，谁与我贫？天地平等，覆载无私，我今贫苦，非天地也。父母生子，欲令富贵，我今贫贱，非父母也。人及鬼神，自救无暇，何能有力将贫与我？进退寻察，无所从来，乃知我业也，乃知天命也。业由我造，命由天赋，业之与命，犹影响之逐形声。既不可逃，又不可怨，唯有智者善而达之，乐天知命，故不忧，何贫之可苦也。《庄》云：业入而不可舍。为自业故，贫病来入，不可舍止。经云：天地不能改其操，阴阳不能回其业。由此言之，故真命也，非假物耳，有何怨焉？

又如勇士逢贼，无所畏惧，挥剑当前，草寇皆溃，功勋一立，荣禄终身。今有贫病恼乱我身，则寇贼也，我有正心，则勇士也，用智观察，则挥剑也，恼累消除，则战胜也，湛然常乐，则荣禄也。凡有苦事来迫，我心不以此观而生忧累，则如人逢贼不立功勋，弃甲背军，逃亡获罪，去乐就苦，何可悯焉？

若病苦者，当观此病由有我身，若无我身，患无所托。经云：及吾无身，吾有何患。

次观于心，亦无真宰，内外求觅，无能受者，所有计念，从妄心生。然枯形灰心，则万病俱泯。

若恶死者，应思我身是神之舍，身今老病，气力衰微，如屋朽坏，不堪居止，自须舍离，别处求安。身死神逝，亦复如是。若恋生恶死，拒违变化，则神识错乱，失其正业。以此托生，受气之际，不感清秀，多逢浊辱。盖下愚贪鄙，实此之由。若当生不悦，顺死不恶者，一为生死理齐，二为后身成业。

若贪爱万境，一爱一病。一肢有病，犹令举体不安；况一心万病，身欲长生，岂可得乎？凡有爱恶，皆是妄生，积妄不除，以妨见道。是故须舍诸欲，住无所有，徐清有本，然后返观旧所爱处，自生厌薄。

若以合境之心观境，终身不觉有恶。如将离境之心观境，方能了见是非。譬如醒人能观醉者为恶，如其自醉不觉其非。经云：吾本弃俗，厌离世间。又云：耳目声色，为子留愆，鼻口所喜，香味是怨。老君厌世弃俗，独见香味是怨，嗜欲之流，焉知鲍肆为臭哉。

泰定六

夫定者，出俗之极地，致道之初基，习静之成功，持安之毕事。形如槁木，心若死灰，无感无求，寂泊之至，无心于定，而无所不定，故曰泰定。《庄》云：宇泰定者，发乎天光。宇则心也，天光则发慧也。心为道之器宇，虚静至极则，道居而慧生，慧出本性，非适今有，故曰天光。但以贪爱浊乱，遂至昏迷。澡雪柔挺，复归纯静，本真神识，稍稍自明，非谓今时别生他慧。慧既生已，宝而怀之，勿以多知而伤于定。非生慧难，慧而不用难。自古忘形者众，忘名者寡。慧而不用，是忘名也，天下希及之，故为难。贵能不骄，富能不奢，为无俗过，故得长守富贵。定而不动，慧而不用，为无道过，故得深证真常。

《庄》云：知道易，而弗言难。知而不言，所以之天；知而言之，所以之人。古之人天而不人，慧能知道，非得道也。人知得慧之利，未知得道之益。因慧以明至理，纵辩以感物情，兴心徇事，触类而长，自云处动而常寂，焉知寂者寂以待物乎。此语俱非泰定也。智虽出众，弥不近道。本期逐鹿，获兔而归。所得太微，良由局小。

《庄》云：古之治道者，以恬养智。智生而无以智为也，谓之以智养恬。智与恬交相养，而和理出其性。恬智则定慧也，和理则道德也。有智不用而安其恬，积而久之自成道德。然论此定，因为而得成，或因观利而见害，惧祸而息心，捐舍涤除，积习心熟，同归于定，咸若自然。疾雷破山而不惊，白刃交前而不惧，视名利如过隙，知生死如溃痈，故知用志不分，乃凝于神。心之虚妙，不可思也。

夫心之为物也，即体非有，随用非无，不驰而速，不召而至，怒则玄石饮羽，怨则朱夏陨霜，纵恶则九幽匪遥，积善则三清何远，忽来忽往，动寂不能名，时可时否，蓍龟莫能测，其为调御，岂鹿马比其难乎。太上老君运常善以度人，升灵台而演妙，略三乘之因果，广万有之自然，渐之以日损有为，顿之以证归无学，喻则张弓凿矢，法则挫锐解纷，修之有常，习以成性，黜聪躜体，嗒然坐忘，不动于寂，几微入照。履殊方者，了义无日，游斯道者，观妙可期，力少功多，要矣妙矣。

得道七

夫道者，神与之物，灵而有性，虚而无象，随迎不测，影响莫求，不知所以然而然，通生无匮谓之道。至圣得之于古，妙法传之于今，循名究理，全然有实。上士纯信，克己勤行，虚心谷神，唯道来集。道有深力，徐易形神，形随道通，与神合一，谓之神人。神性虚融，体无变灭，形与道同，故无生死。隐则形同于神，显则神同于气，所以蹈水火而无害，对日月而无影，存亡在己，出入无间，身为滓质，犹至虚妙，况其灵智益深益远乎？《生神经》云：身神并一，则为真身。又《西升经》云：形神合同，故能长久。

然虚无之道，力有浅深，深则兼被于形，浅则唯及于心。被形者，神人也。及心者，但得慧觉，而身不免谢。何耶？慧是心用，用多则心劳。初得少慧，悦而多辩，神气漏泄，无灵润身光，遂致早终，道故难备。经云尸解，此之谓也。是故大人含光藏辉，以期全备，凝神宝气，学道无心，神与道合，谓之得道。经云：同于道者，道亦得之。又云：古之所以贵此道者何？不日求以得，有罪以免邪？山有玉，草木以之不雕。人怀道，形骸以之永固。资薰日久，变质同神，炼形入微，与道冥一。散一身为万法，混万法为一身，智照无边，形超靡极，总色空而为用，含造化以成功，真应无方，其惟道德。《西升经》云：与天同心而无知，与道同身而无体，然后天道盛矣。谓证得其极者也。又云：神不出身，与道同久。且身与道同，则无时而不存；心与道同，则无法而不通；耳与道同，则无声而不闻；眼与道同，则无色而不见。六根洞达，良由于此。近代常流，识不及远，唯闻舍形之道，未达即身之妙，无暂己短，有效人非。其犹夏虫不信冰霜，醯鸡断无天地。其愚不可及，何可诲焉。

坐忘枢翼

夫欲修道成真，先去邪僻之行，外事都绝，无以干心，然后端坐，内观正觉。觉一念起，即须除灭，随起随制，务令安静。

其次，虽非的有贪著，浮游乱想，亦尽灭除，昼夜勤行，须臾不替。唯灭动心，不灭照心，但冥虚心，不冥有心，不依一物，而心常住。

此法玄妙利益甚深，自非夙有道缘、信心无二者，莫能信重。虽知诵读其文，仍须辨识真伪，所以者何？声色昏心，邪佞惑耳，人我成性，自是病深，心与道隔，理难晓悟。若有心归至道，深生信慕，先受三戒，依戒修行，在终如始，乃得真道。其三戒者，一曰简缘，二曰无三曰静心。勤行此三戒，而无懈退，则无心求道而道自来。经云：能虚心无为，非欲于道，道自归之。由此言之，简要之法，实可信哉，实可贵哉。

然则凡心躁竞，其来固久，依戒息心，其事甚难。或息之而不得，暂得而还失，去留交战，百体流汗，久久柔挺，方乃调熟。莫以暂收不得，遂废平生之业。少得静已，则行立坐卧之时，涉事喧阓之处，皆须作意安之。有事无事，常若无心，处静处喧，其志唯一。若束心太急，急则成病，气发狂痴，是其候也。心若不动，又须放任，宽急得中，常自调适，制而无著，放而不逸，处喧无恶，涉事无恼者，此真定也。不以涉事无恼，故求多事，不以处喧无动，故来就喧。以无事为真定，以有事为应迹。若水镜之为鉴，则遇物而见形。善巧方便，唯能入定，发慧迟速，则不由人。勿于定中急急求慧，求慧则伤定，伤定则元慧。定不求慧，而慧自生，此真慧也。慧而不用，实智若愚，益资定慧，双美无极。若定中念想，则有多感，众邪百魅，随心应现，真人老君，神与诡怪，是其祥也。唯定心之上，豁然无覆，定心之下，旷然无基，旧业永消，新业不造，无所缠碍，迥脱尘网，行而久之，自然得道。

夫得道之人，心有五时，身有七候。

心有五时者，一动多静少；二动静相半；三静多动少；四无事则静；事触还动，五心与道合，触而不动。心至此地，始得安乐，罪垢灭尽，无复烦恼。

身有七候者，一举动顺时，容色和悦；二夙疾普消，身心轻爽；三填补夭伤，还元复命；四延数千岁，名曰仙人；五炼形为气，名曰真人；六炼气成神，名曰神人；七炼神合道，名曰至人。

其于鉴力，随候益明，得至道成，慧乃圆备。虽久学定心，身无五时七候者，促龄秽质，色谢归空，自云慧觉，复称成道，求诸通理，实所未然，可谓谬矣。

底本出处：《正统道藏》太玄部。

服气精义论

天台白云撰

序

　　夫气者，道之几微也。几而动之，微而用之，乃生一焉，故混元全乎太易。夫一者，道之冲凝也。冲而化之，凝而造之，乃生二焉。故天地分乎太极。是以形体立焉，万物与之同禀；精神着焉，万物与之齐受。在物之形，唯人为正；在象之精，唯人为灵。并乾坤居三才之位，合阴阳当五行之秀，故能通玄降圣，炼质登仙，隐景入虚。无之心至妙，得登仙之法，所学多途。至妙之至，其归一揆，或消飞丹液，药效升腾，或斋戒存修，功成羽化。然金石之药，候资费而难求；习学之功，弥岁年而易远。若乃为之速效，专之克成，与虚无合其道，与神灵合其德者，其唯气乎！黄帝曰：食谷者知而夭，食气者神而寿，不食者不死。真人曰：夫可久于其道者，养生也；常可与久游者，纳气也。气全则生存，然后能养志，养志则合真，然后能久登，生气之域，可不勤之哉！是知吸引晨霞，餐漱风露，养精源于五脏，导荣卫于百关，既祛疾以安形，复延和而享寿。闭视听以胎息，返衰朽以童颜。远取于天，近取于己，心闲自适，体逸无为，欣邀矣于百年，全浩然于一室，就轻举之诸术，真清虚之雅致欤！若兼真之业，炼化之功，则仚云轺而促期，驰羽驾而憎远矣。服气之经颇览多本，或散在诸部，或未畅其宗。观之者，以不广致疑，习之者，以不究无效。今故纂类篇目，详精源流，庶蟪蛄之兼济，岂龟龙之独善耳。凡九篇如后：

五牙论 第一

夫形之所全者，本于脏腑也；神之所安者，质于精气也。虽禀形于五神，已具其象，而体衰气耗，乃致凋败。故须纳云牙而溉液，吸霞景以孕灵，荣卫保其纯和，容貌驻其朽谢。加以久习成妙，积感通神，与五老而齐升，并九真而列位。经文所载，以视津途，修学所遵，自宜详窍。服真五牙法，每以清旦，秘咒曰：经文不言面当宜各向其方，平坐握固，闭目，即叩齿三通，而祝中央向四维。

东方青牙，服食青牙，饮以朝华。祝毕，舌料上齿表，舐唇漱口，满而咽之三；

南方朱丹，服食朱丹，饮以丹池。祝毕，舌料下齿表，舐唇漱口，满而咽之三；

中央戊己，昂昂太山，服食精气，饮以醴泉。祝毕，舌料上玄，应取玉水，舐唇漱口，满而咽之三；

西方明石，服食明石，饮以灵液。祝毕，舌料上齿内，舐唇漱口，满而咽之三；

北方玄滋，服食玄滋，饮以玉饴。祝毕，舌料下齿内，舐唇漱口，满而咽之三；

都数毕，以鼻内气，极而徐徐放之，令五过已，上真道毕矣。意调诸方，亦宜纳气，各依其数。即东方九、南方三、中央十二、西方七、北方五。又曰：先师益中央醴泉，祝曰：

白石岩岩以次行，源泉涌洞以玉浆，饮之长生，寿命益长如此语以下，乖本文，应不烦耳。

此是《灵宝五符经》中法，《上清经》中别有四极云牙之法，其道秘密，不可轻言。

凡服气，皆先行五牙，以通五脏，然后依常法，乃佳。

东方青色，入通于肝，开窍于目，在形为脉；

南方赤色，入通于心，开窍于舌，在形为血；

中央黄色，入通于脾，开窍于口，在形为肉；

西方白色，入通于肺，开窍于鼻，在形为皮；

北方黑色，入通于肾，开窍于耳，在形为骨。

又：肺为五脏之华盖第一，肺居心上，对胸，有六叶，色如缟映红，肺脉出于少高左手大指之端内侧，去爪甲二分许，昌者之中；心居肺下肝上，对鸠尾下一寸，色如缟映绛，心脉出于中冲左手中指之端，去爪甲之二分许，昌者之中；肝在心下，小近后，右四叶，左三叶，色如缟映绀，肝脉出于大敦左足大指端，乃三毛之中；脾正掩脐上，近前，横覆于胃，色如缟映黄，脾脉出于隐白左足大指端侧，去爪甲角如韭叶；左肾、右肾，前对脐，搏著腰脊，色如缟映紫，左为正肾，以配五脏，右为命门，男以藏精，女以系胞，肾脉出为涌泉左足心，昌者之中。

凡服五牙之气者，皆宜思入其脏，使其液宣通，各依所主，既可以周流形体，亦可以攻疗疾病。令服青牙者，思气入肝中，见青气氲氲，青液融融分明，良久，乃见足大敦之气，循服而至，会于脉中，流散诸脉，上通于自然。次服诸方，仍宜以丑后，澡漱冠服，入别室焚香，坐向其方，静虑澄心，注想而为之。

服气论 第二

夫气者，胎之元也，形之本也。胎既诞矣，而元精已散；形既动矣，而本质渐弊。是故须纳气以凝精，保气以炼形，精满而神全，形休而命延，元本既实，可以固存耳。观夫万物，未有有气而无形者，未有有形而无气者。摄生之子，可不专气而致柔乎！

欲服气断谷，先书向王吞之，七日吞一，三七日止，合符三枚，皆烧五香左右。

凡欲服气者，皆宜先疗身疹疾，使脏腑宣通，肢体安和，纵无旧疹，亦须服药去疾饮，量体冷热，服一两剂写汤，以通泄肠胃，去其积滞。吐泻方在后。将息平复讫，乃清斋百日，敦洁操志，其间所食，渐去酸咸，减绝滋味，得服茯苓、蒸曝胡麻等药，预断谷为佳。服气之始，亦不得顿绝其药食，宜日日减药，宜渐渐加气，气液流通，体藏安稳，乃可绝诸药食，仍须兼膏饵消润之药助之。勿食坚涩、滓滞、冷滑之物。久久自觉肠胃虚，全无复饥渴。消息进退，以意自量，不可具于此述。

宜于春秋二时，月初三日后、八日前，取其一吉日为始，先服太清行气符，计至其日，令吞三符讫，于静室东向，得早朝景为佳。于东壁开一窗，令日中光正对卧，面此室之东，勿令他障隔。以子时之后，先解发梳头数百下，便散发于后矣。初服须如此，久后亦不须散发也。烧香勿用薰陆香，东向正坐，澄心定思，叩齿导引其法具后篇。又安坐定息，乃西首而卧本经皆云东首，然面则向西，于存息吸引，殊为不便，床须厚暖，所覆适温，自得，稍暖为佳，腰脚已下左右宜暖，其枕宜令低下，与背高下平，使头颈顺身平直，解身中衣带，令阔展，两手离身三寸，仍握固，两脚相去五六寸，且徐吐气，息令调。然后想之东方初曜之气，共日光合丹于流晖，引此景而来至于面前，乃以鼻先拔鼻孔中毛，初以两手大指下掌按鼻左右，上下动之十数过，令通畅。微引吸，而咽之。久久乃不须引吸，但存气而咽之，其气自入，此便为妙。咽之三，乃入肺中。小开唇，徐徐吐气，入气有缓急，宜在任性调息，必不得顿引，至极则气粗，粗则致损。又引咽之三，若气息长，加至五六咽，得七尤佳。如此，以觉肺间大满为度，且停咽，乃闭气，存肺中之气，随两肩入臂至手握中入，存下入于胃，至两肾中，随髀至两脚心中，觉皮肉间习习如虫行为度。讫，任微喘息少时，待喘息调，依法引导送之，觉手足润温和调畅为度诸服气方，直存入腹，不先向四肢，故致四肢送冷，五脏壅滞。是以必须先四肢，然后入腹，即气自然流宣也。此后不复须存在肺，直引气入大肠、小肠中，鸣转通流脐下为度，应如此，以肠中饱满乃止。则坚两膝，急握固闭气，鼓腹九度，就鼓中仍存其气散入诸体，闭之欲极，徐徐吐之，慎勿长。若气急，稍稍并引而吐之，若觉腹中阔，此一极则止，如腹犹满急，便闭气鼓之。讫，舒脚，以手摩面，将胸心而下数十度，并摩腹绕脐，手十数度，展脚趾向上，反偃数度，乃放手纵体，忘心遗形，良久，待气息关节调平，讫，乃起。若有汗，以粉摩拭头面颈项。平坐，稍动摇关节，体和如常，可起动。其中随时消息，触类多方，既不云烦述，善以意调适之。

又服气所以必令停于肺上，入于胃至于肾者何？肺藏气，气之本也。诸气属于肺。夫气通于肺，又肺者，脏之长也，为诸脏之华盖，呼吸之津源，为传送之官，治节出焉。又魄门为五脏之使，为四脏之主，通于十二经脉，周而复始，故为五脏使也。故令气停于肺，而后流行焉。胃者，五脏六腑之海也，水谷皆入于胃，六腑之大主也。五脏六腑皆禀于胃，五味入胃，各走其家，以养五气。是以五脏六腑之气，皆出于胃，变见于气口故也。肾者，生气之源，五脏六腑之本，十二经脉之根，左为正肾，右为命门，故令气致于肾，以益于其精液。天食人以五气，地食人以五味。五气入于鼻，藏于心肺；五味入于口，藏于肠胃。味有所藏，以五气和而生津液，气液相感，神乃自生五味，岂独其谷而五味？气中自有其味，又兼之以药，药之五味尤胜其谷。此虽只论肺肾，其气亦自然流通诸脏，故曰：呼出心与肺，吸入肾与肝，呼吸之间脾受其味也。呼吸之理，乃神气之要，故太上问曰：人命在几间？或对曰：在呼吸之间。太上曰：善哉！可谓为道矣。

凡服气，皆取子后、午前者，鸡鸣至平旦，天之阴，阴中之阳也；平旦至日中，天之阳，阳中之阳也；日中至黄昏，天之阳，阳中之阴也；黄昏至鸡鸣，天之阴，阴中之阴也。人亦如是。又：春气行于经络，夏气行于肌肉，秋气行于皮肤，冬气行于骨髓。又：正月、二月，天气始方，地气始发，人气在肝；三月、四月，天气正方，地气正发，人气在脾；五月、六月，天气盛，地气高，人气在头；七月、八月，阴气始杀，人气在肺；九月、十月，阴气冰，地气始闭，人气在心；十一月、十二月，冰复地气合，人气在肾。至四时之月，宜各依气之所行，兼存而为之。

凡服气，皆取天景明澄之时为好。若恒风雨晦雾之时，皆不可引吸外气。但入密室,闭服内气,加以诸药也。

凡服气断谷者,一旬之时,精气弱微,颜色萎黄;二旬之时,动作瞑眩,肢节怅恨,大便苦难,小便赤黄,或时下痢,前刚后溏;三旬之时,身体消瘦,重难以行已前羸弱之候,是专气初服所致。若以诸药,不至于此也,四旬之时,颜色渐悦,心独安康;五旬之时,五脏调和,精气内养;六旬之时,体复如故,机关调畅;七旬之时,心恶喧烦,志愿高翔;八旬之时,恬淡寂寞,信明术方;九旬之时,荣华润泽,声音洪彰;十旬之时,正气皆至,其效极昌。修之不止,年命延长。三年之后,瘢痕灭除,颜色有光;六年髓填,肠化为筋,预知存亡;经历九年,役使鬼神,玉女侍傍,脑实胁胼,不可复伤,号曰真人也。

五灵心丹章行之十五日,心澄心通;五年当身心俱通。

东方长生章:一气和大和,得一道皆太,和乃无不和,玄理同玄际。上诵九十遍,气不调,存诵之便调。

南方不饥章:不以意思意,亦本求无思,意而不以思,是法如是持。上诵三十遍,饥时存诵之便饱。

中央不热章:诸食气结气,非诸久定结,气归诸本气,随取当随泄。上诵一百二十遍,热时存诵之便凉。

西方不寒章:修理志离志,积修不符离,志而不修志,己业无己知。上诵七十遍,寒时存诵之便暖。

北方不渴章:莫将心缘心,还莫住绝缘,心存莫存心,真则守真渊。上诵五十遍,渴时存诵之便不渴。

所主寒热等,本文如此。然放五脏之义,乃有所乖,唯渴诵北方章是。谓今为魂神不宁,诵东方章,寒诵西方章,饥诵南方章,渴诵北方章,热诵中央章,亦可以五脏行之,以义消息为之。诵既不论早晚,然以子午前为佳。诵五方数毕,即诵《大道赞》一遍:

大道无形,因物为名,乾坤万品,秀气乃成。既受新质,惟人抱灵,五行三才，秋杀春生。四九宝偈，除诵守精，修奉太和，不亏不盈。嚼之无味，嗅之无馨，察之无色，和之无声。坐卧无所，行走无程，游历太空，湛尔黄庭。动而不去，住而不宁，无营无作，无视无听。非聚非散，非离非并，非巨非细，非重非轻。非黄非白，非赤非青，道高黄老，晓朗其情。太上要章，封密金城，子得闻之，命合真星。

此五灵章既可通五脏气，每宜通诵之，仍各脏位。其文有苦、寒、热、饥、渴者，始可别诵章尔。当面向其方坐，闭目澄神，闭口心诵，仍动舌触料口中，令津液生，微微引气而咽之，各入其脏中。此法专行，应至虚掇，兼以符水、药味，则不致羸顿矣。

服六戊气法

气旦先从甲子旬起，向辰地，舌料上下齿，取津液，周旋三至而一咽，止。次向寅，次向子，次向戌，次向申，次向午。又法起甲子日，匝一旬，恒向戊辰咽气，甲戌日则向戊寅，余旬依为之。此六戊法，亦是一家之义。以戊气入于脾，为仓廪之本，故也。此真不饥，若通益诸体，则不逮余法矣。

服三五七九气法

徐徐以鼻微引气，内之三，以口吐死气，久久便三气；次后引五气，以口一吐死气，久久便五气；次引七气，以口一吐死气，久久便七气；次引九气，以口一吐死气，久久便九气。因三五七九而并引之，以鼻二十四气内之，以口一吐死气，久久便二十四气。咽逆报之法，因从九数下到三，复顺引之咽，可九九八十一咽气，而一吐之以为节也。此法以入气多，吐气少为妙。若不作此限，数渐增入，则意于常数之耳。死气者，是四时五行休死之气，存而吐之。自余节度，仍依常法。

养五脏五行气法

春以六丙之日，时加巳，食气百二十致于心，令心胜肺，无令肺伤肝，此养肝之气也；夏以六戊之日，时加未，食气百二十以助脾，令脾胜肾，则肾不伤于心也；季夏以六庚之日，时加申，食气百二十以助肺，令肺胜肝，则肝不伤于脾也；秋以六壬之日，时加亥，食气百二十以助肾，令肾胜心，则心不伤于肺也；冬以六甲之日，时加寅，食气百二十以助肝，令肝胜脾，则脾不伤于肾也。

上此法是五行食气之要，明时各有九，凡一千八十，食气各以养脏，周而复始，不得相刻，精心为之此法是一家之义，所在五脏事，事具在五牙论中。

导引论第三

夫肢体关节，本资于动用，经脉荣卫，实理于宣通，今既闲居，乃无运役事，须导引以致和畅，户枢不蠹，其义信然。人之血气精神者，所以奉生而周其性命也。脉经者，所以行血气也。故荣气者，所以通津血、强筋骨、利关窍也；卫气者，所以温肌肉、充皮肤、肥腠理、司开阖也。又：浮气之循于经者，为卫气；其精气之行于经者，为荣气。阴阳相随，内外相贯，如环之无端也。又：头者，精明之腑；背者，胸之腑；腰者，肾之腑；膝者，筋之腑；髓者，骨之腑。又：诸骨皆属于目，诸髓皆属于脑，诸筋皆属于节，诸血皆属于心，诸气皆属于肺。此四肢八环之朝夕也。是知五劳之损，动静所为，五禽之导，摇动其关，然人之形体，上下相承；气之源流，升降有叙。比日见诸导引文，多无次第，今所法者，实有宗旨。其五体平和者，依常数为之；若一处有所偏疾者，则于其处加数用力行之。

凡导引，当以丑后、卯前，天气清和日为之。先解发，散梳四际，上达顶，三百六十五过，散发于后，或宽作髻亦得。烧香，面向东，平坐握固，闭目思神，叩齿三百六十过，乃纵体平气，依次为之。先闭气，以两手五指交叉，反掌向前，极引臂，拒托之良久，即举手反掌向上极臂，即低左手，力举右肘，令左肘臂按着后项，左手向下力牵之，仍亚向左，开右腋努胁为之，低右举左亦如之，即低手钩项，举两肘，偃胸，仰头向后，令头与手前后竞力为之，即低手钩项，摆肘緵身，向左向右，即放手两膝上，微吐气通息，又从初为之三度云云。

符水论 第四

夫符文者，云篆明章，神灵之书字也。书有所象，故神气存焉，文字显焉。有所生，故服用朱焉，夫水者，气之津，潜阳之润也。有形之类，莫不资焉，故水为气母，水洁则气清；气为形本，气和则形泰。虽身之荣卫自有内液，而复之脏腑亦假外滋。既可以通肠胃，为益津气，又可以导符灵，助祝术。今撰诸符水之法，以备所用，可按而为之焉。符在本经。

服药论 第五

夫五脏通荣卫之气，六腑资水谷之味。今既服气，则脏气之有余，又既绝谷，则腑味之不足。《素问》曰：谷不入半日，则气衰；一日，则气少。故须诸药以代于谷，使气味兼致脏腑而全也。清阳为天，浊阴为地；清阳出上窍，浊阴出下窍；清阳发胜理，浊阴走五脏；清阳实四肢，浊阴实六腑；清阳为气，浊阴为味。味归形，形归气，气归精，精食气，形食味。气为阳，味为阴。阴胜则阳病，阳胜则阴病，和气以通之，味以实之，通之则不惫，实之则不羸矣。今以草木之药，性味于脏腑所宜，为安脏丸、理气膏。其先无病疹，脏腑平和者，可常服此丸、膏，并茯苓、巨胜等丹服之药;若脏有疾者,则以所宜者增损之服;如先有痼疾,及别得余患者,当别医攻疗,则非此之所愈也。其上清方药,各依本经,禀受者自宜遵服。

安和脏腑丸方

茯苓 桂心 甘草炙,已上各一两 人参 柏子仁 薯蓣 麦门冬去心,已上各二两 天门冬四两

右捣筛为散,白蜜和为丸,丸如梧桐子大。每服三十丸,日再服,以药饮下之,松叶、枸杞等诸药可为饮也。

治润气液膏方

天门冬煎五升 黄精煎五升 地黄煎五升 术煎五升,已上煎,各煎讫,相和着 茯苓二两 桂心二两 薯蓣五两 泽泻五两 甘草三两,炙

上并捣,以密绢筛令极细,内诸煎中;又内熟巨胜、杏仁屑三升,白蜜二升,搅令稠,重汤煮,搅勿令住手,令如膏便调强为佳,冷凝捣数千杵,密器贮固之。少出充服,每早晨以一丸如李核大,含消咽之,日再三。此药宜八月、九月合,至三月已来服之。若三月、二月中更煮一度,令稠硬,则经夏不复坏。

慎忌论第六

夫气之为理也,纳而难固,吐而易竭。难固须保而使全,易竭须惜而勿泄。真人曰:学道常如忆朝餐,未有不得之者;惜气常如惜面,未有不全之者。又曰:若使惜气常如一身之先急,吾少见于枯悴矣。其于交接言笑,务宜省约;运动呼叫,特须调缓;触类爱慎,方免所损矣。

夫人之为性也,与天地合体,阴阳混气,皮肤骨体,脏腑荣卫,呼吸

进退，寒暑变异，莫不均乎二仪，应乎五行也。是知天地否泰，阴阳乱焉；脏腑不调，经脉之候病焉。因外所中者，百病起于风也；因内所致者，百病生于气也。故曰：恬淡虚寂，真气居之，精神内守，病从何来？信哉是言！故须知形神之性，养而全之；辨内外之疾，畏而慎之。《素问》曰：天有宿度，地有经水，人有经脉。天地和则经水安静，寒则经水凝泣，暑则经水沸溢，卒风暴起，则经水波涌而陇起，或虚邪因而入客，亦由水之得风也。天温日明，则人血淖液而卫气扬；天寒日阴，则人血凝泣而卫气沉。血气者，喜温而恶寒，寒则泣而不能流，温则喜而去之。苍天之气清静，则志意治，从之则阳气固，贼邪不能容，此因时之孕也。月始生，则人血气始精，卫气始行；月郭满，则血气实，肌肉坚；月郭空，则肌肉减，经络虚，卫气去，形独居。是以因天时而调血气者也。若此时犯冒虚邪，则以身之虚，而逢天之虚，两虚相感，其起至骨，入则伤五脏，故曰天忌不可不知也。八正者，所以候八风虚邪以时至者也。八正之虚邪，避之如矢射，慎勿犯之。假令冬至之日，风从南来，为贼伤也。谓从虚之乡来，乃能病人也。他节仿此。阳气者，一日而主外，平旦人气生，日中阳气隆，日西阳气虚，气门乃闭；是故暮而收拒，无扰筋骨，无见雾露，反此三时，形乃困薄。

久视伤血久卧伤气久立伤骨久行伤筋久坐伤肉，是谓五劳所伤也。忧愁思虑则伤心，形寒饮冷则伤肺，恚怒气逆、上而不下则伤肝，饮食劳倦则伤脾，久坐湿地，强力入水则伤肾。人有五气：喜、怒、忧、悲、恐也。怒则气上，喜即气缓，悲则气消，恐则气下，寒即气聚，热则气泄，忧则气乱，劳则气耗，思则气结。喜怒不节，寒暑过度，气乃不固。五味所入：苦入心，辛入肺，酸入肝，甘入脾，醎入肾。阴之生，本在五味，是故味过于酸，则肝气以津，肺气乃绝；味过于咸，则骨气劳，短肌，气折；味过于苦，则心气喘满，色黑，肾气不卫；味过于甘，则脾气濡，骨气乃厚；味过于辛，则筋脉沮弛，精神乃央。是故谨和五味，则骨正筋柔，气血以流，凑理以密。如是则气骨以精，谨道如法，长天有命。多食咸，则脉凝泣而变色；多食苦，则皮槁而毛拔；多食辛，则筋急而爪枯；多食酸，则肉胝䐃而唇揭；多食甘，则骨痛而发落。此五味之所伤也。此论饮食之五味而药性亦有五味，服饵丸散，特宜慎之。服气之人，不宜食辛味，何者？辛走气，气病无食辛也。

五脏论第七

夫生之成形也，必资之于五脏，形或有废，而脏不可阙；神之为性也，必禀于五脏，性或有异，而气不可亏。是天有五星，进退成其经纬；地有五岳，静镇安其方位；气有五行，混化弘其埏埴；人有五脏，生养处其精神。故乃心藏神，肺藏气，肝藏血，脾藏肉，肾藏志。志通内连骨体，而成身形矣。又：心者，生之本，神之处也；肺者，气之本，魄之处也；肝者，罢极之本，魂之处也；脾者，仓廪之本，荣之处也；肾者，封藏之本，精之处也。至于九窍施为，四肢动用，骨肉坚实，经脉宣行，莫不禀源于五脏，分流于百体，顺寒暑以延和，保精气而享寿。且心为诸脏之主，主明则运用宣通，有心之子，安可不悟其神之理邪？

脏有要害，不可不察。肝生于左，肺生于右，心部于表，肾位于里，脾为之使，胃为之市。心为之汗，肺为之涕，肝为之泪，脾为之涎，肾为之唾，是谓五液。心为噫，肺为咳，肝为语，脾为笑，肾为嚏。天气通于肺，地气通于肝，雷气通于心，谷气通于脾，雨气通于肾。五脏各有所合：心之合于脉也，其荣色也；肺之合于皮也，其荣毛也；肝之合于筋也，其荣爪也；脾之合于肉也，其荣唇也；肾之合于骨也，其荣发也。五脏各有腑，脏为阳，腑为阴。五脏者，藏精神而不泻也，故满而不能实；六腑者，受水谷而不留，故实而不能满。则小肠为心之腑，大肠为肺之腑，胆为肝之腑，胃为脾之腑，膀胱为肾之腑。六腑者，各有其应：小肠者，脉其应也；大肠者，皮其应也；胆者，筋其应也；胃者，肉其应也；三焦、膀胱者，腠理、毫毛其应也。

十二脏之相使者：心者，君主之官，神明出焉；肺者，相传之官，治节出焉；肝者，将军之官，谋虑出焉；胆者，忠正之官，决断出焉；膻中者，臣使之官，喜乐出焉；胸中，上焦之门户也；脾胃者，仓廪之官也，五味出焉；大肠者，传导之官也，变化出焉；小肠者，受盛之官也，化物出焉；肾者，作强之官也，伎巧出焉；三焦者，决渎之官也，水道出焉；膀胱者，州郡之官也，津液藏焉，化气则能出焉。凡出十二官，不得相失也。故主明则下安和，以此养生则寿，没世不殆；主不明则十二官危，使道闭塞而不通，形乃大伤，以此养生则殆也。

服气疗病论第八

夫气之为功也，广矣妙矣。故天气下降，则寒暑有四时之变；地气上腾，则风云有八方之异。兼二仪而为一体者，总形气于其人。是能存之为家，则神灵俨然；用之于禁，则功效著矣。况以我之心，使我之气，适我之体，攻我之疾，何往而不愈焉。习服闲居，则易为存，使诸有疾痛，皆可按而疗之。

凡欲疗疾，皆可以日出后，天气和静，面向日，在室中亦向日，存为之，平坐，瞑目，握固，叩齿九通，存日赤晖紫芒，乃长引吸而咽之，存入所患之脏腑。若非脏腑之疾，是谓肢体筋骨者，亦宜先存入所主之脏也。闭极又引，凡得九咽，觉其脏中有气，乃存其气攻于所苦之处。闭极，微微吐气，其息稍定，更咽而攻之，觉疾处温暖汗出为佳。若在四肢，应可导引者，则先导引其处，已后攻之，纵是体上亦宜按念，令其气通。若在头中，当散发，梳头皮数百下，左右摇头数十过，乃吸气，讫，以两手指于项上急攀之，以头向上力拒之，仍存气向上入脑，于顶发诸孔冲出散去，一极讫，放手通气，更为之，以觉头颈汗出，痛处宽畅为候。若病在脏腑者，仰卧吸引，存入其处，得五六咽，则一度闭息攻之，皆以意消息其病，或久来痼疾，并有症块坚积者，则非气之所能愈，终亦觉积宽平也。兼药同疗亦无所妨，乃于药性易效尔。虽用气攻病，虽攻其处肤腠散出，然兼依《明堂图》，取其所疗之穴，而相引去之佳。既知其穴,宜依十二月,各用其律管,急按穴上,相而出之。则心存有所主,气行有所适矣。

黄钟十一月律也,管长九寸,空中,围九分,诸管并同;大吕十二月律也,管长八寸;太簇正月律也,管长七寸强;夹钟二月律也,管长七寸强;姑洗三月律也,管长七寸强;仲吕四月律也,管长六寸强;蕤宾五月律也,管长六寸强;林钟六月律也,管长六寸强;夷则七月律也,管长五寸强;南吕八月律也,管长五寸强;无射九月律也,管长四寸强;应钟十月律也,管长四寸强。皆取山阳之竹孔圆者,其节生枝不堪用。

手臂不援,虽云手臂诸有疾处,亦可为之。先以一手,徐徐按摩所疾之处,良久毕,乃瞑目内视,视见五脏,咽液三过,叩齿三通,正心微祝曰:

太上四玄,五华六庭,三魂七魄,天关地精,神符荣卫,天胎上明,四肢百神,九节万灵,受箓玉晨,刊书玉城,玉女待身,玉童护命,永齐二景,飞仙上清,长与日月,年俱后倾,超腾升仙,得整太平。流风结痾,注鬼五飞,魍魉家讼,二气徘徊,陵我四肢,干我盛衰,太山天丁,龙虎曜威,斩鬼不祥,凶邪即摧,考注匿讼,百毒隐非,使我复常,日月同晖,考注见犯,北辰收摧,如有干试,干明上威。

常以生气时,咽液二七过,接体所痛处,向王而祝曰:

左玄右玄,二神合真,左黄右黄,六华相当。风气恶疾,伏匿四方,玉液流泽,上下宣通。内遣水火,外辟不祥,长生飞仙,身常休强。

毕,又咽液二七过,又当急按所痛处三十一过。常如此,则无疾也。

病候论 第九

夫生之为命也,资乎形神;气之所和也,本乎脏腑。形神贞颐,则生全而享寿;脏腑清休,则气泰而无病。然且禀精结胎之初,各因四时之异;诞形立性之本,罕备五常之节。故躁扰多端,嗜欲增结,或积疴于受生之始,或致疾于役身之时。是故喜怒忧伤,自内而作疾也;寒暑饮食,自外而成病也。强壮之岁,唯知犯触;衰谢之年,又乖修养。阴阳互升,形气相违,诸疹既生,厥后多状,况乎服气者,谷肴已断,形体渐羸,精气未全,神魂不畅,或旧疹因之以发动,新兆致之以虚邪,须知所由,宜详所疗。今粗具可辨之状,以代问医,则其气攻之术,希同勿药。

虚实之形,其何以生?自气血以并,阴阳相倾,气乱于卫,血流于经,血气离居,一实一虚。血并于阴,气并于阳,故为惊狂;血并于阳,气并于阴,乃为炅中;血并于上,气并于下,烦惋善怒;血并于下,气并于上,乱而善忘。阳虚则外寒,阴虚则内热,阳盛则内寒,阴盛则外热。五脏之道,皆出于经遂,行血气,血气不和,百病乃变化而生。气有余则腹胀飧泄,不厥。天之邪气,感则害五脏;水谷之寒温,感则害六腑也;地之湿气,感则害皮肉、筋脉也。又:邪之主也,或生于阴,或生于阳。生于阳者,得之风雨寒暑;生于阴者,得之饮食居处,阴阳喜怒。阳者,天气也,主外;阴者,地气也,主内。阳道实,阴道虚,故犯贼风虚邪者,阳受之;饮食不节、起居不时者,阳受之,则入六腑;阴受之,则入五脏。入六腑则身热不卧,上为喘呼;入五脏则填满闭塞,下为飧泄,久为肠癖。故喉主天气,咽主地气,阳受风气,阴受湿气。阴气从足上行至头,而下行循臂至指端;阳气从手上行至头,而下行至足。故曰:阳病者,上行极而下行;阴病者,下行极而上行。伤于风者,上先受之;伤于湿者,下先受之。

头者,精明之腑,头倾视深,精则夺矣;背者,胸之腑也,背曲肩随,胸将坏矣;腰者,肾之腑也,转摇不能,肾将惫矣;膝者,筋之腑也,屈伸不得则偻跗,筋将惫矣;髓者,骨之腑也,不能久立,行则掉栗,骨将惫矣。

肺热病者,右颊赤;心热病者,颜先赤;肝热病者,左颊赤;脾热病者,鼻赤;肾热病者,颐赤。病虽未发,见其色者,所宜疗之。故曰:疗未病之病。肺热病者,色白而毛槁;心热病者,色赤而络脉溢;肝热病者,色苍而密枯;脾热病者,色黄而肉濡;肾热病者色,黑而齿枯。

肝主春,足厥阴,少阳主治,其日甲乙,肝苦逆,急食咸以缓之。又曰:肝病欲散,急食苦以泻之,禁当风,肝恶风也。

心主夏,手少阴,太阳主治,其日丙丁;心苦缓,急食咸以收之。又曰:心病欲濡,急食咸以濡之,用酸补之,甘泻之,禁温衣热食,心恶热也。

脾主长夏,足太阴,阳明主治,其日戊己;脾苦湿,急食苦以渗之。又曰:脾病欲缓,急食甘以缓之,用苦补之,辛泻之;禁湿食、饱食、湿地、濡衣,脾恶湿也。

肺主秋,手太阴、阳明主治,其日庚辛;肺苦气上逆,急食咸以泄之。又曰:肺病欲收,急食甘以收之,咸泻之;禁寒衣饮冷。肺恶寒也。

肾主冬,足少阴、太阳主治,其日壬癸;肾苦渗,急食辛以润之,腠理致液气通。又曰:肾病欲急食苦以坚之,用辛补之,酸泻之;淬暖,无热食温衣,肾恶渗之;辛走气,气病无食辛;甘走肉,肉病无食甘;咸走血,血病无食咸;酸走筋,筋病无食酸,是谓五禁,勿多食也。

肺病者,喘咳逆气,肩背痛,汗出,尻、阴、股、膝、腨、胻、足背痛,虚则少气不能报自,耳聋、嗌干矣。

心病者,胸中痛,胁肢满,肋下痛,膺、背、肩胛间、两臂内痛,虚则胸腹大,胁下与腰相引而痛。

肝病者,两胁下痛,引入小腹,令人喜怒,虚则恐,如人将捕之,气逆则头痛、耳聋、颊肿。

脾病者,身重,肌肉萎,足不收,行喜瘈,脚下痛,虚则腹胀肠鸣,泄食不化。

肾病者,肠大体重,喘咳,汗出恶风,虚则胸中痛也。

肺风之状,多汗恶风,时欲咳嗽喘气,昼日善,暮则甚,诊在眉上,其色白。

心风之状,恶风,焦绝,喜怒,诊在口,其色赤。

肝风之状,恶风,喜悲、微苍、嗌干,喜怒,诊在目下,其色青。

脾风之状，多汗恶风，身体怠堕，四肢不通，微黄，不嗜食。诊在鼻上，其色黄。

胃风之状，多汗恶风，食饮不下，隔塞不通，腹善满，失衣则胀，食寒则泄，诊在形，瘦而腹大。

首风之状，其头痛，面多汗，恶风，先当风一日病，其头痛不可出，至其风止，则小愈矣。

底本出处：《正统道藏》太玄部《云笈七签》。

神仙可学论

《洪范》向用五福，其一曰寿。延命至于期颐，皇天犹以为景福之最，况神仙度世永无穷乎。然则长生大庆，无等伦以俦拟。当代之人，忽而不尚，何哉？尝试论之。中智已下，逮于庶民，与飞走蛸翘同，其自生自死，昧识所不及，闻道则相与笑之。中智以上，为名教所捡，区区于三纲五常，不暇闻道，而若存若亡。能挺然炼身，而不使常情汩没，专以修炼为务者，千万人中或一人而已。又行之者密，得之者隐，故举俗罕为其方。悲夫！昔桑娇问于涓子曰：自古有死，复云有仙，如之何？涓子曰：两有耳。夫言两有者，为理无不存，理无不存则神仙可学也。嵇公言：神仙特受异气，禀之自然，非积学所能致。此未必尽其端矣。有不因修学而致者，禀受异气也。有必待学而后成者，功业充也。有学而不得者，初勤中堕，诚不终也。三者各有其旨，不可以一贯推之。人生天地之中，殊于众类，明矣。感则应，激则通。所以耿恭援刀，平陆泉涌；李广发矢，伏石饮羽。精诚在于斯须，击犹土石，应若影响。况丹恳久著，真君岂不为之潜运乎？潜运则不死之阶立致矣。孰为真君？则太上也。为神明宗极，独在于官冥之先，高居紫微之上，阴骘兆庶。《诗》称：上帝临汝。《书》曰：天监孔明。福善祸淫，不差毫末。而迷悟之子，焉测其源，日用不知，背本向末。故远于仙道有七焉，近于仙道亦有七焉。

当世之士，未能窥妙门，洞幽赜，雷同以泯灭为真实，生成为假幻。但所取者性，所遗者形，甘之死地，乃为常理。殊不知乾坤为《易》之蕴，乾坤毁则无以见《易》。夫形气者，为性之府，形气败则性无所存。性无所存，于我何有。远于仙道一也。

其次谓仙必有限，竟归沦坠之弊。彼昏于智察，则信诬詷。讵知块然之有，起自寥然之无。积虚而生神，神用而孕气，气凝而渐著，累著而成形，形立神居，乃为人矣。故任其流遁则死，反其宗源则仙。所以招真以炼形，形清则合于气，含道以炼气，气清则合于神。体与道冥，谓之得道。道固无极，仙岂有穷乎？举世大迷，终于不悟，远于仙道二也。

其次强以存亡为一体，谬以前识为悟真。形体以败散为期，营魄以更生为用，方厌见有之质，谋将来之身。安知入造化之洪炉，任阴阳之鼓铸，游魂迁革，别守他器，神归异族，识昧先形，犹鸟化为鱼，鱼化为鸟，各从所适，两不相通。形变尚莫之知，何况死而再造。诚可哀者，而人不哀。远于仙道三也。

其次以轩冕为得意，功名为不朽，悦色耽声，丰衣厚味，自谓封植为长策，贻后昆为远图。焉知盛必衰，高必危，得必丧，盈必亏。守此用为深固，置清虚于度外，肯以恬智交养中和，率性通真为意乎？远于仙道四也。

其次强盛之时，为情爱所役，斑白之后，有希生之心。虽修学始萌，而伤残未补，靡蠲积习之性，空务皮肤之好，窃慕道之名，乖契真之实，不除死籍，未载玄箓，岁月荏苒，大期奄至，及将殂谢，而怨咎神明。远于仙道五也。

其次闻大丹可以羽化，服食可以延龄。遂汲汲于炉火，孜孜于草木，财屡空于八石，药难效于三关。不知金液待诀于灵人，芝英必滋于道气。莫究其本，务之于末，竟无所就，谓古人欺我。远于仙道六也。

其次身栖道流，心溺尘境，动违科禁，静无修习，外招清静之誉，内蓄奸回之谋。人乃可欺，神不可调。远于仙道七也。

若乃性耽玄虚，情寡嗜好。不知荣华之可贵，非强力以自高；不见淫僻之可欲，非闲邪以自贞。体至仁，含至静，超迹尘滓，栖真物表，想道结襟，以无为为事。近于仙道一也。

其次希高敦古，克意尚行。知荣华为浮寄，忽之而不顾；知声色能伐性，捐之而不取。剪阴贼，树阴德，惩忿欲，齐毁誉，处林岭，修清真。近于仙道二也。

其次身居禄位之场，心游道德之乡。奉上以忠，临下以义，于己薄，于人厚，仁慈恭和，弘施博爱。外混嚣浊，内含澄清，潜行密修，好生恶死。近于仙道三也。

其次潇洒荜门，乐贫甘贱。抱经济之器，泛若无；洞古今之学，旷若虚。爵之不从，禄之不受，确乎以方外为尚，恬乎以摄生为务。近于仙道四也。

其次禀明颖之姿，怀秀拔之节。奋忘机之旅，当锐巧之师，所攻无敌，一战而胜。然后静以安身，和以保神，精以致真。近于仙道五也。

其次追悔既往，洗心自新。虽失之于壮齿，冀收之于晚节。以功补过，过落而功全；以正易邪，邪忘而正在。轗轲不能移其操，喧哗不能乱其性。惟精惟微，稍以诚著。近于仙道六也。

其次至忠至孝，至贞至廉。按真诰之言，不待修学而自得。比干剖心而不死，惠风溺水而复生。伯夷、叔齐、曾参、孝己，人见其没，道之使存。如此之流，咸入仙格，谓之隐景潜化，死而不亡，此例自然。近于仙道七也。

放彼七远，取此七近，谓之拔陷区，出溺涂，碎祸车，登福舆，始可与涉神仙之津矣。于是识元命之所在，知正气之所由，虚凝淡泊怡其性，吐故纳新和其神。高虚保定之，良药匡补之，使表里兼济，形神俱超，虽未升腾，吾必谓之挥翼于丹霄之上矣。

夫道，无为无形，有情有信。故曰：人能思道，道亦思人；道不负人，人负于道。渊哉言乎！世情谓道体玄虚，则贵无而贱有；人资器质，则取有而遗无。庸知有自无而生，无因有而明，有无混同，然后为至。故空寂玄寥，大道无象之象也；两仪三辰，大道有象之象也。若但以虚极为妙，不应以吐纳元气，流阴阳，生天地，运日月也。故有以无为用，无以有为资。是以覆载长存，真圣不灭，故为生者，天地之大德也。所以见宇宙之广，万物之殷，为吾存也。若烟散灰灭，何异于天倾地沦。彼徒昭昭，非我所有。故曰死者，天人之荼毒。孰能黜彼荼毒？拂衣绝尘，独与道邻，道岂远乎，将斯至矣。

夫至虚韫妙，待感而灵，犹金石含响，待击而鸣。故豁方寸以契虚，虚则静；凭至静以积感，感则通。通则宇宙泰定，天光发明，形性相资，未始有极。且人之禀形，模范天地，五脏六腑，百关四肢，皆神明所居，各有主守。存之则有，废之则无，有则生，无则死。故去其死，取其生。若乃讽太帝之金书，研洞真之玉章，集帝一于绛宫，列三元于紫房，吸二曜之华景，登七元之灵纲，道备功全，则不必琅玕大还而高举矣。此皆自凡而为仙，自仙而为真。真与道合，谓之神人。神人能存能亡，能晦能光，出化机之表，入太漠之乡，无心而玄鉴，无翼而翱翔，嬉明霞之馆，宴羽景之堂，欢齐浩劫而无疆，寿同太虚而不可量。此道布在金简，安可轻宣其密奥哉。好学之士，宜启玉检以探其祕焉。

又儒墨所宗，忠孝慈爱。仙家所尚，则庆及王侯，福荐祖考，祚流子孙。其三者孰为大？于戏，古初不得而详，羲轩已来，广成、赤松、令威、安期之徒，何代不有。远则载于竹帛，近则接于见闻。古今得者，皎皎如彼，神仙可学，炳炳如此，凡百君子胡不勉之哉。

底本出处：《正统道藏》太玄部《宗玄先生文集》。

心目论

人之所生者神,所托者形,方寸之中,实曰灵府。静则神生而形和,躁则神劳而形毙,深根宁极,可以修其性情哉。然动神者心,乱心者目,失真离本,莫甚于兹。故假心目而发论,庶几于遣滞清神而已。且曰心希无为,而目乱之,乃让目曰:予欲忘情而隐逸,率性而希夷,偃乎太和之宇,行乎四达之逵,出乎生死之域,入乎神明之极,乘混沌以遐逝,与污漫而无际。何为吾方止,若且视,吾方清,若且营?览万象以汩予之正,美色以沦予之精,底我邈邈于无见,熙熙于流昕,摇荡于春台,悲凉于秋甸,凝燕壤以情竦,望吴门而发变,瞻楚国以永怀,俯齐郊而泣恋,翳庶念之为感,皆寸眸之所眩,虽身耽美饰,口欲厚味,耳欢好音,鼻悦芳气,动予之甚,皆尔之谓,故为我之尤,职尔之由,非尔之怼,而谁之仇乎?

目乃忿然,而应之曰:子不闻一人御域,九有承式,理由上正,乱非下忒。故尧俗可封,桀众可趣,彼殊方而异类,犹咸顺乎帝则。统形之主,心为灵府,逆则予舍,顺则予取,嘉祥以之招,悔吝以之聚。故君人者制理于未乱,存道者克念于未散,安有四海分崩而后伐叛,五情播越而能贞观者乎?曷不息尔之机,全尔之微,而乃辨之以物我,照之以是非,欣其荣,戚其辱,畅于有余,悲于不足,风举云逝,星奔电倏,纷沦鼓舞,以激所欲。既汩其真而混其神,乖天心而悖天君,焉得不溺于造物之景,迷于自然之津哉?故俾予于役,应尔之适,既婴斯垢,反以我为咎。嗟乎嗟乎,何弊之有。

心乃啾然久焉,复谓目曰:顾予与尔,谁明其旨。何隐见之隔,而玄同若此?既庶物之为患,今将择其所履,相与超尘烦之强,陟清寂之乡,飡灏炁,吸晨光,咀瑶华,漱琼浆,斯将期灵化于羽翼,出云霞而翱翔，上升三清，下绝八荒，托松乔以结友，偕天地以为常，何毁誉之能及，何取舍之足忘。谅予图之若兹，其告尔以否藏。

目曰：近之矣，犹未为至。若然者，所谓欲静而躁随，辞埃而滓袭，暗乎反本之用，方邈然而独立。夫希夷之体也，卷之无内，舒之无外，寥廓无涯，杳冥无对，独捐兹而取彼，故得小而遗大，忘息阴以灭影，亦何逃于利害，伊虚室之生白，方道德之所载，绝人谋于未兆，乃天理之自会。故玄元挫锐以观妙，文宣废心而用形，轩帝得之于罔象，广成契之于杳冥，颜回坐忘以大通，庄生相天而能精。历众圣以稽德，非智谋之是营。盖水息澜而映彻，尘不止而鉴明，未违世以高举，亦方寸之所宁。故能泊然而常处，感通而斯出，不光而曜，不秘而密，冥始终而谁异，与万物其为一。因而靡得，是以罔失，诚踵武于坦途，可常保于元吉，若弃中而务表，乃微往而不窒。其故何哉？水积而龙蟠，林丰而兽居，神柄于空洞，道集于玄虚，苟不刳其所有，焉得契其所无。非夫忘形静寂，瑕滓镜涤，玄关自朗，幽键已辟，曷可度于无累焉？不然，安得驾八景，升九霄，睹金阙之煌煌，步紫庭之寥寥，同浩劫之罔极，以万春为一朝乎？

心于是释然于众虑，凝淡于犹豫，澄之而徐清，用之而不邃，致谢于目曰：幸我以善道，弘我以至言，觉我以大梦，启我以重玄，升我以真阶，纳我以妙门，纵我以广漠之野，游我于无穷之源。既匪群而匪独，亦奚静而奚谊，协至乐之恒适，抱真精而永存，遣之而无遣，深之而又深，通乎造化之祖，达乎乾坤之心。使我空欲视于目盲之外，塞将见于玄黄之林，睹有而如见空寂，闻韶而若听谷音，与自然而作侣，将无欲以为朋，免驱驰于帝主，保后天之所能，窒欲于未兆，解纷于未扰，忘天壤之为大，忽秋毫之为小，处寂寞而闻和，潜混溟而见晓，应物于循环，含光而闭关，飘风震海，迅霆破山，滔天焚泽，而我自闲。彼行止与语默，曾何庸思于其间哉。

底本出处：《正统道藏》太玄部《宗玄先生文集》。

形神可固论

序

余常思大道之要，玄妙之机，莫不归于虚无者矣。虚无者，莫不归于自然矣。自然者，则不知然而然矣。是以自然生虚无，虚无生大道，大道生氤氲，氤氲生天地，天地生万物，万物剖氤氲一炁而生矣。故天得一自然清，地得一自然宁，长而久也。人得一炁，何不与天地齐寿，而致丧亡，何也？为嗜欲之机所速也。故《玄和经》云：人绝十二多少，抱宗元一，可得长生。又《玉京山经》云：常念餐元精，炼液固形质，胎息静百关，寥寥究三便，泥丸洞明景，遂成金华仙。此可与天地齐寿，日月齐明矣。其门大开，无人解入，岂不哀哉。余虽不才，辄敢为论，见此碌碌之徒，区区之辈，在道门者，不知有守道服炁、养形守神、金丹之术。或国之重臣，臣佐社稷，在于儒典，禄位弥高，不知有摄养之术，易形之道，反精之规，却补之妙。多见使形体枯槁，不终其寿，实可伤哉。余今辄论先贤之故事，列以五章。才不足比之为文，词不足询之为议，略述大体是非之道。今守道者取虚无自然，正真之一。服炁者知两半之前，胎息之妙，绵绵若存尔。淘去三尸，日满上升，玄中之至。合丹药者，炼铅取金，化石为水，黄芽河车，神室壳矣，制伏水银，而为金丹，刀圭入口，天地齐年，悟则明矣，迷为词系。唯后学者审而消息，万不失一，庶品同修，感而不应，得之者闭兑，寻之者静思，何虑节符不契，大道萌生者哉。

守道

夫道者，无为之理体，玄妙之本宗，自然之母，虚无之祖，高乎盖天，深乎包地，与天地为元，与万物为本。将欲比并，无物能等；意欲测量，无处而思。于混成之中为先，不见其前；毫厘之内为末，不见其后。一人存之，不闻有余；天地存之，不闻不足。旷旷荡荡，渺渺浒浒，人能守之，天地如掌。故岐伯曰：上古之人知道者，法则阴阳，和于术数，饮食有节，起居有度，为而不为，事而无事，即可柔制刚，阴制阳，浊制清，弱制强，如不退骨髓，方守大道。大道者，多损而少益，多失而少得，益之得之，至真之士也。益者益形，得者窈冥。得此窈冥，感通神明。《说苑》曰：山之高，云雨起，水之深，鱼鳖归，人守道，福自至。

服炁

夫元炁之术，上古以来文墨不载，须得志人歃血立盟，方传口诀。只如上清禁诀，玉函隐书，百家诸子，诰传词文，乃至老君祕旨，内外黄庭，灼然不显不露。五千真文，略述只言：玄牝门，谓天地根。似显枝叶，本蒂深密。每寻诸家炁术，及见服炁之人，不逾十年五年，身已亡矣。余生好道术，志在元和，每见道流皆问，无事千说万别，互有多般。或食从子至午，或饮五牙之津；或吐故纳新、仰眠伸足；或餐日月，或闭所通，又加绝粒。以此寻之，死而最疾。何者？为攻内受外，故速死也。《抱朴子》曰：两半同升合成一，大如弹丸黄如橘，就中佳味甜如蜜，尔牢持之谨勿失，子若得之万事毕。是以炁之为功，如人之量器，如水之运流，堤坏则水下流矣，闭通则炁不居矣。但莫止出入自然之息，胎炼精神，固其太和，舍其大道。若明胎息，则晓元炁，胎息与元炁同也。《德经》曰：可以却走马以粪，如婴儿之未孩。故《龟甲经》云：我命在我不在天。不在天者，谓知元炁也。人与天地，各分一炁。天地长存，人多夭逝，何也？谓役炁也。炁者神也，人者神之车也，神之室也，神之主人也。主人安静，神则居之；躁动，神则去之。神去则身死者矣。

养形

夫人未有其兆，则天地清宁，剖道之一炁，承父母余孕，因虚而生，立有身也。有一附之，有神居之，有炁存之，此三者递相成，可齐天地之寿，共日月而齐明。何者？为修身慎行，助育元炁，胎息脏腑，存神想思，含虚守无，宗皇之一。《西升经》曰：知一万事毕，则神形也。《抱朴子》曰：人不知养生，焉能有为生；人不曾夜行，焉知有夜行。故知养神修身者寿老，弃神爱欲者中夭也。莫逆理而为事，败长久之佳珍。阴阳之道，以有此身，身含形，神全一。心动则形神荡。欲不可纵，纵之必亡。神不可辱，辱之必伤。伤者无返期，朽者无生理。但能止嗜欲，戒荒淫，则百骸理，则万化安。若人遗行，不可为之年，或恐力不可致。何者？若铸顽冰以为宝镜，驾石舟以泛波澜，非鬼神能助之，非天地能运之。况人受道炁，则剖得神，分得一，有此形骸，而不能守养之，但拟取余长之财，设斋铸佛，行道吟咏，祈祷鬼神，以固形骸，还同止沸加薪，缉纱为缕，岂有得之者乎。形之与神，常思养之。自以色声香味以快其情，以惑其志，以乱其心，此三者败身逆道、亡形沉骨、丧身之所由生者也。

守神

夫人生成，分一炁而为身，禀一国之象，有炁存之，有神居之，然后安焉。身者道之器也，知之修炼，谓之圣人。奈何人得神而不能守之，人得炁而不能采之,人得精而不能反之,已自投逝,何得怨天地而不祐。按《黄书》云:人因积炁以生身,留胎止精可长存,天年之寿,昭昭著矣。《抱朴子》曰:自古人移遗却妻,今世人移遗却身。何也?谓不解反精采炁,故遗也。且一阴一阳,天地之道,男不可无妇,女不可无夫。男女阴阳,皆合大道,不节则失理,亡形沉骸。且据老君祕旨,内外黄庭,上清禁诀,玉函隐书,黄帝赤文,冲和子真诀,灼然有阴阳之道昭矣。

祕旨曰:吾不敢为主复为客,慎勿临高自投掷。促存内想闭诸隙,正卧垂囊兼偃脊。四合五合道自融,吸精吐炁微将通。袅袅灵柯不复空,时时玉垒补前功。补之之道将如何,玄牝之门通且和。溯流百脉填血脑,夫妻俱仙此其道。欲求长生寿无极,阴户开时别消息。

又按太阳子谷阴女曰:我行青龙与白虎,彼行朱雀及腾蛇。东九西七,南三北五中居一,反精采炁,而补我身,虚入实出,甄我脏腑,即可寿无涯矣。《阴符经》曰:经冬之草,覆之不死,露之见伤,火生于木,祸发必克,精生于身,精竭而死。人之炁与精神,易浊而难清,易暗而难明,知之修炼,实得长生。岂不见鲸鱼失水,被蝼蚁之所食。人不守神,被虫蛆之所溃。得道者,鱼常游于泽则不涸,人若常固于炁,则不死矣。人皆好长生,而不知有益精易形。人皆畏其死,而不知有守神固炁。能依此者,子无丧父之忧,弟无哭兄之患,则不可握无形之风,捕无见之物,天年之寿,自然而留矣。

金丹

金丹大药,文字纵载,互有隐显,看文不如口诀,口诀不如眼见,眼见不如手传。然修身未合其真,且须宗玄一炁。其药也,金土配乾坤,龙虎生骨髓,魂魄为夫妇,龟蛇二女子,午神本四位,三炁还守二,法象得成龙,姹女因留止,为得铅中金,兼得石中水,节序奉行,日月合轨。贤者待行道,北方水金是,赫然还丹成,玄黄焕烂熻艳,焜煌炜烨,日月五星不足比其光泽也。生阴长阳,变化无伦,翱翔碧落,纵旷玄漠,飘飘大素,归虚反真,体造化之所成。以刀圭入口,共天地齐寿,可与鸡犬同飞,室宅拔上,谓之灵圣,真人感应也。

底本出处:《正统道藏》太玄部《宗玄先生文集》。

宗玄先生玄纲论

进玄纲论表

道士臣筠言：臣闻道资虚契，理借言彰。臣曩栖岩穴之时，辄撰修行之事。伏以重玄深而难赜其奥，三洞祕而罕窥其门，使向风之流，浩荡而无据，遂总括枢要，谓之玄纲。冀循流孤而可归其源，阐幽微而不泄其旨。至于高虚独化之兆，至士登仙之由，或前哲未论，真经所略，用率鄙思，列于篇章。伏惟开元天宝圣文神武证道孝德皇帝陛下，为至道之主，弘自然之训、品物咸熙于陶钧之际，黎元辑宁于仁寿之域，岂纤尘有裨于崇岳，爝火能助于太阳。然葑菱虽微，明圣不弃，敢陈菲薄，希烛天光，所述旧文，谨随表奉进，轻渎宸宸，伏增战越。臣筠诚惶诚恐，顿首顿首。谨言。

天宝十三载六月十一日，中岳嵩阳观道士臣筠表上。

上篇明道德 凡九章

道德章第一

道者何也？虚无之系，造化之根，神明之本，天地之源，其大无外，其微无内，浩旷无端，杳冥无对，至幽靡察而大明垂光，至静无心而品物有方，混漠无形，寂寥无声，万象以之生，五音以之成，生者有极，成者必亏,生生成成,今古不移,此之谓道也。德者何也?天地所禀,阴阳所资,经以五行,纬以四时,牧之以君,训之以师,幽明动植,咸畅其宜,泽流无穷,群生不知谢其功,惠加无极,百姓不知赖其力,此之谓德也。然则通而生之之谓道,道固无名焉。畜而成之之谓德,德固无称焉。尝试论之,天地人物,灵仙鬼神,非道无以生,非德无以成。生者不知其始,成者不见其终,探奥索隐,莫窥其宗,入有之末,出无之先,莫究其朕,谓之自然。自然者,道德之常,天地之纲也。

元气章第二

太虚之先,寂寥何有。至精感激,而真一生焉。真一运神,而元气自化。元气者,无中之有,有中之无,旷不可量,微不可察,氤氲渐著,混茫无倪,万象之端,兆朕于此。于是清通澄朗之气浮而为天,浊滞烦昧之气积而为地,平和柔顺之气结而为人伦,错谬刚戾之气散而为杂类。自一气之所育,播万殊而种分,既涉化机,迁变罔穷。然则生天地人物之形者,元气也。授天地人物之灵者,神明也。故乾坤统天地,精魂御人物。气有阴阳之革,神无寒暑之变。虽群动纠纷,不可胜纪,灭而复生,终而复始。道德之体,神明之心,应感不穷,未尝疲于动用之境矣。

真精章第三

天地不能自有,有天地者太极。太极不能自运,运太极者真精。真精自然,惟神惟明,实曰虚皇,高居九清,乃司玄化,总御万灵,乾以之动,坤以之宁,寂默无为,群方用成。空洞之前,至虚靡测,元和澄正。自此而植,神真独化,匪惟巨亿,仰隶至尊,咸有所职。丹台瑶林,以游以息,云浆霞馔,以饮以食,其动非心,其翔非翼。听不以耳,闻乎无穷。视不以目,察乎无极。此皆无祖无宗,不始不终,含和蕴慈,悯俗哀蒙,清浊体异,真凡莫同。降气分光,聿生人中,贤明博达,周济为功,为君为长,俾物咸通,爰历世纪,玄勋允充,德换天壤,名书帝宫。于是运绝北都，命标南府，元真乃降，是为形主，阴气既落，世尘自阻，炼胎易质，革秽除腐，神形合契，白日轻举。所谓反我乡，归我常，与道无疆，而孰知其方。

天禀章第四

夫道本无动静，而阴阳生焉。气本无清浊，而天地形焉。纯阳赫赫在乎上，九天之上无阴也。纯阴冥冥处乎下，九地之下无阳也。阴阳混蒸而生万有，生万有者，正在天地之间矣。故气象变通，晦明有类，阳以明而正，其粹为真灵，阴以晦而邪，其精为魔魅。故禀阳灵生者为睿哲，资阴魅育者为顽凶。睿哲惠和，阳好生也。顽凶悖戾，阴好杀也。或善或否，二气均合而生中人。三者各有所禀，而教安施乎。教之所施，为中人尔。何者？睿哲不教而自知，顽凶虽教而不移，此皆受阴阳之纯气者也。亦犹火可灭，不能使之寒。冰可消，不能使之热。理固然矣。夫中人为善则和、气应，为不善则害气集。故积善有余庆，积恶有余殃，有庆有殃，教于是立。

性情章第五

夫生我者道，禀我者神，而寿夭去留，匪由于己，何也？以性动为情，情反于道，故为化机所运，不能自持也。将超迹于存亡之域，栖心于自得之乡，道可以为师，神可以为友，何为其然乎？夫道与神，无为而气自化，无虑而物自成，入于品汇之中，出乎生死之表。故君子黜嗜欲，隳聪明，视无色，听无声，恬淡纯粹，体和神清，虚夷忘身，乃合至精。此所谓返我之宗，复与道同。与道同，则造化莫能移，鬼神莫能知，而况于人乎。

超动静章第六

夫道至无，而生天地。天动也，而北辰不移，含气不亏。地静也，而东流不辍，兴云不竭。故静者天地之心也，动者天地之气也。心静气动，所以覆载而不极。是故通乎道者，虽翱翔宇宙之外，而心常宁。虽休息毫厘之内，而气自运。故心不宁则无以同乎道，气不运则无以存乎形，形存道同，天地之德也。是以动而不知其动者，超乎动者也。静而不知其静者，出乎静者也。故超乎动者，阳不可得而推。出乎静者，阴不可得而移。阴阳莫能变，而况于万物乎。故不为物之所诱者，谓之至静，至静然后能契于至虚。虚极则明，明极则莹，莹极则彻。彻者，虽天地之广，万物之殷，而不能逃于方寸之鉴矣。

同有无章第七

夫道包亿万之数，而不为大，贯秋毫之末，而不为小，先虚无而不为始，后天地而不为终，升积阳而不为明，沦重阴而不为晦。本无神也，虚极而神自生。本无气也，神运而气自化。气本无质，凝委而成形。形本无情，动用而亏性。形成性动，去道弥远。故溺于生死，迁于阴阳，不能自持，非道存而亡之也。故道能自无而生于有，岂不能使有同于无乎？有同于无，则有不灭矣。故生我者道，灭我者情。苟忘其情，则全乎性，性全则形全，形全则气全，气全则神全，神全则道全，道全则神王，神王则气灵，气灵则形超，形超则性彻，性彻则返覆流通，与道为一。可使有为无，可使虚为实。吾将与造物者为俦，奚死生之能累乎。

化时俗章第八

道德者，天地之祖。天地者，万物之父。帝王者，三才之主。然则道德、天地、帝王，一也。而有今古浇淳之异，尧桀治乱之殊者，何也？夫道德无兴衰，人伦有否泰，古今无变易，性情有推移。故运将泰也，则至阳真精降而为主，贤良辅而奸邪伏矣。时将否也，则太阴纯精升而为君，奸邪弼而贤良隐矣。天地之道，阴阳之数，故有治乱之殊也。所以古淳而今浇者，亦犹人幼愚而长慧也。婴儿未孩，则上古之含纯粹也。渐有所辩，则中古之尚仁义也。成童可学，则下古之崇礼智也。壮齿多欲，则季世之竞浮伪也。变化之理，时俗之宜，故有浇淳之异也。窍其所以，源其所由，子以习学而性移，人以随时而朴散。虽然，父不可不教于子，君不可不治于人，教子在乎义方，治人在乎道德。义方失则师友不可训，道德丧则礼乐不可理。虽加以刑罚，益以鞭楚，难制于奸臣贼子矣。是以示童蒙以无诳，则保于忠信。化时俗而以纯素，则安于天和。故非执道德以抚人者，未闻其至理者也。

明本末章第九

夫仁义礼智者，帝王政治之大纲也。而道家独云遗仁义，薄礼智者，何也？道之所尚存乎本，故至仁合天地之德，至义合天地之宜，至礼合天地之容，至智合天地之辨，皆自然所禀，非企羡可及。娇而效之，斯为伪矣。伪则万诈萌生，法不能理也。所以贵浮古而贱浇季，内道德而外仁义，先素朴而后礼智，将敦其本，以固其末。犹根深则条茂，源濬则流长，非弃仁义、薄礼智也。故道丧而犹有德，德衰而犹有仁，仁亏而犹有义，义缺而犹有礼，礼坏则继之以乱，而智适足以凭陵天下矣。故礼智者，制乱之大防也。道德者，抚乱之宏纲也。然则道德为礼之本，礼智为道之末。执本者易而固，持末者难而危。故人主以道为心，以德为体，以仁义为车服，以礼智为冠冕，则垂拱而天下化矣。若尚礼智而忘道德者，所为有容饰而无心灵，则虽乾乾夕惕，而天下敝矣。故三皇化之以道，五帝抚之以德，三王理之以仁义，五伯率之以礼智。故三皇为至治，五伯邻至乱，故舍道德而专任礼智者，非南面之术。是以先明道德，道德明则礼智薄一矣。老子曰：礼者，忠信之薄而乱之首。以智治国国之贼，不以智治国国之福，此谓礼亏则乱，智变则诈。故塞其乱源，而绝其诈根。而扬雄、班固之俦，咸以道家轻仁义、薄礼智，而专任清虚者，盖世儒不达玄圣之深旨也。

中篇辩法教 凡一十五章

神道设教章第十

九玄之初，二象未构，灵风集妙，空洞凝华，宝章结于混成，玉字标于独化，挺乎有无之际，焕乎玄黄之先，日月得之以照临，乾坤资之以覆载。于是无上虚皇命元始天王编之于金简，次之于玉章，初祕上玄，末流下土，降鉴有道，乃锡斯文。故伏羲受图，轩辕受符，高辛受天经，大禹受洛书，神道设教兆于兹矣。又玄元悯俗，历为帝师。人伦浇浮，则陈道德以示朴。鬼神杂扰，则演盟威以荡邪。爰及苏、茅、周、王、裴、魏、杨、许，莫不躬接玄圣，亲传宝经，故西台无隐于灵文，东华不秘于真诀，是以龙章云篆，渐降人间，师资相承，经法弥广。然可以周览，难可以尽行，何者？以一人之心，兼累圣之道，神疲形倦，莫究其微。故周览以绝疑，约行以取妙，则不亏于修习，无废于闲和，道在至精，靡求其博尔。

学则有序章第十一

道虽无方，学则有序。故始于正一，次于洞神，栖于灵宝，息于洞真。皆以至静为宗，精思为用，斋戒为务，慈惠为先。故非至静则神不凝，非精思则感不彻，非斋戒则真不应，非慈惠则功不成。神凝感彻、真应功成者，是谓陟初仙之阶矣。然后吐纳以炼藏，道引以和体，怡神以宝章，润骨以琼醴，皆承奉师诀，研味真奥，则气液通畅，形神合同，不必金丹玉芝，可俟云耕羽盖矣。若独以嘘吸为妙，屈伸为要，药饵为事，杂术为利者，可谓知养形不知宝神矣。不知宝神者，假使寿同龟鹤，终无冀于神仙矣。

阳胜则仙章第十二

阳与阴并，而人乃生，魂为阳神，魄为阴灵，结胎运气，育体构形，然势不俱全，全则各返其本。故阴胜则阳竭而死，阳胜则阴销而仙。柔和慈善贞清者，阳也。刚狠嫉恶淫浊者，阴也。心淡而虚则阳和袭意，躁而欲则阴气入明。此二者制之在我，阳胜阴伏，则长生之渐也。渐也者，陟道之始，不死之阶也。

虚明合元章第十三

道不欲有心，有心则真气不集。又不欲苦忘，心苦忘心则客邪来舍。在于平和恬淡，澄静精微，虚明合元，有感必应。应而勿取，真伪斯分。故我心不倾，则物无不正。动念有属，则物无不邪。邪正之来，在我而已。虽所尚虚漠遗形能虑，非精感遐彻，则不能通玄致真。故上学之士，息于存念者，阴尸之气胜也。忻于勤锐者，阳和之神胜也。一怠一勤者，其战未央也。决之者在于克节励操，务违懈慢之意，使精专无辍于斯，须久于其事者，则尸销而神王。神王者，谓之阳胜。阳胜者，道其邻乎。

以阳炼阴章第十四

阳火也，阴水也，冰炭不同器，胜负各有所归。道俗反其情，人各有所炼，众人则以阴炼阳，道者则以阳炼阴。阴炼阳者，自壮而得老，自老而得衰，自衰而得耄，自耄而得疾，自疾而得死。阳炼阴者，自老而反婴，自浊而反清，自衰而反盛，自粗而反精，自疾而反和，自夭而反寿，渐合真道而得仙矣。是以有纤毫之阳不尽者，则未至于死。有锱铢之阴不灭者，则未及于仙。仙者超至阳而契真，死者沦太阴而为鬼，是谓各从其类。所以含元和、抱淳一、吐故纳新、屈伸导引、精思静默、潇洒无欲者，务以阳灵炼革阴滞之气，使表里虚白，洞合至真，久于其事者，仙岂远乎哉。

形动心静章第十五

夫形动而心静、神凝而迹移者，无为也。闲居而神扰、恭默而心驰者，有为也。无为则理，有为则乱。虽无为至易，非至明者，不可致也。夫天地昼亦无为，夜亦无为，无为则一，而理乱有殊者，何哉。昼无为以明，故众阳见而群阴伏。夜无为以晦，故群阴行而众阳息。是以主明而无为者，则忠良进，奸佞匿；而天下治也。主暗而无为者，则忠良隐，奸佞职，而天下乱也。故达者之无为以慧，蔽者之无为以昏。慧则通乎道，昏则同乎物。道与物俱无为也，奚可以一致焉。故至人虽贵乎无为，而不可不察也。察而无为者，真可谓无为也。

神清意平章第十六

上学之士，时有高兴远寄，陶然于自得之境，为真仙可接，霄汉可升者，神之王也。虽曰神王，犹恐阳和之气发泄，阴邪之气乘袭耳。可入静室夷心，抑制所起，静默专一，则神不散，而阳灵全。慎无恣其乐康之情，以致阴邪之来耳。古人所谓乐往则哀来，阳衰则阴胜。若有时躁竞而烦悖者，此乃形中诸魄为阳灵之气所炼，阴尸积滞将散，故扰于绛宫之真矣。可入室静虑，存一握固，激其滓浊，候神清气平，然后省己悔过，务令自新，则转合于虚静之途，此亦洗心之一术尔。

行清心贞章第十七

行欲清，心欲贞，言勿过乎行，行无愧乎心，则游于四达之衢。四达之衢者，涉道之通达也。行之不已，则天地爱之，神明祐之，凶横无由加，鬼神不能扰。若言清而行浊，名洁而迹污，虽丑蔽于外，而心暂于内。心暂于内者，天地疾之，神明殛之，虽力强于道，不可致也。故宁受人之毁，无招天之谴。人毁由可弭，天谴不可逭也。

真人为俦章第十八

道之所至忌者，淫杀阴贼。此诚易戒。至于小小喜怒、是非可否，人之常情，甚难慎也。都不欲有纤芥之事关乎方寸之中，虑静神闲，则邪气不能入，我志不扰，则真人为俦。又好誉而憎毁者，贤达之所不免。然审己无善而获誉者不祥。省躬无疵而获谤者何伤。以此论之得，失在乎己，而靡由其他。故泰然忘情，美恶不动乎衷者，至人哉，至人哉。

仁明贞静章第十九

夫仁明而贞静、博达而英秀者，皆天人分气、降生以济时利物也。积世功备，则丹台著名。元贞潜运于上玄，正气密集于关府，自然魄炼而尸灭，神凝而体清，阴滓都销，则合形而轻举。故古之仙者，未始非天人也。使行尸同其所好，不亦难乎。有积修累行而不获升举者，何也。前功未著也。有不因修习而自得仙者，往行克充也。夫功无虚构，善不徒施，不可见为而不得，则于我生怠。睹自然羽化，则谓功不由人，皆失之远矣。

立功改过章第二十

功欲阴，过欲阳。功阴则能全，过阳则可灭。功不全，过不灭。仙籍何由书，长生非可冀。然功不在大，遇物斯拯。过不在小，知非则俊。不必驰骤于立功，奔波于改过，过在改而不复为，功惟立而不中倦，是谓日新其德，自天祐之。若尔者，何必八节三元，言功悔过。神真明察，固其常焉。又谢过祈思，务在精诚，恳志注心于三清之上，如面奉金阙之前，不必屈伏形体宣通言辞。若徒加拜跪扣搏，诵课平常之文者，可谓示人以小善，实未为感激之弘规耳。

制恶兴善章第二十一

阳之精曰魂与神,阴之精曰尸与魄。神胜则为善,尸强则为恶。制恶兴善则理,忘善纵恶则乱。理久则尸灭而魄炼,乱久则神逝而魂销。故尸灭魄炼者,神与形合而为仙。神逝魂销者,尸与魄同而为鬼。自然之道也。

虚白其志章第二十二

神魂好洁,尸魄好秽,常欲虚白其志,澡雪其形,则神魂乐康,尸魄炼灭。神康尸灭者,日益清爽,虽未轻举,吾必谓之仙矣。又悲哀感患者,与阴为徒。欢悦听康者,与阳为徒。故心悲则阴集,志乐则阳散。不悲不乐、恬淡无为者,谓之元和。非元和,无以致其道也。

委心任运章第二十三

夫目以妖艳为华,心以声名为贵。身好轻鲜之饰,口欲珍奇之味,耳欢妙美之声,鼻悦芳馨之气,此六者皆败德伤性,称以伐其灵根者也。故有之即可远,无之不足求。惟衣与食,人之所切,亦务道者之一弊耳。然当委心任运,未有不给其所用。且天地之生禽兽也,犹覆之以羽毛,供之以虫粒,而况于人乎。必在忘其所趣,任之自然尔。

虚凝静息章第二十四

觉与阳合,寐与阴并,觉多则魂强,寐久则魄壮。魂强者生之徒,魄壮者死之徒。若餐元和,彻滋味,使神清气爽,至于昼夜不寐,惟虚凝而静息者,善无以加焉。

下篇析凝滞 凡九章

会天理章第二十五

或问曰：夫人之心，久任之则浩荡而忘返，顿栖之则跃乎无垠，任之则弊乎我性，栖之则劳乎我神，使致道者奚方而静？愚应之曰：性本至凝，物感而动，习动滋久，胡能遽宁。既习动而播迁，可习静而恬晏，故善习者寂而有裕，不善习者烦而无功。是以将躁而制之以宁，将邪而闲之以贞，将求而抑之以舍，将独而澄之以清。优哉游哉，不欲不营，然后以玄虚为境域，以淡漠为城阙，以太和为宫观，以寂照为日月。惟精惟微，不废不越，行如是，息如是，造次于是，逍遥于是。习此久者，则物冥乎外，神鉴于内。不思静而已静，匪求泰而弥泰，即动寂两忘，而天理自会矣。故履霜乃坚冰之始，习静为契道之阶。古人岂不云乎，积习生常，其斯之谓欤。

畏神道章第二十六

或问曰：人有善恶，天地神明岂悉知之乎？愚应之曰：是何言欤？是何言欤？夫心者神灵之府，神栖于其间。苟心谋之，即神知之。神知之，则天地神明悉知之矣。未有为善恶不谋于心者，既谋于心，则神道所察，无逃于毫分。无逃于毫分，则福善祸淫，其不差矣。

曰：何为颜生夭，冉子疾，盗卫寿，庄跻富，楚穆霸，田恒昌乎？愚应之曰：天道远，人道迩，报应之效，迟速难量。故君子遭命，小人有幸，然吉凶纠缠，岂止于一形乎。故经曰：天网恢恢，疏而不失。又曰：其事好还。则报应之道可明矣，何必一切征之于目前乎。

率性凝神章第二十七

或问曰：神主于静，使心有所欲，何也？愚应之曰：神者无形之至灵者也。神禀于道，静而合乎性。人禀于神，动而合乎情。故率性则神凝，为情则神扰，凝久则神止，扰极则神还，止则生，迁则死，皆情之所移，非神之所使。

曰：然则变性为情者，为谁乎？曰：内则阴尸之气所悖，外则声色之态所诱，积习浩荡，不能自宁，非神之所欲动也。

道反于俗章第二十八

或问曰：人情之所至爱者，皆道家之所至忌，何也？愚应之曰：夫福与寿，人之所好，祸与夭，人之所恶。不知至爱者招祸致夭，无欲之介福永寿，若斯而过求自害，何迷之甚乎？且燕赵艳色，性之冤也。郑卫淫声，神之喧也。珍馔旨酒，心之昏也。搢绅绂冕，体之烦也。此四者舍之则静，取之则扰，忘之则寿，耽之则夭，故为道家之至忌也。

专精至道章第二十九

或问曰：古之学仙者至多，而得道者至少，何也？愚应之曰：常人学道者千，而知道者一。知道者千，而志道者一。志道者千，而专精者一。专精者千，而勤久者一。是以学者众，而成者寡也。若知道能绝俗，绝俗者能立志，立志者能专精，专精者能勤久，未有学而不得者也。

曰：然则理世者，绝望于仙乎？曰：不然。若特禀真气，大庇群生者，则无妨于理世。若中人好道，志慕轻举，必借于栖闲。故太昊袭气母，轩辕升云辇，颛顼处玄宫，文命游紫府，斯皆抚俗而得道者也。若乃玄元寄柱史，南华吏漆园，王乔莅叶县，方塑登金门，此亦佐时而得道者也。又仙欲隐密，道贵无名，或昭其踪，或祕其迹，不可以一途而察，不可以一理而推。按《真诰》及抱朴子《元始上仙记》咸云：自古至忠至孝，至真至廉，有大功及物者，皆有所得，不同常流。尧、舜、周、孔、伊、吕，昔诸圣贤，皆上擢仙职，斯所谓死而不亡者寿。又白华自以随世，畏死而希仙，没为灵官，其骨不朽，功充之后，灵肉附骸，返魂还形，倏忽轻举。若尔者，则片善不失，而况专以神仙为务者乎。

长生可贵章第三十

或问曰：道之大旨，莫先乎老庄。老庄之言，不尚仙道，而先生何独贵乎仙者也？愚应之曰：何谓其不尚乎？

曰：老子云死而不亡者寿。又曰：子孙祭祀不辍。庄子曰：孰能以死生为一条。又曰：圣人以形骸为逆旅。此其证乎？愚答曰：玄圣立言，为中人尔，中人入道，不必皆仙。是以教之，先理其性，理其性者，必平易其心，心平神和，而道可冀。故死生于人，最大者也。谁能无情？情动性亏，只以速死。令其当生不悦，将死不惧，倏然自适，忧乐两忘，则情灭而性在，形殁而神存，犹愈于形性都亡，故有齐死生之说，斯为至矣。何为乎不尚仙者也？夫人所以死者，形也。其不亡者，性也。圣人所以不尚形骸者，乃神之宅，性之具也。其所贵者，神性尔。若以死为惧，形骸为真，是修身之道，非修真之妙矣。老子曰：深根固蒂，长生久视之道。又曰：谷神不死。庄子曰：千载厌世，去而上仙，乘彼白云，至于帝乡。又曰：故我修身千二百岁，而形一未尝衰。又曰：乘云气，驭飞龙，以游四海之外。又曰：人皆尽死，而我独存。又曰：神将守形，形乃长生。斯则老庄之言长生不死，神仙明矣。曷谓无乎？又《道德经》《南华论》，多明道以训俗，敦本以静末，神仙之奥，存而不议。其幽章隐书，炼真妙道，祕于三洞，非贤不传。故轻泄者获戾于天官，钦崇者纪名于玄录，殃庆逮乎九祖，升沉系乎一身。何可使行尸之徒，悉闻悉见耳。

道无弃物章第三十一

或问曰：物自道生，道无弃物，何独得道者灵长，失道者灭亡乎？愚应之曰：夫龙之与鱼，同育于水，明之与暗，俱生于道。龙则兴云施雨，出有入无。鱼则在藻而乐，失泉而枯。龙则得水之妙，而能化于水。鱼不得水之妙，而不能化于水也。上士则栖神炼气，逸乎霄汉之上。下士则伐性损寿，沦乎幽壤之下。上士得道之妙，而能化于道。下士不得道之妙，而不能化于道也。故鱼不知水之生乎己而弃之，非水之弃鱼也。人不知道之生乎己而弃之，非道之弃人也。

或曰：龙鱼异质，明暗殊禀，安能使鱼化于水，凡化于道乎。愚答曰：若鱼能潜深渊，匿幽穴，不贪饵，及其大也，即奋鳞激鬣，超吕梁而为龙矣。人能游崆峒，息淡泊，绝嗜欲，及其至也，即含微契虚，蹈真境而为仙矣。所恨藏身不密，保神不固，而水之与道，岂负鱼之与人哉。

明取舍章第三十二

或问曰：仙者人之所至美者也，死者人之所至恶者也。而历代之君子罔有不知，而从俗者至多，习仙者至少，何也？愚应之曰：此有二理。一者，所禀之气非高，即所希之志难广。故溺于近务，忘乎远见，为声名所汨，嗜欲所昏，终絷伏于世网，竟无蹈于真域。二者，虽禀气萧遥，神襟秀迈，而济物之功未备，登仙之路犹远，是以迟回人爵，未解帝悬耳。若夙勋已著，名入丹台，则超迹绝尘，物所不能累也。又问曰：仙必有骨，无骨不可学仙，奈何？愚应之曰：夫工者必因其材而施乎巧。学者必有其骨而志乎道。故冰不可镂，愚不可仙，自然之理也。所以神不清、骨不峻者，皆非禀阳灵之气也。非禀阳灵之气者，必无慕仙之心也。苟有慕仙之心者，未有不夙挺夫仙骨者也。

曰：然则有仙骨不修而可致乎？曰：有骨而不学者，亦如有材而无工。故金藏于矿也，不冶而为石。道在于人也，不炼而为凡。虽无骨而不仙，亦不可恃骨而待轻举也。

以有契无章第三十三

或问曰：道本无象，仙贵有形，以有契无，理难长久。曷若得性遗形者之妙乎？愚应之曰：夫道至虚极也，而含神运气，自无而生有。故空洞杳冥者，大道无形之形也。天地日月者，大道有形之形也。以无系有，以有合无，故乾坤永存，而仙圣不灭。故生者，天地之大德也。所以见六合之广，三光之明者，为吾有形也。若一从沦化，而天地万物尽非吾有，即死者人伦之荼毒也。是以炼凡至于仙，炼仙至于真，炼真合乎妙，合妙同乎神，神与道合，即道为我身。所以升玉京，游金阙，能有能无，不终不殁，何为理难长久乎？若独以得性为妙，不知炼形为要者，所谓清灵善爽之鬼，何可与高仙为比哉？

曰：然则古有仙矣，胡为既隐而不复见乎？曰：清浊殊流，真凡异境，安可得而见邪？虽然，令威千载而暂归玄元，至今而屡降，何为不复见乎？

曰：然则今之仙者为谁乎？曰：自我唐以来，可略而言矣。刘庆云举于蜀土，韦俊龙腾于嵩阳，道合蝉蜕于太一，洞玄骨飞于冀方。其余晦迹遁世、得道轻举者，不可胜纪。此皆接于闻见，讵可诬而蔽之。盖知道者稀，故得仙者寡，至音不娱于俚耳，悲夫。

底本出处：《正统道藏》太玄部《宗玄先生文集》。

玄珠心镜注

　　汾州刺史崔恭幼女曰：少玄事范阳卢陲，陲为福建从事，既构室经岁余，言于夫曰：余虽胎育人世，质为凡女，本金阙玉皇侍书，每秋分辄领群仙府刺落丹诚录修学者名氏，多由触染而堕，与同宫三侍女默议其状，悦然悟世情之秽欲。色界与欲界，天人犹有对景交接之道，玉皇侍书天女属无色界，乃是纯阳精炁化生之身，都无秽欲，亦不知人世有夫妻之道矣。共在仙府，往往刺落丹诚，录人名氏，多由触染而堕，同宫女三人共愤叹之，因默议其状，便有谪降为世间之凡女也。共愤叹之未竟，而仙府责其心兴欲端，各谪降下世为卢氏妻二十三期，今及年矣，当与君绝恩息念。常独居一室，不践夫域，自列本末，复仕前名也。陲或中夜聆室中有语音，试潜窥伺，有古鬟长绡衣女数人共坐，指陲而叹，皆梵音，不知其言，但见肌发衣服悉有光照，其妻独不彰朗。暨旦告其妻曰：天界真仙皆梵语。再询之则曰：若恣传泄，必生两责。又言于卢曰：吾不久为太上所召，将欲返神还乎无形，复侍玉皇，归于玉清，君无泄是言，贻吾父母之念。卢亦共秘之，常异日戚戚不乐，谓陲曰：事迫矣，不告吾父母，是吾不女也。遂启绛箱，取《黄庭内景经》献于恭曰：尊之孺人算极于三月十七日，非《内景经》不能保护，然尊之孺人念之万过，只可延一纪。恭惊曰：汝焉知吾之运日月邪？吾尝遇异术人告余前期，吾不能出口，而心患之，汝将若之何？女乃设三机，敷重席，白笔具万过功章。以召南斗主算天官，令恭洁衣再请命，仿佛实有三朱衣就坐，进羞酒竟，持功章而去。由是父母皆异之，仍曰今泄露天事，不可复久。月余告终，及葬举棺如空，留衣蜕而去。

初陲既惊异其迹,乃请道于妻,留《守一诗》一章曰:世有修福之门,无知道之士,君至丙申年神理运会,遇异人琅琊君,必与开释此诗,君今未属于道,不可与言无为之教。长孙巨泽之友曰:栖真子王君行于陕之郊,观陲,陲备言妻之状,复以《守一诗》询于王君。君览诗骇然曰:此天真秘理,非可苟尽,遂演成章句云目之曰《玄珠心镜》,以受陲时元和丁酉岁,巨泽聆于王君,乃疏本末为传,其渊密奥旨具列章句云。

守一诗

得一之元,

一者,天道之强名也。一者,生化之元界也。即是天地之始炁,一名太空,一名太无,一名太虚,一名太始,一名太初,亦曰自然。老君以一炁无形,不可状名,故强名之曰一,字之曰道也。元炁即是太无之始,化生玄元也。亦名自然。自然者,天道之母也。老君《西升经》曰:上孝可谓养母。常能养母,身乃长久。又曰:虚无生自然,自然生道,道生万物,万物抱一而成。夫有以无为母,无以虚为母,虚以道为母,道以自然为母。自然者,神仙之根本也,万物化生之玄元也。《道德经》说:得一之元。常养母之人,在其妙用用。知其白,守其黑,常守不忒,复以无极。白者,纯阳精炁。炁在人身中,为五脏三焦之炁,名曰九转八琼之神丹,丹华在于琼室之泥丸。夫人养之,亦名八素真气。世之学道君子,既知其白,须守其黑。阴炁,黑也。初守黑之时,身中黑如漆相似。守之不已,黑之炁日消,阴黑消尽,纯阳白炁内明。当明之时,闭目收视,自见五脏宫室,自见三万六千血脉。血脉皆有神灵,即历历分明若然者。元神清虚,通灵于道。当通灵之时,舒卷自由,坐在立亡,出有入无,分身千亿。是明得一之元,上孝养母,知白守黑,守黑不惑,复于无极也。知一之元,不负人也。故《洞灵真经》断得一之元,天不可信,地不可信,人不可信,唯得一之元可信。道之所以可信者,守一之人,但能虚却其身,空却其心,不视不听,不言不食,常守空虚无为,内凝神思,可谓善守一之元矣。若然者,天道元始之炁,自然归流于守一人身中,主持性命。此时自觉神通于道,变化无碍,内既得之,言所不能尽也。故《西升经》云:人能空虚无为,非欲于道,道自归之。诚哉!是言也。老君告文始先生曰:吾思此道,本出杳冥。杳冥者,守黑也。愚不别知,自谓识生。此言世上人愚徒,殊不知天道须守其黑,守其杳冥,杳冥空虚,无为寂静,虽律历莫能契也。然后空无寂寂之中,至感遂凝成神仙像也。

世人愚昧,将谓饱食终日,无所用心,不修坚苦,凝思于空寂之中,例长展脚睡,纵适情性,兀兀过日。云不造恶业,以为修道,仍希更生易氏,福报于身,待任运成道者,万万皆是也。如此愚迷递相诬惑,仍自欺误,甘入轮回生死,此皆游逸下鬼之才,修福矫善之辈,世世形枯炁竭,色谢归空而死,为形所婴,亿劫亦无了日,仍于垂死谢世之时、病疾困苦之际,怨道不慈者,痴愚之人分合此也。谓世之聋盲者,岂惟形骸而有聋盲哉!如此之辈,识不及远,自误误他,良可悲也!岂知天道妙用在于空苦冥冥之中,淡泊无为之际!使营卫之炁,绵绵然若存若亡,使空虚之身,如坏复成,如死更生,如含五行,阴与阳并,展转变化,化生物情。物情者,真如道像金华上仙也。此是冥冥时外其身世,使心冥冥然静定,不著一物而凝其思,始名为得一之元。《道德经》云:守一之息,绵绵若存。所恨守一之元用之不勤耳!大凡守一之人,必先外其身世,委身于床枕之上,冥冥肉身凝其空心,身同枯木,始得绵绵,其息寂然不动,静定日久,善守其黑,黑尽身中方觉天光内明。当此之时,身心冥于寂寂之中,泰定之极也。故《南华真经》曰:宇泰定发乎天光。人见其人也!若然者,守一之元道将成也。宇者,守一之人将蜕之身也。是守一之元,冥寂静定,静定日久天光内烛,脱身壳中,收视内观形象,似觉元神凝形在蜕壳中,真若平生容貌,但觉端严反年少耳!此时外即光焰周身,内则分身千万。此时太上敕太一下召,名书金阙,解蜕宾天,诣金阙受书位为太极真人。若然者,足明崔女《守一诗》不虚也。

大凡守一之元,无为之教,本为上智之士、洞明天道之人设,非凡聋所能造。夫上智大明之士，闻道女能端居云林，虚身空心，凝思于杳冥之内，以合众妙之门，天道正教与趋世荣竞之士陡反矣，固不可使窥天路也。《道德经》说：守一之人，形貌空苦，神魂恍惚。夫恍兮忽其中有物，惚兮恍其中有象。杳兮冥其中有精，其精甚真，其中有信。信者，即是太上大道玉晨君之心印也，信者，心印之隐名也。印者，守一之元也，元神也，婴儿也，道像也。世人若知天道，法天为心，以守一之元养道之母，精勤不怠，复归于无极无物之中，道像生焉，婴儿之姿凝神成焉，号曰无上道像，金华之仙。《太上内景经》说守一之元，即是太上之心印。说心印曰：真人巾金巾。此五字太上玉晨君之心印也。印以赤玉为简，黄金缕字，上付入室弟子，老君以此心印传与文始先生，尹喜密传授至于诸仙圣人，不敢明露天机，书之竹帛也。守此心印，即是守一之元也。入天道之门也，至于上圣高真，未有不从此门而入者。此门天道之根，天道之元，至高无上也。

《真诰》云：前汉有中岳人周栖野，著故破衣，隐其姓名，如风如狂，常于九衢狂歌曰：真人巾金巾，鸣天鼓，入天门。汉之卿相闻其歌，颇皆异之，相与开释，莫知能喻者。唯留侯知是仙人，因请告，微服往谒。延入密室，潜有所授，约以后期会于嵩山小有洞天。留侯佐汉高祖，成功之后逃名，委家入嵩山小有洞天，守一道成，位为紫阳真人。按《东仙卿苏君内传》云：苏君道成，诣于金阙，受书后，乘飘车越巨灵沧海，西登衍山，入紫阳官，谒真人张子房。子房命侍女开云蕴取《龙跷经》十卷，以授苏君也。

要而言之，守一之元，即是守空无寂寂中元神也。《内景经》云：元神心印一之元。又云：神仙之道非自然，是由精诚亦由专。内顾密眄真之真，真人在己莫问邻。结精育胎化生神，留胎止精可长生。夫守一之元，非空使之形貌空苦岁月，深远凝思，杳杳而已。且一之元有情，一之元有信，一之元无形，一之元可得，一之元不可见。所谓一之元有情者，神之妙识，使人之知天道是也；一之元有信者，性寂感通，通神于天道是也；一之元无形者，隐沦变化是也；一之元不可见者，象罔是也；一之元可得者,获乎玄珠是也。即是守一之元,身中之纯阳精气,感化凝神,神名妙妙,真如法身,项负圆光,光焰周身,如彼火珠之状。老君《西升经》云:天道不可见,延生已明之。人知命不可长,用一之元以守之人。之生命若以一之元合一体,即得神仙,与道长久,出生死也。

匪受自天。

此一句,说人世有至道之士,苦节坚行,志尚不移者,但遇明天道,道受太上心印,印得一之元,至于细微微妙疑难之中,无不晓了,便可敬咨师训,盟言受道。洞明天道之后,守一之元,积功炼形。若然者,是知道用日新,身心灵畅,自觉还颜反少,寿超常限,是名知道,修而行之,便能得道,不必更待天真下降为师教授,然后方可守一之元也。《西升经》云:世人有知守一之元者,便能言通天理,无不知也。若然者,大无不包,细无不入,论尽生化玄元,无有不通天理也。

世有行一之元者,便能得道。何以明之?以其守一之元,空虚无为,凝思于寂寞之场,守神于杳冥之内,岁月弥久,即元神凝形与合一体。若然者,元神已灵,灵即通于天道,通于天道,便能坐在立亡,分身千亿,出有入无,是行道者便能得道也。一之元者,即是纯精,冥冥天和元气未兆之形,生化根本之元神也。凡守一之元,苦涩无味,寂寞无待,世之后学君子自非庆流远钟,积福潜会者,必不能专志守一,精苦不变,其操何也?缘守一之元,凝思冥冥,寂然闲淡,心不著物,不视不听,不食不言,唯灭动心,不灭照明之性,故曰知守一之元,非难行一之元,无味与俗心反背故也。以其举世俗之心,悉有为之法,贵有为之味,遂为有婴甘入轮回死生。故《道德经》云:天道无亲,唯与善人。善人者,非为独行五常之教者,乃是受生报之身,身生于全福之家,尽美尽善之人也。

夫言尽美之人者,才善,地善,聪明善,人物善,智慧善,贤行善,然后含光藏晖,灭迹匿端,内韬默识,外成仁德。此善人者,贵在理身,贱在理天下,挺然超世之大丈夫也。其为进也,即天下仰重,贵极禄位,权倾国都,佐王治世,天下太平;其为退也,即逍遥云林,乐天明道,降天真大神以为师友。且近可以比喻尽善之仙材者，汉丞相留侯、越丞相范蠡、吴太子太傅魏伯阳、宋太子太傅陶弘景、东晋左散骑常侍葛稚川、王府长史许玉斧、唐御史大夫唐若山，皆能弃世如遗，委家云林，寻师坎轲，长往不返，越登上仙。洎周秦汉魏得善人者，不可胜纪，今略举数人，以为标格耳。

善人以下者，不可力修上道守一之元，使即身便成神仙。何也？以其中人已下元受胎气之时，正气不全，受邪气多，禀正气少，自然智慧疏短，识量浮浅，欺负为性，见报偏枯，任心之牵使，动入祸害之乡，虽窃闻天道，将信将疑，设有信道之者可力修，为其强也，以其阳气力战，邪气不胜故也。不可以力战，不胜甘轮回死生，永沉苦海，废神仙之道，恐未可也。

彼尽善美之人，庆流深远，福报之厚者，非偶然之厚也，皆自浅薄命分，战力修更生易氏，积其福报之身，渐所种耳！夫力修福之门，皆因积德累仁，慈向万物，道济生人，佐王治世，心耕种福，累积阴功，结其宿缘，渐渐钟耳。虽云知一之元，匪受自天，实非偶然，皆因先世学道种功累仁钟及子孙耳。只如东晋兴宁，有七十七天真上仙降于杨羲，真人靖室，许长史即杨君之弟子，因师得通天真，得与上仙交言，因将未学仙之人问入仙之门户，使道躅可蹑也。长史问清灵裴真人曰：世人学道，从何门而入？裴真人曰：要言之命也，分也。许君曰：命分从何而致？裴君曰：行阴德也，立人心也。许君曰：阴德人心，出自何典？裴君曰：出《太上太清消魔经》经未下人世，名之曰心耕种福以登仙是也。凡行阴德至千，即子一人得道。凡行阴德至五百，即孙一人得道。所谓承先人余庆阴德，流以子孙也。

然钟即钟矣，将成仙之人，七世父母宿有罪咎，累及子孙，子孙以七世罪累，未得名过东华，事须将承先人余庆，遭遇明德圣师，授以得一之元，仍须每至秋分之日星宿之下，脱冠露头，涕泗呜咽，心祷上玄，授箓诸仙，求免七世父母罪累苦，频恳祷仙司，由是庆流子孙，即罪无大小，皆得免赦，即七世父母之魂魄悉得名过东华，精魄悉得受生南宫。若然者，子孙方得成仙耳。此名心耕种福俱获登仙，更无旱涝也。信知后世之学仙君子，遭遇圣师授得一之元者，非偶然也。清灵裴真人告许长史曰：只如卿七世祖名映在世之时，广行阴德，损己济物，常于大雪之天，广散谷米于长廊之下，以救饥鸟之命；减己分衣食以救饥冻人，饥冻人获全生者凡数百人；又以大疫之年，人民疫死者比屋，映亲躬持药救疫，因之命获全生者一千七百人，仁德之心，感动天地鬼神，是以太上太道玉晨道君书卿七世祖父榜名于太极南轩，所以庆流远裔，钟福于卿等子孙共一十三人得道，九人越登上真，四人得为中仙，若然者，所息世人力修阴德心不固久耳，不息修之不报也。

大凡神仙上道，若非先人余庆流远钟福，于命分即无因遭遇圣师指授得一之元也。然中人已下，虽得闻道，谓道不可力修，即身便成高真者，以其元授气时，受正气不足，识不圆明，阴阳交战，战阴邪气不胜，守一之元虽能坚久，分使之然，因难成道。然得知此道者，事非偶然，但认得此道，知法天理，信心不惑，志尚不衰，虽则身未成道，而死即魂暂经太阴，受其福报之身，任其更生，易氏，直便三生五生之后，方成神仙，亦何异乎人世求科名，在人世之后三年五年方得也。且上界一日便是人间一年，但愿力行阴德，心味仙道，正心不灭，更生易氏，积其福报之身，自得生于全福之家，名曰尽善尽美之仙，材降天真，上仙以为师友，受其福报，人格及仙，此乃延年也。

太老之真，无上之仙。

太老之真、无上之仙，并是太极左右真人，位至高元上也。右真人，号曰玉皇是也；太极左真人，号曰金华上仙是也。

世人若守一之元法之天道成之后，例为太老之真、元上之仙。太极左右有四真人，位极天官之任，以品位至高元上故也。皆从尽善尽美之仙材，守真一之化元，凝天道之元气，颐神解蜕成此，高上仙也。若以世上为词比喻，如人世出身入仕之品秩，即耀进士登科及第，最为高科，解褐受校书正字。

夫玉皇、金华二仙八真，是禀八素真气化凝而成也。八素属肺，肺属西方金，金色正白，乃是肺官白金之气凝成金华上仙也。《玉京山经》云：胎息静百关寥寥，究三便泥丸洞明镜，遂成金华仙。世人号释氏为金华大仙也，以其两眉间洞明如镜，故有此号。释氏师阿思陀大仙受胎息上道，守一之元，是以走八真气上朝于泥丸，上宫透彻，两眉之间洞明如镜。《太上内景经》云：安在黄阙两眉间，此非枝叶实是根。根者，一之元也。又云：两眉之间，光华所生，以表明明是一之元也。《道德经》云：天下有道却走马，以粪，天下无道、戎马生于郊。夫马者，是八素真气之隐名也。八素之气，每日从金室而上，上朝于泥丸，上宫泥丸之间，方得洞明如镜耳。

若世俗凡夫，名之无道之士，每积其贼气生于五脏之郊，名之戎马者，即是甘肥美撰之气。故老氏名之贼，利斧戟以自伐其性命，夫戎马能腐人肠胃，败人脏腑，藏败者，死无日矣。故知守一之元，名为有道之士，即八素真气上朝于泥丸脑官，道成之后，两眉之间洞明如镜，皆从胎息凝神，乃成金华上仙，成太老之真。真位与老君同也，当成之时，方知崔氏守一之元不虚言也。

光含影藏，

此一句，说得一之元，便须精诚守神，积功炼形，冥心无心，冥身无身，内既不分己身，外亦不知天地。若守一之元冥寂至此，名曰身心泰定。日久冥入希夷微妙之中。寂然，即骨肉为纯阳之精阴气内消成元始正气，以资元神，当此之时，始觉天光内烛，焕然照蜕身之中，天光既含于内，形影灭藏于外。《南华经》曰：宇泰定发乎天光，人见其人。宇，即守一人身之内也。此是知白守黑，黑气都尽，纯阳精气内自光明，此时胎息杳冥之际，藏元神于蜕身之中，即收视内观，形象自见，真如法身端严而分明也。此是胎息守神，神不出身，抱魂制魄，遂成元上神仙也。老君告文始先生曰：吾思此道，吾本奔俗厌离世间，抱元守一过度神仙。又云：吾思此道，本出杳冥。杳冥者，知白守黑也。初守黑之时，身暗如漆，守之不已，阳光始明，守黑三年，功成形分，没身不殆，长生神仙。

大凡世人初禀气受形之时，身中已有阴阳二气，二气在身，身外自然分出形影，所以天真无形、鬼物无影者，以其身是纯阳、纯阴气故也。皆是无形之形也。夫纯阴纯阳无形之形也，是以无影可分出也。夫天真是纯阳元气化凝元神而成，金华上仙即是无形之形，妙色真如道象也。鬼物者，即是世人任运趋死，步步归死乡，化凝纯阴之魄而成无形之形，名之鬼也。

大凡世人之身，身中苟有阴阳二气，即天年之内为阴阳司共纪录其功过，世人若不知一之元，例为纯阴死气消耗身中天和，元气正气消尽，阴魄凝形，名为鬼物。鬼物亦凝成形，出于死尸之中，阴司遣鬼来取将去，径诣酆都六天受事受考及罪责，当合去时，阳司以其人阳气消尽，阳司不合收管，收管令属阴司，径归鬼路故也。

《冲虚真经》云：古者为死人，为归人。即生人为行人矣，言步步走归彼死乡，以其世之时焦神役智，不肯暂闲，奄忽之间以身为泥。经云：人以色声滋味为上乐，不知色声滋味为祸之朴也。夫色声滋味能暗凋人岁发，能腐败人脏腑，嗜之者是驰走索死也。广成子以积火焚五毒即五味也，五味尽而人可以长生，即是守一之元也。纯阳之气烧尽五阴邪气，但不饮不食，不视不听，寂寥淡泊。若然者，五味亦无因臭败藏胃矣，即人可以长生也，若任四大化之推迁为五味之臭腐，即命属于外矣。故《冲虚真经》曰：人之生，大化有四，天地密移，谁觉之哉！婴儿也，少壮也，老耄也，死亡也，谓之人生四大化。大化法天时盛衰，言人物禀生之时，受天道元和之气，化凝成婴儿之姿。当婴儿之时法春，以其春和之气未散也，和气既散，化成少壮；少壮法夏，以其纯阳之炽，煎其血热，使血气耗损，化成衰老；衰老法秋，则形容为之枯朽，以其秋霜肃杀之故也，然气平陵消，彼残阳杀气，化成死亡；死亡法冬，是纯阴死气严凝也。夫婴儿之时，和气犹自未散，煦然若春，性犹近道。及其少壮，欲心炽盛，窃务丰厚其身，以纯阳之气煎血热，使之然也，血气既衰，飒然朽败，平生志尚稍稍无心，生意阑矣。喻若秋霜之威，枯杀草木之荣、凡有生荣之心，当时萎悴，生心元矣，以其杀气顿侵，容貌为之衰朽。曰彼纯阴死气消尽残阳之气，精魄自然凝成鬼物，阳司牒鬼道收管，阴司当时差鬼来取将去。

大凡世人，身中有一点阳气在心胸之间未及死乎，有一点阴气在肌肤之内未及长生。世人若遭遇圣师，受得一之元，守神保胎，胎息精诚，苦节守一，即太阳炼形，消尽阴气，自然骨肉都融，天光内烛，神凝于绛宫之内，为之功成名遂，阴司不敢收管，具以守一之元人姓名三宫，刺报玄洲主仙道君，道君誊其仙名，闻于诸天，即阴司合除死籍黑簿，黑簿既除，生官上仙，名于金榜，榜仙名于太极南轩，此太上大道玉晨道君当勒绣衣使者下召，诣彼玉京金阙，受书位于三清真人，此时解蜕，潜登炎车，诣于名山之府，待迎官翼卫龙驾幡幢，及诸天乐沸天，引去方知所往是天人来取也。

形于自然。

此一句，说含光影藏之后，神凝空寂之中。《西升经》曰：忽然就形，知非长生。无之中忽然凝神，神在绛宫之内，此是天仙之姿。

当此之时，自知非常之身也。有愚执之徒、违善之辈，既不明天道玄理，又不知守一之元，在乎寂寞之间空苦，不言不食，不视不听，内顾抱玄，岁月深远，方得凝神于杳冥之际，将为安坐待寿，饱食终日，腥秽满身，任身天运而得成道，乃递相欺诬，日不造诸恶，任运死生，以为修道者，大误也。若此之辈，安识形于自然，例役役于有为之事，万虑缠胸，形劳神疲，万万不能全其天年者，皆生生之太厚也。若然者，为有所婴，亿劫亦无了期，神仙永不可冀也。《冲虚真经》曰：此两句虽智辨纵横，词间金石，明齐日月，亦无益于治身也。又云：生生者未常生，化化者未常化，阴阳尔，四时尔。

夫形于自然，即是化化不化也。上古至人为道，以观其复，常无欲也，常无欲以观其妙，即守一之元，使合化化不化也。

世人若不知天道玄理，即法空虚，虚无自然，即万万形骸化归其土矣。精神化归于鬼物，精神入于鬼门，骸骨归于土根。世人若知天道，守天常，即法天之理，无为以守一之元，久久能化合为土之根，形骸化融却成天和元始之气,化被精魄合为鬼物之化,化成无上神仙,此是化不化也,即是从空寂虚无之中凝神于自然之际也。

生生不生者,即是世俗凡心力务,过分焦神役智,贵欲丰厚其生,甘为万物竞来害此生,以自为伤生之太厚也,万万不得终其天年,自速形于泥土,精魄化为下鬼,皆由养过其生,自役而夭也,岂有天地杀之,鬼神害之?自役者其神劳,其神疲,使之然也。《南华经》云:夫养生必先以物,物有余而形不养有之。此说失道之人万万贪著身外害生之物,以伤其生也。

大凡世俗凡夫不知天道只在守一之元,凝神于杳冥之内,例遭嗜欲荡性,万物害生,步步争走,归彼死乡,甘为下鬼。若然者,魂魄精神暗为四大化所凋,阳气为之消尽,《黄中阴符》说上仙之与下鬼是阴阳相胜之术,昭昭然进乎像矣!阴气胜阳,精魄化成鬼物;阳气胜阴,魂神化凝成仙。昭昭然进于阴阳之形象分矣!阳胜阴,则守一之元寂寞无味,恬淡清净,无为自然;若阴胜阳,即甘为害生之物悦目畅情,自速其死者也。

真安匪求,神之久留。

真安者,即是守一之元,元神胎息,胎息于绛宫之内,绵绵然安也。状若世之妇人怀胎,胎息也。夫元神将凝于寂寞之场,必资胎息安稳之用。安稳之用,在冥心无身,是之谓外其身,存其精,神光留焉。岂有运机巧于其间哉!夫真胎所安,只籍凝思于内,元神久留尔。夫守一之人,凝思冥冥然,胎息绵绵然,一定凝神不动,是名身必泰定,即神之久留是神不出身,神不出身可与天道同久,可以守神长存也。老君告文始先生曰:人能留神于身,不视不听,不言不食,内知而抱玄,岁月坚久,其神久留,久留方凝成神仙,若神却不凝焉得之矣!《西升经》曰:善守神者,藏神于身而不出,藏人于人而不现,然后天道气盛矣。若然者,守一之元常以虚为身,亦以无为心。此两者同为之,无身之身,无之心,可为守神。守神玄通,身与道同。故曰:子能知一万事毕。无心得而鬼神伏矣。

淑美则真，

此一句，言守一之元，凝思于绛宫之内，必资阴阳二气和平，妙而淑美。淑美之极，神凝于真。方将欲凝之时，阳和之气照烛一身之内，犹如灯烛朗明，了然无物，然后纯阴之气稍稍冥灭，阳和之光，当彼冥时天光暂时消尽，身中冥冥然，其黑之状状类若漆。老君告文始先生曰：知白见黑急坐守。又云：知白守黑，神明自凝。当黑之时，委身卧于床枕之上，如同暂死耳。此是纯阴共和合阳不独显分也。当此黑时，始可名为内不知有身，外不分天地，是身心俱与天道冥合也。当冥合之时，仙司严敕，里域灵官潜卫守黑者身，百邪莫敢干犯。故曰：不见不死不生，不断不成，投身死地而后长生，政身亡地而后长存。故曰：神仙凝形必资阴气而结也，以其纯阳，阳气不能生物故也。亦如男不能生子，又资胎于女腹而生也。夫神仙之道法阴阳二气，二气和淑，淑美之极，元神冥于寂默之中，感而遂生，凝神之时，纯阳元和炼尽前身即后来妙色，真如法身而自凝耳，正是化冥冥于真一之元也。

夫淑美凝真，即是反本还元，却归初始未生之前。淑美凝真名曰金华上仙。虽在蜕身之中，坐看千亿世界，便能出有入无，卷舒自在，纵横，无碍也。或分法身化为千亿之身，遍游神仙官府及朝于上界。若化此法身化成大身，大身遍满虚空，与天道元气合同一体，即包笼天地至于千亿世界，如观掌中耳。至于阳九百六之数极大小劫之交会，如观且暮耳。若化此法身化为小身，小身即小于微尘，微尘之中，又能容纳无穷世界。皆守一之元道成之后神通，通道变化无碍，卷舒自由也。

大凡守一之人，爰自禀形受胎之始，元神形质本空，无其神本来通道，触物元碍及禀胎受形之后，积气聚血成此，有碍肉身，身既生于世，日与天道疏远，步步行归死乡。是太上玉晨道君哀末世之人，不知天道玄理，可以反本还元，却归初始未生之前，哀世人甘入轮回生死，遂救入室弟子老君下世传无为之教、自然之道在世，如彼两曜焕照人间，使世之贵明知有天道，步步可行，使世人眼见天道荡荡分明，是名得一之元，空虚法身之道，通神玄妙之门。《颍阳书》曰：我身本空，我神本通，心既无碍，一切无碍。诚哉至言也！夫天道无为，自然之教即是空身之法，空神之门。若也，门空神通，与道合同，便能大包天地，细入微尘，坐在立亡，出入无间，舒卷自由，无可无不可也。此皆得一之元，淑美凝真，天道妙用所致也。

体性刚柔。

此一句，说得一之元，淑美凝真，道成之后，分身解脱，便是无形妙法，真如法身，能刚能柔。柔即揽之不盈手，刚则贯串金石。《西升经》曰：天下莫柔弱于气，气莫柔弱于道。气之所以柔弱者，贯串万物，物无不包，包裹天地。故曰：道象无形，出有入无，神通变化，卷舒自由。故天地莫柔弱于道象之体性也。

丹霄碧虚，上圣之俦。

其丹霄、碧虚，并是金阙玉清之分野，诸天帝道君所居，有三清官阙，自非上圣高真不可寝宴。丹霄之上碧虚之中，未闻下界上寿肉身仙人造次得游其间耶。且虚空官室，不处鸿毛，岂有下界肉身仙人得游无色之界！有得一之元道成之后，位为三清真人，然后太上下名目，白日宾天得居丹霄碧虚与诸天神仙大道君以为俦倡，不与下界地仙为俦也。本乎天者亲上界天仙，本乎地者亲下界地仙。《易》曰：物各从其类。高下异品，仙阶邈不相接也。其所居亦非地仙可到也。

百岁之后，空余坟丘。

此两句，说守一道成之人，解蜕宾天之时诣彼金阙玉清受书位为天真真官。

原夫天真上仙凡欲解蜕宾天，例不动曜世人闻见，皆潜遁默化，隐景藏形而去，或用药杖代形，以作告终之卫。其将蜕之身即潜登飘车，诣于名山仙府，何彼迎官仪卫，然后受玉策之文署仙府之任。若然者，百岁之后空余坟丘，若发梓看之，例闻留衣蜕而已，或有剑杖代形之具，世之愚人多有识不及远者，或闻此说将信，将疑皆曰：我闻天界神仙例皆白日上升，乘云驾龙，笙歌沸天，引去如此光明，惊骇世人，始可闻之得道非虚，如何称潜遁默化而不能自明，愚所未谕也。

栖真子笑而答之曰：且下界肉仙尚耻形与物接，言不肯与世交，况是天界神仙元形之形者乎。且夫得道多门，品位高下不可备录，唯此守一之元是至高无上之道，道成之后，位极天真大神，位超无色之界，皆位登玉清，唯昔汉朝有太元真人茅君，师西城总真王君受守一之元，道成之后为太上所召，当召之时自咎自责于上帝诸天帝前，耻作潜遁默化，今特愿动曜人间世人闻见，意者，欲将白日上升笙歌仪卫沸天引去，以诱向下二茅，令知仙道遗盛，下视人间卿相若蝼蚁，殊使用信心归于仙道故也。时太元真人二弟，后汉俱卿之任，不信有神仙可学，故以盛观动曜诱之，使二弟知世上如梦，仙道实贵盛，可以长久，然茅君得无自鄙耻量窄也！茅君宾天之时，迎官仪卫感动天地，惊骇鬼神，自有本传，不复备述。

大凡世人跼于常见，识量浅劣，又安能度量神仙邪？只如止坳塘者，岂能料得沧溟浅深也？且上圣天真下观世间荣竞之辈，如观蝼蚁耳，又安足以毁誉哉！然实有愚下之徒，厚诬神理，巧蕴机心，以干名利，但务欺负，曾元端实之言，注声卖虚递相迷误，空有责生之名，都无重道之志，谬稽颡于图箓，竞倾货于金丹，不修仁德，但行希得，其可侥求哉！诚为害生趣罪与道永乖驰走，索其道考之犯女青科律者，亦万万皆是也。既不遇明师，例执偏枯，凡见积生之厚业，步步走归死乡，一朝气竭形枯，宛是促龄秽质，色谢之后理合化形泥土，将死之时，仍诳时贤，自称得道，或云尸解，潜有所谓穷通之理。理实无闻，但发棺验之，骸骨而已，何依蜕剑杖之哉！

守一宝章

玉清无色，天帝之女，守一宝章，事同一源，因而附之章曰：

道无为，

出以明天道。夫天理正道，唯元是为，唯有是反。反，天常也。《道德经》云：至道无为。无为守虚无，守自然，知其白，守其黑。黑者，杳冥。杳冥，空无寂寥，不著一物而凝空心。《南华真经》曰：隳支体，黜聪明，离形去智，同于大通。然后内不分己身，外不分天地，寂然闲淡，听之不闻，其声，视之不见其形，此真契虚无，无为自然天理也。老君《定观经》云：守无为，自然天道。但觉一念起即须灭除。唯灭动心，不灭照心；但凝空心，不凝有心。老君《西升经》云：名之为上孝养母身乃长久。夫有以无为母，无以虚为母，虚身死是也。虚以道为母，道以自然为母。自然者，无为之根本，仙真之化元也。

无不为，

天道玄理，契入无为，非总不修为，非任自然而自然死，成仙也。《内景经》曰：神仙之道非自然，是由精诚亦由专。内顾密盼真之真，真人在己莫问邻。结精育胎化生神，留胎止精可长生。此为道之有。所言道之无者，身外之物，珍宝之徒，色声滋味，万物章章，害我生命，盗我衰残，元论贫贱富贵，不觉形神为外物所害，害生之物皆曰失道，其所以如此者，我所不为也？《西升经》曰：世人皆以色声滋味为上乐，不知色声滋味祸之大朴也。是以圣人知之不欲，以归于无欲。故《阴符经》云：万物与人之服，御人以衰老。老君告尹喜曰：世所以轻命早终者，非天地杀，非鬼神害，人自令之然也。以其有以其形动，以其生生之太厚也。夫无生者，贤于养生，是无不为也。《南华经》云：达生之情，不务生之所无以为，达命之情者，不务知之，所无奈何。夫为道养生之人，必先以物，物有余而生不养有之矣，世有明道之人，行不及言，言不贵行者，万万皆是也。

可心证，非智知。

天道元形，杳杳冥冥，可以心冥默证，非世智所能穷尽。若以世智言传口授者，道之粗也。夫玄解证道之心，如乐人弹弦吹管相似，至于微妙之音，指下而生。此微妙之音，即不能言传口授。授之弟子，但抑音声悲而已，言莫能尽也。

何谓知？何谓证？

此两句是覆问之词。

知遣智，

此言既明分天道以后，见荡荡分明，即隳支体，黜聪明，离形去智，冥于天道，是之谓含光藏晖，灭迹匿端，内既得之必固守之，使冥其心而无心，冥其身而无身。曰证道之人也。

证虚应，

凡守一之元，身中空虚，即天道入身。《西升经》云：人能虚空无为，非欲于道道自归之，是名归道之人。虚无应效如响应声，如影随形也。若然者，又资虚却其身，空却其心。《西升经》曰：身之虚而万物至，心之尤而和气归。当证之时，心不著物而凝其思，是之谓内抱和淡，心冥元神也。

应无从，

天道应效，无所从来。证之者，不知所然而然，自然矣。夫虚无之为应也，元神虚，觉虚即与天道之气通。心与道通者，得之矣。老君设无为之教，教人修道即是空其心也。空其心者，可谓心与道冥矣。夫为道空心虚身耳，心虚即天道降于心中，天道降即元神灵，元神灵即通于天道。若然者，一切元碍，元所不通也。内自知之，非可说而明矣。

心乃通，通于一，万事毕。

老君告文始先生曰：子能知一万事毕矣。而况元神通于一者耶。元神通于一者，是守一之元，积功炼形，形与虚无自然无形道气合为一体，即万事毕矣。若通于一之身，遍满虚空，能包容千亿，世界悉在大身之中，变为小身，细如微尘，小身之中，又能容纳千亿世界，神通至此，始云万事毕矣，可谓道人也。

一为根，

一者，天地之根，神仙之源，万物之母。天得之清，地得之宁，万物得之而生，人得之而灵。灵即元神通于天道矣。一者，本是大道，神仙根也。

事为门。

得一之元者，守太上心印也。太上心印者，事也。事者，是守一之门耳。世人纵能明一之根，若不得入守一之门，即元无门可入。不入其门，亦不明五千文字。《西升经》一云：一天地清静，皆守一也。是亦由门而入。故曰：事无事，味无味。若然者，事归于一矣，存于守一身中者矣。

事归一，一常存。

此两句，言皆生于一，归于一。一者，生死之根，生化之源。唯有太上心印，独为守一之门，得一之元。一入人身，人身常存。存即存矣，要得积功，方可神仙度世也。

存莫有，假言守。

夫守太上心印之事，假言守神耳，非有心于守神也。夫守太上者，不欲有心，又不欲无心，但常凝然，以全正气，寂然不动，感而遂通。感通元神，元神即冥于天道矣。故《内景经》云：虚无寂寂空中素，使形如是勿令污。行息翱翔入天路。

守虚无，自长久。

此云天道，只在守虚守无而已。虽云假言守虚，守无之道，先虚其身，身使如晴空之状。勿令食气所污，是不言不食，不窥不视，可谓守虚极也。又须空无其心，守一人心。喻如人眼根相似，但有微尘入眼，眼即不安。小事入心，心则动乱。要而言之，空无其心，其心如澄一盏浊泥，汁澄之，不可得清，若也浊时不禁一挠，守一人心难清其神，易浊其神，气正如澄，盆水也，若常能虚，为身无为，心道常归于身中矣。夫天气常存人腹中者，自然神仙矣。神仙长存，可与天同寿矣。

底本出处：《正统道藏》洞玄部。

玄珠录

序

先师族王氏，俗讳晖，法名玄览。先祖自晋末从并州太原移来，今为广汉绵竹普闰人也。太霄继体承华，蒙恩入道，岂能敲先人之旧德、测天性之涯量哉。伏闻乡老说：师年十五时，忽异常日，独处静室，不群希言，自是之后，数道人之死生、童儿之寿命，皆如言。时人谓之洞见。至年三十余，亦卜筮，数年云不定，弃之不为，而习弄玄性，燕反折法，捷利不可当。耽玩大乘，遇物成论，抄严子《指归》于三字后，注老经两卷及乎神仙方法、丹药节度，咸心谋手试。既获其要，乃拥二三乡友往造茅山，半路觉同行人非仙才，遂却归乡里，叹长生之道无可共修，此身既乖，须取心证。于是坐起行住，唯道是务。二教经论，悉遍披讨，究其源奥，慧发生知，思穷天纵，辩若悬河泻水，注而不竭。而好为人相蚕种，逆知丰损；别宅地之利害，见墓田之气色，识鬼神之情状，况众咸信重之。尝有一家欲造屋，材木已具，问立屋得不。不许立。至明年，又问得不。又言不得。更至明年，又问得不。亦言不好。于是数月间，家遭官事，屋宅资财无以供卖。此人方念斯言。有一家儿子患眼，为祭其门前桑树朽孔，遂差。或有问病，为处方合药，验后以为奇。有人平常请问灾厄，或报云：至明年四月一日方好。果至月前三十日夜中亡县中。故人家有患难，无远近皆往问，即便为言臧否，人信之，及还如所言。或到深厚家，莫不尽出子女亲表求相，皆为列言其贫富寿夭，预鉴于未然。行事多奇，皆此类也。亦教人九宫六甲、阴阳术数，作遁甲四合图，甚省要。年四十七,益州长史李孝逸召见,深礼爱,与同游诸寺,将诸德对论空义,皆语齐四句,理统一乘,问难虽众,无能屈者。李公甚喜。时遇恩度为道士,隶籍于至真观。太霄时年两岁也。既处成都,遐迩瞻仰,四方人士,钦挹风猷。贵胜追寻,谈经问道,将辞之际,多请著文。因是作《真人菩萨观门》两卷,贻诸好事。曾往还州路,遇道静人稀时,有贤者在后数十步,有一老人如隐者状,逆行来过,顾视师良久,逢贤者语曰:此人是真人。贤者问若为。老人曰:眼瞳金色,言讫行去。以是论之,亦玄会于嘉号矣。年六十余,渐不复言灾祥,恒坐忘行心。时被他事系狱一年,于狱中沉思,作《混成奥藏图》。晚年又著《九真任证颂》《道德诸行门》两卷。益州谢法师、彭州杜尊师、汉州李炼师等及诸弟子,每咨论妙义,询问经教,凡所受言,各箓为《私记》。因解洪元义,以后诸子因以号师曰洪元先生。师亦不拒焉。又请释老经,随口便书,记为《老经口诀》两卷,并传于世。时年七十二,则天神功元年戊戌岁,奉敕使张昌期就宅拜请,乘驿入都,闰十月九日至洛州三乡驿羽化。呜呼。人而云亡,道焉乎在,非经文翰,千载谁传。《苏游灵验记》虽略陈梗概,太霄以暗乏,不明慈训,有预闻见,寡于深远,谨集诸子《私记》,分为两卷,并为序传,题曰《玄珠》。取其明净圆流,好道玄人可贵为心宝,故以珠名之。师亦名之为《法宝》,故法宝序云:圣人之经,浅者见之有浅义,深者见之有深理,深浅俱通,真伪等用。窃以往古当今,玄文空论,清言脆句,趋道之速,未居于上,非得之于赤水,奚以鉴诸云尔。

卷上

洪元王玄览法师口诀

十方诸法,并可言得,所言诸法,并是虚妄。其不言之法,亦对此妄。言法既妄,不言亦妄。此等既并是妄,何处是真。即妄等之法,并悉是真。此等既悉是真，前者何故言妄。为起言故，所以说妄。何故说真。为起言故，所以说真。何故起言，欲达彼耳。故彼何须听，欲通心故。何故通心，令得道故。

万物禀道生，万物有变异，其道无变异。此则动不乖寂如本印字，以物禀道故。物异道亦异，此则是道之应物。如泥印字。将印以印泥，泥中无数字，而本印字不减此谕道动不乖寂。本字虽不减，复能印多泥。多泥中字与本印字同此谕物动道亦动，故曰既以与人己愈有。

道无所不在，皆属道应。若以应处为是者，不应不来，其应即死；若以不应处为是者，其应若来，不应处又死；何处是道。若能以至为是者，可与不可俱是道。若以为非者，可与不可俱非道。道在境智中间，是道在有知无知中间，覼缕推之，自得甚正，正之实性，与空合德，空故能生能灭，不生不灭。

道能遍物，即物是道，物既生灭，道亦生灭。为物是可，道皆是物，为道是常，物皆非常？

经云：自伪不别真。请问真道之行。答：境尽行周，名为正道。舒心遍境，出智依他。他处若周，则为大体，大体既就，即隳小身。兼以小身并同境分，常以心道为能境，身为所能。能所互用，法界圆成，能所各息，而真体常寂。

问：经云道与众生相结连，若为同异？答：道与众生亦同亦异，亦常亦不常。何者？道与众生相因生，所以同。众生有生灭，其道无生灭，所以异。异法不同处，名亦不相待。

难：名既不相待，云何辄得名于同，辄得名于异，辄得言于常，及言于非常。答：其法中各无比故，各无因故。

由何得其名？若许有名者，明知一法有两名。若许无名者，明知一法无一名。答：我但强言之，所以有其名。虽强即一时强，是同亦是异，是常是无常，忘即一时忘，非同亦非异，非常非无常。其法真实性，无强无不强，无常无不常。云何于无中，而强立名字？答：入默难，其法若定是于默，天下无强者，若也有强者，其默还非真。又答：只为见默故，所以于中会见强，其默元来无，明知亦无强。

论云：道性众生性，皆与自然同。众生禀道生，众生是道不？答：众生禀道生，众生非是道，何者？以非是道故，所以须修习。

难：若众生非是道，而修得道者，乃得身外道。众生元不云，何言修得道？答：众生无常性，所以因修而得道。其道无常性，所以感应众生修。众生不自名，因道始得名。其道不自名，乃因众生而得名。若因之始得名，明知道中有众生、众生中有道，所以众生非是道，能修而得道，所以道非是众生，能应众生修。是故即道是众生，即众生是道。起即一时起，忘即一时忘。其法真实性，非起亦非忘，亦非非起忘。人等存之，行者自了，得理则存，存中带忘则观，观中得通则存。

道与众生互相因，若有众生即有道，众生既无道亦无。众生与道而同彼，众生与道而俱顺。云何立法教，独劝众生修？答：众生若得道，得道离所修，道若应众生，道即离所习。经既不许著，何得有修习。所言修习者，法因妄立名。妄法既非真，教言并糟粕，何故苦执教，而言有所修。是故道与众生教，三皆不可得。三既不可得，亦乃非是空，不合亦不离，真实之如是。众生与道不相离，当在众生时。道隐众生显，当在得道时。道显众生隐，只是隐显异，非是有无别。所以其道未显时，修之欲遣显，众生未隐时，舍三欲遣隐，若得众生隐，大道即圆通，圆通则受乐。当其道隐时，众生具烦恼，烦恼则为苦，避苦欲求乐，所以教遣修，修之既也证。离修复离教，所在皆解脱，假号为冥真。

道常随生死，与生死而俱，彼众生虽生道不生，众生虽死道不死。众生若死，其道与死合，众生若生，其道与生合。经生历死，常与道合，方可方不可。若可于死者，生方则无道，若可于生者，死方则无道。其道无可无不可。所以知道常生死而非常，生死之外无别道，其道之外无别生死。生死与道不相舍离，亦未曾即合。常有生死故，所以不可即。不舍生死故，所以不可离。人等从等入观，观通入存，存若忘复观。观不妨存，存不妨观。观即存于存，存即存于观。存观不一不二，亦一亦二，人等复观而存之。

诸法若起者，无一物而不起，起自众生起，道体何曾起。诸法若忘者，无一物而不忘，忘自众生忘，道体何曾忘。道之真实性，非起亦非忘。若言真是非起忘，起忘因何有？道即不遍于起忘，由何得名道，由何名起忘？还因起忘知实性，复因实性识起忘？成即一时成，灭即一时灭。入等谕明暗虽生灭，未曾舍虚空，虚空虽常住，未曾舍明暗。明暗有生灭，虚空不生灭。虚空有明暗，明暗非虚空。只是明暗空，复是空明暗。明暗与空不曾一，不曾二，亦是一，亦是二。四语之中道，不一亦不二，亦非一非二。入等乃存，常以所知为己身，以能知为己心，即知见等法为可道，知见性空为真道。知见无边为大身，似见为大眼，似声为大耳，识所知为大心，大心性空为解脱，解脱即心漏尽，心漏尽即身漏尽，身漏虽尽，而非无此等，而即体常空。能观所观，总同属心，亦同属境。心之与境，各处其方，实不往来，从何而起。若悟起同不起，即得于心定矣。

一切众生欲求道，当灭知见，知见灭尽，乃得道矣。虽众生死灭后，知见自然灭，何假苦劝修，强令灭知见。释：死不自由死，死时由他死，死后知见灭，此灭并由他。后身出生时，生时会由他，知见随生起，所以身被缚，不得道矣。若使身在未灭时，自由灭知见，当至身灭时，知见先以无，至己后生时，自然不受生，无生无知见，是故得解脱。赞曰：

死不自由死，死后由他生。知见由我灭，由我后不生。

身有重先了，身中诸有既空，其空亦空，心有天游，空有俱空，心无所系。

将巡以约人，随人有始终。将巡以约环，随环无始终。何以故？人环共生巡故其巡处三相亦四相，随人随环，自随随空。

难：此巡处在何方？人环元不增，云何得有巡？答：谛而观此巡，不在人环外，而得有此巡，巡又非声色，毕竟皆空。行者当以知知于巡，其巡既空知亦空，其知既空，则同无知。无知之中，无巡无空。无空则无知，无知谁当与。此等既无不有知，亦无有无知。

又曰：其若有知，却有名无知。其知元不有，无有无无知。心中本无知,对境始生知,心中非无知,不对剩无知。人道木火亦然。故曰:无常可使有,有常可使无。因有对不对,有知有不知,不因对不对,无知无不知。有知有不知,有所而不知,无知无不知,无所而不知。故曰:身之所见旧国旧都,望之畅然,况归无知至性至体之都邑乎,则洞然妙矣。

将心对境,心境互起。境不摇心,是心妄起,心不自起,因境而起。无心之境,境不自起,无境之心,亦不自起。可道为假道,常道为真道。若住于常者,此常会是可。何者?常独住常,而不遍可故,此常对可故其常会成可赴,言已出世,言常亦言可。若也不起言,无常亦无可。常可既元无,亦无无常可。若在众言等,则是有欲观其彻。若悟众言空,则是无欲观其妙。

体用不相是。何者?体非用,用非体。谛而观之,动体将作用,其用会是体,息用以归体,其体会是用。存之有四,忘之无一。

天下无穷法,莫过有与无,一切有无中,不过生与灭,一切众生中,不过常与断,所生不过四生,生居不过六道。

不但可道可,亦是常道可,不但常道常,亦是可道常。皆是相因生,其生无所生,亦是相因灭,其灭无所灭。

空见与有见,并在一心中。此心若也无,空有之见当何在。一切诸心数,真义亦如是。是故心生诸法生,心灭诸法灭,若证无心定,无生亦无灭。

道常四是是有,是无,是有无,疑非有无,一常二非非有非无,非舍有无,平之则堕一,不平不见一,道则平与不平俱是。道绝圣弃智,从凡至圣,此圣还对凡,当其在凡时,与凡早已谢,其凡既谢圣亦谢,凡圣两俱忘。无智亦无仁,寡欲而归道。

问:绝圣以至于圣者,可许令其绝,元未至圣者,若为遣其绝?答:止论已至圣,不论未至者,未至元无圣,无圣若为纪。

大道应感性,此性不可见。众生愚智性,此性不可见。道性众生性,二性俱不见,以其不见故,能与至玄同。历劫无二故,所以名为同。又言:是亦不可,大道体真,未曾非道,众生体假,未曾不变,历劫殊方,所以名异。

大人握玄本，无心应物通。识通六道，是名大人。六道虽殊，无非大者，故名玄本。

大道师玄寂，其有息心者，此处名为寂，其有不息者，此处名非寂。明知一处中，有寂有不寂，其有起心者，是寂是不寂，其有不起者，无寂无不寂。如此四句，大道在其中。又曰：有为动，无为寂，要摇始动，不摇自寂，只于动处寂，只于寂处动，只将动动于寂，只将寂寂于动。动寂虽异，正性止一，正性虽一，不关动寂。动寂虽二，正性不关，亦如泥印矣。若将寂心以至动，虽动心常寂。若将动心至寂，虽寂而常动。常有定故破其先，常有先故破其定。违则交相隐显，合则定慧二俱。

一心一念里，并悉含古今，是故一念与一劫，非短亦非长，一尘一世界，非大亦非小。故圣人在今，能说古事，皆用追文逆历，而得其实。是以今文说古事，古有皆可行，古无不可行，故曰：玉历出世，含规万理。

问曰：云何今日心，乃能念古事？云何古昔事，谓在今念里？古事若在今，则知过去未过去。今心若在古，则知未来犹已来。若云定未来，云何有今能知古？若云定过去，云何古实犹在今？既将今心念古事，复将古事系今心。明知一心一念里，含古复含今，以是今古故，一心不可得，以是一心故，二心不可得，是则不一亦不二，能一亦能二。是有亦是无，无无亦无有，以其是有故，将有以历之；以其是无故，将无以历之。弃无而入道，将有以历之，弃有而出世，世法既生灭，弃世而入道，道性无生灭，今古现无穷。故云：廓然众垢净，洞然至太清，世界非常宅，玄都是旧京。

问：丝中有五音不？答：有五音性。其丝未成弦，丝中无五音，丝中亦无性，亦无相结连。其丝若成弦，弹之有音相，不弹有音性，二有相结连。明知一丝之中，有有亦有无，其中之性，非有亦非无。若欲破于有，丝中音性非是有。若又破于无，丝中音性非是无。以非有无故，破之不可得，所以得常存。

问:丝中无音,弹会出音,乘中无牛,挽之即有,二无云何同?丝中有性,其性常有,丝中有音,音有兴废,二有云何同?答:各是二有二无,相因相结连,所以有无是各同。烦恼众生修得圣人道,观之又见烦恼之中无有道,又见得道之时无烦恼,征得道之时,烦恼在何方,道复从谁得?

又云:谛自观之,烦恼无藏处,而复无烦恼,明知烦恼灭。其道无他与,而复得道者,明知是道生。若许定如是,俱悉受生灭,其道亦不优,烦恼亦不劣,何须苦欲灭烦恼,求欲至道场。道与烦恼,究竟并无余。又答言:道言我道体,本末之如是,于今不曾生烦恼。又答云:毕竟之如是,于今未曾灭,何故言道与烦恼,妄云有生灭。何者?谛观此四,毕竟不可违,乃于此法中,无余无不足。若言常住四,于法则不周,其一与无量,明知则不遍。若许能遍者,其四非真实,不审此复云何答:其四各相违,生灭不同时,处一而三废,在二亦不俱。将一以历诸,何多而不遍?有一复有多,故能有一有无量,故能有有复有无,故能有断复有常,有优复有劣。大道正性中,无优亦无劣,不有亦不无,遣谁有生灭。既无物而生灭,故云道场与烦恼,毕竟并无余,行者行道之时,当守于正心,无失于正性。

问:性复是谁性,心复是谁心?答:还是四句心,复是诸法性。若无四句,并无其心。若无诸法,并无其性。有则一时有,遍法界而无方。无即一时无,并纤密而俱尽。在此无所言,强名为大道。

至道常玄寂,言说则非真,为欲化众生,所以强言之。言有四句,道皆起应,起应彼矣,便成四病。然句之所起,前后不同时,应一而三废。或言初而三未来,或言终而三已去。然一之所起,由三而得,此三既其废,一亦不独立。当正在一时,此三早已忘,其三既忘一亦忘。

问:道何故起,言要须废?答:为众生有兴废故,所以将废废于兴,所以将兴兴于废,太道正性中,无兴亦无废。处此地,约四句而言,名为四句心。当在此处时,元无有四句,四句既无,其心亦无,始名大四句心,大道正性,真实之如是。

问：前言处一而三废，起四还废三，何不只起一？一若有优劣，何不简要者；一若无优劣，何须复历三？又若使一言足，不须更起三，若使四言足，此三不应废，何故起四还废三，何故历三独存一？答：四言之中无优劣，众生未悟，故一言不足，故要假四言，故四句不同时，历一常三废，其三既废一亦废，何止在三。

问：此四句是生灭法，正道何故处其中？答：道无所不在，常在四句，所在皆无，四句非道。

又问：四句中有有，何须以有而生有？四句中无无，何须以无而灭无？答：四句中有有，生之不可得。四句中有无，灭之不可得。此是自然生，此是自然灭，不由生者生，不由灭者灭。在是但有是，不生亦不灭，亦不不生灭。然此四句曾经言，故虽废不与未言时同；故悟人处俗曾经悟；故虽返不与未悟人同；一得正性，终不染俗，故曰：一性不变异。

一切万物各有四句，四句之中各有其心，心心不异，通之为一，故名大一。亦可冥合为一，将四句以求心得心，会是皮乃至无皮，无心处是名为大一。谕如芭蕉剥皮，欲求心得心，会成皮剥皮，乃至无皮无心处，是名为正一。故曰：逾近彼，逾远实，若得无近无彼实，是名为真一。见无所见，见无色，无色故，则无见。知念亦然，守一破一知，虽守会同睡。譬如精思，闭眼思见，开眼思存，乃得内外之所用。其道未曾四，以其性一故，其道未尝一，以周四物故，亦一亦四，非一非四二取二舍成四，适其中实起，则名真一。真一者，寄言耳。只为法不言，所以见言法，其法若有言，复见不言法。遥相因待，交相见之。其中隐度，前后符信，从古至今，无此是，无隐度；从古至今，有此是，有隐度。是知有无相违，今古异世，唯有符中正一四象同归，实性自然而然，化方待埶而变。草木虽无知，落实会生死，真道虽无知，落实是常住。

此处虽无知，会有无知见。非心则不知，非眼则不见。此知既非心，则是知无所知。此见既非眼，则知见无所见。故曰：能知无知，道之枢机。当知三世之中，三世皆空。三世者，一半已去，一半未来，中间无余方，故皆空也。知三世空，谕如于灯。当欲灭灯时，灭时见灯，不灭时若见灯，此时灭未来，灭时不见灯，此灯已过去。灭不灭中间，于何而住立？过去未来之中间，但有名而无体，故知三世空矣。空无身，无身何爱，既无所爱，即与道同。与道同空，故名爱道。空与身同，故名道爱。

道体实是空，不与空同。空但能空，不能应物，道体虽空，空能应物。

问：道能应物，物能得道不？物若得道，得道应便住，云何更受生？物若非道者，所修但得身外道，物终不得道，不假用修习。答：众生无常故，所以须假修，道是无常故，众生修即得。众生不自得，因道方始得。道名不自起，因众生方起。起即一时起，无一物而不起，忘即一时忘，无一物而不忘。优劣一时俱有，何道与物泛众。众生虽生道不生，众生虽灭道不灭缘私。众生生时道始生，众生灭时道亦灭。若许无私者，元始得道我亦得。若使有私者，元始得道我不得泛众。众生未生，已先有道，有道非我道，独是于古道，我今所得道，会得古道体。此乃古道即今道，今道即我道。何者？历劫已来，唯止一道此是泛众应众生。众生而得者，即是众生之私道。只是泛众道，应私名私道。

破名者指竹为水，指空为竹，是则一时是，非则一时非。

破体者随众生识变而见，有无不同。或见空处有，或见有处空，则破体也，名法观之有。或但变而不空，如见牛变成马之言是马，不言是牛。亦非代彼立名干破非有破。如一人得清净识见者，诸法亦清净，众人不得者，诸法亦浊秽。明知还是秽法净，复是净法秽，亦是有法无，亦是无法有。

识体是常是清净，识用是变是众生。众生修变求不变，修用以归体，自是变用识相死，非是清净真体死。

住体本实，不受虚名，虚名来者，各还与其虚。若将实来取我，即受其一。若将虚来取我，即受其二。如人不语来取住实，只得其一。

卷下

洪元王玄览法师口诀

诸法未出时，非道亦非俗。诸法若出时，是道亦是俗。其法若出时，无一物而不出，诸法尽相违。其法若不出，无一物而出，亦是尽相违。若出世起，相因而生诸法。若没世起，相违而灭诸法。出时不言生，入时不言死。未生之时若也空，复将何物出。已破之后若也灭，复将何物归。眼色共生见，其见在何边。见时是化生，不见是化灭。其中众生命，其相亦如是，不从二相来，不从无相来。若从二相来，二相生二见。云何止一见？若从无相来，无相则无见，云何复有见？如此之见体，见故不可无，无由不可有，求之不可得，其相复宛尔入观入存。将眼以接色，将身以接识，在内而生心，在外而生见，心见得相连，心见不相是，人心之与道，连是亦如之。

说法因心而用口，听者耳闻而意取，意归道，耳归声，说亦从道来，言亦为彼尘，对观四事，共出一化，化之生灭，有无何寄，虽复无寄，不可无化详之。

常道本不可，可道则无常，不可生天地，可道生万物，有生则有死，是故可道称无常。无常生其形，常法生其实，常有无常形，常有有常实。此道有可是滥道，此神有可是滥神，自是滥神滥道是无常，非是道实神实是无常。若也生物，形因形生，滥神所以约形，生神名则是滥，欲滥无欲，若能自了于真常，滥则同不滥，生亦同不生，不生则不可。所以得清净之法则不可，可法则无清净。心能照妙，则是无欲之妙门。因滥玄入重玄，此是众妙之门。妙门则生无生，但是滥生，实无生也。其道只是滥可，实无可也。行者观而思之，存而守之，则解脱。得此是滥脱，实无脱也。无可既无可，谁知此无可，净心知无可，无可常清净。净故常无知，得此净无知，则是无知净，是名净心知。如镜照色，镜虽受，不失本清，此清虽滥，实无生死。

将言以说物，物一言不一其物被言说，言多物不多。若许如是者，言应不说物，言实说物，所说若依物，云何得言多，未审言与物，何者是为妄。物与言互妄，物与言互真。观言如言法，观物如物形，此是言物一时真。若也约物以观言，约言以观物，此是言物一时妄。则知言物体，非真亦非妄，是真亦是妄，我若去淆乱，何曾有真妄。既得真妄寂，则入于环中，在中不见边，以是中亦遣，所以旷然无怀，乘之以游。

以言言物，言与物彼，而物非言。言与物对，虽彼常异，虽对常因，对之与彼，言常非物。故言不滥物，物不滥言，其中真理，非言非物。

十方所有物，并是一识知，是故十方知，并在一识内。其识若也出，身中复无识。其识若不出，十方复无知。

十方照我体，我体即是畴，畴在十方中，还在天地内。一切色见法，俱在十方中，我得十方身，法身无不遍。

一切待十方，十方并同一，十方所有法，一识一心知。将此十方知，还在一识内，明是一中多，亦是多中一。

物无本住，法合则生，生无本常，法散则灭。实性本真，无生无灭，即生灭为可道，本实为真常，二物共循环，始终之问无余道。道在始终，与始终为变通，故道不得常，始终不得断名为入等，道常顺生死，而非是生死。空常顺明暗，而非是明暗，明暗之外无别虚空，虚空之外无别明暗。此二不曾是不曾非，不一不异，而常是非一异入等。

知是一心，境是二心，心之与境，共成一知，明此一知，非心非境，而不离心境，其性于知于心境，自然解脱，非有非无此法不曾二，以是一知故。此法不曾一，以因心境故。心之与境，常以心为主，一以法因人故，所以是因缘无人无所因，所以是自然。

若争是者，即落妄河，若悟此者，即入真海。受争之物，不觉不知，只是争者云受争，非是受争之者云受争。

若因有始名无,有即在无内,有若在无内,有即自妨无,其无无由名。有若在无外,有即无由名,若无由得名有,无由亦名无,有无一时俱,有既相违,同处则不可。

空中无有物,无物无有见,空中既无物,无物无无见,云何苦破见?欲言于不见,有即一时有,有见有无见,无则一时无,无有有见有无见,见能觉知,为之有灭。然无既为之空,无境则无知,为非有;有境则起念,为非无。欲修之者,莫令心住有,莫令心住空,莫令心离有,莫令心离空,莫令心住四,莫令心住一,莫令心不住,莫令住无心,于中无抑制,任之取自在,是则为正行。

随言起见者,将恬以养知,随体灭见者,将知以养恬。无体则无言,知寂恬亦寂忘。有言则有体,恬起知亦起存。即起于寂,寂起于起,此法不得二,无二无寂起。此法不得一,守之令不出不入,不合不散。

将眼对色,则生一见,未审此见当属何方。若在色方,不假于眼,若在眼方,何假于色?若在两方,则成二见,而见实非二。若见是一,色眼则不用,未审此见因何而生此乃接物。入等观之,是名循环,循环则无穷尽。

眼摇见物摇,其物实不摇。眼静见物静,其物实不静。为有二眼故,见物有动静,二眼既也无,动静亦不有。

诸法二相,自性离故,带空名为法,带有名为物。

勿举心向有,勿举心向无,勿举心向有无,勿举心向无有。

冲虚遍物,不盈于物,物得道遍,而不盈于道,道物相依,成一虚一实。

天地法道,于万物以等行。圣人法天地,百姓亦然,等行中有遭伤者,不回行制之,有功利者亦然。虚而不屈,动而愈出,天地空虚,正行无竭。

谷神不死,谷神上下二养,存存者坐忘养,存者随形养,形养将形仙,坐忘养舍形入真存者如木生火,存存者如土生火。亦有修子至母者,亦有修母者,亦有直修子不至母者。修子不至母者,神仙。修子至母者,直修母者,解形至道也。

天地不自生,待万物合而乃成。故天地者万物之总名。人者六根之总名。车者众木之总名。总物不曾无,故能长久。是故天地先万物而后其身,人则先六根而后其身,车则先众木而后其身。故其名既成,但言其总,不言其物,但言其果,不言杂缘。故为杂缘先大,身成为无私。

上善若水,水性谦柔,不与物争。行者之用,处物无违,于中万施,详之以遇,遇皆善也。智莫过实,财莫过足,行莫过力,则能互相优养,各得其全。若过则费而且伤,大者伤命,小者成灾。良为违天背道,法所不容,适足则已,用天之德。

视之不见名曰夷,视之是量内,不见是量外。此量内以视明不视,将量外赎量内,将不视以明视,视亦成不视。量内不可见,只使其色见。量外不可见,只使其理见。量内有色,故将色为理眼,量外有理,故将理为色眼。又视之为色法,不视为理法,可视为量内,不见为量外。故将量内色,以明量外理,复以量内理,以明量外色。量内之理既依色,量外之理亦依色,不见之理既无穷,有视之色亦无极。故约色有内外,所以有高下,约理无高下,是故名曰夷。

止见定中无边际,不见慧中无边际,止见定中有边际,不见慧中有边际,只为一有一无故,所以定慧相容入。此则寻名名不尽,寻色色无穷,定为名本,慧为定元。若将定以当世,可与不可俱在其中。若将慧以当世,定与不定俱在其中。

譬身同木树,譬心同虚空,树边譬生死,空边譬有无。生若木树,死若槁枝,有即感通,无常寂灭。众生与道能疏能密,泥土能疏不能密,玉白能密不能疏。身与道识是疏义,道与识空是密义。玉白一物二名,土水二物二名,人是身识总,泥是水土总。

法体本来体自空旷,空旷无有,无见空者。见色不住眼,对境不摇心。

外心寂,寂无间,内心尽,尽无间,有心有垢,无心无垢,行者增降,随分受证。

出则遍诸法，入则一毫无。

持一空符，以印诸有，有来随应，有去随亡，有若不来，还归空净。空中有分别，有分别亦空，空中无分别，无分别亦空。

无能消有，有能消无，有无虽相对会以无为本，明暗虽相对，会以暗为本。

见无所见，既无所见，有何见？见有色即有住，无色有何住。

出则有二，入则无一，无入无出，则为实相。

有为有四是，有四非；动无为无四是，无四非。寂虚空有二是，有二非；虚空无二是，无二非。起唯法起，虚空有四。灭唯法灭，虚空无一。

恬淡是虚心，思道是本真。归志心不移变，守一心不动散。

无今无古，无出无入，无前无后，无内无外，无有无空。平等是名太定，开是名天光。遍著太定，名为燋种，遍著世界，名为乾慧。存言无甘露，忘言无照心，忘言为太定，起言为天光。今古时不同，同在一念中，则是前后不异事。今身与前身同，是一法体。空见与有见，并在一心中，此心若也无空有，诸见当何在。一切诸心数，其义亦如是。是故心生诸法生，心灭诸法灭，若得无心定，无生亦无灭。

持法诸边是正用，平等简法是谕释，为四句义。物体本无名，而人强立名，立名将作有，其物便为有，此有是人名，非是物自名，深观彼物体，实地本无名，何者？将言以言物，物处本无言，其物被人言，言处复无物。

有法、无法相因而生，有无法和合而成，非有法、非无法反之而名，非有无法反合而名。

正性处之，实无所有内外俱空，而法非无。无时无有，有无法从何名？有时无无，有有法从何生？二法不同处，云何和合成？若有有无法，可许非有非无成，有无既也破，非有非无破，二法既也破，云何和合名？出诸名相，而入真空，真空亦空，而非无也。

空法不空，不空法不空。有法不有，不有法不有。空法豁尔，不可言其空，若言空者，还成有相，不空而有，有则有碍。

合法不合，不合法不合。合法常为一，一法未曾合，不合法常二，二法岂名合。

从一至二相因生，至二一灭相因灭。

一物生法者，不假和合成，多物生法者，其法应多成。

言空之时若有有，有不名空；言空之时若无有，有无空亦无，云何得名空？言有亦如此。有无是相因，有有则有无有分别空。有无是相违，无时无有有，有无无亦无无分别空。前后是相随，前言有分别，后说无分别，在无分别时，有分别已谢，是则前谢后亦谢真实空。有无相因生，有有无亦有，无有有亦有，此名横相因。各于有无中，是有是非有，是无是非无，此是竖相因。已上三法为三事，三事有分别，离此三事即是空，空即无分别。

开化说诸法，借四相待相因以生之；导之以归真，借四相违相因以灭之。

先观思，觌缕等是；后存守，无处等是。

有异世间，有不随世，有灭空异，世间空异，空能感应。

为其有视，故不离于世间。以其不见，故不在于世间。

有视有不见，所以不得一。即视是不见，所以不得二。为我不是一，亦乃不是二，为不一二故，所以得称夷。有一复有二，一二有多少，多少有高下，所以不为夷。我若常住夷，复失于高下。我若住高下，复乃失于夷。若得真道之正性，不住高下不住夷。

心有十方分，而无十方悟，若有十方悟，自是于天尊。

即有始有无，此是前后之有无，即有是于无，此是同时之有无。

心不缘根，天无氛秽。根不著境，地无祅尘。心不住内谓之冥，身不住外谓之慧。

色非是色，假名为色。明知色既非空，亦得名空。无名强作名，名色亦名空，若也不假名，无名无色空，亦无无色空。若住无色空，是中还有受。无名强作名，是法还有受。有名强无名，是法亦有受。有受有生灭，故法无受者。想行识亦复如是。

色心非一故，所以心观色，色心非二故，实无能所观，无观即是观，观即是无观。定即乱，乱即定，不一不异。

心解脱即无心，无心则无知，谁当知脱者心？心知法，法处无心，法被心知，心处无法。二除既无增减，故知无观无法。无法则心不生，知无心则诸妄不起。一切各定，无复相须，而因待者，故前念灭则后念不生，前念不灭亦后念不生，念既不生，则无有念。无念则无心无识，亦无有迷者觉者。是故行人当须识心。

法本由人起，法本由人灭，起灭自由人，法本无起灭。

因空以立义，此是即空有。因有以立义，此是即有空。

得一以生物，生竟不得一，虽复不得一，常在于一中。

元来有于眼，欲将观于色，眼中既有色，还不目见眼。

心常知不常，眼常见不常，云何两常中，而生两不常？此二为当一、为当异？答：不一亦不异，既不一异，亦不常断。四可为生死，不可为正常。眼色合，共生见，眼色离，共生灭。生是化生，灭是幻灭，既云生灭，如何证真。不尔？但是显，非是生，但是隐，不是灭，以不生灭故，所以得证真。入等若也作幻见，真之与幻俱成幻；若也作真见，化之与真俱是真。诸法实相中，无幻亦无真。

道物一时生，物生始见道，将见见道物，道物逐见生，元来无有见，道物何尝生。

诸法先来有，不应因见生。诸法先来无，不因舍见灭。

出则有二，入则无一。出则有二，亦有亦无，入则无一，非有非无。非有则无有，非无则无无，有无二俱无，云何得有一。

将言言法体，取体不取言，但取法体真，不取多言妄。

但取其会归，不必一一曲相生。说一法亦是假，二法亦是假，乃至十方无量法，并悉是于假。假中求真亦不得，假外求真亦不得，乃至十方无量法口并悉求真无有真。明知一切假，即是一切真。若也起言者，言假复言真。若也不起言，无真亦无假。

共时亦不动，不共亦不寂，动寂无二相，亦复非是一。一本无我，合业为我，我本无心，合生为心。心本无知，合境为知，合时既无外入，有者并悉是空。空则无我、无生、无心、无识，既无所有，谁当受生灭者哉？

无色界色尽故为空，生空中精灵名为识，识体是空名为定，定即非心名为想。本圣人非此四，而归一切物，而无所归，何者？不合则无我，是故离于宅，因合知有我，所以名为归。我虽归物，而不将物归，是故其物有生灭，而我不生灭，其我是真常，而物非真常。

观思同是存守，觉了同空一切。所有法不过见与知，若于见知外，更无有余法，既有见知，知见何法。只将我知知我见，还将我见见我知。法若有所属，有所而不属。法若无所属，无所而不属。

外舍身妄似冥眠，内忘心法如先死。

若住在色中，无空而可对。若住于空中，无色而可对。既住而无对，无由辄唤空，无由辄唤色，若许辄唤者，唤空亦唤色，若也不许唤，无空亦无色。

显与生同，隐与灭同。

无生者有，有不常断，是身义无，无不常断，是心义有。无不常断，是身心义皆先有因，非无因而得有。

诸法无自性，随离合变为相为性，观相性中无主无我，无受生死者。虽无主我，而常为相性。将金以作钏，将金以作铃，金无自性故，作钏复作铃，钏铃无自性，作花复作像，花像无自性，不作复还金，虽言还不还，所在不离金，何曾得有还，钏铃相异故，所以有生死，所在不离金，故得为真常。

土中无正性，能生无量器，已成于器讫，器更不能器。土中之本性，能生一切器，器器虽不同，性皆不异土。空中无正性，能生无量识，已生于识讫，识竟更不识。空中之本性，能生一切识，识识皆不同，不同不异空。愚中愚相空，智中智相空，二空相既同，无愚亦无智。愚中有愚空，智中有智空，二空不同名，名异体亦异。胜劣亦尔。当在于愚时，见有智可得，既也得于智，其愚又已谢，愚亦既已谢，其智非为智。何以故？相因而得名，因谢异亦谢，亦无有愚智，未生之时若也空，复将何物出。已破之后若也灭，复将何物归。

一物不自住，总物得常住，总物常无常，一物不独常。

将人以磨镜，镜明非人明，因经得悟道，人悟非经悟。体用不相是，何者？体非用，用非体。谛而观之，动体将作用，其用会是体，息用以归体，其体会是用，存之有四，忘之无一。

了知无知同无知，如此无知与未了无知同相。若同有识处，随识而起名，识多名亦多，识少名亦少。若也无有识，无相亦无名，亦无于无名。道其非是门，此方因见得。若道真是门，他方复不唤。如此之异唤，未知欲何依答：言一时依。又云：若言一时依，其道即有二，其道若有二，乃有于三者，此则为无穷，此法若无穷，此法是生灭，生灭则非道，所以此二不可依。随方起见，其方既多，其名亦多，谛观其体，而实不多。若言不多，应常是一。若常是一，不遍诸方之名。答云：此法非一多，而能应一多，各由起见故，而体常不住一物，亦非不住物各由见者，而见多一，性体解脱，故非多一。

见若属于眼，无色处能见，见若属于色，无眼处应见，见若属色复属眼，合时应当有二见，若也见时无二者，明知眼色不能见。若即于二者，应当有二见，若舍于二者，应当无一见，云何复一见？一见色之时始名眼，有知之时始名心，若使无知无色时，不名于心眼。

嗔喜无自性，回缘即乃生，生法无自性，舍遇即复灭。是故嗔喜如幻化，能了幻化空，嗔喜自然息。又问：嗔喜在身内，嗔喜在身外？嗔喜若在内，此身常嗔喜。嗔喜若在外，元来不关身。云何得嗔喜，非外非内，发生于冥，非冥非内外，发生于遇缘，非缘不离缘，嗔喜如幻化，虽化未尝不嗔喜，如此嗔喜与天地共，共即为大身。此并是意生身。意想如幻化，即是性生身。其性如虚空，即是无生身。无则无生身，无身则是无嗔喜。此则无物亦无道，而有幻化，等是名为自然，自然而然，不知所以然。

一法无自性，复因内外有，有复无自性，因一因内外，因又无自性，非一非内外,化生幻灭,自然而尔。

人心之正性,能应一切法,能生一切知,能运一切用,而本性无增减。谕如对境有喜怒,正性应之生喜怒,对境有去来,正性无去来。若无有正性,怒性则不生,怒虽因正生,然怒非是正,以怒非正故,怒灭正不灭,以正不灭故,所以复至喜。若无于正性,其喜则不生,喜虽因正生,然喜非是正,以喜非正故,喜灭正不灭。若云怒独灭于前、喜独生于后者,喜怒则两心,前后不相知,云何在喜时,而复能念怒?以能念怒故,喜怒同一性,故喜时即是怒灭,怒灭即是喜生。动时即是寂,寂时即是动,动即是神力,不共法正性之变通。

心中无喜怒,境中无喜怒,心境相对时,于中生喜怒,二处既各无,和合若为生?当其妄生时,二处不生增,二处既不增,和合云何生?于中有生者,此生如梦幻,化生而幻灭,二生各不知,不知而有生,此生是阿谁?若离此等法,无圣亦无凡,此等法既幻,凡圣亦如幻。幻法不曾断,所以是不空,不曾不是幻,所以是不有。先相因,生诸法,次相违,灭诸法,后泯二相入真空。相因以为言,因无而有有,有有无亦有,无有有亦有。相违以为言,有时无有无,无时无有有。就无以为言,一无二亦无,何放得有时。就有以为言,一有二亦有,何故得相违。举过以明见,独住二时以相违。举见以明来,所以违时一灭二亦灭。

烦恼空故不可得,至道空故不可得,二相俱是空,空相无分别。以其迷见故,即为烦恼。以其悟见故,即为至道。烦恼不可得,还是烦恼空。至道不可得,还是至道空。二空不同名,名异体亦异,优劣亦尔。又言:对二有二故,所以言其异,若合二以为一,其一非道一,亦非烦恼一。

真妄二事,四言说之。以显于真性,四言即是妄,法性,即是真。因言以显性,此性从言生,即言非正性,离言无正性。此性非是言,此性不离言,即妄亦非真,离妄亦无真,由妄得真故,此真不离妄,真妄是同时。真妄既同时,凡时即是圣,何假更修习?真妄若不同,其真在妄外,若许在妄外,修凡不成圣,何假更修习?为起二见故,言真复言妄,于法实性中，不有真妄故。不可言同时，不可言异时，同异既不可，是名出诸边。于中非无法，虽然有于法，有法非诸边，是故得解脱。

道体如镜，明不间色，亦不执色，其色变改去来，而镜体不动。

众生随起知见而生心，随造善恶而成业，不造则业灭，不知见则心亡，心亡则后念不生，业灭则因亡果尽。

底本出处：《正统道藏》太玄部。

女真法诀

黄庭经讲义

陈撄宁

序

丹经之古者，《参同契》而外，其《黄庭》乎？人人读《黄庭》，视《黄庭》与《参同契》不相符者，此不足以读《黄庭》也，道无不一贯也。视《黄庭》与《参同契》即一事者，亦不足以读《黄庭》也，立言有专属也。是说也，余向者微窥之，今读陈撄宁先生讲义而信乃坚矣。

又《黄庭》有内外篇。余幼习吾家《右军黄庭帖》，玩其辞而爱之，久之乃知有"内景篇"焉。故疑其文之不类，或出于伪托，今读撄宁先生之讲义而疑乃释矣。撄宁先生于丹经无不读也，无不解也。其讲《黄庭》盖有得于《黄庭》之先者，而《黄庭》皆为之注脚，必如是以读《黄庭》，而后《黄庭》之义始了然以解也。

吾知是篇出，人之有志丹经者，皆将奉若秘玩，知所从事焉，无俟余之赘陈也。

辛酉孟夏潜道人王聘三识

弁言

《黄庭经》，不著撰人名氏及时代，惟陶隐居《真诰》云："上清真经，晋哀帝兴宁二年，南岳魏夫人授其弟子，使作隶字写出。数传而后，为某某窃之。因济浙江，遇风沦漂，惟《黄庭》一篇得存。"

然考魏夫人为晋之任城人，司徒魏舒之女，名华存，字贤安，幼而好道，摄心夷静。年二十四，适太保掾刘文，字幼彦，生二子，长曰璞，次曰瑕。其后幼彦物故，夫人携二子渡江，璞为温太真司马，至安成太宁。瑕为陶太尉从事，至中郎将。夫人在世八十三年，晋成帝咸和九年化去。

以时代推之，兴宁二年，较此尚后三十年，则魏夫人辞世久矣。《真诰》所谓授其弟子者，或是夫人生时诸弟子得其口授，后始笔录。否则早有隶字写本秘藏，至兴宁二年，方传于世耳。

《黄庭》旧有内景、外景二篇，《真诰》所指，殆"内景篇"也。晋王右军有《黄庭经》楷书，历代传刻，以为珍宝，即"外景篇"也。当右军时代，《内景》尚未行世，自无所谓《外景》之名，故右军所写，只称《黄庭》。后人据《真诰》之言，遂滋疑义。盖未知此经原有先后之分、内外之别也。

两篇之字，不必出于一手，而精理贯通，体用相备，真知个中消息者，当不复存歧视。故吕纯阳真人《题宿州天庆观诗》云："肘传丹篆千年术，口诵《黄庭》两卷经。鹤观古坛槐影里，悄无人迹户常扃。"又陆放翁《道室杂兴诗》云："身是秋风一断蓬，何曾住处限西东。棋枰窗下时闻雹，丹灶崖间夜吐虹。采药不辞千里去，钓鱼曾破十年功。白头始悟颐生妙，尽在《黄庭》两卷中。"又《书怀》诗云："早佩《黄庭》两卷经，不应灵府杂膻腥。凭君为买金鸦嘴，归去秋山劚茯苓。"所称"两卷经"者，非即"内景"与"外景"乎？东坡居士尝书《黄庭》"内景"，复仿其文体，而为之赞，备极推崇。世儒狃于晋帖，漫谓"内景"非真，其识解讵出苏、陆二公上耶？又从来著丹经者，多言男子之事，女丹诀自有别传，而《黄庭经》则历代女真以之得道者，如鲁妙典、崔妙玄、薛玄同之流，具见载籍，颇不乏人。是尤属丹家之要旨，为玄门之总持矣。

第是经文义漫衍，多立名词、设譬语，虽无奥颐隐密之谈，然学者读之，罕能知味。余承同志之劝，就两篇义蕴，沉潜探索，择其精要，分类诠释，务使辞皆能解，理尽可通。庶几玄圃丹台，资为先路云尔。

民国九年作于沪上　陈撄宁

第一 黄庭

欲读《黄庭经》，必先知"黄庭"二字作何解说。黄乃土色，土位中央，庭乃阶前空地，名为"黄庭"，即表中空之义。

吾人一身，自脐以上，为上半段，如植物之干，生机向上；自脐以下，为下半段，如植物之根，生机向下。其生理之总机关，具足上下之原动力者，植物则在根干分界处，人身则在脐。婴儿处胎，鼻无呼吸，以脐带代行呼吸之功用。及出胎后，脐之功用立止，而鼻窍开矣。

神仙口诀，重在胎息。胎息者何？息息归根之谓。根者何？脐内空处是也。脐内空处，即"黄庭"也。

引证《黄庭经》本文

上有魂灵下关元，左为少阳右太阴，后有密户前生门，出日入月呼吸存。（《内景经·第二章》）

上有黄庭下关元，前有幽阙后命门。（《外景经·第一章》）

黄庭真人衣朱衣，关门牡籥阖两扉。幽阙夹之高巍巍，丹田之中精气微。（《外景经·第二章》）

解 释

魂灵即心神，关元在脐下三寸，左阳右阴，言其理耳。若必求脏腑经络部位以实之，恐近于穿凿。密户，在身后腰部。生门即脐。

涵虚子云：合上下前后左右，暗藏一个"中"字。此"中"，乃"虚无窍"也。外日月一往一来，内日月一颠一倒，绵绵呼吸，均在此虚无窍中。

今按：呼为出，吸为入，出为辟，入为阖，辟为阳，阖为阴，阳为日，阴为月，故曰："出日入月呼吸存。"

黄庭之下，即是关元。关元之上，即为黄庭。故曰："上有黄庭下关元。"《内景经》云"上有魂灵下关元"，则谓黄庭之上有心神，黄庭之下有关元耳。辞虽异而义同。

幽阙即生门，生门即脐，针灸家名为神阙，又名气舍。命门即密户，在背脊骨第十四椎下，即第二腰椎骨之部。

修炼家以心神注守黄庭，名曰"黄庭真人"。心色本赤，故曰"衣朱衣"。神入气中，气包神外，如牝牡之相衔，故曰："牝篇。"阖两扉者，喻阴阳相纽。高巍巍者，即《参同契》所云"先天地生，巍巍尊高"之意。

丹田者，乃结丹之所，如播种子于田中，自然生苗结实，成熟可期，故名"田"。"精气微"之"微"字，最宜领会。必如《易》教之洁净精微，老氏之微妙玄通，方尽其用。盖丹道虽不外乎积精累气而成，然徒知执著精气之粗迹，将何以臻神化哉？

附注：后世丹书所言黄庭之部位，与本经微有不同。

第二　泥丸

泥丸即上丹田，在头顶中，针灸家名百会穴，乃脑也，为修炼家最重要之关键。当行功时，运周天火候，必后升前降，升到泥丸终，降自泥丸始，所谓还精补脑是也。

夫脑髓之体极精，脑髓之用至灵。其成也，乃间接由元气化生；其亏也，非物质直接所能补足。人当中年以后，每患脑力薄弱，常欲求助于药，然药无补脑之效。

惟有仙家妙术，借阴阳升降之机，化生灵质，日积月累，方可使脑髓渐充，回复原状，或更觉超胜。于是性有所寄，命有所归。虽不仙，不远矣。

引证《黄庭经》本文

至道不烦诀存真,泥丸百节皆有神。一部之神宗泥丸,泥丸九真皆有房,方圆一寸处此中。但思一部寿无穷,非各别住居脑中。(《内景经·第七章》)

琼室之中八素集,泥丸夫人当中立。(《内景经·第二十一章》)

保我泥丸三奇灵,恬淡闭观内自明。(《内景经·第二十一章》)

问谁家子在我身,此人何去入泥丸。(《内景经·第十九章》)

解　释

道法简要为贵,口诀虽多,重在存真。存,即存想;真,即真人。言存想吾身真人之所在也。真人,即神。虽周身百节皆有神,惟泥丸之神为诸神之宗。泥丸一部,有四方四隅,并中央共九位,皆神之所寄,而当中方圆一寸处,乃百神总会。修炼家不必他求,但存思一部之神,已可享无穷之寿。因此一部之神,非散居别处,而总居脑中。脑为人身主宰,得其主宰,则易为功也。

琼室,即脑室。八素,即四方四隅之神。泥丸夫人,即脑室中央之神。名为夫人者,谓脑属阴性,宜静不宜动,静则安,动则伤。本于老子守雌之义也。

三奇,即三元。三元,即元精元气元神。恬淡,谓节嗜欲,少谋虑。闭观,谓闭目返观。此言存养脑中精气神之法,惟在返观内照也。

谁家子,乃内丹之喻名。内丹既结于下田,是不可不迁。迁将何去?即上入泥丸。盖返观内照,乃静以养性之功。丹成上迁,乃动以凝命之术。作用虽异,道理则同。

第三　魂魄

自来言魂魄者,理论至赜,不可毕陈,挈其大纲,约有十说:

（一）以阴阳论魂魄者:陈氏《礼记注》曰:"魂者阳之灵而气之英,魄者阴之灵而体之精。"高诱《淮南子注》曰:"魂者阳之神,魄者阴之神。"

（二）以五行论魂魄者:《朱子全书》曰:"魂属木,魄属金。"所以说三魂七魄,是金木之数也。

（三）以五脏论魂魄者:《内经》云:"心藏神,肝藏魂,肾藏精,肺藏魄。"又曰:"随神往来者谓之魂,并精出入者谓之魄。"此言魂与神为一家,魄与精为一家。正合丹道"东三南二,木火为侣,西四北一,金水同宫"之说。

（四）以鬼神论魂魄者:《礼祭义》曰:"气也者,神之盛也;魄也者,鬼之盛也。"气即魂意,魂与气,古人常合为一谈。如延陵季子"骨肉归于土,魂气无不知"之语可见。

（五）以动静论魂魄者:《性理大全》引宋儒说云:"动者,魂也;静者,魄也。动静二字,括尽魂魄。凡能运用作为,皆魂使之尔,魄则不能也。"

（六）以升降论魂魄者:《朱子全书》曰:"人将死时,热气上出,所谓魂升也;下体渐冷,所谓魄降也。"

（七）以志气论魂魄者:《朱子全书》引苏氏《易解》曰:"众人气胜志而为魄,志胜气而为魂。"

（八）以思量与记忆论魂魄者:宋儒黄勉斋曰:"人只有个魂与魄,人记事自然记得的是魄,如会恁地搜索思量的便是魂。魂主经营,魄主受纳。"

（九）以知觉与形体论魂魄者:《礼祭义》陈氏注曰:"人之知觉属

魂,形体属魄。如口鼻呼吸是气,那灵处便属魂;视听是体,那聪明处便属魄。"

(十)以生成先后论魂魄者:《春秋左氏传》云:"人生始化曰魄,即生魄,阳曰魂。"后儒为之解曰:"始化是胎中略成形时,人初间才受得气,便结成个胚胎模样是魄。既成魄,便渐渐会动,属阳曰魂。"

以是诸说,各有不同,合而观之,或可于中取得一较为明确之印象。至其相互关系,则犹有说焉。

《内经》曰:"魂魄毕具,乃成为人。"薛生白注曰:"气形盛则魂魄盛,气形衰则魂魄衰。魂是魄之光焰,魄是魂之根柢。魄阴主藏受,故魄能记忆在内。魂阳主运用,故魂能动作发挥。二物本不相离,精聚则魄聚,气聚则魂聚,是为人物之体。至于精竭魄降,则气散魂游,而无所知矣。"

又朱子曰:"无魂,则魄不能以自存,今人多思虑役役,魂都与魄相离。"老氏便只要守得相合。老子云:"载营魄,是以魂守魄。"盖魂热而魄冷,魂动而魄静。能以魂守魄,则魂以所守而益静,魄以魂而有生意。魂之热而生凉,魄之冷而生暖;惟二者不相离,故其阳不燥,其阴不滞,而得其和矣。不然,则魂愈动而魄愈静,魂愈热而魄愈冷,二者相离,则不得其和而死矣。

水,一也;火,二也。以魄载魂,以二守一,则水火固济而不相离,所以永年也。

愚按:朱说颇有合于丹家魂魄相拘之旨。徒知炼魂,不知炼魄,死为鬼仙;徒知炼魄,不知炼魂,则尸居余气耳。

引证《黄庭经》本文

百谷之实土地精,五味外美邪魔腥,臭乱神明胎气零,那从返老得还婴?三魂勿勿魄糜倾,何不食气太和清,故能不死入黄宁。(《内景经·第三十章》)

玄元上一魂魄炼,一之为物景罕见。须得至真乃顾盼,至忌死气诸秽贱。(《内景经·第二十七章》)

魂欲上天魄入渊,还魂返魄道自然。(《外景经·第十五章》)

垂绝念神死复生,摄魂还魄永不倾。(《内景经·第十一章》)

和制魂魄津液平。(《内景经·第十一章》)

高拱无为魂魄安。(《内景经·第二十三章》)

解 释

人赖百谷以养身,调五味以悦口,而大患即由此而生。荤腥臭气足以秽乱吾人之神明,致使胎中所受之先天元气凋零殆尽,如何能得返老还童之效?魂飘魄丧,后悔何及?若能渐绝俗食,专心食气,存养太和,则可长生。

然修炼之道,至为玄妙,阴阳不可偏胜,魂魄必宜合炼。魂魄合炼者,即是由后天之阴阳,复归于先天之一气。

但此一气,最不易得,有真有伪。真者,纯是清灵生气,可用;伪者,中含秽质死气,乃大忌也。

道家所以贵乎魂魄相拘者,因魂之性每恋魄,魄之性每恋魂,不忍分离。不幸以人事之逼迫,使魂不能不升,魄不能不降,魂魄分离,则人死矣。返还之道,亦是顺其魂魄自然相恋之性而已。

夫人当生命垂绝之时,苟一念至诚,存想吾人身中元神,尚可多延残喘。况如魂魄相拘之道者,岂有倾危之患乎?夫摄魂还魄,虽有作用,惟贵在和平,而不可偏激。偏则不和,激则不平。苟魂魄能和,则气可化津,津亦可化气,周身津气,润泽流通,自无不平之患矣。

修炼之术,先有为而后无为,和平之极,归于静定,魂魄自然安宁矣。

第四 呼吸

第三节虽略具理论,尚未言明学者致功之方。丹诀数十家,深浅各别,而其下手之诀,皆不外呼吸作用。盖婴儿呼吸,出短吸长;中年人呼吸平;老年人呼长吸短;老年临终时奄奄一息,只出不进。是气盈则人生,气竭则人死。呼吸所关,顾不重欤?

普通之人,徒知以口食谷,不知以鼻食气,虽终日呼吸不断,然此等呼吸,大都出多入少。粗而短,不能细而长;急而浅,不能缓而深,乃修炼家之大忌也。

仙道贵在以神驭气,使神入气中,气包神外,打成一片,结成一团,纽成一条,凝成一点,则呼吸归根,不至于散漫乱动,而渐有轨辙可循。如是者久之,即可成胎息。何谓胎息?即呼吸之息,氤氲布满于身中,一开一阖,遍身毛窍,与之相应,而鼻中反不觉气之出入,直至呼吸全止,开阖俱终,则入定出神之期不远矣。

今《黄庭经》所论之呼吸,乃胎息以前之初步,学者习之既久,可以祛病延年。若仙道全部功夫,尚未论及。

引证《黄庭经》本文

仙人道士非有神,积精累气以成真。人皆食谷与五味,独食太和阴阳气。(《外景经·第十八章》)

嘘吸庐间以自偿,保守完坚身受庆;方寸之中谨盖藏,精神还归老复壮。(《外景经·第四章》)

肺部之宫似华盖,下有童子坐玉阙。七元之子主调气,外应中岳鼻齐位。素锦衣裳黄云带,喘息呼吸体不快。急存白元和六气,神仙久视无灾害,用之不已形不坏。(《内景经·第九章》)

呼吸虚无入丹田，玉池清水灌灵根。(《外景经·第一章》)

解 释

修仙学道之人，非有别种神奇手段，不过积精累气而已。常人皆食五谷与五味，道人独食阴阳之气。《黄帝内经》云："食谷者，智慧而夭；食气者，神明而寿。"亦此意也。

夫人在世俗，无论如何安闲，总不免有劳心劳力之事。一有所劳，其精神即不免损失，是必用方法以补偿其损失。其法如何？即呼吸也。但呼吸往来，必有定所。扼要乃在庐间。

庐间，亦名规中，即黄庭也。如能常用调呼吸之功，而又能保守身内精神不使外漏，则身有余庆矣。日积月累，回环于方寸之中，以立命根。借身内之元气，以招摄虚空之精神，则自有生以来，历年损失之精神，皆可还归于我身，何患老乎？

人身脏腑，肺部最高，形如华盖。肺属金，其色白，故曰玉阙。肺之下有心，心属火，其数七，故曰："七元之子。"肺藏气，心藏神，道家贵在以神驭气，故曰："七元之子主气调。"肺开窍于鼻，人面分五岳，鼻为中岳，故曰："外应中岳鼻齐位。"

素者，纯洁之义；黄者，中和之义。心要纯洁，气要中和，故曰："素锦衣裳黄云带。"身体偶有小恙，则呼吸不能调匀而喘息，此时急宜存神以调和病气。

六气者，风寒暑湿燥火之气。偶有偏胜，则足以致病。苟能和之，则病愈矣。道书凡一身头面脏腑骨节，皆有神名。

白元者，肺神也。存白元者，即是凝神以合于气也。

道家工夫，视不用目，听不用耳。久视者，非谓眼向外看，乃神向内视。内视又名返观，人能常用返观内照之功，自然灾害不侵。用此功夫，永久不已，其形可常存矣。

但调呼吸之最要口诀，即不可滞于有象，又不可浮泛无根。能合虚无,则不著相;能入丹田,则非无根。不色不空,勿忘勿助,是真口诀。

学者学呼吸调和之候,口中必有甘凉之津液发生。顺而吞之,以意直送下降,复得神火炼之,使津化为气,润泽周身,而后归纳于下田,以培植命蒂。故曰:"玉池清水灌灵根。"

第五 漱津

人口中之津液,譬如山中之泉水。水性本就下,而泉水能至山顶者,何也?地下水气循土脉透石隙而上蒸也。水气何以上蒸?则以地中含蓄之热力使然。吾人静坐功夫已久,口中自然发生一种甘津,清凉爽淡,异乎常时。此亦因身中团聚之热力,蒸动下焦之水气,循经络之路而上升,至口中遂化为津。此津由炼气而生,与常津不同。吞入腹中,大有补益。果能勤加修炼,勿稍间断,则第一次吞入腹中之津,又为热力蒸动,化气上升,仍至口中,复还为津,此为第二次所化,比第一次更觉甘美,其补力亦更大。如是循环不休,直至百千万次,功同乳转醍醐,而古人所谓"玉液还丹"不外是矣。

引证《黄庭经》本文

口为玉池太和宫,嗽咽灵液灾不干,体生光华气香兰,却灭百邪玉炼颜。(《内景经·第三章》)

舌下玄膺生死岸,出清入玄二气焕。(《内景经·第六章》)

存嗽五芽不饥渴。(《内景经·第二十二章》)

闭口屈舌食胎津。(《内景经·第二十七章》)

取津玄膺入明堂,下溉喉咙神明通。(《内景经·第三十三章》)

三十六咽玉池里。(《内景经·第三十四章》)

玉池清水上生肥,灵根坚固老不衰。(《外景经·第二章》)

解　释

常人口中储满浊气，皆由不知升降吐纳之法，以致上下失其轻重之机，故下焦之清气不能升，而上焦之浊气不能降。兹谓口为玉池，言其清洁；官为太和，言其调适。果能时刻用功，吐浊纳清，降浊升清，往复循环，酿造灵液，则百病不侵。而肌肤光泽，气如兰香，颜如玉润矣。

舌下有生津之窍，名"玄膺"，所关于人者至要。试观病人，若舌卷、齿槁、津涸、液干者必死，可知其故也。且津液从气化，气有出入，其上出于口鼻无不清，其下入于丹田无不深。玄即深意。

存者，存神。嗽者，嗽津。五芽者，东西南北中五方之生气。虽曰存嗽，实兼吐纳工夫。《道藏》另有食五芽气之法，烦琐无当，今不具论。

又凡呵浊时，必开口，吞津时，必闭口。屈舌者，舌抵上腭。胎津者，言生自丹田中，胎息薰蒸所化生之津液。上溢于口，取而咽之，下喉咙，过明堂，复化为气。气足则神灵，故曰"神明通"也。三十六咽之数乃旧习，今可不拘。

灵根，乃人身脐下之命根也。常人此根不固，易为情欲疾病所摇动。日衰一日，而人死矣。修炼家运用升降吐纳之功，使口中津液源源而来，汩汩而吞，如草木得肥料之培养，而根自固矣。

第六　存神

神者，乃最不可思议之物，变幻无方，出入无时，谁得而拘之？所谓"存神"者，岂非徒托空言乎？然苟知其法，亦不难为。存神之义，即神自存耳，非依他力而后存也。

存神与存想不同。存想者，如《大洞经》存想百神之衣裳、冠带、形容、动作，又如《龙虎九仙经》存想黄云撞顶，《中黄经》存想五方五色之气出于身中等法皆是。若夫存神，则无所想，不过将神光聚于一点，不使散漏之谓也。存神，不限于身中一处，亦不限于身内，有时亦存神于身外。丹道步步皆以存神为明，《黄庭经》所云，尚未尽其量，惟示学者以梗概而已。

引证《黄庭经》本文

六腑五脏神体轻，皆在心内运天经，昼夜存之可长生。（《内景经·第八章》）

心部之宫莲含花，调血理命身不枯。外应口舌吐五华，临绝呼之亦登苏，久久行之飞太霞。（《内景经·第十章》）

肾部之宫玄关圆，主诸六腑九液源，百病千灾当急存，两部水主对生门，使人长生升九天。（《内景经·第十二章》）

穷研恬淡道之圆，内视密眄尽睹真，真人在己莫问邻，何须远索求因缘。（《内景经·第二十三章》）

三光焕照入子室，能存玄冥万事毕，一身精神不可失。（《内景经·第二十五章》）

解　释

人身脏腑所以能有功用者，皆神为之宰也。心与神共为一物，其静谓之心，其动谓之神。五脏六腑，自具天然运动之能力，而无丝毫差忒，故曰："心内运天经。"常人脏腑之运动，昼夜不休，终于疲劳之日，亏损之时。

修道者，先守静以制动，复存神以安心，再虚心炼神。互相为用，则脏腑气血之循环，可以缓和而得养，免致外强中干、急促失调、浮躁不宁之弊，自可长生。

吾人腔内，肺脏之下有心脏，其形如未开之莲花，其功用主调血。血调则命理，而身体光润，无枯槁之容。口中有舌，为心之苗，心动则气泄于舌。若人老病垂危，魂欲离体，一意存神于心，不惊不恐，不乱不摇，则必能延命于俄顷。况当少壮之时，习此定心存神之法，久久行之，有不飞腾霞路者乎？

肾属水，故为六腑九窍津液水源，肾气衰则百病丛生。修炼家常以心火下交肾水，使火不上炎，水不下漏，水火既济而结丹。肾有二枚，故曰两部。肾为水之主，故曰"水主"。

对生门者，前对脐也。人能常以不动之神，藏于脐肾两者之间，以立命基，则长生不难致矣。

玄门功法，虽云奇妙，若尽力研究，仍旧于恬淡无为之域，大道本如是也。内视密眄，自见其真，方知真人近在身中，何必他求远索哉？

三光在天为日月星，在人乃耳目口。《参同契》云："耳目口三宝，闭塞勿发通。"又云："三光陆沉，温养子珠。"盖谓耳不外听，目不外视，口不开言，则此五窍之神光，闭而不用，潜入混沌之渊，返照黄庭之室。

玄冥属水，象坎；神光属火，象离。存神于玄冥，则坎离交合，水火既济，自然一身之精神凝结不散矣。

第七　致虚

前言呼吸嗽津存神诸作用，法良意美，效验计日可期。然恐学者不察，执著太过，非徒无益，且有损害，故继之以致虚。

致虚者，非枯坐顽空也，乃动中之静也。非一切不依也，乃心依于息，息依于心，浑然而定，寂然而照也。

医家用参术补气，而惧其滞，必佐陈皮以疏之；用地黄补血，而嫌其腻，必佐当归以行之。修炼家以风火之力，锻炼出饮食精华。盖培养吾身之亏损，必顺乎自然之理，合乎虚无之妙，以调和其太过，而制限其有余，方可归于纯和之域。是犹医家陈皮当归之作用也。否则，执著成法，不知变通，刻意猛进，反使阴阳有偏胜之虞。乃悍然谓世无神仙，书皆诬罔，岂其真耶？

引证《黄庭经》本文

物有自然事不烦，垂拱无为体自安。体虚无物身自闲，寂寞旷然口不言。(《外景经·第十一章》)

眉号华盖复明珠，九幽日月洞虚无。(《内景经·第六章》)

呼吸虚无入丹田。(《外景经·第一章》)

虚中恬淡自致神。(《内景经·第二十九章》)

正室之中神所居，洗心自治无敢污，历观五脏视节度，六腑修持洁如素，虚无自然道之故。(《外景经·第十章》)

作道优游身独居，扶养性命守虚无，恬淡无为何思虑，羽翼已成正扶疏，长生久视乃飞去。(《外景经·第十二章》)

解　释

天下事物，皆有自然之理。顺自然之理而行，则事不烦。若逆之，则生荆棘矣。身无为而身自安，心无物而心自闲。寂寞者静，旷然者虚。《参同契》云："内以养己，安静虚无。"又云："象时顺节令，闭口不用谈。"又云："兑合不以谈，希言顺鸿蒙。"正是口不言之意。

眉如华盖，下覆明珠。明珠者，目也。目之光最易外耀，如日月然。日月沦于九幽者，即二目神光下藏于气海之中，于是呼吸亦随之而入丹田。呼吸者，气也。气既归根，神亦恬淡，皆不离乎虚无作用，然亦非枯坐顽空也。李涵虚曰：正室者，中央神室，不偏不倚，洗心退藏，自勤修治，无敢垢污。由是而内观五脏，历历如烛照，一身节度，皆可审视。由是内观六腑，一一修治，洁然如素，并无浊秽。虚无自然之道，本如是也。

修道之士，或在人间，或入山林，须优游自适，守吾身而独居，先修玉炼以明性，后修金炼以立命，其秘要只是内守虚无耳。仙家以炼气为炼羽翼,神定气足,则羽翼已成。

扶疏者,神气条茂也。以此内全性命,外固形躯,隐显人间,长生久视,厌居尘寰,乃脱壳飞去。

第八　断欲

仙家初步工夫,贵在返老还童。若身中精气亏损,肌髓不充,必渐用功修炼培补,使其固复原状。

培补之道路有三:(一)饮食滋养从口入;(二)空气呼吸从鼻入;(三)元气阖辟从毛孔入。三者荟萃积蓄蕴酿于一身,渐采渐炼,渐炼渐结,内实骨髓,外华肌肤,灵府神清,丹田气满,至此方证长生之果,远离老病之乡。

然欲得如是功效者,非断绝房事不可。若古今养生家所言节欲者,非神仙家本旨。徒曰节制,于事无济,必使断绝,方获全功。且不仅禁男女之合,又用法闭精窍之门,待其永不漏泄而后已。

或曰:然则何以解于彭祖之说乎?曰:彭祖所行,本非仙道,不过以房中术延其年耳,似未可相提并论。夫淫机之动,乃身中一种潜蓄之力,为欲念所感,及外景所摄,不得不随机发现。然吾人潜蓄之力有限,丰于此必俭于彼。假令人之生活与禽兽等,除饮食男女,别无所事,则任其纵欲而已。奈人事万变,学业多端,感咸身中潜蓄之力以肆应。倘此力消耗于淫欲者多,则能运用于他处者必少,无论何事,难以成就,岂独修炼为然哉!

或又问:《悟真篇》云:"休妻谩遣阴阳隔",此语对于断欲之义,是否冲突?曰:吾所谓断欲者,指世俗男女媾精之事而言。为普通说法,为初学立基,必不可无此一戒。若《悟真》所传,乃金液大还丹之妙道。神仙眷属,迥异尘凡,非常情所能测也。

引证《黄庭经》本文

长生至慎房中急，何为死作令神泣，忽之祸乡三灵灭，但当吸气炼子精，寸田尺宅可治生。若当海决百渎倾，叶落树枯失青青。气亡液漏非己行，专闭御景乃长宁，保我泥丸三奇灵。（《内景经·第二十一章》）

急守精室勿妄泄，闭而宝之可长活。（《内景经·第二十二章》）

长生要妙房中接。（《外景经·第七章》）（此句含有深意。）

解　释

欲修长生之术，最宜戒慎者，房中之事也。奈何世人冒死而作，致令精枯气竭，神无所依，能勿泣乎？

精气神乃人身三灵物，彼此有连带之关系。试以灯油为喻：人身所藏之精，譬如盏中所贮之油，油量充足则火焰炽盛，火焰炽盛则光亮倍明；反之，则油干火息而光灭矣。火譬如人之气，光譬如人之神，精满则气旺，气旺则神全。今因贪欲之故，使精枯竭，精枯则气散，气散则神亡，而祸不旋踵矣。然人苟能痛改前非，断绝淫欲，加以吸气炼精之术，则事尚可为。虽曰"寸田尺宅"，其细已甚。能保守之，而扩充之，尽力图谋，未尝不可立百世之基业。

若夫房中之事，气亡液漏，其趋势如海决渎倾，其现象如树枯叶落，大非吾辈所宜行也。必使专闭交接之路，乃可长享康宁之福。

泥丸得养，则脑髓盈，精气常凝，则神魂定。故修炼家所最急者，在于闭精勿泄。如是则生命可长存矣。

按：永久闭精勿泄，虽是修仙者第一要义，然在已破体之人，实行此事，每感受极端之困难。服药无效，运动无效，独身禁欲无效，正身诚意无效，参禅打坐无效，信仰各种宗教无效。甚至于六字气、八段锦、易筋经、开三关、转河车、小周天、大周天，种种工夫用尽，仍属无效。有时遗精或反而加剧。若听其自然，不加遏止，一月泄漏数次，或数月泄漏一次,固无妨于身体之健康,所惜者,修仙之志愿,付诸流水矣。当知此事,要量体裁衣,因人说法,不可执一以概其余。传道者,须有超群之学识;受道者,须有天赋之聪明,然后循循善诱,由浅而深,历尽旁门,终归正路。不废夫妻,偏少儿孙之累;不离交合,能夺造化之权。道书所谓"男子茎中无聚精,妇人脐中不结婴""男子修成不漏精,女子修成不漏经",的确具此功效。世有豪杰,不甘为造物阴阳所播弄者,倘有味于斯言乎?

灵源大道歌

陈撄宁

序一

老子《道德经》说"谷神不死"，庄子《南华经》言之更详。曰"神凝"，曰"官止神行"。至《达生篇》中，更言复精、守气、藏神。举精气神三者具述之，而最后工夫，即在养神。是可知养神者，乃修道之上乘也。《灵源大道歌》，宋徽宗时曹文逸女真人所作。明白说理，注重神气，无铅汞、龙虎等代名词，极便初学。顾自宋至今，八百余年，无人注意及此，深为惋惜。皖江陈撄宁先生，特表而出之。且用白话注解，条分缕析，详略得宜。读者得此，可以循序进修，便莫便于此，且可由神气混合而直造无为之大道，不亦易简而理得哉！陈君以此书将付剞劂，嘱余一言弁其首。余学道数十年，老而无成，实不足以叙此书，重以陈君之命，勉为数语以塞责云尔。

戊寅冬日蒋维乔叙于因是斋

序二

《灵源大道歌》，不见于《道藏》，向来行本绝少。清贺龙骧刻入《道藏辑要》奎字帙中，题曰《至真歌》，海蟾真人刘玄英撰。考《图书集成·神异典》引《罗浮山志》云：宣和中，有曹仙姑居京城，明于丹术，尝作《大道歌》，深得旨要。又考体真山人汪东亭之论是歌也，亦曰：刘祖著《还金篇》《还丹歌》，皆铅汞对待，何独于此歌只言汞而不言铅耶！因谓此歌实出于曹仙姑之手，按汪氏谓女真著作，皆言汞不言铅，言水不言火。其说虽不足以为定论，然细详此歌，文字思想，皆与海蟾《还金》《还丹》诸篇不类。其为曹仙姑所作，盖无可疑。

仙姑名字里贯，俱无可考。惟据《图书集成》引《罗浮山志》，知其为宋徽宗宣和中女真。工诗赋，明丹术。宋徽宗广求学仙之徒，仙姑与吴妙明皆被征至京师，敕封文逸真人。《灵源大道歌》，即作于斯时，诚历代女真所著丹经之最古者也。其书阐扬玄理，发明丹道，皆能直指要妙，发其本根，惜世间传本既少，淹没堪虑。皖江陈撄宁先生，独戚然忧之。于是详加注解，重授剖劂。书成，嘱高观如兄以原稿见示，且问序于余。余于斯道，盖有志焉而未能入门，何敢赞一辞？顾于先生之深通丹道，钦迟已久，亦不可无一语以致其拳拳之意，故敢有所述焉。夫仙道以人为主，人则以性命为宗。无主则道不生，无性命则身不立。仙道多门，取用非一。道有浅深，人有智愚。天下之道，虽殊途而同归，百虑而一致。然从粗入妙，各有等差。吻迹符真，非同一见。世俗无知，乃横生异解。入主出奴，隐若敌国。甚或好货之徒，故作荒唐无稽之谈。使初学之士，效验未收，流弊已生，此丹道之所以难行也。是编独揭大道，毫无隐语。首论玄理，次主绝俗，莫非稳妥笃实法门。能一扫彼宗繁芜之说，而要之以中，存神定气，翕聚元和。其于拨乱反正之理，性命合一之道，论之甚详。撄宁先生更因而广之，以为之注。其宣通疑滞，解说道要，皆浅显明白，切近不支。至其于书中之名词，解释尤称详审。凡历代丹经名词之纷纭而无从得其确解者，靡不一旦而豁然贯通，使琅函秘籍，人人得而读之。

学者苟循是以求，何难超凡入圣？是先生之鼓聋发昧，功亦巨矣。

民国二十七年戊寅十二月十五日寿县任父张寿林序

序三

洪太庵

仙学者,乃人类进化之学,而成仙则为人类进化之结果。衡以世界事事物物进化公例,固无足异,乃世人恒以怪诞目之,可谓浅识矣。

溯自混元既判,草昧初开,不知经几千万年之氤氲,始有人类。又不知经几千万年之变化,始演成今日之人。人之智慧虽日增,人之技术虽日巧,而于衰老病死,终不能避免。岂毕竟无法以抗此定律乎?毋亦人类之进化有未至欤。

然而好生恶死,人之常情也,既同具此情,乃不用其智慧与死神争,徒知凭藉技术之巧,以相杀为能事。呜呼!可其悖谬一至于此耶。我古昔圣真早有所见矣,故史家谓黄帝且战且学仙,而老子则有利而不害、为而不争。归根复命,长生久视之道,夫唯不相害,故不相争;不相争,故不相杀。然后人类之肉体得以苟全。能全形,则能复命;能复命,则能长生。然后人类之精神方能超脱。

试观四千六百年前,广成训黄帝之语,岂不深切而著明乎?黄老既邈,历代继起之仙人,成道后,即高蹈远跖,或并其诀亦秘而不宣。即有著述流传,亦复辞多隐约,八卦五行,虎龙铅汞,使后之读者,如堕五里雾中,无从得其出路。彼辈为一身一时计,则得矣。如众生何?如天下后世何?

今夫衰老病死,固常情所同恶也。慨自战祸蔓延以来,海宇惊飚,中原沸鼎,伏尸百万,流血千里,破产亡家转于沟壑者,其敷何止亿兆?人生斯世,虽欲求其衰老病死而不可得。悲哉!

撄宁吾师,乘再来之愿,本渡世之心,不惜费四十载之精神,穷研仙学,并改革古人自了之观念,随机方便,接引缘人。其所著书,则有《黄庭经讲义》《孙不二女丹诗注》,与夫《扬善半月刊》之宏篇巨制,微妙玄通,独具手眼,学者多能识之。

兹值国难期间,又有《灵源大道歌白话注解》之作。此书明白简要,易知易行。复经我师拈出"神气"二字,为一篇之主脑。

夫神气者,乃吾身中所固有,不求于人,不假于物,信受而奉行之,可以跻圣域,可以避衰老,可以却死病。若修到极致者,或将来音能以肉体证得之神通,打倒科学战争之利器。不观夫电乎,人一触即死,物一触即毁,其潜在之能力,诚高于一切,而其破坏范围,却至有限。自十九世纪后,经白种人发明而利用之,于是科学世界,乃日新而靡有已。人谓世界进化,归功于蒸汽,然以视电力,则犹小巫之见大巫矣。

夫电即天地之元气也,人即天地之元神也。故天地人,称为三才。假使有天地而无人,不过一混沌世界而已,电力何由而见?既有人焉,复能取电力而支配之,譬如修炼家元神与元气合一,其能力乃真不可思议。科学新发明,有所谓死光者,毁灭力无可限量,其实即以极大电力为之。而此电力者,岂非出自人工制造乎?死光今虽未用于战争,但早迟终有实现之一日,试问尚有何物能抵御此乎?战舰飞机,坦克大炮,能遇之而不摧乎?撄公所谓以肉体证得之神通,打倒科学战争之利器,信非徒托空言矣。

盖肉体即是人身,而一人之身,即是一小天地。电即人身之元气,真意即人身之元神,以元神驭元气,而使神气合一,则小而固一身之邦国,大而极变化之能事。譬如制造死光,不出于科学家之试验室,而出于仙学家之丹田,有何不可乎?若夫人类之衰老病死,皆由元气散漫,无真意以主宰之,故曰梭月削,而消磨于不知不觉之中。是以程子虽致疑于飞升,而独信长生有道,意谓如以烛火当风,则油易枯而火易灭,若置之密室,则其燃烧时间,可以长久。是知当风而烛火易灭者,即元气散漫,无主宰之谓也;密室而烛火不易灭者,即元气统摄,有主宰之谓也。噫!人类所以自戕其寿命者,岂非胥出于身中之毫无主宰乎?

且今之医学家有言,人类疾病,皆由于微菌,必用药力消灭之,而疾病始瘳。道家又有守庚申之说,谓必杀尽三尸五虫,始能成道。夫三尸五虫,即人身潜伏之微菌也。人之元气旺盛,则微菌伏而不动,元气一衰,则微菌出而肆虐。设医药不得其道,虽有贲育之勇,亦只束手待毙而已。道家有见及此,于是刻苦修持,无间昼夜,统摄身心,以神驭气,真火内炼,杀尽尸虫。盖三尸五虫之害道,等于微菌之害身,果一扫而空之,则疾病可以不生,人身可以不死。故医学家言,虽确实有据,其功效只能愈疾病,而不能致长生;道家之说,固不能由显微镜中而证明,但其统摄身心,运动元气,蒸融关脉,变换筋骨,则真不死之道也。

虽然,老子谓大患在于有身,无身复有何患? 此则道祖垂教之深心,欲令世人于既得长生之后,进一步再求超脱。盖所谓无身者,即是精神已离躯壳,而跳出阴阳五行之外,纯然炁体用事,与造化大气同流,水火乌能侵,刀兵乌能害? 此乃上士修炼之极功,非下士所敢望其项背。唯是上士人少,而下士人多,则又不得不为有身之下士说法,故有三千八百之功行,五等仙阶之级数。毋亦诱人为善,使先立根基,而后授之以道,及至功行圆满,无人非,无鬼责,虽有身亦复何患乎? 此又古仙接引后学之微意也。

昔张紫阳仙师,三传匪人,三遭天谴。夫天亦何与其事,是必所传之人,不为善而为恶,恶由妄念而生,匪由妄念而作。既有妄念,则灵台不能清净,而所得之口诀,亦不生效验。由是而谤道诬师,致陷其师于官刑,遂乃引为大戒耳。然后知世间学道之人,善念不生,善行不积,固无由得师,妄念不除,灵台不净,亦无由成道。故讲求人类进化学者,其必以仙学之道德为依归,内外兼修,而达到成仙之阶段,则今日大地之魔火窟,安知不能一变而为诸天之玉华楼乎?

道不负人,吾辈其勉之哉!

序四

赵慧昭

去岁春正,由翼化堂书局购阅《孙不二女丹诗注》及《女子道学小丛书》,知各书皆出自皖江陈撄宁先生手笔。景慕之余,亟思访翼化堂主人张竹铭君,冀为先容。

适沪战爆发,遂致停顿。继得陈萧亮、沈霖生两君介绍得见撄宁先生,饫聆高论,并读《扬善半月刊》中诸作,尤深倾倒。始悉先生研究玄学三十余年,读破道书万卷。平日对于女丹,特别注重。注解各书,简要详明,使读者易窥门径,诚我女界学道者之良导师也。

迩来诸同志创设仙学院,公请先生演讲道要。列席旁听,座位常满,其中以坤道居多。最能令人满意者,即先生善于因人说法,随程度之高低,定课程之深浅。虽其权巧方便,不执于一法,不偏于一门,而尤推《灵源大道歌白话注解》为上中下三根普渡也。

慧昭修道有心,自惭不学。前读青华老人《唱道真言》,始终以"炼心"二字贯彻到底,绝无秘诀可传。后读曹文逸女真人《灵源大道歌》,亦绝不提龙虎铅汞等事,通篇除阐明玄理而外,不过劝人断绝俗情而已,竟未见口诀藏在何处。然此篇乃古代女真第一部作品,行世垂八百余年,学道者群相称许。窃料其中总有奥妙,未必概属空谈,因此疑怀莫释。今得撄宁先生白话注解,始恍然大悟矣。

盖《真言》所谓炼心者,本兼有动静二义。动炼者,即此篇所谓"应物无心神化速,战退阴魔加慧力"之类是也;静炼者,即此篇所谓"斋戒宁心节言语,闲闲只要养元神"之类是也。又如《唱道真言》上卷十段所谓"先天一意""太极一圈",十一段所谓"玄关一窍",十三段所谓"一元常见",二十七段所谓"忽然一觉",二十九段所谓"跃然一动",种种形容,皆不离乎一。此篇所谓"太极布妙人得一,得一善持谨勿失",又谓"混合为一复忘一,可与元化同出没"云云,亦单提直指一字上之工夫,较《真言》玄旨,丝毫无间。诚哉,古圣昔贤,其揆一也。

撄宁先生《读者须知》第四条,开示两件要义,第一要悟通玄理,第二要断绝俗情,否则,纵得口诀,亦无用处。而《唱道真言》上卷五段,亦谓心源未彻,情欲缠绕,则筑基必倾,药材多缺。下卷五十八段,又谓七情六欲之身,不能作大丹之炉鼎。六十九段,又谓俗情未除,胎仙岂结。二书互相印证,始信撄宁先生之语,为确有可凭。世间学道者,俗情果能去尽,而后玄理愈明。玄理既明,则知道在目前,毋劳远索,人人有分,个个全真,尚何男女异同之足辨哉!

今天文章之妙,固不限字数之多寡,《真言》累数万字而不厌其详,《大道歌》仅九百字而不嫌其略。但为学者易于念诵计,则《大道歌》尤属切要。况乃历代女真著作之祖乎?

此篇文字,有几处每觉其隐奥难明,自撄宁先生白话注解出,而后见地尘消,义天日朗,其嘉惠后学之功为何如耶?

本书原是讲义体裁,乃先生主讲仙学院时,按期口授而笔录者。慧昭亦为席前听讲之一员,兹幸出版在即,谨序其颠末如此。

序五

高克恭

史称道家为君人南面之学,秉要执本,清虚自守,谦柔制刚,退让为进,治化于无为,操胜于未战。又复翛然玄览,拔乎尘寰,以至于无为而无不为,所谓菩萨度世之道,莫之能外也。

嗟夫,当今之世,四海沸腾,魔外侵陵,人居水火。有大心者,固未容飘然遐引,悠然高蹈,作了了汉,趣涅槃城也。然而时会风云,遇合有数,动静出处,自有其机,则是玄门性命之功,神仙炼养之术。正可为哲士修身,藏器待时,圣贤治平,博施济众之用,照彻昏卫,引登觉路,庄严秽土,安定狂澜,岂异人任哉。

吾师撄宁先生,学通内外,道擅南北,高度远识,殷殷诲人。余自丁丑之夏,得遇先生,备蒙指示,粗窥玄妙。顾以时值丧乱,四方奔走,未获留侍讲席,窃自怅憾。所幸先生讲授之余,辄有撰述,受读获益,良非浅显。

今日过沪,先生复以仙学院讲义第二种《灵源大道歌白话注解》见示,深觉此歌显扬大道,发其本根,开示真源,不杂隐话。更经先生明为疏解,宣其蕴要,决疑通滞,简择精详。使读者易知,知者易行,诚可谓入圣之明灯,超凡之舟楫也。

嗟夫,先生固有意于经世者,其未用于世者时也。虽治世之愿未偿,而度世之道以宏,岂非吾人之大快欤!

序六

朱昌亚

佛与仙之别,昔者吾不得而知也,知之自读《扬善半月刊》中撄宁先生各种著作始。仙与道之别,吾更不得而知也,知之自读《灵源大道歌》中撄宁先生白话注解始。《扬善刊》出至九十九期后,正值非常时局,遂停止发行,读者数千人,每引以为憾。今者幸有《大道歌》注解出版,庶几稍慰学道诸君渴望之情矣。

夫仙学与道学,其不同果安在乎?盖闻古今学仙者,必从炼丹下手,不炼丹,不足以成仙也。学道者,则无炼丹之必要,只须后天神气合一,返还到先天之性命,再使先天之性命合一,归本于清静自然,而道可成矣。试问二者孰为优劣乎?曰:此则视学者立志如何,无所谓优劣也。立志于返老还童、长生住世、阳神脱壳、白日飞升者,则学仙;立志于德配天地、功参化育、神归浑穆、体合虚无者,则学道。是故仙有五种等级之分,而道止有一;仙固不能离道而独存,道则以有仙而愈显其妙用；仙乃大道全体中一部分之结晶，而道则宇宙万物共同之实相。明乎此，则仙道之辨，判然矣。

所谓成仙者，即是将此玄妙无形之道，在阴阳炉鼎中，密集锻炼，提出精华，使其团结不散，而成为灵感有形之仙；所谓成道者，即是将此大患有形之身，在动静修持中，陶冶消融，去尽重浊，使其轻清超脱之元神，返本还原，和宇宙本体无形之道合而为一。如《参同契》《抱朴子》《吕祖诗集》《三丰玄要篇》等书，即仙学之代表也；如邵康节、黄元吉诸前辈著作，以及《唱道真言》等书，即道学之代表也。虽仙学书中，亦偶尔谈道，然其宗旨，则偏重于仙也；道学书中，亦杂用仙学名词，然其宗旨，则偏重于道也。正派仙学，必不走旁门邪径；先天大道，更不是孤寡顽空。

以上所述仙道辨别，至为明晰，或可以补充白话注解中未曾泄漏之玄机，学者果能会而通之，当胜过读遍丹经道书万卷。盖此寥寥数语，乃古昔圣贤所未尝显言者。昌亚不敏，乌足以知此，近常听讲于仙学院，侧闻撄宁先生之绪论，逐笔以记之耳。嗟乎！学者茫昧久矣，今得先生一言，非但千百年来，仙道两道，互相诋毁，互相轻视之心理，可以除，即彼三教混同，仙道不分，强人就己，张冠李戴，隔靴搔痒，借题发挥诸流弊，亦廓然顿绝。其有功于学术界者，不亦源远而流长耶！岂仅吾党同门之幸欤（仙与道之界说，前人未言，后人虽言，亦不能有加于此，昌亚云云，实非私誉）！

若夫白话注解属稿之因缘，已详于赵序；仙学与人类进化之关系，以及科学与仙学之比较，洪序已宣阐尽致。洋洋大观，吾何容赘焉！

读者须知

一、《灵源大道歌》，虽是女真著作，但不是专讲女丹口诀。凡是学道的人，无论男女老少，用这个工夫，都很有效验，绝无流弊，可以算得仙道中最稳妥最普渡的法门。以前学人,对于本篇不大注意,埋没多年,甚为可惜。久已想用白话注解,出版流通,无奈得不着机会。今以仙学研究院需要讲义,注解方能完成。又以丹道刻经会志在流通,出版方能如愿。可知世间万事成功与否,各有时节因缘,信非偶然。

二、本篇正文的好处,在毫无隐语,从头到尾,都明明白白,阐扬真理。不像别种丹经,满纸的龙虎铅汞、天干地支、河图洛书、五行八卦,弄得学人脑筋昏乱。本篇注解,虽没有特别优点,但是少用文言多用白话,完全顺着正文的意思,力求浅显。使粗通文理的人一看就懂,并且能依照注解的意思,再讲给好道而不识字的人听。于是乎普渡的愿心,慢慢就可以实现了。

三、有人疑惑本篇中,女功为什么不讲斩赤龙,男功为什么不讲炼精化气,对于命功一层,恐怕尚不完全。但要晓得,女子炼断月经,和男子闭塞精窍,这两种功夫,有急进法与缓进法,有勉强法与自然法。他书上所说的法门,是勉强,是急进。此书上所说的法门,是自然,是缓进。勉强急进,做得好时,效验很快,做得不好,就要弄出许多毛病,反而误事。自然缓进,做得好时,同样发生效验。做得不好,至多没有效验而已,决不会做出毛病。比较起来,要算这种法门最稳妥而无流弊。所以当日曹真人就把这篇歌诀传于后世,并非是不懂斩龙与炼精的工夫,更不是保守秘密弗肯对人说。

四、或问:本篇中三分之二,是高谈玄理,三分之一,是劝人断绝俗情,做工夫的口诀,究竟在何处呢?答曰:学道的人最难悟通的就是玄理,最难摆脱的就是俗情。这两件事果能做到,虽说目前尚未能专心修炼,但已经具足修炼的资格了。等到一天实行用功,就很容易见效。否则,纵让你把口诀念得烂熟也无用处。倘若你一定要晓得口诀隐藏在什么地方,我可以指与你看。本篇中有四句最要紧的口诀:第一句,"神不外驰气自定";第二句,"专气致柔神久留";第三句,"混合为一复忘一";第四句,"元和内运即成真"。工夫到此,大事已毕,以后的口诀不必再问了。

五、本篇未尝没有缺点，但这个缺点，是各家道书千篇一律的，不是本篇所独有的。试看古今道书所讲，大概不外三件事：一铺张玄妙，二隐藏口诀，三劝勉修行。若问及学人的生活环境，饮食起居，要合于那几种条件，才能正式做炼养工夫。倘与某种条件不合，对于做工夫是否有妨碍，各家道书从来不注意到此。因为中国以前社会情状，和现在大大两样。今人所感受的，古人或许梦想不到。人生今世要想修道，必须注意自己环境，并社会情状是否适宜，切勿徒知责备工夫无效。

六、本篇宣传大道，开示灵源，直指性命，专讲神气，所以不用铅汞等类代名词。汪东亭先生曾言，此歌通篇无一字及铅，所说无非真汞一物。愚按，本篇所云神水，虽可以说是真汞一物。但又云："神水难言识者稀，资生一切由真气。"这个真气，却是指铅，不是指汞。况且修道比较炼丹，究竟有点分别，假使我们把他颠倒过来说修丹炼道，在旁人听了未免要笑我们文理欠通。因此可以明白两者不同之点。修道的人，果能够从后天神气返还到先天性命，就算是功德圆满，不必再去讨论什么铅汞问题。只有三元丹法，才须注重铅汞。世上道书，往往把修道和炼丹混而为一，笼统批评，贻误后学非浅。

再者，汪又云："历代女真著作，皆是言汞不言铅，言水不言火。盖女真身属坤体，故不便言阳火，而只说阴符也。"愚按，孙不二元君所作《女丹工夫次第诗》，有"神铅透体灵"一句明明说出铅字，又孙诗第七首标题"符火"二字，明明指阴符与阳火而言，可知汪说亦不足为定论。

七、古人学道，必须从师口授，所以各家道书皆没有初步下手的规程，今世学人每视为憾事。往岁见福州洪太庵君所著《五大健康修炼法》，条理详明，可作为初学入门参考书之用。

民国二十七年戊寅中秋节皖江陈撄宁识于上海仙学院

灵源大道歌

宋　曹文逸女真人

我为诸君说端的，命蒂从来在真息。
照体长生空不空，灵鉴含天容万物。
太极布妙人得一，得一善持谨勿失。
宫室虚闲神自居，灵府煎熬枯血液。
一悲一喜一思虑，一纵一劳形蠹弊。
朝伤暮损迷不知，丧乱精神无所据。
细细消磨渐渐衰，耗竭元和神乃去。
只道行禅坐亦禅，圣可如斯凡不然。
萌芽脆嫩须含蓄，根识昏迷易变迁。
蹉跎不解去荆棘，未闻美稼出荒田。
九年功满火候足，应物无心神化速。
无心心即是真心，动静两忘为离欲。
神是性兮气是命，神不外驰气自定。
本来二物更谁亲，失却将何为本柄。
混合为一复忘一，可与元化同出没。
透金贯石不为难，坐脱立亡犹倏忽。
此道易知不易行，行忘所行道乃毕。
莫将闭息为真务，数息按图俱未是。
比来放下外尘劳，内有萦心两何异。
但看婴儿处胎时，岂解有心潜算计。
专气致柔神久留，往来真息自悠悠。
绵绵迤逦归元命，不汲灵泉常自流。

三万六千为大功，阴阳节候在其中。
蒸融关脉变筋骨，处处光明无不通。
三彭走出阴尸宅，万国来朝赤帝宫。
借问真人何处来，从前原只在灵台。
昔年云雾深遮蔽，今日相逢道眼开。
此非一朝与一夕，是我本真不是术。
岁寒坚确如金石，战退阴魔加慧力。
皆由虚淡复精专，便是华胥清净国。
初将何事立根基，到无为处无不为。
念中境象须除拔，梦里精神牢执持。
不动不静为大要，不方不圆为至道。
元和内运即成真，呼吸外求终未了。
元气不住神不安，蠹木无根枝叶干。
休论涕唾与精血，达本穷源总一般。
此物何曾有定位，随时变化因心意。
在体感热即为汗，在眼感悲即为泪。
在肾感念即为精，在鼻感风即为涕。
纵横流转润一身，到头不出于神水。
神水难言识者稀，资生一节由真气。
但知恬淡无思虑，斋戒宁心节言语。
一味醍醐甘露浆，饥渴消除见真素。
他时功满自逍遥，初日炼烹实勤苦。
勤苦之中又不勤，闲闲只要养元神。
奈何心使闲不得，到此纵擒全在人。
我昔苦中苦更苦，木食草衣孤又静。
心知大道不能行，名迹与身为大病。
比如闲处用功夫，争似泰然修大定。
形神虽曰两难合，了命未能先了性。

不去奔名与逐利，绝了人情总无事。

决烈在人何住滞，在我更教谁制御。

掀天声价又何如，倚马文章非足贵。

荣华衣食总无心，积玉堆金复何济。

工巧文章与词赋，多能碍却修行路。

恰如薄雾与轻烟，闲傍落花随柳絮。

缥渺浮游天地间，到了不能成雨露。

名与身兮竟执亲，半生岁月大因循。

比来修炼赖神气，神气不安空苦辛。

可怜一个好基址，金殿玉堂无主人。

劝得主人长久住，置在虚闲无用处。

无中妙有执持难，解养婴儿须藉母。

缄藏俊辩黜聪明，收卷精神作愚鲁。

坚心一志任前程，大道于人终不负。

我为诸君说端的，命蒂从来在真息。

我，曹文逸自称；诸君，指当时并后世修仙学道的人；端的，即是真正而又的确。命蒂，即是吾人生命最关紧要的地方。凡花叶瓜果，和枝茎相连处，都叫作蒂，此处一断，花叶就立刻枯槁，瓜果就不能生长。真息与凡息不同，凡息粗，真息细；凡息浅，真息深；凡息快，真息慢；真息是凡息的根源，凡息是真息的发泄；真息可以化为凡息，凡息也可以化为真息。譬如山中石头缝里流出的泉水，就是真息；江河中风翻浪涌的长流水，就是凡息。

照体长生空不空，灵鉴含天容万物。

照体，是回光返照自己性体。长生，即是性体永久存在。空，是说性体本空。但因为这个性体无所不包，真空与妙有同时显露，所以又说不空。

鉴，是镜子。灵鉴，就是指性体而言。含天容万物，就是把天地万物都包含容纳在这个灵鉴之中。

第二句,说的是命。第三、第四句说的是性。

太极布妙人得一,得一善持谨勿失。

《易经》上说:"易有太极,是生两仪。"《道德经》上说:"此两者同出而异名,同谓之玄。玄之又玄,众妙之门。"这就是太极布妙的意思。"一"就是道。得"一"就是得道。

老子说:道生一。庄子就说:无极而太极。老子说:一生二。孔子就说:太极生两仪。因此我们可以明白,道就是无极,"一"就是太极,"二"就是两仪,两仪就是阴阳,阴阳就是性命,性命就是神气。

道不可说,"一"不可见。凡可以说可以见的,不是"二"便是"三"。譬如上下、左右、前后、大小、长短、厚薄、多少、轻重、冷热、刚柔、吉凶、利害、善恶、是非、虚实、有无、性命、神气、阴阳,这些相对的都是"二"。在这些"二"的当中那个就是"三"。有了"三"以后,就能演变而成千成万。所以老子说:"三生万物"。

万物既然是从道中生出来的,我们人类号称万物之灵,自然也是从道中生出来的。离开道就没有世界,也就没有人类。人得"一",是说每个人都得着大道全体中极小一部分,但可惜微末得很。倘若我们把这点微末东西再弄失掉,恐怕第二世连人也做不成,渐渐要变成下劣的动物。

所以作者劝大众们,幸而生成一个人身,就应该时时刻刻小心谨慎,护持此道,切勿令它丧失。

宫室虚闲神自居,灵府煎熬枯血液。

宫室虚闲,比喻人身没有恶习和各种不良的嗜好,以及心中没有妄想和杂念。果能如此,我们的元神自然安安稳稳住在里面,不致于流离失所,飘荡忘归。然而世上人们,心中常常被七情六欲搅扰,没有片刻清凉。情欲一动,阴火跟着就动。阴火一动,周身气血津液都要受伤。弄得面黄肌瘦,形容枯憔。这个病根,就在于人人心中看不破,放不下。所以说灵府煎熬枯血液。

人的意识与思想发源之处,叫作灵府。

一悲一喜一思虑,一纵一劳形蠹弊。

凡人当失意的时候,就要悲哀。当得意的时候,就要欢喜。遇到困难,不能解决,就要思虑。未得患得,既得患失,更不免时时用尽心思。我们平时所经过的境界,十分之九都是失意,很少有得意的时候。几十年有限光阴,就在忧患中消磨干净。

身心放松是纵,身心紧张是劳。一时放松,一时紧张,就是一纵一劳。我们的肉体受不住这许多刺激,自然要变成衰朽,不可救药了。

形蠹弊,是说身体里面腐坏,等于木头被虫蛀一样。

朝伤暮损迷不知,丧乱精神无所据。

早也吃亏,晚也吃亏,自己糊糊涂涂,不晓得厉害,精神耗丧而昏乱。若问他们:在世做人怎样可以做得好,出世修道怎样可以修得成?他们丝毫没有把握。

细细消磨渐渐衰,耗竭元和神乃去。

因为是细细消磨,所以吾人身体有亏损,尚不致于感受剧烈痛苦。因为是渐渐衰老,所以人生数十年中,每容易忽略过去,不知不觉地头发白了,面皮皱了,不知不觉地血液枯了,筋骨硬了。

元和,就是元始中和之气,又名为先天炁。实在讲起来,就是生天、生地、生人、生物的一种生气。宇宙间生气,本是无穷。但每个人身体上由娘肚子里带来的那点生气,可怜太少。从小到老,几十年中,身体里面所储蓄的生气消耗已尽,我们的灵魂就要和我们的肉体告别了。形神分离,人岂能不死?

只道行禅坐亦禅,圣可如斯凡不然。

禅字,可以作"定"字解。一般唱高调的人,都晓得说:行也在定,坐也在定，甚至于睡卧也在定，不必要做什么功夫。倘若早早晚晚，刻苦用功，反嫌他过于执著，缺乏活泼天机，或者笑他是磨砖做镜。然而这种话只能对程度很高的人说，不能对普通人说。圣人可以这样做，凡夫万万办不到。

萌芽脆嫩须含蓄，根识昏迷易变迁。

草木最初从土里长出的小苗，叫作萌芽。因为它的体质脆弱而娇嫩，经不起损伤。须要培养有法，保护得宜，他日方有成才的希望。这就是比喻人身中一点生气，根基不牢，最容易丧失。须要设法把它含蓄在身内，不让它常常向外面发泄，然后吾人寿命方可延长。

眼耳鼻舌身意，叫作六根。六根所起的作用，就是六识。根与识被尘境所扰乱，陷入昏迷状态，容易由善变恶，由正变邪。若不彻底下一番苦功，恐怕没有什么好结果。

蹉跎不解去荆棘，未闻美稼出荒田。

荒田之中，多生荆棘。倘若懒惰懈怠，游手好闲，不把田中荆棘斩除干净，好的稻谷决不会生长出来。这两句话，比喻人心中妄想以及恶劣的习惯若不去尽，功夫很难有进步，好的效验不易于发现。

九年功满火候足，应物无心神化速。

九，是阳数中的极数。九年，表示纯阳之意，不是必定要九个年头。功满，是说功夫圆满。火候足，是说用功到了这个时候，可以告一段落。应物，就是在世间做利物济人的事业。无心，就是随缘去做，不是有心要做功德。神化速，就是用自己全神来行教化，功效自然很快。《孟子》说："所过者化，所存者神。"与此处意思相同。

无心心即是真心，动静两忘为离欲。

无心心，就是无念头的心体。普通人心中没有一分钟不起念头，他们认为这个念头是心的本体，其实错了。诸君要晓得，那个无念的心方是真心，有念的心却是假心。

人能认识真心，自然一动一静全是天机，可以做到忘物忘形的境界，这个就叫做离欲。

神是性兮气是命，神不外驰气自定。

古丹经常说："是性命，非神气。"是对功夫深、程度高的人说法。此处说，"神是性，气是命。"是对普通人的说法。各有用意，并非矛盾。

因为普通人只认得他们自己的肉体。除了肉体以外，从来不注意到神气上去。如果教他们认得神气两个字的作用，比较普通人已算是大有进步。"性命"二字的真相，只好留待日后他们自己去参悟。

修炼家初等功夫，离不掉神气。须要把自己的神收在肉体里面，然后气方能定得下。

本来二物更谁亲，失去将何为本柄。

二物，就是神与气。这两样东西，本来最亲密不过。神离开气，神无所养；气离开神，气无所驭。没有气来养神，神就要逃亡；没有神来驭气，气就要耗散。失掉一项，即等于失掉两项，请问还有什么东西作我们身体的根本，作我们自己的把柄呢？

混合为一复忘一，可与元化同出没。

混合为一，就是做心息相依、神气合一的功夫。复忘一，就是功夫做到神气合一之后，不要死死的执著舍不得放松，须要把这个合一的景象忘记方好。

既能合一，复能忘一，那时身中气候，自然与元始造化机关同出同没。

出是显露，没是隐藏。化机应该显露时就显露，化机应该隐藏时就隐藏，自己丝毫不做主张。

透金贯石不为难,坐脱立亡犹倏忽。

寻常人精神被肉体限制住了,不能直接达到身外物质上去。修炼成仙的人,精神可以离开肉体,而能支配肉体以外的别种物质,所以说透金贯石不为难。

倏忽,是顷刻之间。坐脱立亡,是坐着或者是立着的时候,我们的神倘若要离开肉体,顷刻就可以离开,不致于被肉体所拘束。

此道易知不易行,行忘所行道乃毕。

这个道理,虽容易明白,却不易于实行。纵能勉强去行持,也难以毕业。必须由勉强而进于自然,由自然而造于浑然,由浑然而致于释然,才是"行忘所行道乃毕"。

莫将闭息为真务,数息按图俱未是。

息,是鼻中呼吸。闭息,是把呼吸暂时闭住。数息,是数自己呼吸,从一、二、三、四数到几十几百。按图,是按照图样做功夫,或用全副精神死守身中某一窍,或动手动脚做各种姿式。

这些法子都不是大道,因为闭息病在勉强,数息未免劳心,按图又嫌执著,对于自然大道相差太远。

比来放下外尘劳,内有萦心两何异。

比来,等于近来。曹真人意思说:修道的人们,在近来这个时候,既然能把身外的一切尘劳都放下了,为什么身内的尘劳却放不下,仍旧有许多东西挂在心头?请问身内百事萦心,比较身外一切尘劳,有何分别呢?

但看婴儿处胎时,岂解有心潜算计。

诸君请看婴儿未出胎在娘肚子里那十个月的时候,婴儿心中可曾经在暗中算计什么？诸君既要学道，何不先学婴儿？

专气致柔神久留，往来真息自悠悠。

老子《道德经》第十章说："专气致柔能如婴儿乎？"专气，就是专心一致在气上面做功夫。致柔，就是功夫柔和到了极处，没有丝毫刚强急迫的样子。果能如此，神就可以久留于身中，而不向外驰，"神不外驰气自定"。

气定之后，真息自有发动之时。悠悠二字，是形容真息的样子，深长而久远，和缓而幽闲。

绵绵迤逦归元命，不汲灵泉常自流。

绵绵，微细不绝之意。迤逦，旁行连延之意。元命即人身生命根源。这句是形容真息在身内行动的状态。虽说四肢百骸无处不到，然自有他的归根复命之处。

灵泉，在后文又叫作神水。地面上泉水总是往下流，不会往上流。人要用水，非拿器物汲取不可。人身上的灵泉，却无须汲取，自然会在身中周身循环。真息所到之处，即是灵泉所到之处，因为津能化气，气能化津，充满一身，所以有如此妙用。

三万六千为大功，阴阳节候在其中。

今历法一昼夜共九十六刻，古历法一昼夜共百刻。张紫阳《金丹四百字·序》上说："天一年十有二月，一月三十日，一日百刻，一月总计三千刻，十月总计三万刻。行住坐卧，绵绵若存。胎气既凝，婴儿显相。玄珠成象，太乙含真。三万刻之中，可以夺天上三万年之数。何也？一刻之工夫，自有一年之节候。所以三万刻能夺三万年之数也。故一年十二月，总有三万六千之数。虽愚昧小人，行之立跻圣地。奈何百姓日用而不知。"此段文章，说得很明白，可以作此处注解。

曹文逸是宋徽宗宣和年间人，距今约有八百七十年。张紫阳是宋神宗熙宁年间人，距今约有九百二十年。两人前后距离不过五十年，所以他们的论调颇有几分相近。

蒸融关脉变筋骨，处处光明无不通。

此二句是说功夫的效验。

蒸，是蒸发；融，是融化；关，是关节；脉，是血脉；变，是变换。

先蒸发而后方能融化。常常融化，不要让它坚硬，而后方能慢慢地变换。这个功夫，就叫做金丹换骨。

处处光明，即是《孙不二女丹经》中所说"六神来往处，万窍发光明"的意思。无不通，即是周身全部通畅，没有一处闭塞。

三彭走出阴尸宅，万国来朝赤帝宫。

三彭，即是三尸。道书常说，上尸名彭倨，在人头中，令人愚痴没有智慧；中尸名彭质，在人胸中，令人烦恼不清静；下尸名彭矫，在人腹中，令人贪饮食和男女之欲。或名三尸神，又名三尸虫。《太清中黄真经》上有两句："可惜玄宫十二楼，那知反作三虫宅。"这个意思，就是说吾人洁净美好的身体被许多三尸虫盘踞在里面，弄得秽恶不堪，是很可惜的。

道家斩三尸法子，有用符咒的，有守庚申的，有服丹药的，都不算彻底解决。经常用内炼工夫，运元和之气，充满脏腑，蒸融关脉，变换筋骨，逼令三尸无处藏身，非抛弃他们的老巢逃走不可。坏东西一去，好东西就来了。

万国来朝，比喻五脏六腑四肢百骸的精气神，都会聚会在绛宫一处。绛宫属于心的部位，心属火，其色赤，医家称为君主之宫，所以叫做赤帝宫。

借问真人何处来，从前原只在灵台。

真人，即是真我。吾人肉体有生有死，不能算是真我，只可以叫作假我。除掉有形质的肉体,尚剩下那个无形质的念头,是否可以叫作真我? 然而也不是真我。因为那个念头,也是忽起忽灭,不能由自己做主的。再除掉忽起忽灭的念头,另外寻出一个无生无死万劫长存的实体,这个方是真我,又名为真人。

这个真人,从前未曾见过面,此刻第一次认识他。究竟他由何处而来呢? 其实他从前就住在我们灵台之中,未尝瞬息离开,并非由外面进来的。

昔年云雾深遮蔽,今日相逢道眼开。

因为历年以来,被云雾遮蔽,把真人的面目隐藏。虽说他从前就住在灵台之中,我们却认识不出。今日功夫做到相当的程度,道眼遂开。道眼既开,如拨云雾而见青天,真人因此露面。

"云雾"二字,比喻我们的七情六欲妄想杂念。

此非一朝与一夕,是我本真不是术。

这个功夫,不是一朝一夕做得成,须要经过若干岁月。并且不是用什么取巧的法术,讨什么意外的便宜,仅此寻得吾人本来真面目而已。

岁寒坚确如金石,战退阴魔加慧力。

《论语》上有一句话:"岁寒然后知松柏之后凋也。"岁寒,是每年天气最寒冷的时候。凋,是树木落叶子。松柏后凋,是说别种树木到这个时候,都已枯槁零落,独有松柏仍旧青翠不凋。比喻修道的人有坚忍的力量,可以耐得困苦,受得折磨,而不致于改变初心。确字,同坚字一样解释。松柏不凋已经称得起坚确,金石比松柏更要坚确。所以此处拿金石比喻修道人的志气,有金石般的志气,自然能够战退阴魔。

阴魔既已去尽,慧力即同时增加。慧,是智慧;力,是毅力。只有智慧而无毅力,虽可以见道,而不能成道。只有毅力,而无智慧,又恐怕认不清大道,误入旁门。必须智慧与毅力二者俱足,方免遗憾。

皆由虚淡复精专，便是华胥清净国。

心中没有妄想和欲念就是虚。不染一切嗜好并恶习就是淡。仔细研究，彻底明白，就是精。信受奉行，始终如一，就是专。

《列子》书上说："黄帝昼寝，而梦游于华胥氏之国。其国无师长，其民无嗜欲。不知亲己，不知疏物，故无爱憎。不知背逆，不知向顺，故无利害。"其实是一种寓言，等于今人所谓乌托邦之类。人们心中果能十分清净，也同到了华胥国一样。

初将何事立根基，到无为处无不为。

世间无论做什么事，起初总要立一个根基，以后方能有所成就。修道是大事业，更要把根基立稳，方能步步前进。等到工夫纯熟，程度高深，自然显得头头是道。表面上好像无所作为，实际上已是精全气全神全，没有丝毫缺陷。老子《道德经》第三章说："为无为则无不治矣。"又第三十七章说："道常无为而无不为。"此篇"到无为处无不为"句，也是根据老子的意思。

念中境象须除拔，梦里精神牢执持。

这两句就是立根基的办法。吾人当静坐的时候，须要把心中杂念打扫干净。等到坐功纯熟之后，杂念可以完全消灭。然后在睡梦之中，也不忘记修道之事，也同平常静坐的时候一样，自己很有主宰。

不动不静为大要，不方不圆为至道。

工夫偏于动，嫌太浮躁；工夫偏于静，嫌太枯寂；性情偏于方，嫌太板滞；性情偏于圆，嫌太巧滑。不能落于两边，而得其中和，才是大道。

元和内运即成真，呼吸外求终未了。

吾人果能在身内运用元始中和之气，流行不息，就可以成道。倘若在外面呼吸上永久执着，不肯放松，到底未有了脱之日。

元气不住神不安，蠹木无根枝叶干。

元气，即是上文所说元始中和之气。不住，即是不能长住于身内而向外面发泄。发泄太多，身体里面的元气，渐渐亏损。元神因为没有元气来培养，遂不能在身中安居而要逃亡。譬如树木被蠹虫所蚀，根本受伤，枝叶自然就干枯。人身中元气，被七情六欲、饥饱寒暑、劳心苦力所伤，身体自然也不能长久。

休论涕唾与精血，达本穷源总一般。

鼻中生出的流质叫涕；口中生出的流质叫做唾；心中生出的流质叫做血；外肾生出的流质叫做精。虽有四种名称不同，但是这些东西本源却是一样。

达本，是看透它们的根本。穷源，是追究它们的来源。

此物何曾有定位，随时变化因心愿。

人身上各种流质，不是分疆划界固定在一处而不许移动的，都是临时因外界的感触和内心的刺激而后生的。

在体感热即为汗，在眼感悲即为泪。

皮肤里面的流质，外感于天气温度太高，就变化为汗，从毛孔中出来。眼睛里面的流质，内感于情意过分悲哀，就变化为泪，从泪腺中流出来。

在肾感念即为精，在鼻感风即为涕。

外肾里面的流质，内感于心中淫欲之念，就变化为精，从精管流出来。鼻黏膜里面的流质，外感于空气中寒冷之风，就变化为涕，从鼻孔中出来。

纵横流转润一身，到头不出于神水。

纵，指人身上下。横，指人身前后左右。流转，是说在身体里面周流循环。润一身，是说身中无一处不走到，无一处不滋润。所以能有这种变化和这种功效，总不离乎神水的作用。

神水难言识者稀，资生一节由真气。

神水这件宝物，它本身的道理太玄妙，颇难以言语形容。而且世间有学问的人虽多，识得神水的人却很少。须知汗泪涕唾精血等等，都是神水所生，神水又是真气所生。人身若没有真气，神水就不免要干枯。神水既然干枯，于是乎有眼不能视，有耳不能听，有鼻不能嗅，有舌不能尝，有生殖器不能生育，有四肢百节不能活动。到了这个地步，离死也不远了。

但知恬淡无思虑，斋戒宁心节言语。

"但知"二字的意思，就是只晓得照以下所说的方法去做，其他一切都不去管。恬，是心中安静。淡，是把世间虚荣看得很淡。思，是思想。虑，是忧虑。斋戒，是古人在将要祭祀天地鬼神之前一种预备的行为，如沐浴、更衣、不饮酒、不茹荤、不作乐之类。宁心，是心不妄想。节言语，是口不乱说。

一味醍醐甘露浆，饥渴消除见真素。

牛奶第一转叫做酪，第二转叫做生酥，第三转叫做熟酥，第四转叫做醍醐。醍醐可以算得牛奶中精华所结成的。芭蕉有一种，名叫甘露蕉。花苞中有露水，味甚甘，就是甘露浆，可以算得芭蕉中精华所结成的。一味，就是没有第二样。

因为上面所做的功夫，纯洁而安静，所以身中发生的效验，也是甜美而清凉。饥则思食，渴则思饮，都是表示吾人身体里面有所欠缺，需要补足，方好维持。假使身内部无所欠缺，自然就不饥不渴，能入大定，自然就能看见本来面目。

凡丝类没有染颜色的叫素。吾人真面目，本是白净无疵，一尘不染，所以叫真素。

他时功满自逍遥，初日炼烹实勤苦。

到了将来功夫圆满之后，自然逍遥快乐。但在当初下功的时候，实未免勤劳而辛苦。

用武火时叫作炼，用文火时叫作烹。如何是武火？打起精神，扫除杂念，端身正坐，心息相依。如何是文火？全体放松，含光内守，绵绵似有，默默如无。

勤苦之中又不勤，闲闲只要养元神。

虽说下手做功夫要耐得勤苦，然又不是劳心劳力动手动脚的事。所以老子《道德经》上有一句口诀，教人"用之不勤"。

既说要勤，又说要不勤，岂非自相矛盾吗？须知所说"不勤"的意思，就是不劳动，不执着，不揠苗助长。所说勤的意思，就是不虚度，不懈怠，不一暴十寒。闲闲，就是表示不勤。能闲闲，方能保得住元气，能保元气，方能养得住元神。

奈何心使闲不得，到此纵擒全在人。

奈何世上的人，总是要休息而不可得。虽说因为环境所困，不能完全放下，然而有一半也是历劫以来的习惯，难以改变。做功夫的人，常常被这个念头所累。到了此种地步，或任他放纵，或设法擒拿，全在各人自己做主。

我昔苦中苦更苦，木食草衣孤又静。

曹真人言他自己当日做功夫时期，受过许多困苦。吃的穿的，都是别人家不要的东西。所处的境遇，既孤寂又冷清。

心知大道不能行，名迹与身为大病。

心中分明认得大道是好，无奈不能实行。所以不能实行的缘故，因为受三种之累：一种虚名，二种事迹，三种身体。虚名之累，就是能者多劳；事迹之累，就是权利义务；身体之累，就是衣食住行。

比如闲处用功夫，争似泰然修大定。

修道的人，就怕不得闲。幸而得闲，又被许多有作为的旁门小法所累。比如我们身心，已经得到了清闲境界，与其再要用各种旁门小法功夫，倒不如一切放下，专修大定的功夫为妙。

"争"字与"怎"相同，"争似"犹言"怎若"。

按：张紫阳真人《悟真篇》七言律诗第二首云："大药不求争得遇。"第十三首云："争如火里好栽莲。"七言绝句第一首云："争得金丹不解生。"第八首云："争似真铅合圣机。"第四十首云："争得金乌搦兔儿。"第六十四首云："教人争得见行藏。"凡所有的"争"字，都作"怎"字解。宋朝人文章上面所习用的字眼，和现在人所用的两样。为诸君读道书便利计，特附注于此。

形神虽曰两难全，了命未能先了性。

大道之要，在全神而又全形。全神，普通叫作性功。全形，普通叫作命功。修道的人，能得形神两全最上。如其不能，先做性功以全神。等到有机会时，再做命功以全形，亦无不可。

下文所说，就是了性全神的办法。

不去奔名与逐利，绝了人情总无事。

不去同人家争名夺利，谢绝人情上的往来应酬，就能够达到清闲无事的境界。

决烈在人体住滞，在我更教谁制御。

不贪名利与谢绝应酬，这两件事，看起来很不容易做到。但是事在人为，若真肯下决心，未必一定就有什么障碍。在我自己本身，更是要做就做，叫谁来干涉我呢？

住滞，即障碍之意。制御，即干涉之意。

掀天声价又何如，倚马文章非足贵。

掀天，形容其人声价之高。倚马，形容文章下笔之快。但是对于修道都无用处。

荣华衣食总无心，积玉堆金复何济。

上一句说一心向道，不注意于荣华衣食。下句说有钱的人，若不肯修道，等到老病死的时候，虽有钱又何济于事呢？

工巧文章与词赋，多能碍却修行路。

此言成为一个文学家，也无大用，反而成为修行的障碍。

恰如薄雾与轻烟，闲傍落花随柳絮。

此言文人不能成大事业，就像那些薄雾轻烟，和落花飞絮为伴，总觉得飘荡无根，虚而不实。

缥缈浮游天地间，到了不能成雨露。

上句说薄雾轻烟的形状，下句说薄雾轻烟与雨露不同。雨露有益于人世，烟雾无益于人世，而烟雾终究是烟雾，不能变成雨露。

缥缈，形容其漂荡无根。浮游，形容其虚而不实。

名与身兮竟执亲，半生岁月大因循。

世上没有一个人不喜欢名誉，更没有一个人不爱惜身体。名誉和身体比较起来,哪一样同我最亲近呢? 自然是身体最亲切了。可惜世上人半生岁月,就此因循过去。

"因循"二字的意思,就是遵守旧章。我们抱定人类始祖所遗传的饮食男女习惯,永远不肯改变,服从造化所支配的生老病死定律,绝对不敢违抗。这些都叫作因循。

比来修炼赖神气,神气不安空苦辛。

比来,就是近来,大概指中年以后而言。因为凡人到了这个时候,身体已经渐渐衰朽,全靠在神气上面用功夫,才能有少许补救。神气若不能安居在身内,所做的功夫都是白吃辛苦。

可怜一个好基址,金殿玉堂无主人。

好基址,金殿玉堂,皆指人的身体而言。主人,指人的元神而言。

身体譬如一所房屋,元神譬如这房屋的主人,倘若时时刻刻让他在外面游荡,不肯回到腔子里,就像一所好房子,无人居住,无人打扫,无人修理,渐渐地这个房子就要变坏了。

劝得主人长久住,置在虚闲无用处。

我们应该用种种方法,把房屋的主人劝回来,长久住在家中,不要野心勃勃,常想跑到外面去。并且要把他放在空虚闲静的地方,使他心无所用,然后他的旧习惯始能慢慢改变。

无中妙有执持难,解养婴儿须藉母。

我们的元神,当其寂然不动的时候,不可以说它是有。当其感而遂通的时候,又不可以说它是无,只好说是无中妙有。

凡世间道理,不可拿言语形容,不可用心思推测的,都叫做妙。妙有也是这种道理。既不偏于无,亦不偏于有,因此就难于执持。所谓难于执持,就是说把握不牢,捉摸不定。照这样看来功夫究竟如何下手呢?

但诸君要懂得，世上养育婴儿，全靠母亲力量。我们元神譬喻婴儿，试问元神之母是什么？老子《道德经》第一章云："无名天地之始，有名万物之母。"第二十章云："我独异于人，而贵求食于母。"第二十五章云："有物混成，先天地生。寂兮寥兮，独立而不改，周行而不殆，可以为天下母。吾不知其名，字之曰道。"因此我们可以断定母就是道。若要养育元神，必须凭借道力。

道是什么？道就是阴阳，阴阳就是性命，性命就是神气。初下手工夫，就是以神驭气，以气养神。神气合一，就是修道。

缄藏俊辩黜聪明，收卷精神作愚鲁。

精神发于耳目，叫做聪明。发于言论文章，叫做俊辩。缄，是封闭。藏，收藏。黜，是废弃。

这两句大意，是劝人把自己精神收藏在身体里面，不要发泄在身体外面，要学老子《道德经》上所说"大辩若讷，大巧若拙"的样子，是为修道初步下手的办法。

坚心一志任前程，大道于人终不负。

心要坚定，志要专一，任我们向前途走去，终可以达到目的，那时才晓得大道不负于人。所怕的就是人们自己不肯走这条大道，偏喜欢走邪路旁门，非但今生落一场空，并且来生尚要招得种种恶报，何苦乃尔！

附录：曹文逸女真人赠罗浮道士邹葆光诗

罗浮道士真仙子，跃出樊笼求不死。
冰壶皎洁水鉴清，洞然表里无尘滓。

叱咤雷霆发指端，赋邪役鬼篆飞丹。
朝吞霞气松窗暖，夜礼星辰玉简寒。
琴心和雅胎仙舞，屏绝淫哇追太古。
幽韵萧森海岛风，余音缭绕江天雨。
真居僻在海南边，溪上帘栊洞里天。
灵凤九苞飞栏外，珍禽五色舞花前。
金丝捣露紫河车，青霓跨领铁桥斜。
罗浮自古神仙宅，万里来寻况是家。
我昔闺中方幼稚，当年曾览罗浮记。
形质虽拘一室间，精魂已出千山外。
如今亲见罗浮人，疑是朱明降上真。
剑气袖携三尺水，霞浆杖挂一壶春。
松姿鹤步何萧散，风调飘飘惊俗眼。
吾师出处任高情，止则止兮行则行。
富有溪山宁愿利，贵怀道义不干名。
我今寄迹都城里，门外喧喧那入耳。
上床布被日高眠，不为公来不肯起。
问公去速来何迟，得接高谈几许时。
白云偶向帝乡过，去住无踪安可期，
我亦韶华断羁绁，何异飘蓬与翻叶。
相逢邂逅即开颜，礼乐何曾为吾设。
志同笙磬合宫商，道乖肝胆成吴越。
相近未必常往还，相遥未必长离别。
翩然孤鹤又南征，寄语石楼好风月。

（共五十二句）

《罗浮山志》

《罗浮山志》云：宋徽宗宣和中，有曹仙姑居京城，作诗赠道士邹葆光。时徽宗广求学仙之徒，与工诗赋奇女。仙姑，与吴妙明，皆微至京师。仙姑明于丹敕，尝作《大道歌》，深得要旨，道流竞传诵之，敕封文逸真人。每遇道流，藐谓无人。独与葆光语，甚见称许，故有此赠。

（见《古今图书集成·神异典》）

汪东亭先生对于《灵源大道歌》之意见

体真山人汪东亭曰：《大道歌》，又有人谓是刘祖海蟾著，名《至真歌》。余观历代丹书，凡有女真著作，皆是言汞不言铅，言水不言火。盖女真身属坤体，故不便言阳火，而只说阴符也。惟独此歌更洗刷净尽，通篇无一字及铅，所说无非真汞一物。且灵源者泉窟也。泉窟即神水之根也。本歌云：神水难言识者稀。又云：纵横流转润一身，到头不出于神水。此皆祖述《悟真》所言："本是水银一味，周流遍历诸辰。阴阳数足自通神，出入不离玄牝。"盖玄牝即灵源泉窟。又至真之义，丹经皆指真阳。此歌一味真阴，与至真二字何涉。况刘祖著《还金篇》，《还丹歌》，皆是铅汞对待，何独于此歌只言汞而不言铅耶。余谓文逸仙姑所作，确无础也。

汪说见于《道统大成》女丹诀中。

《至真歌》与《灵源大道歌》

撄宁按：《灵源大道歌》，在各家道书中，常名为《至真歌》，谓是刘海蟾真人所作。与此篇对勘，仅题目及作者姓字不同而已，本文未见有何特异处。《至真》，《灵源》，刘作，曹作，纷纷聚讼，迄无解决之方。

余观此篇体制，殊不类刘真人手笔。然欲判归仙姑名下，又苦于搜不出证据。虽光绪年间，体真山人汪东亭，曾有论断，理由亦不充足。余后偶阅《古今图书集成·神异典》，见其中引《罗浮山志》一段云云，方知《大道歌》确属曹作。

曹为宋徽宗时人，其名不传，文逸二字乃其封号，曹在当时并有赠罗浮道士邹葆光七言长歌一首传世，格局气味，与《灵源大道歌》极相似。于是数百年疑案遂以大白。

（《扬善半月刊》第七十七期《灵源大道歌》之按语）

与蒋竹庄先生讨论先后天神水

来函之一段：

灵泉神水，似指先天，虽后天之津液，从此而出，今即以津液释灵泉，先后天不分，恐致学者误会。

复函之一段：

神水二字，原是一种代名词，说后天可，说先天亦可。但在各家道书丹经上，虽其所用名词，往往杂乱无章，而先天与后天的界限，却划分得很严，不便通融假借。

凡所谓先天，都是无形的；凡所谓后天，都是有形的。如涕唾精血汗泪等物，当然属后天。即《灵源大道歌》所云神水，亦不合先天定义，惟比较涕唾精血汗泪等物，其程度则超过一级耳。盖因《大道歌》原文"纵横流转润一身"这七个字，已将神水的界限划定了。俨然是有形的物质，而非无形的先天。至于所谓"神水难言识者稀，资生一节由真气"这个真气，似指先天而言。假使说神水是先天，则神水所赖所资生的真气，更是先天，于是乎有两个先天，恐不合理。愚谓：自先天无形的真气，一变为有形的神水，自有形的神水，再变为不仅有形而且重浊的涕唾精血泪汗等物，其中显分阶级，可知本篇所谓神水，乃先天无形真气变后天有形物质时，中间过渡之物，今世医学家所谓内分泌者，或不无关系。

据汪先生云："灵源者，泉窟也。泉窟，即神水之根也。"汪意盖谓灵源如山中石隙之泉眼，其水至清洁，而且静止。神水如尚未出山之流泉，其水因流动所经过路程太多，已不免灰沙混入，惟幸其尚未出山，究与江河湖沼浑浊之水下同。故汪不曰灵泉即是神水，而曰是神水之根。可知神水之根乃先天，而神水则非先天矣。

拙注引朗然子诗"华池神水频吞咽"句，的确是指口中津液而言，然较之常人口中涎唾，则有清浊之别。《黄庭内景经》第三章"口为玉池太和官，嗽咽灵液灾不干"，《内景》第三十三章"取津玄膺入明堂，下溉喉咙神明通"，《外景》第一章"玉池清水灌灵根"，《外景》第二章"玉池清水上生肥，灵根坚固老不衰"各等语，皆同朗然子之意。昔日拙作《黄庭讲义》，略有发明。

总而言之，灵源大道，是指先天；涕唾精血，是指后天；而灵泉神水，则是先天变后天时中间过渡之物。若按返还效验，亦可以说是由后天返还到先天时中间过渡之物。

是否有当，敬请指教。

跋一

仙道之学，玄妙难知，乃吾中华独有之国粹，亦惟吾汉族古往圣哲特别之智慧，始能发明到此。余何幸生为中国之人，而得闻此道耶。幼读小说家言，颇羡神仙有超人之能力，常于静夜，炷香祷天，以求仙度，长者每斥我为妄。黠者群笑我为愚。虽然，妄与愚，且置勿论，而其一念之诚，或不无可取也。后以凤世因缘，得识吾撄宁夫子。花晨月夕，对坐清谈，方知世间真有神仙之学，决非小说家空中楼阁之言。惜彼时专攻医术，嗣又服务社会，至今三十载大好光阴，尽消磨于尘劳苦海之中，讵勘回首。

丙子春，撄宁夫子为编辑《扬善半月刊》故，谋隐居僻处。余复以困于痼疾，不能任繁剧，遂同意迁居沪西梅陇镇之乡村。即便于呼吸新鲜空气，且欲代其料理衣食住之琐事。有暇，辄煮茗吟诗以为乐。一日偶读圆峤真逸诗"太息平生晚闻道,双修偕隐两蹉跎"之句,不禁触动愁怀,泫然流涕。夫子见而谓曰:尔欲闻道,此其时矣。惟不能以私情而废古制。余乃照例具表立誓,行礼如仪。遂于历代道祖仙师位下,敬恭承受超生死、脱轮回、历劫不变千圣相传天人合一之绝学。此丙子冬月事也。呜呼大道无私,岂不信哉!

《灵源大道歌》者,余三十年前,已能背诵,但未明其奥义,仅喜玩其词章,而今则幸矣。一者幸万方多难之秋,尚有此仙学胜缘之集会。二者文化消沉之际,尚有此白话注解之流通。三者幸诸位道友序文,皆各擅真知灼见,逸想遐思,足以补充注解未尽之意。四者奉天下后世有缘的士女,得读此书,于最短时期,即能洞明最上乘之玄妙,并预贺彼等将由此而获修身立命之方,识返本还源之路。则作者、注者、序者、捐资刊印者、设法流通者,种种愿力,皆不致虚抛耳。噫! 余老矣,且苦病。今生能完其素志与否,固不敢存奢望。惟大道无私,成功亦何必自我乎!

民国二十七年戊寅季秋内弟子吴彝珠谨跋

跋二

《灵源大道歌》,向无单行本应世。至于白话注解更未之前闻。今观此歌,通篇既无龙虎铅汞、五行八卦等类代名词。而其宣传大道,开示灵源,且直指性命,专讲神气,又至为亲切。若能依法行持,可保绝无流弊。不论男女老少,士农工商,只须有一时一刻之工夫,便可调一开一阖之真息,补救已损之精神,摄收渐耗之元气,勉维现状,庶渡衰残。倘再能断绝尘缘,专心致志,将见混一忘一,得大自在,倏忽之间,真可以坐脱而立亡矣。虽然,本篇因是文言,初学犹难领会。兹幸吾师陈公,复用浅显流畅之白话文以注解之,使粗通文理之人,亦能展卷了然,无师自悟,庶免歧路彷徨,空抱向隅之叹。惟学者既得此书,即当彻底研究,切勿如走马看花,或竟束之高阁。若徒遇斯盛缘,而不得其益。结果仍与醉生梦死之庸俗人无异,终不免为最狡猾最顽皮之造化小儿所玩弄,岂不甚可惜哉!原夫曹真人之启发于前,与吾师之细释于后也。盖欲普渡众生,愿人人成道耳。则世之读此书者,又安忍辜负作者及注者之一片苦心,而不力求上进耶!

民国二十七年戊寅季秋弟子汪伯英谨跋

女子道学五种

陈撄宁　辑

出版说明

　　为弘扬道教文化,挖掘道教典籍宝藏,为仙道修炼提供理论指导和实修印证,今特再印女子道学小丛书。

　　本书是倡仙道学者陈撄宁先生,根据女性生理心理特点,本着仙道求实存真的宗旨,广搜历代女子修炼方法,精选编为《坤宁妙经》《女功正法》《女丹十则》《男女丹工异同辩》《女丹诗集》共五种,是一本罕见的女性修炼专著之一。

　　今天我们重刊此书,在不更动原文原则下,将该书合订为册,便于读者翻阅保藏。

傅圆天

一九九四年八月二十五日

于青城山飞仙观

编辑大意

　　一、精选古今女界懿行嘉言,短篇著作,足以养成女子高上之人格,灌输女子优异之智能,此为关于心理一方面者。

　　二、精选历代女子修养之方法,经论诗歌,足以造成女界特出之奇才,健美女子普通之体魄,此为关于生理一方面者。

三、道学为中华民族之国粹，乃世界各国所无，而为我国所独有者，以前因女子教育尚未普及，故不能研究此种超群之学术，今依男女平等之原则，将此种学术逐渐公开。

四、古人著作，深浅不一，有十分玄奥难以明了者，亦有偏于俚俗不能动听者，今为普及起见，玄奥者必附以注释，务使读者易解，俚俗者稍加修饰，免致大雅贻讥。

五、本书编辑宗旨，乃提倡中国国有之道学，绝对破除迷信，凡稍涉迷信之文字，概不收录。

坤宁妙经

序

道学之来源，不知始自何时，其见于记载者，则以广成子告黄帝之言为最古，距今已历四千六百余年，代代相承，未尝断绝，中间虽有时被陋儒之摧残，及佞佛者之排挤，表面上似乎声销迹灭，然而山林隐逸，江湖异人，秘密口传，数千年仍如一日，惟伊等发誓不著于纸，故局外人无从知其底蕴，于是儒释二家经典，汗牛充栋，而真正道家书籍，竟寥若晨星，女子道书，尤为罕觏。廿载以前，余即有愿流通丹经秘本，苦于机缘未能凑合，蹉跎岁月，成效难期。今者幸遇翼化堂主人张君竹铭，堪称同志，彼此互商之结果，遂有《女子道学小丛书》之编辑，第一种出版物，即是《坤宁妙经》，搜集木刻本、传钞本、家藏本，共有六种之多，其间文辞各异，字句错误者，指不胜屈，乃将六种本比较优劣，择其善者而从之，自首至末，三翻四覆，修饰润色，顿改旧观，虽未敢称为十分精粹，但所余者，亦不过大醇中之小疵而已。因欲急于应世，故仅先出版，俟将来觅得特种秘本，再行一次校订工夫，或可达到尽美尽善之目的,此则有待于他年矣。

民国二十四年陈撄宁识于沪上弘道轩

讲经须知

一、女子学道,每苦于无书可阅,无经可讲。虽有许多好道之人,因一时寻不着门径,往往误入歧途,种因既错,结果全非,殊堪浩叹。此经行世,若有精通玄理之士,熟读经文,潜心研究,因时制宜,随机说法,令大众普听,解行相应,未尝非女子学道前途之曙光也。

二、此经首言造化生人之原理,继言女子品德之养成,继言身心性命之根源,继言金丹玉斗之秘,继言发心实证,同参玄妙,共跻仙班,所有坤道修炼普通应有之方法,包括已尽,切合女子心理与生理上之需要,若能善于演讲,必能效果宏收。

三、佛教法师讲经,常有在家妇女掺杂于僧尼居士之中,前去听讲,众人合掌他合掌,众人膜拜他膜拜,众人唱诵他唱诵,众人闭目低头瞌睡,他亦闭目低头瞌睡,有时忽然惊醒,勉强撑持,窘状百出。迨听讲已毕,试问其经文义旨所在,都茫然莫对,仅以"不懂"二字回答。如此听经,若说能得听经之利益,未免自欺欺人。考其不懂之原因,一由于经中义旨不能适合于妇女之性情,自觉格格不入;二由于讲经之人,仅以单调的及乏味的说辞,敷衍而过,不能振作听众之精神,遂致满堂入于催眠之状态。故佛教讲经,仅成为一种仪式,徒壮观瞻而已。

四、讲《坤宁经》者,须要设法免除第二条佛教讲经之流弊。讲堂之中,温度要适宜,空气要流通,一切仪式,一切陈设,随时随地,斟酌变化,不必十分拘泥,若财力不允者,仅焚少许名香已足,其余陈设,概从省简。最要紧者,须使听众心静神凝,勿使听众昏昏欲睡。

五、讲师之资格,(1)要通太极阴阳五行八卦之哲理;(2)要知中国古代女界名贤之历史;(3)要识身心性命之根源;(4)要明女丹修炼之工法。四种学问，若缺其一，即不能解释此经。

六、讲经之时间，每次以一小时为限。若多讲恐听众易于忘记，好在经文不繁，全部共计十八章，每一次讲一章，十八次即可讲毕。每二次讲一章，三十六次亦可讲毕。至于一日一次，或二三日一次，或每星期一次，临时决定可也。

七、讲室中要预备黑板粉笔，若遇有关经义之文字，可以临时写出，便于听众作为参考之用。

八、关于女丹修炼实行口诀，有不便公开演讲者，概依前人传授规矩办理，讲师不可破坏古例，听众亦不可强迫要求。

资生章第一

两仪氤氲，资始于乾，万物胚胎，资生于坤。维坤亨贞，承乾顺应，蕴蓄凝结，其道以正。载物之功，匪坤莫成。配天立极。惟一惟贞，阴阳不忒，神妙化生。物物藉之长养，息息得之常存，旨哉生生之理，微乎化化之源，寓至动于至静，分清流于浊渊，欲知妇德纲维，先辩坤元奥窔。地无不载之天，阴有含阳之妙，明四行以树芳型，却七情以归至道，节仪标青史之传，精魂证紫宫之号，谈经立千古母仪，秉笔垂群蒙女教，资生之功，首宣大要。

化气章第二

阴阳迭运，循环无端，昼夜递迁，健行不息。气有二至之分，运擅三元之妙。化机泯迹，枢纽乎中；体用攸关，互藏其际。弥沦磅礴，始无而见有，仍终有以归无。浑颢流通，自实以成虚，即从虚而证实。虚虚实实，究莫明虚实之端；有有无无，亦难测有无之兆。先天太极，造化根源，人物生机，乾坤大道，惟妇女者，得坤之体，承乾之功，静一而已。静专于宁，一纯于德，不识不知，顺帝之则，本翕受之真机，和身中之日月，绵绵任其自然，息息归于根穴，汲水府之清泉，养灵台之皓魄，解悟玄微，瑶池仙客。

净业章第三

欲跻仙阶，务除恶业，去恶未净，树德难滋。若彼心迷于欲，情种于爱。或流连婉转，或悲啼嬉笑，或丝藤不断，受牵引以沉沦，或罗网误投，竟含冤于歧路，夜台凄切，空憾情理，泉壤飘摇，犹留爱蒂，如斯缠缚，焉脱轮回？欲出迷津，惟凭慧炬。身口意业，永不招愆，杀盗邪淫，慎毋轻犯，一诚奉善，似嘉谷之朝阳，万念潜消，如沸汤之沃雪，洁清源本，方好修持，觉悟因缘，不难证道。

修善章第四

尘业尽净，扫渣秽而心地扩清；夙夜胥融，辟荆榛而性天朗照。虚灵透露，彝好攸征。打叠精神，专修懿行。积善余庆，不善余殃。载诸坤卦，良意深藏。太上之道，专气致柔。楚书之辞，惟善为实。柔性和顺，能有则正。善归于柔，慈祥谦逊。肃志端庄，敛躬温靖。冲虚雍穆，贞一妙应。养气寡言，清心无兢。惜物命以蓄生机，参道要以明真性。既克敦乎伦常，复潜修乎玄蕴，不泥绣像空谈，须究还丹心印。勿以小善不为，勿以人善是憎。和光风月之中，适性帘帏之内，炷香敬礼自性元神，酌水清修光明宝藏。莫谓女流无杰出之才，须知玄门有坤宁之妙。

崇德章第五

天有五贼，用之则昌；人有五福，修之则良。大德不德，如川之流；小德积德，敦行而化。体也艮止，用也变通，有得乎中，迹象胥融，大化谓圣，神不可穷。女修之功，先去慝焉。关键奚云，辩惑为真。维女子见，多失阴僻，暧昧狐疑，犹豫不已。故其情欲，每易骄痴，而其知解，常多回惑。矧于典籍，更少览观，宦门淑美，徒博锦帏绣阁之华；绅族名媛，不过咏雪吟风之学。拈针刺绣，已擅闺奇。腻舞情歌，更夸艳迹，岂知贞静之懿徽，罕具清高之令德。昔者北郭辞官，绯声于楚国；孟光举案，推誉于梁鸿。然而大家作训，语焉不详；列女有编，传之未备。兹特妙演《坤宁》，用垂闺范，蕳房秀质，惟德是基；芳蓐佳才，能崇是望。初终毋替，永固根基。

女教章第六

蒙以养正，作圣之功。坤而元亨，用柔之道。古有贤女，以身立教。蕙质天成，兰言则效，守贞不字，闺壶十年。温情婉若，慧性幽娴。夙兴夜寐，孝敬诚虔。和以驭下，庄以修己。动容出辞，准乎法纪。龟鉴鸿篇，曾传女史。或孝感夫神明，或忠坚于男子，或节凛乎秋霜，或烈同夫昊日，或义可以贯金石，或侠可以激风雷，或智足破大疑，或才堪济一世，历稽美德，千古余香。挹彼休风，百年增色。尔诸闺秀，精鉴前型，毋慕虚荣，毋矜文彩，铅华洗尽，不夸艳服奇妆，笔彩端凝，莫绘绮词丽句，敦伦好学，说礼明诗，专事织裁，毋徒饰为纤巧。洁修中馈，务实体于俭勤，柔德是正，令名克成，更能陶其真性，保其元精，致功于内外，炼气于朝昏，是童女身而得道，可驾鸾鹤以飞升。

妇道章第七

妇道尊严，修持必要，敌配于乾，母仪攸好。结悦之期，慈亲训词。必敬必戒，无违夫子。夫妇之伦，人道之始。御家有教，正室有礼。鹿车共挽，牛衣不耻。井臼躬操，糟糠非鄙。闲事莫干，中菁勿齿。既助家长，用诲儿孙。若彼敬姜务绩，孟母三迁，熊丸助读，封鲊养廉，隔纱受业，截发留宾，昔贤既往，谁嗣徽音？凡诸富贵之家，必去矜骄之态。门内兴仁兴让，后世乃美乃馨。或操贫贱之业，须绝嫌怨之萌，齐眉可饱可欢，子孙必礽必云。戒贪痴以平戾气，醒痴爱而杜荒淫，苟妇德之无忝，斯人道之有成。善庆则宜男益寿，福报则身泰名荣。懿美克臻，玄修可寻。既迪尔以本职，更诲汝以真经。溯源究本，见性明心，金丹无俟外觅，坤基即在本身。

经论章第八

皇古浑穆，气物淳朴，燮理阴阳，纯熙噩噩，名象何分。邱索奚作，中古羲农，画图演卦，书契既辟，乃立教化。垂典编谟，盛自虞夏。然所著书，总此心传，未有区别，岂分男女。矧兹禀赋，同具一元。虽异其形，乃同其理。惟精与气，神为之主。或清或浊，心君是省。寡欲忘情，筑基炼己。玄牝翕和，潮信灭影。本庸近之常经，起尘埃于天顶。定观即克己之功，黄庭隐真人之容。西华宣妙化，金母挹灵风。全形毋俟尸解，炼气直入穹窿。童贞无交感养育之伤损，易变形而启蒙；妇女多浊漏胎产之破坏，务洁志以修容。私欲悉捐，万感俱泯，广参经论，入众妙门。

觉迷章第九

茫茫尘海，滚滚风涛。水陆沧桑，古今朝暮。浮生如寄，嗟五浊之形躯，幻梦终霄；叹百年之苒苒，鸡皮鹤发。难驻红颜，玉貌花容，瞬埋青塚。或累多于子女，或习染于纷华。不求早出迷涂，焉能常留凡境？生时既已渺茫，死后如何超脱？所幸女性幽娴，故尔妇修稳妥。牢固金精于玄室，断除天癸于层关。功迈绛雪之丹，神游阆风之苑。笑粉黛之娇娆，等优伶之忸怩。乘兹普渡机缘，快上法船归隐。古昔证道女真，皆住蓬莱峰顶。唤醒枕侧痴迷，莫认眼前光影。须知还返工夫，急速下手加紧。清净源头性命基，坤元妙理少人知。一痕晓月东方露，穷究生身未有时。

坤基章第十

二气交结，中黄应玄。五行相生，惟土斯全。其德安定，其功积厚，其性专一，其用真常。含育万有，滋息繁昌。上配乎天，下通乎渊。凝和百脉，灌溉三田。黄芽出土，见药苗之新嫩；白雪凝酥，识冰壶之妙音。

固元精于玄牝，入一念于杳冥。下手先须克己，用功只在存神。四威仪中寂照，内观想里安心。直至天君泰定，方能运动周行。苟不得其真谛，百般尽属虚名。譬诸盖屋，首要筑基。喻彼烧炉，先须种火。五行攒簇，结中宫灵台之缘；四象安排，衍坤维丹室之奥。不识玄关，难言至道。常明根本于生身，究厥性命于仙教。即心即道，道斯可造。

根本章第十一

为人在世，不论男女，能知本根，即可入道。本乃性原，根为命蒂。譬彼树木，必培其本，本既坚固，方可滋生。又如花果，先发在蒂，蒂既含蓄，斯可成熟。人之根本，胡可弗保？溯厥本来，其根原固，何甘戕伐？自作损伤，灭性轻生，沦于众盲。致令元始以来一点灵光，逐渐消蚀，必竟沉沦。试思宇宙万类，莫不各有根本。极之微渺动物，亦能善养其生，岂可人类，而不如物？虽然血气不和，根本难立。色身有漏，根本难全；孕育多胎，根本难固；爱情染着，根本难坚；愚浊混淆，根本难清；神志混乱，根本难安；贪私扰攘，根本难净；习于诈伪，根本难存，故尔修功，不能精进。能知诸弊，一一扫除，毋摇尔根，毋伤尔本，尔性尔命，勤于爱惜；尔精尔气，时加保护。安神守真，去妄存诚，惟本是究，即可长生。

性命章第十二

命原于性，性根于命，为天地祖，为万物灵。未立命时，本同此性；既有命后，不离此性。彝良之好，人各具足。虽有男女，性无差别。究厥本初，性亦不名。太极未判，性命何分？两仪既生，始见性命。性为命宝，命为性源。养性即是存心，修命可以造道。毋自委之命定，是轻视夫命也；毋饰言为性恶，是妄解夫性也。欲知性命根源，须究乾坤妙用。阳里含阴以受质，月中抱日以生光。本来互用之天机，即是性命之妙理。动于无始，动极而后有阴；静于无终，静极而后有阳。一阴一阳，一动一静。清浊上下，乃见造化。阴阳动静之根，性命身心之要。一灵觉照，性海常发智光；万有皆空，命门独开生路。全性则全受全归，修命即修仙修道。交互用功，于斯为至。

心体章第十三

心体无为，湛然常寂，朕兆未露，化机泯焉。无极浑沦，默默兀兀。太虚罔象，妙绝等伦，危微精一，阴阳肇判，则有主持。强作枢纽，名为天心。以先天气，用后天神。以后天质，命先天名。是故天地以之立命，人物以之安身，唐虞以之授受，圣贤以之存存。究万有于一原，归三教于一真。惟真惟一，常惺常明，虚空不昧，其体光莹。能知道心即人心之本，乃见人心即道心之用。说道心即非道心，说人心即非人心，说有心而心不见为有，说无心而心不见为无，不动妄心，而动觉心，觉心常照，妄心常空，本体如如，真心乃见。操存舍亡，犹是工夫。操舍两忘，心斋独得。四勿之语，归于自然。寒潭月映，止水空明。心体湛如，亦复如是。性善性恶，皆是假名。道心人心，千古纷纷。泥文执象，莫究本真。先天后天，孰合孰分？吾为尔等开示心体，但求道心，莫究人心；但发真心，莫生妄心；但存觉心，莫动私心；但住无心，莫执有心。如如泰定，百体从令。修道修仙，随心所证。

指玄章第十四

玄本无指，指即非玄，即无可指，玄亦难言，所言为何？虚空即是。玄中之玄，是名了义，心性寂然，虚空粉碎。无体无形，何有旨趣？然此妙法，为最上乘。玄之又玄，莫可名状。清净道身，万克臻此。顿悟性天，直超无际。中材以下，妙理难闻。兹为导引，开方便门。义虽第二，道则同归。志修真者，以斯为依。夫道妙蕴于玄微，而精神凝于玄牝。生门死户，出坎入离，无逾乎此。玄为之关，橐阴籥阳。安炉立鼎，莫外乎此。玄为之键，是此玄者，乃性命主，乃造化基，乃胚胎种，乃元神宅，故有五玄之名，以立三才之极。心肝脾肺，各有所藏。然而精元，独归肾海，此即人身枢纽之所，又为星辰归宿之地。百脉循环，总会于此；三车搬运，发辕于此；男女修真，皆在于此。玄乎玄乎，窈冥恍惚。有中之无，无中之有。我欲指之，究无可指。知此玄妙，然后采药行火，自能七返九还。若无炼己工夫，终难筑基下手。历代仙圣，言之详矣。指点真机，大丹易炼。普结坤缘，同成法眷。

金丹章第十五

万劫真修，千秋绝业，嗣音莫遇，孰辩焦桐？剖玉谁能，焉知荆石？兔狐乳马，异类相求。燕雀巢凤，小德自妄。以斯种种，希学长生。担肩大道，何殊负山？生死未明，丹旨奚识。不堕旁门，宁甘休息。举世学人，大都如此。睇观海宇，良可悲悼！矧乎女子，未悟玄微。深坐闺中，徒延美景。纵有志趣，何从得师？悯尔柔姿，用开捷径。法取真实，义无支离。即一身中，穷源溯本。女丹甚简，坤道甚易。晓日东升，光痕逗露。运汞配铅，神气俱住。积气本生气之乡，存神为炼神之路。必先绝欲忘情，然后入室打坐。炼己同乎男修，调息绵绵勿助。一阳动处，行子午卯酉之功；百脉通时，定乾兑坎离之位。玄牝立而鼎发黄芽，橐籥开而天垂甘露。元精凝汞上泥丸，神火运行烧玉峰。谨审信潮将至候，逆转黄河水自通。金精化液，朱汞流光。守灵丹于元室，养真气于黄房。七七固丹基，百日赤龙降。炼形即炼气，此是大丹方。

玉斗章第十六

天有七政，秉璇玑之权；人有七窍，妙形神之用。脉络通乎躔度，星辰会于玄窍。解悟玉斗枢衡，立跻天真位号。用施普度津梁，导尔直入仙乡。凡诸妇女，虔洁心香。每于静夜，子转一阳。凝神端坐，定息垂光。叩齿聚精，默诵灵章。注神元海，直过肾堂。由夹脊关，上朝玉皇。星精运印，天日焜煌。上接北斗，紫气眉扬。存想真形，照我黄房。丹元灵府，光华含吐。青赤白黄，木火金土。肾水玄精，成色有五。直与斗光，交映为伍。共入丹元，蕴诸精海。化真人形，迸出天顶。历北极宫，志诚朝礼。周遍斗城，还归本体。收敛金光，育精洗髓。五气朝元，功无踰此。勤而行之，三年遐举。是为玉斗秘密之章，最上一乘之旨。智者真修，有缘得与。

实证章第十七

修道修仙，希圣希贤。总无男女分别，惟在心志专虑。至诚无息则久，神而明之在人。苟能躬行实践。自得智慧圆通。欲闻大道，须解真修。修不能真，证何由实？须知实证，不事枝叶。穷理尽性，以至于命。跳出凡笼，臻于圣域。世俗修行，尽属循名。以循名故，遂无实际。殁身不悟，深可悲叹。虽曰三教皆有实证，然其果位未必尽同。初终体用，偏而不全。执其一端，鲜克有济。尔等须知，女子修行，工分九级，级分三步。三九累积，二十七层。性命双修，斯为大乘。明体达用，彻始彻终。阳神普化，光满虚空。空不著空，何空非实。内蕴玄机，阴阳消息。湛寂圆明，了然真际。愿尔群伦，究心斯义。核实用功，毋循名誉。太上忘情，泯绝思虑。实证非虚，志向上去。

发心章第十八

太虚冥漠，法愿宏深。苦海无边，回心即岸。现在未来一切善信，秉此心香，同诚矢愿。发真信心，无起疑惑；发精进心，无起怠情；发决断心，无起牵缠；发谦下心，无起骄慢；发向上心，无起凡情；发清净心，无起欲念；发慈悲心，无起杀害；发智慧心，无起贪嗔；发圆通心，无起执著。愿诸恶莫作，愿众善奉行。

女功正法

原　著　灵阳道人

删订者　陈撄宁

编辑大意

一、道学之由来，出于周秦以前之道家。道家之说，发源于黄帝，集成于老聃。流而为庄、列，变而为韩非、鬼谷，衍而为鹖冠、淮南。中国道家历史，远在印度佛教产生之前二千余年，故道家资格最深，为世界任何宗教哲学所不及。

二、道教别派，一变而为儒家，儒家分支，再变而为宋明理学，故道学范围较理学为宽广。

三、道家中修养一派，即后世神仙家所宗，黄帝且战且学仙，老子更标著"长生久视"之道，故"道学"二字，又包括"仙学"在内。

四、编者早有《仙道丛书》之辑，内容博大精深，现已陆续用木版刊行，但颇需时日。今特体学者先睹为快之心，遂编者仅量流通之愿，复奋勉从事，编辑《道学小丛书》，取材务精，出版务速，法重实用，废弃空谈，页数不多，法门无尽。

五、本书编辑宗旨，乃提倡中国固有之道学，绝对破除迷信，凡稍涉迷信文字，概不收录。

序

此书原名《增补金华直指女功正法》，题为掌领坤教青霞元君灵阳道人何仙姑奉敕述，盖乩笔也。首有《总说》一篇，乃光绪六年纯阳子作，亦是沙盘中语。虽有千二百字之多，皆杂辏成章，腐词滥调，伪托吕祖,故不录。又有《道教》《儒教》《释教》《邪教》四篇,既无关女丹之事,且所论三教大旨与其历史,颇多挂漏,而《邪教》一篇文字,尤不雅训,故皆删去。从第一节起,至第六节,皆言女丹功法,虽似乎勉强造作,非法于自然,但其法由来已久,学者不可不知。第七节嫌太简,第八节、第九节,论及阳神,夹入许多佛教名词,颇异于仙家专门术语,今亦姑存其说,而不可以为训也。第十节,无关重要。第十一节,仅是作者之理想,皆不足论。附录二则,聊供参考而已。原本卷后尚有七言绝句十六首,名为《女功正法捷诀》,其运用皆与以前各节相同,不过重说一遍耳,故从省略。

读者须知,神仙之学,有四大原则,第一务实不务虚,第二论事不论理,第三贵逆不贵顺,第四重诀不重文。凡审定丹经道籍,皆当本此原则以求,庶免迷惑。今观此书,所言者,事也,非理也;所行者,逆也,非顺也;所传者,诀也,非文也。对于第二、三、四各项原则皆合。惟作书之人,不用真姓名,而假托于吕纯阳、何仙姑,未免虚而不实,与第一项原则不合,故将书中显然乩笔处概行删削,去其伪邪所以存其真,世间智士,当有同情也。

民国二十四年陈撄宁识于沪上

总　论

男子二八精通,精盈则泄;女子二七经行,经满则溢。人欲无泄无溢,必须知风知火。火即元神,风即真息。神息相依,由观而得。法从目中玄窍视入炁穴之内,炁裹神凝,都由意摄,天然风火,交无运休,易精易气,易气益神,神圆形化,身外有身。

诀云:但能神息常相顾,换尽形骸玉液流。只因久视长生窟,炼出阳神现顶门。要知万物生皆死,须悟元神死复生。能以心神居炁内,婴儿安养定功成,人能本此修为,何患内丹不就?

法以冲、任、督脉,运在外中内关,惟是女修略异,功始上关乳溪,继在中关脐内,终归下关子宫,复将中下化为一穴。男子炼精,名曰太阳炼气;女子炼血,名曰太阴炼形。

火风之秘,候宜文武。武在中间,文用始终,周天运行,不离观止。一日之内,十二时中,意之所到,皆可为也。先天之炁,后天之气,能得之者,日常似醉。

世俗女子,习染太深。贪食荤腥,易生欲念。见人婚嫁,中怀自怨。春感秋伤,致生怯病。食多生冷,更增经滞。复遭诱惑,身名俱败,报恨终天。人当鉴此,莫造孽缘。忍者自安,悔者自乐。意似捧盈,心如止水。时效金人,缄口藏舌。动静云为,保贞全节。打破情关,跳出欲海。身中天癸,养命之源。急求功法,炼化成真。功积人间,神归天上。汝等修士,各自勉旃。

此篇约九百四十余字,似是乩坛训示文之类,语多无稽,今删去大半,仅存四百余字。

第一节　识基洁心

若要识基,先须洁心。一尘不染,万象勿迷。心空欲净,自然定静。如镜之明,如水之澄。心既洁矣,即求识基。女原坤体,阴背阳腹。乳房外窍,乳溪内穴。第六重楼,六分半处,与十重楼外阙相对。坐先跨鹤,腿膝交叠。紧闭下关(泉扉),得固元气。运动上关(乳溪),下免泄漏。中关脐内,一寸三分。

欲无五漏,须守三关。耳常内听,目常内视。口闭不言,炁纳乳溪。神凝金室,性定觉海。意注丹宫,归一惟观。金母观心,老子观窍,佛观鼻端。端即鼻尾,名曰山根。在二目中,至圣顾,当止之处;允执厥中,至善所在。

撄宁按:佛观鼻端,这个法门,见于佛教《楞严经》:"孙陀罗难陀,观鼻端白，见鼻中气，出入如烟，烟相渐销，鼻息成白。"设若观山根，如何能看见鼻息之出入？又按：鼻端的"端"字，在字典上，作"首"字解，首即头也。所以，鼻端就是指鼻头而言，决不是鼻尾。无论观山根的法子如何高妙，总不是佛教观鼻端的法子。山根与鼻端，上下地位不同，后学切勿误会。

二六时中，观其未发。七情无有，五蕴原空。心常自在，活泼泼地。若吾吕师，道源玉清。凝神炁穴，注下丹田。意由目中，引入炁穴。先天炁来，后天气入，刻刻存之。

女以乳溪为上丹穴。脐后肾前，即为中关。牝户下关，子宫大鼎。亦由目中引入乳溪，脐内子宫，一脉相通。先天种子，命之本源。

男子元精，至阳之气；女子真血，至阴之精。生身之宝，万化之根。男藏命门，即是炁穴。女藏牝户，即子宫中。欲动难留，心静可保。然须风火，炼化常存。

第二节　修经起用

女子二七，经行血亏。虽是月月信水再生，实是月月皆有耗伤。有志修经，炼之化之。年老已绝，先使之来。莫食生冷，方免血瘀。

撄宁按：习惯相传如此，不必拘泥。

盖因经水乃命之根基。起炼之法，意似有为。易益血气，不复再伤。有为无始，无为有终。

撄宁按：此书文字，颇不明显，容易误入，即如"有为无始，无为有终"二句，读者未必能解。作者本意原谓："有乃无之始，无乃有之终"，如此而已。至于上文"意似有为"一句，是说自己意念，似乎有所作为，比较"有为无始"句中"有为"二字，大不相同。读者须要分别观之。

有处着力，后天气通；无处用意，先天炁盈。目随意至，神息相依。易血益气，炼气养神。从中关起，意似着力，往上直提，三十六次。提到上关，左右各旋三十六次。再到乳房，左右各旋三十六次。天谷不热，气未上升;地泉不热,炁未下降。意领目注,上中二关,两手叉脐下泉上,意似着力,往上直提三十六次。提到乳溪,再到乳房外窍之内,左右各旋三十六次。

第三节　断龙工法

断龙秘法,工兼有为。子午二时,坐如跨鹤。口齿七二,通肺俞穴。意用后天,鼻息自然,三十六次,周身脉通。

撄宁按:此段文句太简略,恐人难明,今特加以解释。所谓"叩齿七二"者,就是叩齿七十二下;所谓"三十六次"者,就是鼻息三十六次。一呼一吸,名为一息。三十六息中,若依呼吸计算,则呼三十六次,吸亦三十六次,共计七十二次,与叩齿之数相同。盖每一呼叩齿一次,每一吸又叩齿一次,所以鼻息三十六次,叩齿则有七十二次。

脚跟紧抵泉扉,两手交叉脐下,意似着力,往上直提三十六次。提至上关,意用目旋各三十六。再至中关,意用目旋各三十六次。手向天托,缓三十六,紧三十六。尾闾忽动,两手叉腰,紧咬牙关,两肩直耸,夹脊双关,肺俞皆动。意将头背往上直耸,上之玉枕,通至泥丸,再将下唇紧包上唇,意将真炁上送泥丸,下近鼻窍。

舌搭天桥,甘露自来。用鼻一缩,津随意咽,送至脐下。手安牝上,意似着力,直至子宫,三十六次。甘露入鼎,热气盘旋,脚跟紧抵,身心俱定,子宫安静。魏元君曰:宝归北海,安静妥妥。

第四节　炼乳还童

乳房上通心肺,下彻气海。若要炼乳如童女形,工在断龙法内,加送甘露,直至绛宫,意注两乳,左右各旋三十六次。唇门上下,牙齿咬住,鼻孔关闭,用内呼吸。在乳房内,以两手心,各左右揉,七十二次,先缓后急,先轻后重,百日功全,成核桃形。昔凤仙姑炼乳诀云:"左日右月一阴阳,鼻息内行名运罡。欲得阴阳归日月,必须真火炼双掌。"

（按：双掌在别种书上作双房。）

　　撄宁按：第二节至第四节，三段工夫，虽然说得明白，但初学之人，看了此书，自己须要慎重，不可轻举妄动。最好是多看几种书，将理路弄清楚，能彀融会贯通，方可试做，并且要十分细心。一有障碍，立刻停止，否则恐怕做出病来，单靠这一种书，决难应用。我发愿将自古至今女丹秘籍十余种，完全宣布流通，公开传世，或加注解，或加校订，或加补正，俾成为古今女丹诀最完全的一部丛书，将陆续出版。以前女子修炼，所困难者，就是无书可看。现在看书的问题，是已经解决了。你们必须多看书，多研究，再寻访已经做过此种功夫的人，与他讨论，或者能得到一点门径。

第五节　安鼎结胎

　　男以下田、中田、上田为鼎，女以子宫、脐内、乳溪为鼎。子宫离下丹田一寸三分，离脐二寸八分。又在上关乳下。上乳溪，中脐内，下即子宫，部位由外而内，运用由内而外。男无子宫，以下丹田为大鼎，此所以名同有异。

　　撄宁按：丹经言鼎必言炉，鼎在上而炉在下。此书有鼎无炉，而且上中下三个部位，都名为鼎，不合古人之成法。所谓一寸三分、二寸八分者，皆难作准，学者不必拘泥，免受其误。

　　《吕师金华集》：二目回光，由二目齐平之间，一意专注，至下丹田。女子断龙工法行后，安静数刻，意由二目中间，回光注至乳溪三十六次，注脐内，注下丹田，即子宫，各三十六次。意引华池水到上鼎，引心肺二液到上鼎，意将海中真金送到上鼎，而后意似着力送下，至中鼎，再送至大鼎，盘旋十八次，内热火升，鼎安胎凝矣。

　　撄宁按：此段作用，文义亦不明白，初学恐难以照行。

第六节　胎息自调

呼吸能免风喘粗浅等弊,鼻息即调。息息归根,便成胎息。息行脉动,息住脉停。古书云:"服气不长生,长生须伏气。"真息运行,即能伏气。断龙工后,再静一时,七情未发,杂念不起,于是足抵泉扉,唇包齿藏,意随目光,注在心肾相去三寸八分之处,左旋右转,四十九息,甘露自来,如咽似提,提即归脐,炁即凝矣。久成胎息,不呼自呼,不吸自吸,不提自提,牝户之内,阖辟自然,和暖如春,丹自成矣。(此节文句略有删改,功法概仍其旧。)

撄宁按:从调息以至胎息,中间之现象,未曾说明,所谓心肾相去三寸八分之处,亦不足为据。

第七节　液还胎成

男工河车,神火息风。日采归炉,炼成小药。炁足神圆,便成大药。五龙捧圣,运合天然。由下迁中,益气养神。再迁上田,先透顶门。玉液还丹,醍醐灌顶。阳神炼熟,即曰神仙。

若问女子玉液还丹,便是赤龙化为白凤,充满下田,恍如胎孕,功满炁化,神光圆足,透出顶门,炼就阳神。玉液还丹,醍醐灌顶。不离前功,须如大士普陀顶上观微妙音也。

撄宁按:论女功处,太嫌简略,不足为法。

第八节　炼化阳神

易精益气,炼气为神。男之内丹,易血益气,炼气为神。女之内丹,都用火风,若女之断龙,在化血成炁。又云,调息化炁成神,若炁不炼,则神不足,形亦不著,只为阴神,不成阳神。法于入静,用六字诀。意运"唵"字,从脐内起,居中丹田,左右各旋三十六次。意运"嘛"字,东方肝部，左右各旋三十六次。意运"呢"字，南方心部，左右各旋三十六次。意运"叭"字，西方肺部，左右各旋三十六次。意运"咪"字，北方肾部，左右各旋三十六次。意运"吽"字，上至泥丸，左右各旋三十六次。意居中，统魂神魄炁，总归于顶，炼化成阳。阴居大鼎，静以守胎。再将"唵"字意运中关，九次功成，阴升阳降，会合中鼎，光圆顶门，而为大士坐普陀顶、观世五方自在妙音。

第九节　阳神光圆

玉液还丹，阳神未纯。赤水得珠，阳神光圆。比如大士坐普陀顶、观世五方自在妙音。心即红儿，五十三参，至诚皈依。意根返元，六根解脱，神自圆明。肾比龙女，手持宝珠，上献当前，光包十方。心肾既交，神炁自合，结成真种，养育圣胎。紫竹隔住，肝性仁也。白鹦飞舞，肺情义也。金木交并，性情合也。虎伏龙降，水火济也。清净宝瓶，喻肺之液。杨柳枝儿，喻肝之尾。华池津液，比如甘露。泥丸顶上，稳坐普陀，法用哆罗，意运"唵"字，入真息处，即大鼎也。宝安鱼篮投至脐内，口中似念"伽啰伐哆"，专意无分。一切婆娑，定慧圆通，任他南海，波浪滚滚，元阳炁足，神火光圆，大药冲关，吾只自在观自在也。心定意净，一观而已。此部大法，玄妙真机，较断龙法，更为佳妙。如此九转，即得七返，功归脐内，阳神现顶，宝光上升，形神俱妙，功德圆满，玉诏即临。

第十节　温养朝元

大鼎已安，大药已得，圣胎已成，阳神已现，还须温养。乳哺三年，面壁九载。定息绵绵，意一无分，神息相顾，三千日内，如保赤子，刻不忘此，无须臾离。二目垂帘，光随意注，存于内窍，静而愈入。炁暖如春，甘露频生。炁运周身，始自子宫，后升前降，河车自转，易化凡躯，成我真形。男子朝元，白光透顶，次黑、次青、次红、次金；女子朝元，黑光透顶,次红、次白、次青、次金。功足光圆,五光会一。地雷自鸣,天门自启。阳神一出,一出便回。先近后远,切莫自迷。当此之际,更宜慎之。

第十一节　功成超凡

阳神出入自如,真我游行自在,且住人寰,广立功德,德深缘至,真师来度。引见上帝,次拜诸天,后到瑶池,朝见金母,授职为仙,是为超凡。

附录一　先治经病

胎前产后,经闭成疾,功加揉腰,三十六次,左右如之。两肩上下,各三十六次,左右如之。加摩脐心,两手交互,各摩七二,内热方止。血崩带下,前功加一逆吊虎法,横木悬空,两脚倒挂,形似金钩,手指撑地,意注脐下,左右盘旋百二十次。每日子午。兼治闭经、血瘀、血瘕,前功内加顺钩金鳌,横木悬空,合掌顺挂,脚尖至地,二目垂帘,低头观心,三十六次。意随目视,脐下六分,三十六次。目观病处,亦三十六。诸病类此,一一推之。秘用心神真火治疾,乃魏元君、崔、凤、孙、麻"团鱼瞅鳖"治病秘法。

附录二　经绝引还

月水已绝,先须引还。断龙法内,意往上提,改往有送,左右各旋,改为各揉,百日经来。三日之后,仍用前法。百日功满,后即断去。

女丹十则

华藏山清烈古佛　　著

皖江陈撄宁　　删订

读者须知

一、此书无著者姓氏，旧题为金华山香逸古母，此种名称，大觉浅陋，作书者虽不欲用自己真姓名，然何必伪造圣号乎？故削去不录。

二、此书虽标题十则，然第五则与第六则，内容大致相同，第十则所论，又太觉空泛，无另立一条之必要，故于此三则中，皆大加删节，免得惹起读者之厌烦，其他各则，亦有删节并改正。学者若将原本与此本对照，则知有不能不删改之理由，非多事也。

三、除本文而外，凡有余所加之按语，读者切宜注意。因为那些评论，都是经过数十年的阅历，方能写出，不是像别人做文章，随便乱说，毫无凭据。

四、附录《坤诀》一篇，虽不敢断定确属孙不二之手笔，但文字亦简洁可喜。至于傅金铨的解注，惜其满纸喻言，恐学者难于领会。篇末"黄芽白雪"四字之来源，余说得甚详，读者应当研究。

五、女丹经内藏真诀者，自古及今，遍国中只有二十余种，不能莫多，学者必须全读，方能得其门径，然后再寻师访友，实地练习，庶几可望成功。切勿一知半解，自满自足。

民国二十四年七月（黄帝纪元四千六百三十二年）皖江陈撄宁作

此代序

第一则　养真化气

撄宁曰:道家工夫,贵在口诀,至于文章之优劣,殊无足重轻。故尝有理论不圆者,或字句欠通者,或见解卑陋者,或夹杂迷信者,皆能使人生鄙视之心,遂致其真口诀亦湮没而无闻,甚可惜也。余今编辑此书,盖欲度中材以上有学识之女子,若慨依原本录之,未免贻讥于大雅,兹特撮拾其精华,削去其疵累,虽未臻纯粹,然已较原本为可观矣。

女子修行,与男子有别。男子阳从下泄,女子阳从上升。男子体刚,女子体柔。男子常保守丹田之阳精,不使外泄,积之既久,用身中真火锻炼,使精化为气,气化为神,神化为虚,而证道矣。

女子乃阴体,须用乳房灵脂,变化气质,久久运炼,自然赤返为白,血化为气。血既化气,仍用火符进退,亦能气返纯阳,了道归真。故女子初工,先炼形质,后炼本元,不似男子之工先炼本元,后炼形质也。

何谓养真?凡人之心,最易摇动,若使其常守于内,便生厌烦,故起手先教以养真之法,自然厌烦少释,四体安和,方能再求进步。

平日坐炼之时,必须从丹田血海之中,运动气机,照着心内神室,觉有一缕清气,自血海而出,定久之际,其气必动,随其气机鼓舞,向上飞腾,冲到泥丸,复转下降。斯时微以意引之,随着气机从泥丸降下重楼。此时切不可用意,恐伤形体,即随气机自重楼下至两乳间,内有空穴,凝聚良久。若有动机,照前行持,不过四五十日,其气已透,血化为气,赤返为白。斯时丹元已露,道心已诚。若能坚持静守,朝夕不懈,时刻用功,何患大丹不结、女仙不成者哉?此乃女修第一步工夫,果能行到极玄极妙地位,以后工夫,皆从此前进。学者勉之。

撄宁按:当气机从泥丸下降时,既曰"微以意引之",又曰"不可用意",究竟用意乎?不用意乎?盖此时动作,是有意与无意之间。因要顺其自然,故曰"不可用意"。又不能置之不理,故曰"以意引之"。

第二则　九转炼形

炼形者,是谓调摄之义。血液阴血阳,凝居于下,藏于血海胞里,化于五蕴山头,灌溉一身,荣养百脉,循环不已,游溢诸经,变为渣滓之物,去而不用。直到二百四十刻漏,三十时辰已周,那时熔华复露,先天化形,留为生人之用。此即所谓气之清者,上升于乳;气之浊者,下流为瘀。生人生仙之机,实分于此。故女子之修炼,预先认得清浊,方能炼得真形。

夫形何以炼? 当其坐时,用神机运动,候口中液满,微漱数遍,俟其清澄,然后用鼻引清气,随同玉液,咽下重楼,入于绛宫,下降黄房,至关元血海而止。略一凝定,从血海运至尾闾,升上夹脊,透顶门径入泥丸。仍从泥丸复行下降,至两乳间而止。停聚良久,使津化为气,是为一转。如是者三三转。既毕,方用两手运两乳,回转三十六。转毕,以两手捧至中间,轻轻运至血海而止,仍又依前运炼。一番三转,三番共得九转。倘女子沉潜庄重,根深器厚者,行之不过百日,而形已炼成,长生有路矣。从此再求上进,大丹可期。

第三则　运用火符

男子先炼药,后炼形。女子先炼形,后炼药。因其体相攸分,故前后工夫差别。学道女子,照依前段口诀,用心行持。若行到丹田血海之中,气机温暖,自然有清气一缕,上冲心舍,直至两乳,此时切不可动念。仍旧行工运转,自然复行下降,仍旧归于血海。斯时气机已动,真气已生,赤血之阴,变为白气之阳,若不用火行符,其气仍然化为赤血,白者复变为红,枉费工夫。到此时当用真火以炼之,又用真符以应之,符到火足,其气必凝。当此气凝之候,别有景象。倘不分明讲出,恐火符差失,有坏丹元。修士至此,切宜细心熟记,毋自忘失。若此刻工夫一误,不惟前工枉费,后工难修,而且有伤身命,防有血崩之患。

学者要记清楚,当其气归血海之时,此气虽从血中化出,并非是血。如人出外,变相归家,即家人妇子皆不能识认,安能如前日之相投? 故其下降时,血海之中,必如鱼吸水一般,斯时四肢若醉,其快乐如夫妇交媾,有莫能自禁之势。

撄宁按:有人说此时身中快乐之感觉,胜过男女之事若干倍。因为某种女子,生性冷淡,又遇男子身体虚弱者,临时在女子方面,毫无快感。而修道做工夫的女子则不然,虽独自一身,清心寡欲,在静室中打坐。果能如法将自己身内之阴阳配合调和,入于至玄至妙之境,即有特别之景象发现。其快乐不可用言语形容。至于男子做清静工夫者,虽有时身中亦发现快乐之景象,但比较女子快乐之程度,仅得其十之二三而已。此则关乎男女生理上之不同,非人力所能强为也。

到此地位,必须拿定主宰,切不可放纵。一念凝守中宫,停聚良久,他自然向上冲关,升入泥丸,化为玉液。以意引下重楼,还至两乳间而止。用凝气法以混合之,使其聚而不散,久久行之,自能达本还原,以通胎息。若胎息既通,则仙道可计日而至。女真修士,当共勉之。

第四则　默运胎息

女真修炼者,果能照前口诀,尽心行持,自然真气日生,血化为液,自两乳中间,流通百脉,润泽周身。此液是血化成,必须常用内运元和之气,以温养之,方能镇静中田,以为超升之本。

何谓内运元和之气? 盖呼吸由中而生,亦由中而定也。女真修炼,既得玉液,须运用此气以凝之,其液方无走失,并可倚此而结成还丹。当其内运之时,其势不著于口鼻,而又不离于口鼻,虽有呼吸之名,实无呼吸之相。何也? 是借呼吸以为呼吸之义也。盖口鼻之呼吸,乃后天呼吸;内运之呼吸,是先天呼吸。此时注重先天,不注重后天,先天呼吸,有名无形,随后天口鼻之呼吸,一出一入,自然升降。久久行之,则息息归根,呼吸之气,不由于口鼻,而胎息已成,仙道不远矣。

樱宁按：此段工夫，原文就未成说得明白，余恐后学不易了解，遂力求浅显，将原文删改大半，比较容易明了。至其细微曲折，要在为师者口传面授。并要学人心领神悟，在自己身中实地证验。功深日久，水到渠成。果能一旦豁然贯通，自然暗合道妙，固不必拘于文字之间矣。

第五则　广立功行

女子果能潜修至道，已经炼得玉液还丹，认得先天面目，又兼保得住胎息工夫，至此必须借外行以培植道本，方才外无所亏，而内有所助。所以事奉翁姑，宜尽孝思；与人应接，当存忠厚。矜孤恤寡，救苦济贫。尊敬师长，和睦乡邻。举动勿轻浮，言语勿傲慢。一切行为，皆归理法之中，自然气质冲和，不求功行，而功行自立。

樱宁按：此篇删去大半，仅此已足。

第六则　志坚行持

女真修士，若能得明师，知口诀，敦品行，矢志用功，恒久不怠，则神仙指日可成。然女子之性情，易漓易变，遇有不如意事，难保不顿改初心。或为歧途所引，妄起偏僻之见，致令前功尽弃，孽海沉沦，嗟何及矣！

世间传道者虽多，而得其真传者盖鲜，往往自误误人。今于女丹口诀，显明指示，以度有缘。所望跳出迷津，得登彼岸，使黄泉无碎玉之魂，红粉得驻颜之术，长守不失，享乐无穷，岂不快哉？

戒规列后：

第一戒：孝养翁姑。

第二戒：端方正直。

第三戒：谨慎言语。

第四戒：小心行持。

第五戒：尊师重道。

第六戒:立志不变。

撄宁按:原文删除五分之四,因其无关重要。至于戒规六条,虽每条皆附有解释,亦未录。因其大意已明。

第七则　调养元神

女子之功,比男子便捷。女丹从养真至胎息,其工夫已做完大半,不若男工有许多作用,方能得到调神地步。所以女丹法从养真至胎息工毕,便接录外行工修,俟其外行有余,即可炼调神一段工夫。盖因其前日运炼之时,已将血化为气,此气便可化神。到此时候,若不陶冶性情,辅助以外行,恐将来凝之不住,反致前功尽弃。必须照依戒规,严遵法度,将心地磨炼成一块水晶相似。炼而复炼,磨而复磨,直至内外洁白,表里玲珑,体相皆空,纤尘不染,行到此地,自有一片清灵善化之机,照映在腔子里,入定之际,不食不饮,不动不言,此时必须用人保护,不可受惊骇,恐伤神着魔,为害不浅。

女修至此,当留心注意,毋致差失。日夜要人看守,若见他气息俱无,颜色不改,或一二日,或五七日,或十余日,皆不可惊动。待他鼻息微微,神光半露,方可低声呼之,倘彼出定之后,饮食衣服,随意所适,同志伴侣,必须刻刻堤防,直养到出神以后,方免危险。

第八则　移神出壳

女子之道,从阴返阳,阳极而神全。直炼至身若冰壶,神如秋水,但亦不可使之久留身中。故瓜熟自落,神圆则迁。此时宜用出神之法,将神移出身外。然不可出之太远,且初出时间亦不宜过久,恐神迷而无所归。宜将所出之神回转于肉体之内,一出一入,由近及远,切记不可放纵,必俟调养老成,方可任其去来,纯熟之后,自无畏避。然出神之工,又当详论。夫阳神未出之前,其性至静,其工仍同养真规矩,直待神圆方止。若阳神既出而后,其性属动,便不似前段功修,当用逸神之法,使其神灵通活泼，而无障碍。或游山而玩水，或随缘显化，遇有机会，便立功行。苟能行满功圆，自有飞升之一日。

第九则　待度飞升

女丹修成，养就纯阳之体，摆脱拘束，出没自由。务宜广行功德，多种善根，切不可因其神出逍遥，便将道果置之度外，多言泄造物之奇，邪僻失天理之正，种种妄为，定遭谴责。只宜暗施法力，护国救民，待到功行圆满，自有上圣高真前来度脱飞升。上朝金阙，膺受敕封，永住天宫，无边快乐。

但女真何故必须待度？盖因其本为弱质，幸得内功修炼，以成阳体，而阴凝之质尚未消尽，缺少还虚一段运用，未能尽天地之妙化，所以不得超升世外者，悉由体相之不坚也。不若男子之体，炼成金刚不坏之身，还虚功成，神光充满天地，故不必待度，而可以了道成真，亲朝上帝，游晏蓬莱也。

樱宁按：此条理论，余不敢赞同，姑存其说而已。女子果能有大智慧，具大力量，得大解脱者，则于百尺竿头，更进一步，色空不二，人我两忘，本性光明，直超无始，方知尘世天宫，苦乐平等，男女阴阳，异名同出。十方三界，不离玄牝之门，仙佛众生，皆贵求食于母，到此尚有何待飞升之可言耶？（异名同出，玄牝之门，求食于母，这三句见于老子《道德经》，其中含有深义。）

第十则　了道成真

夫修行所贵者，在于转凡躯而成圣体，不然者犹如井底之蛙耳。终是孽海中物，焉能脱轮回而超劫运乎？世间女子，果能有一尘不染之心，百折不回之气，依师口诀，日夜潜修，亦不过三五载功程，便证上乘果位，人又何惮而不为哉？

樱宁按：此条删改大半，因其纯是空言。

附录一：坤诀

清净元君孙不二　著

济一子傅金铨　校订

真传有诀，真传有诀。

夫女子秉坤柔之德，而真阴之中具有真阳，修炼较易。其诀俱在有着力。有者无之始，从有至无，即是真阳之位。此二句虽重在命功，却合性命而言，乃坤道第一大关键。上句要于有中还无，下句要于无中生有。

庚甲须知，

庚甲申明，命功入手处。庚者，金也、虎也。甲者，木也、龙也。庚金为修炼之本，甲木常畏其克，而克中反有生机。炼丹家最喜死中求活，故庚虎既降，甲龙即兴，一降一兴，生杀之机已伏，颠倒之理弥真。知此生杀颠倒之时，用法斩龙之头，牵虎之尾，使龙不兴云，虎不招风，风云息而天清月皎，龙虎降而性合情投，归炉起炼，立结黍珠，保命之法，莫妙于此。"知"字，有潜心守视之意。风欲来即须擒虎，雨将降乃可斩龙，不先不后，及时斩取，方可锻炼。

学庸详说，易理宜参。

不明理，又无以学道也。从经学参入，方不落空。于学庸下得转语，斯为见道。丹道统于《易》中，《象》曰："至哉坤元，万物资生。"坤属老阴，阴极阳生，顺承乎天，则生人生物；顺承乎己，则成道成真。细究坤之真阳发于何处，即知吾身真一产于何方。求得此一，固得此一，命宝乃全。

性宗须彻，性命双修，阴阳相接。

性功为入道之始终，于性不彻，此宝未能常住。必如秋月澄潭，纤尘不染，无始之始，既已了然；不空之空，咸归自在，斯性命双修，阴阳相接矣。

教人熟辨有无，莫负一腔热血。

阴阳即有无，要于藏经中留心，三日则真阳之来，真阴之往，俱已井然。来龙之头可断，去虎之尾能留，二气相交，缊和洽，方成法体。不然徒费心血，又何能修炼耶？

机在目前，气由此拔，上有天谷，下有泉穴，认定二处，不宜差别。

临机切要，惟在以目始意，以意始气，以气凝神，以神炼真，通天达地，无往不灵。苟或天谷不热，气不上升；涌泉不热，气不下行。必须意目注视，上下其力以引之，认定二穴，不可少有差错。子午行功，久久纯熟，再行烹炼。

应时须悟参修，自有黄芽白雪。

撄宁按：黄芽白雪，本是外丹之专名。今用作内丹之比喻，于此吾有不能已于言者。考《浮黎鼻祖金药秘诀》第二章云："紫粉如霜，黄芽满室。"许真人《石函记·药母论》云："一鼎丹砂可服食，久服回阳能换骨。回阳换骨做神仙，须是神符并白雪。大哉神符真白雪，返魂再活生徐甲。"又《石函记·神室圆明论》云："颗颗粒粒真珠红，红英紫脉生金公。金公水土相并合，炼就黄芽成白雪。紫砂红粉乱飘飘，乱飘飘兮青龙膏。红粉少，白虎老，练就龙膏并虎脑，长生殿上如意宝。点金万两何足道，能点衰翁永不老。"试观以上所言，红英、紫脉、黄芽、白雪、红粉、紫砂，这些名词，都是外丹炉火中所炼出来的实质实物。实有这些形状，可以看在眼里，可以拿在手内，可以吞入腹内，故唤作"金丹"。后世修炼家不得其真传，或者虽得其真传，又守秘密，不敢公开，遂一变相将吾人肉体上之精气神团结不散者，名为金丹。已是不合古神仙之法度，然而尚有迹象可求。再后第二变，又将佛教所用的名词如真如圆觉、涅槃妙心，儒教所用的名词，如无极太极、天理良知等类，一概附会上去，都名为金丹，于是后世学仙者，遂堕入五里雾中，弄得莫明其妙，可谓愈趋越下矣。点汞成金之术，中国人不肯公开，遂致失传，反而被外国人发明出来;长生不老之药,中国人不敢自己承认,将来又要被外国人捷足先登。以五千年开化最古之国家,四百兆文明之种族,竟至数典忘祖,道失而求诸异邦,可胜慨哉!

附录二:答吕碧城女士问

陈撄宁

此稿作于民国五年,距今已二十年矣。当初吕女士从余学道,既为之作《孙不二女丹诗注》,并将手订《女丹十则》与伊阅读,乃有此答问之作。今以整理书笥,发见旧稿,因念《女丹十则》原书已早付翼化堂出版流通,阅读之人当复不少,与吕女士疑怀相同者,谅必大有人在,余安得一一而告之?遂决计将此稿由本刊公布,不啻若《女丹十则》之注脚,亦藉此可以释读者之疑团,或不无小补尔。

第一问:《女丹十则》云:"女子阳从上升"。请问何谓女子阳?如何升法?

答曰:所谓女子之阳者,指女人身内一种生发之气而言。上升者,即上升于两乳。盖童女无乳之形状,因其阳气内敛也。至十余岁后,两乳始渐渐长大。其所以有此变化者,乃阳气上升之作用。

第二问:"火符"二字,如何解说?如何作用?

答曰:道家有进阳火、退阴符之名词,"火符"二字,乃简言之也。譬如铁匠炼铁,先用猛火烧,令内外通红,此即是阳火;然后又将此红铁淬于冷水之中,使其坚结,此即是阴符。又如寒暑表,热则上升,即是进阳火;冷则下降,即是退阴符。人身亦同此理。至于如何作用,则非片言所能解释。

第三问:何谓形质?何谓本元?何谓先后?

答曰:形指两乳,质指月经;本元指先天炁。男子做工夫,首从采取先天炁下手,然后再将精窍闭住,永不泄漏,此谓先炼本元后炼形质;

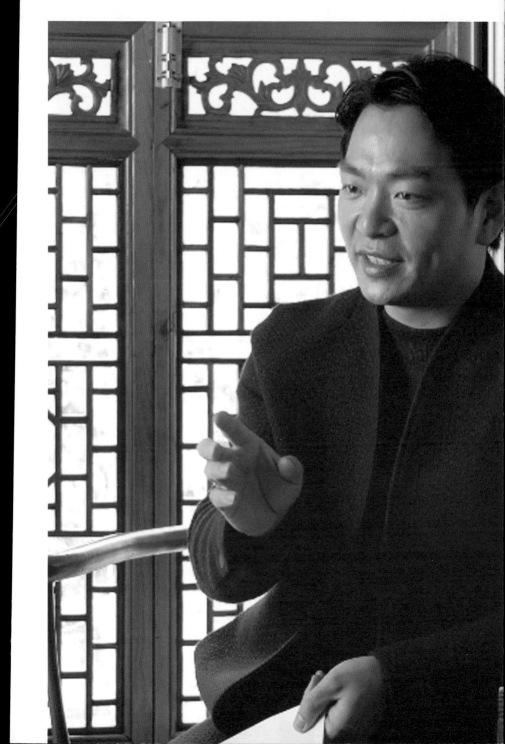

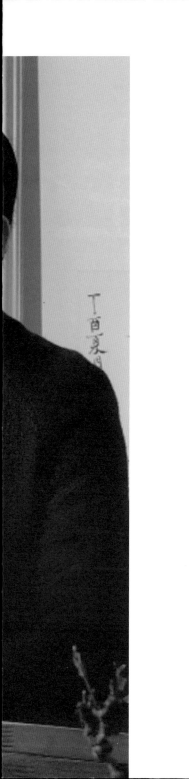

本草，当它最美的时候恰恰是入药最好的时候，就像一个人

人生最美的时候，一定是身心状态达到最和谐的状态。

女子做工夫，首要斩赤龙，俟身上月经炼断不来，两乳紧缩如处女一样，然后再采取先天炁以结内丹，此谓先炼形质后炼本元。

第四问：养真之工夫，如何做法？

答曰：养真之法，本书上已经言明，就是下文所言"平日坐炼之时，必须从丹田血海之中运动气机"一段工夫。

第五问：丹田、血海，在人身属于何部？

答曰：《黄帝内经》云："脑为髓海，胞为血海，膻中为气海。"欲知血海属何部分，必先知胞是何物。胞居直肠之前，膀胱之后，在女子名为子宫，即受孕怀胎之所也。

第六问：何谓运动气机？是否像做柔软体操一样？

答曰：气机不是说人的气力，乃是身中生气发动之机关。"运动"二字，是由真意元神做主，不是动手动脚的样子。此时正在静坐不动。

第七问：何谓心内神室？

答曰：此处是指膻中而言，即胸中膈膜之际，乃心包络之部位也。

第八问：何谓定久？

答曰：心静息调，神气凝合，是名为定。照此情形，一直做下去，尽量延长若干时刻，既不散乱，又不昏迷，是名为定久。

第九问：何谓泥丸？何谓重楼？

答曰：泥丸在人之头顶，即是脑髓是也。重楼在胸前正中一条直下之路，大概属于医家冲任脉之部。

第十问：两乳间空穴何在？是何名称？

答曰：两乳空穴，在医书上名为膻中。《黄帝内经》云："膻中为气海。"又云："膻中者，臣使之官，喜乐出焉。"又云："膻中者，心主之宫城也。"此处有横膈膜，前连鸠尾，后连背脊，左右连肋骨。膈上有心有肺，心藏神，肺藏气，心跳一停，人立刻死；肺之呼吸一断，人亦立刻死。所以膻中部位在人身最关重要。

第十一问：何谓五蕴山头？

答曰："五蕴"二字，出于佛典，非道家语。五蕴又名五阴，即所谓色、受、想、行、识也。但此处"蕴"字,当作"和"字解,盖谓五行之气和合而成。山头,即指膻中之部位,比血海部位较高,故曰"山头"。

　　第十二问:书云:血液变为渣滓之物,去而不用。如何能去而不用?

　　答曰:去而不用者,指每月行经而言,是天然的,非人为的。

　　第十三问:二百四十刻漏三十时辰,共合几点钟?

　　答曰:二百四十刻漏,即是三十时辰,盖一个时辰分为八刻也。三十时辰,即是六十点钟。

　　第十四问:书云:熔华复露。何谓熔华?

　　答曰:"熔华"二字,古道书本无此名,其意盖指每月行经完毕以后,经过三十时辰,子宫中生气充足,若行人道,可以受胎生子;若行仙道,可以筑就丹基。熔是熔解,华是精华。

　　第十五问:"先天"二字,作何解说?

　　答曰:先天之说,须研究易卦图象,方能得正确之解释。孔子云:"先天而天弗违"。老子云:"有物混成,先天地生。"又云:"惚兮恍兮,其中有象;恍兮惚兮,其中有物;杳兮冥兮,其中有精;其精甚真,其中有信。"此数句已将先天之景,活画出来。张紫阳真人《悟真篇》云:"恍惚之中寻有象,杳冥之内觅真精;有无从此交相入,未见如何想得成。"此诗盖言先天之景,须要亲自做工夫证验,方能领悟。若未曾亲自见过,仅凭空想,仍旧糊涂耳。

　　第十六问:何者为清?何者为浊?如何认定?

　　答曰:气为清,血为浊;清者上升,浊者下降;清者可用,浊者无用。但学者勿误会浊者无用之说,遂听其去而不留,不加爱惜,不欲炼断。须知浊血,亦是清气所变化,每月身中浊血去得太多,清气亦缺乏矣。上等的工夫,要在浊血中提炼出清气,而使月经渐渐地减少,终至于断绝,不但是红的永远干净,就是白的也点滴毫无,如此方有成功的希望。否则,只好修来生罢,今生不必梦想了。

　　第十七问:书云:用神机运动,俾口中液满。吾人但翘其舌片时,口中液津即满,即所谓用神机运动乎?又云:用鼻引清气。所谓清气者,即外界之空气乎？

答曰：丹家有金液、玉液之说，此段工夫，似乎古人所谓玉液河车。先端身正坐，次平心静气，次调息凝神。此时眼观鼻端，耳听呼吸，舌抵上腭（专门名词叫作搭天桥），以俟口中津液生。稍满即咽之。然后再照书上运转河车之法做去。能做得顺利最好，若有疑难之处，不能照书行事，则须要用心研究矣。

第十八问：心舍、黄房、关元，在人身何处？玉液何解？

答曰：心舍，即心之部位。黄房，在心之下脐之上，界于二者之间。关元，在脐下二寸余。玉液，即口中甘凉清淡之津液。

第十九问：尾闾、夹脊、顶门之部位何在？

答曰：尾闾，乃背脊骨之末尾一小段，四块骨头合成一块，正当肛门之上。夹脊，乃背脊骨第十一节之下，针灸家名为脊中穴。顶门，即头上正中，针灸家名百会穴。

第二十问：如何升降？是听其自然升降乎？抑用力强迫使之行乎？

答曰：玉液河车，近于古人导引之术，既非听其自然，亦不是以力致之，但以意引以神行而已。人之神意无处不到，故能宛转如是。

第二十一问：津何以能化为气？并从何而知津已化气？

答曰：正当行功之时，自觉周身通畅，头目爽快，腹中暖气如火腾腾而上，口中液清如水源源而生，是即津化为气之候也。初学做工夫，不能到此种地步，但请勿着急，慢慢地就会有效验。

第二十二问：书云：用两手运两乳，回转三十六，转毕，以两手捧至中间。夫两乳为固定之位，何能转移？纵能转移，又如何转移？如何能捧到中间来？

答曰：捧至中间的意思，是将两手捧两乳，使其缩紧如球，不使下垂如袋。而且捧右乳使之向左，捧左乳使之向右，不使其偏向两边。此时自己之神意，当默存于两乳中间之膻中部位。回转三十六，是谓用手将乳头乳囊轻轻旋揉三十六次，不是说将底盘转移。盖底盘是固定的，不能改变其方位也。童贞女不用此法。

第二十三问:何谓炼药、炼形、真火、真符?

答曰:先炼形,后炼药,即前面所说先炼形质后炼本元之意。真火真符,即进阳火、退阴符之妙用。惟阴阳之循环,理本至奥,而作用亦变化多端,不但笔墨难以描写,虽口谈亦未易了彻。必须多阅道书,勤做工夫,实地练习,随时参悟,方有正确之知见。及至一旦豁然贯通之后,又只可以自慰,而不可以告人。盖阴阳之理固玄妙难言也。

第二十四问:何谓有坏丹元? 何谓中宫?

答曰:丹元乃修丹之基本,有坏丹元者,谓其气散血奔,丹基不固也。中宫,在胸窝之下,肚脐之上,既非针灸,不必点穴。

第二十五问:何谓冲关?

答曰:冲关者,言自己真气满足,一时发动,因下窍闭紧,不能外泄,遂冲入尾闾关,透过夹脊关,直上玉枕关,乃是气足自冲,身中实实在在有一股热气,力量颇大,并非用意思空想空运。古诗云:"夹脊河车透顶门,修仙捷径此为尊。华池玉液频吞咽,紫府元君直上奔。常使气冲关节到,自然精满谷神存。一朝认得长生路,须感当初指教人。"此种作用,无古今之异,亦无男女之殊,乃成仙了道返本还原的一个公式,除此而外,别无他途。

第二十六问:何谓凝气混合?

答曰:即是凝神入气穴、心息相依之旨。

第二十七问:何谓胎息? 何谓中田?

答曰:胎息者,鼻中不出气,如婴儿处于母腹之时,鼻无呼吸也。中田,即中丹田,又名绛宫,即膻中是也。

第二十八问:何谓玉液归根,用气凝之,方无走失?

答曰:玉液归根,是指血海中化出之气归到乳房一段工夫。所谓用气凝之者,即前"凝气混合"之说,实则"心息相依"也。

第二十九问:何谓还丹?

答曰:还者,还其本来之状况。即是将虚损之身体培补充实,丧失之元气重复还原也。

第三十问：何谓后天？

答曰：凡有形质，都叫做后天，谓其产生于既有天地之后也，此乃广义。若丹经所言先天后天，多属于狭义的。如胎儿在母腹中时，则叫作先天；生产下地之后，则叫作后天。

第三十一问：何谓中宫内运之呼吸？

答曰：曹文逸仙姑《灵源大道歌》云："元和内运即成真，呼吸外求终未了。"庄子云："众人之息以喉，真人之息以踵。"其中颇有玄妙，工夫未曾做到此等地步者，无论如何解说，总难明了，须要实修实证方知。

第三十二问：何谓息息归根？根在何处？

答曰：一呼一吸，是名一息。息之根，则在肚脐之内。婴儿处胎中时，鼻不能呼吸，全恃脐带通于胞衣，胞衣附于母之子宫。血气之循环，与母体相通，故婴儿能在胎中生长。今欲返本还原，须要寻着来时旧路，此乃古仙特具之卓识。由生身之处，下死工夫，重立胞胎，复归混沌，然后方敢自信"我命由我不由天"也。

第三十三问：何谓斩赤龙？殆即停止月经乎？

答曰：是炼断月经，不是停止月经。普通妇女，亦偶有月经停止之时，此是病态。若炼断月经，乃是工夫，与病态大不相同。少年童女，可免此斩龙一段工夫。至于老年妇女，月经已干枯者，必先调养身体，兼做工夫，使月经复行，然后再炼之使无，更费周折。

第三十四问：内呼吸是如何形状？

答曰：内呼吸之作用，有先天炁与后天气之分。后天气降，同时先天炁上升；后天气升，同时先天炁下降。《易经》云："阖户谓之坤，辟户谓之乾，一阖一辟谓之变，往来不穷谓之通。"其理与内呼吸之法颇有关系，但工夫未到者，纵千言万语，亦不能明白。初学之人，对于起手工夫，尚未做好，则内呼吸更谈不到。传道之人，工夫浅者，言及内呼吸之形状，等于隔靴搔痒，遂令学人更无问津处。

第三十五问：入定之际，不言不动，为死人者，应如何做法？

答曰：此乃自然现象，不是勉强的做作。若论及姿势，或盘坐，或垂腿端身正坐，或将上半身靠于高处睡卧皆可。普通平卧法，似乎不甚相宜。炼阳神者两眼半启，炼阴神者两眼全闭。

第三十六问：出定之后，饮食衣服，随心所欲，是否随自己所爱悦者取而服御之？又谓着着防危险者，是否防备意处之惊扰？

答曰：随心所欲者，谓可以随意吃饭穿衣耳，此时无所谓爱悦。若有爱悦，则有贪恋之情，不能入定矣。防危险不是一种，而惊扰之危险，亦是其中之一，亦应该防备。此时须要人日夜轮流看守，所以修道者必结伴侣。

男女丹工异同辩

竹阳女史颜泽寰晏清　纂述
陈撄宁　重校订

读者须知

一、此书作于光绪癸卯岁，即民国纪元前八年。

二、作者乃一终身不嫁之女子，事母甚孝，母则守节，女则守贞。母女二人皆好道，奈无师授，只得于各家道书中搜寻口诀，承母命，遂集此书，皆杂抄他种丹经而来，非其自作。

三、所抄各书，有善者，有不善者。故其理论偶有矛盾，而文辞亦颇嫌冗烦，虽稍加以删改，然不能不存其本意，学者当用自己智慧分别观之。

四、书中如香逸古母、玄天上帝、金阙帝君，瑶池王母、圆明道姆一类的称呼，皆是他种书上假托之名，当此破除迷信时代，本不应用此等名称,但因原书已有,故仍其旧。

五、书中谓女丹修成,必用待度,此段理论,不甚圆满,盖因昔日重男轻女之习惯使然。世界各种宗教制度,多数是男女不能平等,亦非独中国如是,惟赖女界有杰出之材,方能破此成例耳。

六、书中金阙帝君一段议论,他说:"有谓赤龙不斩,而丹不得结,道不得成。不知血尽而气亦尽矣,如男子之精败,而丹亦难成,其理一也。盖男精女血,多不可绝,气离血而气无由生,血化气而精始流通,如谓血尽乃可炼丹,何以青年血枯而病反起?此终不离血之一证也。"

今按:斩赤龙即是用工夫把月经炼断,不是女子血枯,若说斩赤龙就是血绝、血尽、血枯,岂非变成干血痨的症候么?假使女子真有此病,必须要用特别工夫,并医药方法,令月经回复原状,每月按时而至,与普通健康身体无异,然后再依斩龙口诀,慢慢将它炼断,此乃一定之规则。这位先生,把斩赤龙的效验,同干血痨病一样看待,真可谓大大错误。

七、男女修炼下手方法之不同,就是因为生理上的关系。女子若要入道,必须先能明了普通医学知识,然后再做工夫,庶不至于弄错门路。学仙之士,未有不学医者,这是实在的凭据,非空讲玄理高谈心性所能比拟。

八、不论男女,若本身无生凡胎之能力者,决不会有结仙胎之希望,生人与成仙,其理原无二致,惟在顺逆之分而已。斩赤龙者,乃逆行造化也。倘自己身中无造化之生机,误认月经断绝,即可以成仙,则彼年龄已过五十之妇女,月经将呈自然断绝之状态,岂非各各都有仙人资格乎?若谓年老者又当别论,然现代青年女子,亦有请医生用手术将子宫卵巢割去者,其月经亦自然断绝,遂能称为斩赤龙乎?此中消息,不能不深究也。

民国二十四年十月(黄帝纪元四千六百三十二年)皖江陈撄宁识

序

泽寰少孤,母守节乏嗣,膝下惟余等姊妹三人。未几二妹殇,三妹亦字人待嫁。泽寰不忍母之孀居寂苦也,立志守贞奉母,誓不出阁。年十二,即随母持斋,互以劝善歌文自娱。每羡善书中言修行之美,仙佛之贵,憾无明师指点诀窍,复无丹经印证身心,默叩天缘,几历十载。忽值庚子夏京都之变,奉母预避峨山,始知佛门中言女修者有《摩耶夫人经》《摩登伽女经》《给孤长者女经》《比丘尼传》《善女人传》《海南一勺编》。嗣又得《摩尼烛坤集》一部,约七十余种,系如山之夫人,名善一优婆姨者所集也。但释藏深邃,详性略命,非初机所能应手。若夫玄门中言女丹者,往往附诸《道藏》中,无次序、无专书,望海汪洋,无任于邑。不揣陋劣,割裂圣经,汇集女丹约百余纸,与母演说,一消寂闷,一励潜修。承欢之余,又尊母命,于所集女丹中,提出男女异同之处,另抄一册,约五千余言。颜曰《男女丹工异同辩》,置诸座右,以免工法混淆,身罹奇疾。牙慧之诮,知不免焉,若公同好,则吾岂敢?

光绪癸卯春,竹阳女史颜泽寰晏清自记

集　说

孙元君《坤诀》注曰:《象》曰:"至哉坤元,万物资生。"坤属老阴,阴极阳生,顺承乎天,则生人生物;顺承乎己,则成道成真。

香逸古母曰:凡男子修行,皆从初工运炼筑基起手。若是女子修行,与男子不同。男子阳从下泄,女子阳从上升。男子体刚,女子体柔。男子用丹田阳精,常常保守,不致外泄,积之既久,用火煅炼,使精化为气,气化为神,神化为虚,由渐而进,工完了道飞升。若女子则不同,女子乃是阴浊之体、血液之躯,用乳房灵脂,变化气质,久久运炼,自然赤反为白,血化为气,血既化气,仍用火符煅炼,亦能气反纯阳,了道归真。

女子初工,先炼形质,后炼本元。不似男子之工,先炼本元,后炼形质。其体各殊,其工自异。若不分门立教,何以能造化阴阳,男女共济也。然形既为我有,何必用炼?女子之体,原属阴浊,不若男子之体,实秉阳刚,苟不陶炼,不能使血化为气,如何孕得出先天,产得出真气?若不得真气,仍然一片纯阴,又焉能得还丹而成大道?故女子之形,必先练而后可。

女真之道,原与男子之工大不相同。男子之道,贵在炼药,是以前段工夫,逐一讲明,果能旦夕行之,虔心进步,使身中五脏之血皆返为气,自然化生。若真气潜生,将阴浊之体变为纯阳,工夫至此,方能用火行符,才与男子同等。若不分门别类,其工焉能有济?故男子先炼药后炼形,女子先炼形后炼药。因其体相攸分,故前后工夫差别。吾今立法教人,不得不分明指示,方使学者无亏。

女丹修法,其理原本不繁,当其运炼,亦自不难。诸丹经内,所以不传女子修炼者,盖因其未能男女双渡故也。吾今垂法教人,实愿男女双渡,故此于丹书后编,接列《女道十则》,以渡有缘之辈。

何以女丹之道,至简不繁?女子之性纯全,女子之身安靖,但得一点工夫,便能彻底造就。不似男子之念颇多偏僻,故其身心所尚不同,女子之工比男子便捷些。女丹从养真至胎息,其工已得三分之二,不若男子之工,便有许多作用,方能到得调神地步。所以女道丹书,从养胎直至胎息,工毕,便接录外行工修,俟其外行有余,方可炼调神一段。

女真修成,何以必用待度?因其血弱之躯,假内工修炼,以成阳体。体虽成阳,而阴凝之性,尚未炼尽,故女子工夫少还虚一段运用,未能尽天地之妙化,所以不得超升世外者,悉由体相之不坚故也。不若男子之体已炼成金刚不坏之身,还虚之工养成,神光充满天地,故不用待度而可了道成真,亲朝上帝、游晏蓬莱。若女子则不然,女丹修成,务必广行功德,倘功德行满,上圣见而怜之,保奏上帝,方得敕旨下颁、金书选诏,证得人天无上道果,否则就成一个散仙而已。

吕祖曰:"太阴炼形,与男子修炼之法大同小异。初工下手,是谓斩赤龙。其后十月工夫,阳神出现,粉碎虚空,一路修真,与男子同,无彼此之别也。"

绥山道士曰："赤龙自斩，乳头自缩，如男子一般，而真阴之气化为真阳，以后用工，与男子无异。但女属静体，后四层虽与男丹同其运用，而其建功更速矣。"

吕祖曰："男子修行降白虎，女子修行斩赤龙。"

《三命篇》曰："男子之命在丹田，丹田者，生丹之真土也。女命在乳房，乳房者，母气之木精也。"又云："女子以血为肾，乃空窍焉。过四十九岁，腰干血涸，无生机矣。养而久之，又生血元，似处子焉，此乃无中生有之妙也。见其有之，一斩即化，而命生矣。此时则用性命工夫，与男子同也。"

懒道人曰："女命何以有三？谓上、中、下也。上者阳穴，中者黄房，下者丹田。少则从上，衰则从中，成方从下耳。又女子内阳外阴，先须斩赤龙以全其体，则坎化为乾矣。然后用男子之工修之，一年即得，以金丹在其中，故也。"

《修真辩难》或问："男女下手处，分别如何？"答曰："男子下手以炼气为要，女子下手，以炼形为要。炼气者，伏其气也，伏气务期其气回，气回则虚极静笃，归根复命，而白虎降。炼形者，隐其形也。隐形务期其灭形，形灭则四大入空，剥烂肢体，而赤脉斩。男子白虎降，则变为童体，而后天之精自不泄漏，可以结丹，可以延年。女子赤龙斩，亦变为童体，而阴浊之血自不下行，可以出死，可以入生。故男子修炼，曰太阳炼气，女子修炼，曰太阴炼形。"

又问："女子炼形，不伏气乎？"答曰："女子性阴，其气易伏，而赤脉最能害道，其所重者在此，故下手则在着重处用力。赤脉一斩，气自驯顺，非若男子性阳，其气难伏。譬如男子伏气要三年，女子一年可伏。果是女中丈夫，得师口诀，行太阴炼形法，三五年间，即可成道，比男子省力。但女中丈夫最不易得，不易得者，刚烈须过于男子百倍之力者，方能济事。若与男子等力者，万万不能。"

又问："大道不分男女，何以男女有分别？"答曰："其道则同，其用则异。盖以秉性不同、形体有别，故同一性命之道，而行持大有不同也。"

玄天上帝曰：《易》曰"乾父坤母"，阴阳之义昭昭可考。有天地然后有男女，则阴阳之道，又不言而喻，则是天地之不可无男女明矣。男受乾坤之变化而成其象，女亦秉乾坤之交泰而有其形。凡具兹形象者，皆具乾坤之气，而同列于宇宙之间耳。今当慈航普渡之际，宝筏共撑之时，男则教亦多术，岂能舍坤维而不顾哉？指男之玄微奥妙者，汗牛充栋；度女之法范典型者，寥寥无几。吾切发悲而独论之。

男体以精中之气而贯些子，女子以血中之气而薰些子，些子足而莲窍足，莲窍足而抽添始运，抽添运而始有甘露下降。男子之精，其气充足；女子之血，其气甚微，故名之曰男阳而女阴也。修吾道者，绝七情为本，断六欲为先，则微微之气，又较胜于男子者多矣。何也？男子之心易动，女子之念略静。动则而气易泄，静则而气易长。男子之七莲，易收难放；女子之七莲，易放难收。苟能真心不懈，不待三五年，而甘露常降，七莲常开。开之易，岂有采取之不易哉？男女之辨，于此明矣。

若集中之言虚、言空、言玄、言妙、言神、言化，又男女之大同也。男子以胎名，女子不言胎，而单以息名者，恐后世之人错认胎字，卒受诬名耳。再者男子之神出，必至纯至阳，而始有脱壳之机，因阳中含阴也。女子之神出，不同于男子。女子造到三阳之时，即可脱化百里之遥，造至纯老二阳之会，则一出永出，断无夭折之患也。盖男子阳中含阴，女子阴中含阳，男子阴在内，而阳在外；女子阴在外，而阳在内，阳胜则诸阴易退。吾今不惜真脉，道破于斯，无非切望早成真志之多耳。

金阙帝君曰："以大处而论，百脉皆由无极分形，以细密而言，又属无形无象，却原万化尽包，男女皆同此至宝，只分血精两条。男精逆行而成仙，女血直腾归心窍，故而各有各法，各有各照。"

男丹由精化气、气化神、神化虚，虚极静笃，而丹自结矣。女丹由血化气、气化神、神化虚，虚无自然，而丹自成矣。有谓赤龙不斩，而丹不得结、道不得成者，不知血尽而气亦尽矣。如男子之精败，而丹亦难成，其理一也。盖男精女血，多不可绝，气离血，而气无由生，血化气，而精始流通。如谓血尽而乃言炼丹，何以青年血枯而病反起？此终不离血之一证也。

瑶池王母曰："女子工夫，与男相兼，只分地步，地本非玄。一切妙化，俱不异男。尔等切悟，书中载全。毫不差错，各自修潜。"

圆明道姆曰："吾今与点破，以免受冤孽。分配阴阳路，男女指一节。男有此祖气，分配在精血。女之祖气合，阴从血海说。男有此阳关，顺逆不须惑。女有北海地，波摇似水迫。"

白莲真人曰："男女金丹地不同，阴阳一理实相通。清心寡欲为根本，筑基先要斩赤龙。"

无心子曰："男子精液阳中阴，女子精液阴中阳。快寻明师求指破，返老还童在故乡。七日天心如可复，此是上乘一妙着。以后便同男子工，般般口诀要师说。"

吕祖曰："妇人修炼，如男子一样，难得者是皎洁。须知妇人之欲，过于男子。或到经水已过之后，其心如莲之初放，乘天之雨露，才结其实，妇人若无男子，则孤阴矣。"

贞一子曰："大道不问男女，皆能有成。故男子道成为真人，女子道成为元君。自来丹经言男子修炼之功，至详且悉，女子修炼之道，多不论及。间有论及此者，不过略露一般，非薄女修也。推其意，以为人同此性命，即同一工夫，言男修，而女子之工不烦言解矣。不知男子外阳内阴，女子外阴内阳，秉性不同，形骸各别，虽同一性命，其行持大有不同者。"《修真辩难》曰："男子下手以炼气为要，女子下手以炼形为要。"许祖曰："男子修成不漏精，女子修成不漏经。"其初关迥然各别，至炼己得药、还丹温养、结胎出神诸事，虽与男子同，而细微节次，未尝无大同小异之殊。

壬辰春，适有坤女问道，仆以多看古书，证其所授。而丹经言："女修者独少，难以考证异同。"爰不恤泄漏天机之罪，因将其所以同者何如，所以异者何如，并逐节次第形于楮墨，以为问津程途。俾得寻文释义,不致鱼目混珠,果能深知力行,庶几可成无上至道,而诸瑶池之会,不难与男仙同谒木公,共朝金母矣。

天阳地阴,乾刚坤顺,阴无阳不长,阳无阴不生,刚柔得其中和,水火始能既济,阴阳必有匹偶,人物由兹孕生。是乾坤皆秉真元之气,男女各具不死之身。乾曰大生,可以道成正觉;坤曰广生,亦能果证元君。如谓坤阴难入仙道,何以王母长处昆仑?嫦娥窃梁间之丹,永作月宫皇后;逍遥读漆园之书,自号瑶池谪仙。洛神、巫女,自古维昭;紫姑、湘妃,于今为烈,迹载史篇,固可考也。身秉坤德,岂不能乎?

女子原来命有三,紫白黄光不似男。少上衰中成在下,关头一错要深谙。

气穴,即血元也,即乳房也,在中一寸三分,非两乳也。男命即在丹田,故以下田为气穴。女命在乳房,故以乳房为气穴。阴极变阳,从气穴化阴血,而流形于外,故斩赤龙须从阴生之处用工,久久行持,形自隐矣。若以男子脐下一寸三分中之气穴指之,则误矣。

许祖云:"男子修成不漏精,女子修成不漏经。"盖女子之经,为生人之始信,经返成气,则乳缩如男子,而经自不漏。若男子则炼精化气,阴根缩如童子,而精自不漏。不漏而后命可延。

又云:"女子修到经不漏,其后性命工夫,与男子之功,大同小异,患无人以诀破其妙耳!"

柔人行道,与刚人不同,而其成功比刚人亦易。刚人伏气三年,柔人一年可伏,以丹在身中故也。

孙不二元君曰:

男女本一气,清浊动静异。女人欲修真,切使真元聚。

阴中有元阳,存清勿以弃。明此色与欲,本来无所累。

屏除贪嗔痴,割断忧思虑。去浊修清性,不堕诸恶趣。

寂静守无为,我即男子具。无无无其形,有有有其意。

内视色声空,丝毫无黏滞。仗土为坤基,一阳本自地。

铅汞固不同,气神无二义。渺渺空灵心,心神能为制。

一气反春和,飞出云霄去。偕汝太清游,是曰真如偈。

夫乾道动,坤道静,欲修性命,务须从静。汝今原静,又何以修?坤道浊,乾道清,欲修性命,务须求清。惟能以浊修清,是以入道证果。

《长生胎元神用经》曰:"成功之后,男子关元气聚精,女人胎泽不结婴,虽动于欲,不能与神争。"此是成胎之中真精返为神,此是上清也。

女丹诗集

西池金母少女太真王夫人　著

孚佑帝君回春子　注

金溪傅金铨　校订

皖江陈撄宁　重校

读者须知

一、女丹诗集行世者,共有三种刻本。一为单行本,二为《一贯真机易简录》中附刻本,三为《女丹合编》汇刻本。详略既已互异,而排列次序亦不相同。

孙不二诗,仅《易简录》本采入,他本无之。又《西池集》,跋语一篇,仅合编本有此,他本则未见。在单行本内,《西池集》属后编。而合编本,又以积善堂诗作后编。而《西池集》则另为一编在前。《易简录》本乃无积善堂诗,且题名为《女金丹》,而不名《女丹诗集》。

今从其善者,并为之校正一百八十余字。

二、某诗是否真属于某人手笔,颇不易言。古来做道书者,每喜托名,无从根究。况且此等考据学,对于修炼上,亦非必要。

三、各家著作,虽名为诗,而其本意,不在作诗。切勿拿文学家的眼光,去评论他的优劣。原文拙陋处,虽经过几次校正,然遇有万不可改,一改则失其本意者,只得仍旧。况且吾国妇女界读书识字者甚少,长于诗文者更少。我辈视为俗而浅者,伊等或畏其雅而深。出世闻法,重在普渡,不能专为迎合几位文学家心理,而置多数人于教化之外,幸谅作者之苦衷。

四、集善堂诗,本是传道之人所作,偏要托名于某仙、某真人、某古母等类。计有十六位之多,今则删去。另于每首之前,加四字题目,以便读者。原本有小字注解,今仍之。

五、《西池集》中回春子注,大半是参玄说法的空调。对于命功,固毫无关系,即说是性功,亦用不着这许多啰嗦。《吕祖全书》中何尝见此等话头,真可谓冤煞吕祖。惟因其尚有一二句透彻处,故未加以删削,读者当分别观之。

六、积善堂诗中,如观香妙法、念天尊法、六字经法等类,皆是仙学之代名词,略示浅近之工夫。决不是道家工法止此,更不是除此而外别无进境,读者勿以庸常鄙之。普通妇女,学问欠缺,若义理高深,恐其难于领悟,故就彼所知者以启导之耳。知识阶级,当然无须乎此。

七、补编贞一子女丹口诀诗廿四首,原本无此,乃余由别种道书中选入此集,并为之校正一百一十字,颇有研究之价值,请读者勿忽略过去。

民国二十四年陈撄宁作此代序

前　编

吴采鸾仙姑诗
（三首）

采鸾，吴猛女也。猛仕吴，为西安令，至人丁义授以道术，猛授南昌许逊。逊为旌阳令，闻丹阳谌母有道，同往访之。母以道妙授逊，逊请并授猛，母不许，命转授之。鸾师事丁义女秀英，道成随父上升。

其　一
心如一片玉壶冰，未许红尘半点侵。
击碎玉壶空色相，瑶台直上最高层。

其　二
宠辱无稽何事争，浮云不碍月光明。
任呼牛马俱堪应，肯放纤埃入意城。

其　三
身居城市性居山，傀儡场中事等闲。
一座玉京藏芥子，大千文字总堪删。

樊云翘仙姑诗
（六首）

樊云翘，刘纲妻也。二人俱有道术，能檄召鬼神，禁制变化，潜修密证，人不能知。刘纲为令，尚清静简易，民受其惠，年岁大丰，远近忻仰。樊暇日常与纲较法，纲作火，烧客碓舍，火从东起，夫人布雨从西来禁之。庭中桃两枝，纲咒一枝落篱外，夫人咒入篚中。纲唾盘中成鱼，夫人唾为獭食之。一日与纲入四明山，路值虎，纲禁之，虎伏而号，夫人薄而观之，虎不敢仰视，擒归，系床侧。将升之日，县厅侧有大皂荚树，纲由树顶飞举，夫人平坐床上，冉冉如云之腾，遂同升天。后再显于蓝桥舟中，诏裴航入道，以妹云英妻之，共成仙侣焉。

其 一

乾象刚兮坤德柔，工夫先向定中求。
澈清一勺瑶池水，明月何须七宝修。

其 二

龙虎猖马费牢笼，略放飞腾业障蒙。
至寂如如真妙法，擒来化作一天风。

其 三

养性还须先静心，何劳乞巧更穿针。
铁牛牵得随身转，方显无边慧业深。

其 四

几人拜祷学长生，谁识元神彻底清。
粉碎虚空浑自在，摩尼舍利总虚名。

其 五

一间金屋住双姝，虽有仪泰意不孚。
若得月中生个日，骊龙吐出夜光珠。

其 六

爱河波浪起层层，浓则沉兮淡则升。
鼓楫若能施勇断，蓬莱弱水岂难凭。

月华君崔少玄仙姑诗

（六首）

　　崔少玄，唐季时汾州刺史崔恭少女。生而端丽，幼即聪慧，及笄，归庐陲。十年苦功，二十四岁成道。陲官闽峤，过建溪武夷山，云中见紫雾元君、扶桑夫人，问陲曰："月华君来乎？"陲怪之，以问崔。崔云："吾昔为玉皇左侍书，号月华君，以宿缘谪为君妻。"庐后罢官，家洛阳。崔将仙去，留书遗陲曰："得之一元，匪受自天。太老之真，无上之仙。光含影藏，形于自然。真安匪求，人之久留。淑美其真，体性刚柔。丹霄碧天，上圣之俦。百岁之后，空余故丘。"书毕而化。

其　一

初三才见影如娥，相对阳光皎洁多。

要得絪缊凝玉夜，先探消息捉金波。

其　二

性宗明处命基坚，九转河车九鼎全。

金虎玉龙相会合，三花捧出小神仙。

其　三

心如止水自悠悠，常寂常惺好进修。

养得乌肥培兔瘦，灵芝秀出碧峰头。

其　四

地下须知亦有天，专心求己即求仙。

一朝悟彻阴阳旨，惟在生生一气先。

其　五

黑鬓朱颜曾几时，倐惊双鬓白如丝。

开帘瞥见梅花发，一段春光莫放迟。

其　六

不求外护不参禅，眼底苍桑任变迁。

丹径须知从直上，玄珠只在我脑前。

唐广真真人诗

（四首）

唐广真，严州人，事母至孝。既嫁，得血疾，梦道人与药而愈，自是好道。虔奉何仙姑，感得仙姑现身，亲授玄妙。宋淳熙中，有三仙引至海边，跨大虾蟆渡海，随游名山。仙问曰："汝欲超凡入圣耶？留形住世耶？弃骨成仙耶？"对曰："有母在，愿奉终养。"仙遂赐丹一粒吞之，遂不谷食。后召入德寿宫，封寂静凝神真人。

其　一

玄机觌面费搜寻，著眼方知至理深。

性学难将文字指，业缘了当见真心。

其　二

心性原来最易明，但看峰顶暮云晴。

东西南北皆如意，任尔蓬山碧海行。

其 三

不识性兮不识命，剖破乾坤分两途。

一朝相合成丹后，醉倒壶中不用扶。

其 四

无嗔无喜气和醺，应事随机风逐云。

虎伏龙驯观妙化，碧天飞雪白纷纷。

玄静散人周元君诗
（五首）

玄静散人，姓周氏，宁海东牟王处一之母也。金熙宗皇统二年有孕，夜梦红霞绕身，惊觉遂生处一。处一幼即颖悟，尝游山中，遇老人坐大石，谓之曰："子异日扬名帝阙，为道教宗主。"遂摩顶而去。尝作颂曰："争甚名？夺甚利？不如及早修心地。自家修证自前程，自家不作为群类。"大定八年，遇重阳祖师于全真庵，请为弟子，奉母同修，各受大道，家贫力薄，苦志修持。后处一应召赴阙，奏封有云："镜明犹能鉴物，况天地之鉴，无幽不烛，何物可逃？所谓天地之鉴，即自己灵明之妙也。"于是人称旨，章宗叹曰："清明在躬，志气如神，先生之谓也。"明年母寿九秩，表乞侍养。一日母谓处一曰："我归期已至"，因示"不贪生，不惧死"之语而化。处一葬毕，语门人曰："群真相约，吾去矣。"焚香沐浴而升。

其 一

坤诀须从静里求，静中却有动机留。

若教空坐存枯想，虎走龙飞丹怎投？

其 二

一点灵台磐石安，任他荣落态千般。

阳光本是摩尼宝，个里收藏结大丹。

其 三

心似曹溪一片秋，好从子午下功修。

鱼龙泼刺波还静，只有长空月影留。

其 四

轻烟薄雾障空虚，却使灵明无处居。

憎爱荣枯皆利刃，予如伤子怎寻予。

其 五

性命先须月窟参，擒龙拨虎莫迟延。

阳生之候真阳漏，黍米如何得保全。

清静散人孙不二仙姑诗

（五首）

　　孙仙姑，名不二，号清静散人，马丹阳之妻也。丹阳手垂过膝，额起三山，富而好道，常作诗云："抱元守一是功夫，懒汉如今一也无。终日衔杯畅神思，醉中却有那人扶。"众莫晓其故，忽有道人自称重阳子，来化丹阳与孙仙姑同入道。进瓜从蒂食起，问之，曰："甘向苦中求。"又问："如何来？"曰："不远千里，特来扶醉人。"丹阳异之，夫妇师事甚谨，起全真庵于南园。数年后，重阳师挽丹阳西游，居昆仑山烟霞洞，孙仙姑独留于家，勤修所传。后年五十，复从凤仙姑游洛阳，六年道成，书颂云："三千功满超三界，跳出阴阳包裹外。隐显纵横得自由，醉魂不复归宁海。"书毕跏趺而化。乘云过昆仑,俯告丹阳曰:"余于蓬岛待君。"
于是丹阳即书颂曰:"长年六十一,在世无人识。烈雷吼一声,浩浩随风
逸。"遂掷笔上升。

　　按:昆仑山烟霞洞,在别本作昆嵛山烟霞洞,宜从嵛字为是。关于孙
不二仙姑事迹,可参考拙作《孙不二女丹诗注》,并《五祖七真像传》,较
为详明。

其　一

资生资始总阴阳,无极能开太极光。
心镜勤磨明似月,大千一粟任昂藏。

其　二

神气须如夜气清,从来至乐在无声。
幻中真处真中幻,且向银盆弄化生。

其　三

蓬岛还须结伴游,一身难上碧岩头。
若将枯寂为修炼,弱水盈盈少便舟。

其　四

养神惜气以持盈,喜坠阳兮怒损阴。
两目内明驯虎尾,朦朦双耳听黄庭。

其　五

荆棘须教发尽芽,性中自有妙莲花。
一朝忽现光明象,识得渠时便是他。

　　撄宁按:孙不二仙姑七言绝诗五首,四川刻本未录,余参考别种善
本道书补录之。此五首原名《女功内丹》,另有五言律诗十四首,原名

《坤道工夫次第》,已见拙作《孙不二女丹诗注》中,故不重录。

后编(西池集)

序

盖闻乾健统天,坤顺得主。资生之道,含二炁以缊。交泰之和,统三才而挻埴。德言工貌,坤道云全,淑慎温柔,阃仪斯著。至于夙钟灵气,生具慧姿,锦织回文,犹受连波之憎;艳霾(同埋)青冢,空归夜月之魂。其他雾鬟云鬓,沉迷苦海,啼香怨粉,填入火坑,五漏形骸,本是前生业障;三因不悟,又增今世冤愆。其间修短穷通,不能枚举,妍媸愚智,何可胜言! 总因世乏坤传,致使人难超劫。是以恳祈诸师,爰集同侪,阐心性于诗篇,寄妙诀于转语,既知寂静,恐堕顽空,更有真传,教渠下手。言言玉液,无非修身立命之功;字字金针,尽是缚虎牵龙之诀。果能诚心信仰,眼前即是玄州。再加依法修持,鼎内便凝绛雪,与其牵缠世网,恋兹一息繁华,何如斩断情关,占却万年道域? 西池有路,度楫在兹,聊缀卮言,用申木铎。

重阳子谨序

咏性功十八首

其 一

月正圆时映水明,乾坤大地总莹莹。

雁飞斜过潭涵影,影灭依然彻底清。

按:原诗第三四句为:"片雁斜过潭有影,移时明月映波清。"语意与首句重复,今改之。

回春子曰:巧机适合,宝相团圞,月照寒潭,光芒四射。惟清乃澄,惟澄乃照,寂照圆通,真灵自现。先天妙义,至大至圆,玄微活泼,东海珠还。咦! 四海汤汤水接天,水天深处自逢源。

海蟾子曰：喜得同人注性诗，明心见性道成时。刘痴来与龙华会，醉向澄潭捉月迟。

灵阳子曰：此夕欣逢巧节，澄清要在斯时，月光皎洁印深池，真个天星倒置。不著离奇色相，岂因空境空之，一灵透出巳前珠，鱼目应知不是。（按："巳前珠"三字，恐有错误。）

长春子曰：心性非一物，性在心中见。水月两澄清，波光自不染。

其　二

灵台深广似澄江，源远应知流自长。

任尔毒龙争戏扰，岂如沟洫污泥扬。

回春子曰：清光如鉴，不须锻炼。一著揩磨，毒龙便现。咦！没得说。先天妙义，谷神攸归。

其　三

磨不磷兮涅不缁，宠何可羡辱何辞？

静中现个团圞月，始信斯人不是痴。

回春子曰：当头一棒，领者去会，会者颠头，融通寂灭。

其　四

恶莫憎兮善莫夸，坚持吾性漫凭他。

地雷震动真如现，一任遨游上海楂。

回春子曰：如何佛法？干屎一橛。霹雳一声，不怕打杀。

其　五

浓云密雾两凄凄，遮却本来菩萨面。

不是清风净扫除，蟾光怎得团圞现？

回春子曰：蒲团片晌，刹那一刻，翻个筋斗，菩萨出现。

其 六

性似澄潭水，心如大地平。

草莱生即划，风过碧波清。

回春子曰：性不离心，心空无物。草生用划，下乘之法。

其 七

灵明一点本清虚，云去云来月自如。

应事还同光暂晦，魄生依旧现明珠。

回春子曰：不晓参禅，那知拜佛？一拳打破，五指不撒。

其 八

心如野鸟最难驯，才出笼时便要擒。

莫使随风任南北，恐罹弓缴堕深坑。

按：第四句原本作"本来狼藉陷深坑"，今改之。

回春子曰：分明一个月，指早是个日。日月光天德，山河壮帝都。咄！谁识？

其 九

一点灵明一点金，随风飏去窅沉沉。

分明有个菩提种，性乱神昏何处寻？

回春子曰：穿衣吃饭，不知饱暖。心去性空，火中莲现。

其 十

愁苗情种两都捐，外若春温内铁坚。

顺死逆生同一理，但于动静却非然。

回春子曰：荆棘中不妨著脚，深潭内也易翻身。怕只怕清风明月，坐对青山。

其十一

人生碌碌似浮萍,业海风波何日停?

要识本来真面目,勤从月下叩真人。

回春子曰:一盂一钵,到处为家。撞着老参,举杖便打。

其十二

浑沦元气原无象,庚甲之间觉有形。

莫道有无难自辨,须知求己胜求人。

回春子曰:摩尼一粒,沙界难敌。龙女献珠,此际得识。咦! 一个孩儿两个娘,四门亲家,不得疏失了也!

其十三

外浊须知内本清,龙头虎尾按时生。

若将凡圣和为一,白雪黄芽自长成。

回春子曰:如何是道? 要撒胞溺。吃饭穿衣,全不分晓。

其十四

大道先须养性灵,灵光悟彻易归根。

总然精气神皆足,黑暗如何解炼烹?

回春子曰:东南西北及中州,黑黑尘蒙易白头。咄! 说话的,颠倒了! 难不难,一翻筋斗;易非易,挣起双眸。

其十五

缄口凝神只内观,法身常现一毫端。

静中摄得灵明宝,直置宫中便是丹。

回春子曰:得了手,闭了口。若还不去承当,竹篦何堪打走! 咄咄咄! 再来不值半文钱,请到方丈后去休。

其十六

长空清回原无染，云去云来只自忙。

鼓动巽风旋上下，性光命宝总归囊。

回春子曰：一口布袋，包藏无碍。混混沌沌，放不下来。

其十七

明暗休将世务分，闲来觅得己前身。

惺惺不管炎凉态，生死全抛见至真。

回春子曰：九天之上，九泉之下。少林拳棒，上下齐打。打得开通，任从放马。

其十八

腾腾烈焰青龙舞，渺渺清波白虎蹲。

虎尾龙头绦索系，擒归神室合真源。

回春子曰：久别家乡，道阻且长。从今得返，方知父母妻子各各安好。咦！千年华表依然，一任桑田变海。

《西池集》跋

《易》曰："至哉坤元，万物资生。"所谓顺承乎乾者非耶？然世之女子，明坤道而合坤德者鲜矣！或痴顽结习，或骄悍成风，种种沉迷，不堪悉数。即有一二有志之辈，欲了脱生死，又苦于性命不明。每见巫妪村姑，学会几句前因后果之口头禅，便以为大道在是，遂而盲修瞎炼，自误误人。吁！此皆坤修真诀失传之故也。今《西池集》出，泄千古不传之秘，具大慈悲，开方便门，愿普天下女子，敬信修持，穷研极究。其中字字有功，句句有诀，切莫轻轻放过。尚有楮墨难传之处，全在诚心办道，自遇真人指点。总以收心养气为下手初功，心不收则性根昧，气不养则命蒂枯，性命双修，坤道乃全。读是集者，幸勿坐失机缘，致负作者一片度世婆心也。

灵阳子敬跋

续编

清心寡欲第一

男女金丹地不同，阴阳一理实相通。

清心寡欲为根本，筑基先要斩赤龙。

男女金丹地不同（男子所观之地，与女子所观之地，初功本不同），阴阳一理实相通（男女都要炼成纯阳，其实一理而已）。清心寡欲为根本，筑基先要斩赤龙（赤龙，月信也。炼去炼来，月信不潮，两乳自缩，如男子缩龟一般，则丹基始成）。

血变为气第二

生来本静静中求，一味薰蒸补破舟。

血变为气潮绝信，先天一复上瀛洲。

生来本静静中求（女子生来，其性木静，即于静中炼丹，成功较男子更速）。一味薰蒸补破舟。血变为气潮绝信（女子多血，用法尽变为气，而月信可绝）。先天一复上瀛州（复其初来之性，即可成仙、成佛）。

培养黄芽第三

情窦开时如破瓜，全凭土德长黄芽。

朝朝暮暮勤培养，自得长生不老花。

情窦开时如破瓜（天癸水至，如破瓜然），全凭土德长黄芽（芽生土之中，故曰"黄芽"）。朝朝暮暮勤培养，自得长生不老花（由黄芽而勤养之，不使戕败，渐渐开花，即能超劫运为长生之本）。

观音妙法第四

身中有一白雀观，要学观音妙法炼。

一朝功满上瑶池，大众同赴蟠桃宴。

身中有一白雀观（指乳房也，使红变为白，故以白雀观比之），要学观音妙法炼（昔观音圣母在白雀观中炼法，卒成大道）。一朝功满上瑶池，大众同赴蟠桃宴（望人同登彼岸，普渡婆心也）。

弥勒真意第五

妇女速将尘事淡，阿弥陀佛心中念。

昼夜坐卧伴黄婆，凡胎自脱仙骨换。

妇女速将尘事淡，阿弥陀佛心中念（常念四字经，即是拴心之法）。昼夜坐卧伴黄婆（时守真意，功可速成），凡胎自脱仙骨换（有如此好处，怎不学习？）。

生死玄觉第六

未死学死终不死，逢生杀生永不生。

不死不生真入妙，涅槃一证大功成。

未死学死终不死（人虽未死，犹如死人一般。所以终得不死），逢生杀生永不生（妄心生时，即以慧剑斩之，所以终致不生）。不死不生真入妙，涅槃一证大功成（形不死，心不生，可证涅槃妙果）。

回光返照第七

回光返照两乳间，心神注在金锁前。

二日半后黄变白，移鼎换炉炼成仙。

回光返照两乳间，心神注在金锁前（眼观两乳之中，神注两肾之下，自然河车，运至中田，以补破体）。二日半后黄变白（行经过后，计二日半，血变成黄。斯时净心用功，不久变白而赤脉斩，犹如处子体矣），移鼎换炉炼成仙（赤龙已斩，行法之地不同，得诀炼之可成）。

慈悲为本第八

慈悲为本性情和，忍辱茹辛耐折磨。

人人都有菩提树，长坐菩提登大罗。

慈悲为本性情和，忍辱茹辛乃耐折磨（在家妇女，出家尼僧道姑，俱可修炼。总要以慈悲为本）。人人都有菩提树，长坐菩提登大罗（能知菩提树在何处，即在菩提树上用功，久之必成天宝矣）。

按：首二句原本作"慈悲为本心是婆，在家出家养太和。"今改之。

药火两用第九

药在火中炼，火在药中现。

有火无药煮空铛，有药无火终消散。

火药二物能适宜，金丹一结入阆苑。

药在火中炼（药，气也。即是神驭气），火在药中现（神因气而愈灵）。有火无药煮空铛（不可弄火），有药无火终消散（不可无火）。火药二物能适宜，金丹一结入阆苑（神气相依，焉有不成之理）。

太阴敛形第十

幽闲贞静养性情，妇道克全德匪轻。

乳房血海常留意，将形收敛合太阴。

幽闲贞静养性情，妇道克全德匪轻（上句养性，下句培德，即是内外交修功夫）。乳房血海常留意（下手初功），将形收敛合太阴（太阴炼形法，其乳缩如男子）。

六字经法第十一

最好惟有六字经，从前转后住到心。

其中暗寓河车法，不知不觉炼成真。

最好惟有六字经（即"南无阿弥陀佛"），从前转后住到心（持念之法：脐前念"南"，阳关念"无"，阴肾念"阿"，泥丸念"弥"，咽喉念"陀"，终将"佛"，字住在心里。又可收心，又可平气）。其中暗寓河车法（时刻照此法念之，尽将后天阳气车入中田，自能补足先天），不知不觉炼成真（此法简易，妇女可念，男子亦可念。总要行之久远其效愈大）。

人人如意第十二

怀抱两个如意图,生来即有人人俱。

问人果能如意否? 果能如意上天都。

怀抱两个如意图(此图所以护心,亦所以通心),生来即有人人俱(不分男女,人人皆有)。问人果能如意否(如意中即有真一,果能如意,自有无穷佳境见于胸怀),果能如意上天都(不负如意图之名,自得如意图之实,飞升指日可俟)。

动静勿离第十三

动静不可离这个,离了这个路便错。

坤阴变作乾阳体,顶天立地莫柔懦。

动静不可离这个,离了这个路便错(这个,乃真意也。时时诚意,先天自复。若意念一差,便非正路)。坤阴变作乾阳体(女性本阴,变为乾阳,方能成道),顶天立地莫柔懦(阴性多柔,要有顶天立地志向,庶于道有望)。

出家修炼第十四

一入空门得自由,尘缘何故挂心头?

观音大士规模在,静坐参禅万念休。

一入空门得自由,尘缘何故挂心头(世之出家道姑,已入玄门矣,心犹不忘夫红尘者,何故?)。观音大士规模在,静坐参禅万念休。

节妇修炼第十五

可怜最是未亡人,矢志冰霜实苦辛。

节烈信为仙佛种,急修急炼出风尘。

可怜最是未亡人(凡夫死者,妻称未亡人),矢志冰霜实苦辛(夫死守节,凛如冰霜,不知受了许多辛苦)。节烈信为仙佛种,急修急炼出风尘(女仙、女佛,尽是坚贞为本。既为节妇,即仙佛种子矣。还在风尘中何益? 此言节妇宜急修)。

童真修炼章第十六

王母台前贵女真,色空空色见分明。

浑沦元气无亏损,得法修之顷刻成。

王母台前贵女真,色空空色见分明(大有夙根者,见得色即是空,空即是色,修成女真,故王母特优重之)。浑沦元气无亏损(不必补漏),得法修之顷刻成(得了先天之法,一炼即成,言甚易也。此言女童宜即修)。

在家修炼第十七

莫谓家事纷难绝,坤维正气修急得。

从无入有养神胎,下田不结中田结。

莫谓家事纷难绝,坤维正气修急得,(妇女皆有坤维正气,莫因家事纷纭,遂耽误一生也。)。从无入有养神胎,下田不结中田结(结于下田者是凡胎,结于中田者是神胎。神胎是自己神炁所凝,不因外来,故谓之从无入有。此言在家妇女宜急修。)。

心性根本第十八

四大名山众女仙,半推半节半参禅。

总依心性为根本,行满功圆便上天。

四大名山众女仙,半推半节半参禅(有以孝成者,有以节成者,有以参禅成者,途虽异,而归则同)。总依心性为根本,行满功圆便上天("心性"二字,修丹之本,男女都离不得。此首总结女丹经)。

补 编

收心一

金丹道理最幽深,逐节功夫着意寻。

若是入门初下手,扫除妄念以收心。

养性二

一颗摩尼是水晶，何期尘垢蔽精英。
但能静坐回光照，依旧天心夜月明。

养气三

虽能住念尽初禅，息到冲和返自然。
养气方儿无别巧，同行同坐又同眠。

凝神四

神是夫兮息是妻，休教异路隔云泥。
两相匹配归根窍，便是丹成鹤到时。

三命五

光分黄白紫为三，女命生来不似男。
少上衰中成在下，关头一路要深谙。

气穴六

气穴分明是乳房，休将脐下妄猜量。
炼丹不识阴生处，伏虎降龙欠主张。

知时七

每到花开对月时，羝羊将要触藩篱。
劝君信至休迟误，莫待龙形出水湄。

斩龙八

阳欲生阴出玉沟，火轮急驾莫停留。
巽风吹上红元府，倒挽河车仗逆流。

形隐九

顺为凡体月经行，七七年龄老态呈。

炼到太阴形隐后，从兹仙体庆长生。

求丹十

炼形化气筑基工，上品天仙事不同。

若问金丹端的处，日来映月破鸿蒙。

炼己十一

生龙活虎战莲房，最怕心猿意马狂。

炼己未臻纯熟境，岂能安稳渡陈仓。

顺逆十二

顺则生人逆则仙，乾坤交泰是真诠。

临炉莫讶丹难结，到挽羊车自见天。

丹生十三

恍惚窈冥情似痴，融和正是药生时。

丹田有信机缘至，准备工夫采玉芝。

采药十四

猛睹先天一粒丹，其光灼灼似金丸。

巽风若不频催鼓，大药如何得过关？

升元十五

日出扶桑大海东，火轮飞渡莫停功。

鹿车搬上昆仑顶，木汞自归神室中。

合丹十六

艮男初归混沌窝，夫妻从此结丝罗。
六门紧闭勤添火，帐里春光要太和。

火候十七

火记虽垂六百篇，未将真候写鸾笺。
最明莫过冲虚语，呼吸分明了却仙。

温养十八

已看白雪种青砂，寒燠调停切莫差。
三十六宫春意足，羡君有路泛仙槎。

胎息十九

工夫细密勿粗疏，神息绵绵合太虚。
借问养胎何所似？恍如父母未生初。

度数二十

采药烧丹有后先，坎离艮巽倒还颠。
功完九九周天数，到此方为物外仙。

脱胎廿一

十月胎圆度数周，阳神忽到颥门游。
一声霹雳冲天出，顶上争看白气浮。

乳哺廿二

初产婴孩气未纯，仍吞木汞复元真。
仔看乳养经三载，变化通灵妙若神。

面壁廿三

丹事虽完犹有工，冥心静坐洞天中。

忘形入定无年月，打破虚空见圣功。

冲举廿四

炼到真空道愈高，丹书下诏步云霄。

从今永住瑶池苑，随着灵妃去早朝。

樱宁按：女丹口诀诗，共计二十四首，六百七十二字，今特别用心校正一百一十字，比原本为优，遂以付印。乙亥仲冬记。

女丹诗注

陈撄宁

序

余自束发受书而后，读葛洪《神仙传》，慨然景慕其高风，遂有志于道术。壮岁宦游四方，足迹所至，闻异人必尽力访求，见秘籍必潜心快读，旁门无论矣。

历四十年来，遇修炼正宗，每多探讨。品格最纯谨者，当推郑君鼎丞；学识最精博者，当推陈君撄宁。二君对于三元丹法，都得真传，而地元一项，又皆能不畏劳苦，亲自临炉，虽魔障迭起，寒暑屡迁，仍未尝稍挫其志。余既周旋二君之间，亦多次参与实验之役，即外事以证内功，获益固匪浅也。

郑君著述，昔已幸睹厥成。今陈君复出其所作《孙不二女丹诗注》一卷相示，并索序文。余素习南宗，故于北派丹诀，颇有疑义；及观此注，豁然贯通。方知南北二家丹法，男女两性工夫，所不同者，在其下手之玄机；所必同者，在其一贯之妙道。

孙诗尽善，陈注尤详，余何容辞费？惟曾记当日陈君所诵孙不二仙姑七言绝句一首，似含微旨，细审五言律诗中，尚未言及，特补录于此。

诗曰："蓬岛还须结伴游，一身难上碧岩头。若将枯寂为修炼，弱水盈盈少便舟。"

学者果能悟彻十四首律诗之作用，然后将此七言绝句，熟读而深思之，则弦外余音，当可耐人寻味矣。

民国十五年清江黄邃

凡　例

一、原诗十四首，辞句雅驯，意义浑涵，乃丹诀中之上乘，故全录于篇端，以便学者诵习。另有七言绝句数首，已收入拙著《女丹诀集成》中，故不重录。

二、原诗虽标题为女功内丹，然就男女丹诀全部而论，其异者十之一二，而同者则有十之八九。故男子修仙者，亦可于此诗得多少参悟。

三、诗中杂用仙家专门术语，博学之士，尚不易窥其玄奥，普通妇女无论矣。不佞此注，极力阐扬，泄尽隐秘，真口诀已跃跃纸上。至其工夫首尾，不能成段说明者，则因为原文所限，不得不尔。又，注中多引古语者，皆当日信手拈来，适合妙谛，比自作为优，且免杜撰之嫌。

四、注中文字，虽非白话体裁，然已扫除譬喻，都为实语，浅显易明，凡国文通顺者，阅之自易了解。若对此犹有难色者，其人恐于仙道无缘。盖此等无上道妙，必须择根器而授。作诗者意在发挥自己之性情，本不求他人之了解，作注者志欲流传高深之学术，亦不欲博庸俗之欢迎，故普渡之说，非本篇范围内事。

五、仙家上乘工夫，简易圆融，本无先后次第，此诗所谓次第者，就效验深浅言之耳。若言工夫，则自第一首至第十四首，皆是一气呵成，不可划分为十四段落，故须前后统观，方能得其纲要，幸勿枝枝节节而议之。

六、女子修仙，除天元服食，窒碍难行，人元双修，誓不笔录而外，古今来仅此一门，堪称大道。其余诸家所说，坛社所传，名目繁多，种类各别，不善学者，流弊百出，纵能善学，亦仅可健身延寿，无疾而终，其去仙道，盖远甚矣。有大志者，于此篇宜三致意焉。

七、古人学道，有从师二十余年，或十余年者，如阴长生、白玉蟾、伍冲虚之流，皆是师与弟子同居一处，实地练习，随时启导，逐渐正误，然后能收全功。今人志气浮薄，做事无恒，所以难于成就。其狡诈者，每喜用市侩手段，旁敲反激，窃取口诀，以为一得口诀，立刻登仙，不知所得者乃死法耳。而真正神仙口诀，皆从艰苦实验中来，彼辈何曾梦见？敬告读者，若有所得，务要小心磨炼，努力修持，否则得与不得等。（此种弊病，男子最多，女子尚少。）

八、儒释道三教，自汉以来，至于清季，彼此互相诽议，优劣迄无定评。君主政体改革而后，儒教早已同归于尽，道教又不成其为教，只余佛教为硕果之仅存。其中信徒虽多，而真实用功者盖鲜，僧尼无论矣。即一般在家居士，所称为大善知识者，除教人念阿弥陀佛而外，别无法门。至于参禅坐香、打机锋、看话头等等，因净土宗盛行，已渐归淘汰。天台止观，虽有入手之法门，仅作讲经之材料而已，从未有人注意于实行修证者。近来又有所谓真言宗者，授自东洋，传于中国，学者甚众，每因持诵急迫，致令身心不调。

总上四端，曰净土，曰参禅，曰真言，曰止观，近代佛教之精华，尽于此矣。然皆属唯心的片面工夫，而对于唯物的生老病死各问题，殊无解决之希望。其所谓一切了脱者，都有待于身后，而生前衣食之需，男女之欲，老病之虞，皆与常人无异。至其死后如何，惟彼死者知之耳，吾辈未死者，仍难测其究竟也。

况佛教徒之习气，每谓惟佛独尊，余皆鄙视，教外诸书，概行排斥，虽为宗教家对于教主应有之态度，所惜划界自封，因此遂无进步。吾人今日著书，乃为研究学理，预备将来同志诸人，实地试验，解决人生一切问题。与彼阐扬宗教者，用意固有别也。故对于道教之元始天尊、太上老君、玉皇大帝，毫无关系可言。

至若儒释二教经典，及诸子百家，遇有可采者，亦随时罗致，以为我用，不必显分门户。书中于仙佛异同，偶依昔贤见解，略加论断，虽曰挂一漏万，所幸不亢不卑，庶免随声附和，自误误人。盖学者之态度，本应如是也。

总之，不问是何教派，须以刻期见效为凭据，以今生成就为旨归，苟欲达此志愿，除却金液还丹，别无他术矣。谨掬微衷，敢告同志。

九、世间各种宗教，其中威仪制度，理论工修，殊少男女平等之机会，独有神仙家不然。常谓女子修炼，其成就比男子更快，男子须三年做完者，女子一年即可赶到，因其身上生理之特殊，故能享此优先之利益。至其成功以后之地位，则视本人努力与否为断，并无男女高下之差，此乃神仙家特具之卓识，与别教大不同者。可知神仙一派，极端自由，已超出宗教范围，纯为学术方面之事。读者幸勿以宗教眼光，强为评判，女子有大志者，宜入此门。

十、我非女身，何故研究女丹诀？又未尝预备作世间女子授道之师，何故注解女丹诀？盖深恐数千年以来相传之道术，由兹中绝。若再秘而不宣，此后将无人能晓，虽有智慧，从何入门？

世固不乏读书明理之女士，发大愿，具毅力，不以现代人生环境为满足，不以宗教死后迷信为皈依，务免衣食住行之困难，誓破生老病死之定律，非学神仙，安能满愿？！是则区区作注之苦心也。

男子修仙，有太阳炼气术，今世尚有知者。女子修仙之太阴炼形术，几于绝传。因男子做工夫，能尽其本分已足，不必再问女子之事。故世之传道者，说到女功，总不免模糊影响。而女界中又少杰出之材，更难遇堪传此术者。从今而后，深望继起之有人也。

女功内丹次第诗

第一　收心

（男女同）

吾身未有日，一气已先存。

似玉磨逾润，如金炼岂昏？

扫空生灭海，固守总持门。

半黍虚灵处，融融火候温。

第二　养气

（男女同）

本是无为始，何期落后天。
一声才出口，三寸已司权。
况被尘劳耗，那堪疾病缠。
子肥能益母，休道不回旋。

第三　行功

（末二句女子独用）

敛息凝神处，东方生气来。
万缘都不著，一气复归台。
阴象宜前降，阳光许后栽。
山头并海底，雨后一声雷。

第四　斩龙

（女子独用）

静极能生动，阴阳相与模。
风中擒玉虎，月里捉金乌。
著眼氤氲候，留心顺逆途。
鹊桥重过处，丹气复归炉。

第五　养丹

（首二句女子独用）

缚虎归真穴，牵龙渐益丹。
性须澄似水，心欲静如山。
调息收金鼎，安神守玉关。
日能增黍米，鹤发复朱颜。

第六　胎息

（男女同）

要得丹成速，先将幻境除；

心心守灵药，息息返乾初。

气复通三岛，神忘合太虚；

若来与若去，无处不真如。

第七　符火

（五六两句女子独用）

胎息绵绵处，须分动静机。

阳光当益进，阴魄要防飞。

潭里珠含景，山头月吐辉。

六时休少纵，灌溉药苗肥。

第八　接药

（男女同）

一半玄机悟，丹头如露凝。

虽云能固命，安得炼成形。

鼻观纯阳接，神铅透体灵。

哺含须慎重，完满即飞腾。

第九　炼神

（男女同）

生前舍利子，一旦入吾怀。

慎似持盈器，柔如抚幼孩。

地门须固闭，天阙要先天。

洗濯黄芽净，山头震地雷。

第十　服食

（男女同）

大冶成山泽，中含造化情。

朝迎日乌气，夜吸月蟾精。

时候丹能采，年华体自轻。

元神来往处，万窍发光明。

第十一　辟谷

（男女同）

既得餐灵气，清泠肺腑奇。

忘神无相著，合极有空离。

朝食灵山芋，昏饥采泽芝。

若将烟火混，体不履瑶池。

第十二　面壁

（男女同）

万事皆云毕，凝然坐小龛。

轻身乘紫气，静性濯清潭。

气混阴阳一，神同天地三。

功完朝玉阙，长啸出烟岚。

第十三　出神

（男女同）

身外复有身，非关幻术成。

圆通此灵气，活泼一元神。

皓月凝金液，青莲炼玉真。

烹来乌兔髓，珠皎不愁贫。

第十四 冲举

（男女同）

佳期方出谷，咫尺上神霄。

玉女骖青凤，金童献绛桃。

花前弹绵琵，月下弄琼箫。

一旦仙凡隔，泠然渡海湖。

女功内丹次第诗注

陈撄宁　述

按：女丹诀传世者，现止数种，较之男丹经，未及百分之一。已憾其少，且大半是男子手笔，虽谈言微中，终非亲历之境。欲求女真自作者，除曹文逸之《灵源大道歌》而外，其唯此诗乎！

原诗行世既久，无人作注。余往岁与某女士谈道之余，随时解释，邮寄赠之，距今已阅廿稔。旧稿零乱，杂于故纸堆中，难以卒读。爰为检出，重校一过，幸无大谬，遂录存之。固不敢自信尽得孙仙姑之玄义，但为后之读此诗者，辟一门径而已。注中容有未臻圆满处，因欲启诱初机，故卑之毋高论耳。

收心第一

吾身未有日，一气已先存。

吾人未有此身，先有此气。谭子《化书》云："虚化神，神化气，气化血，血化形，形化婴，婴化童，童化少，少化壮，壮化老，老化死。"此言顺则成人。若达道之士，能逆而行之，使血化气，气化神，神化虚，则成仙矣。

一气者，即先天阴阳未判之气。至于分阴分阳，两仪既立，则不得名为一气。儒家云：其为物不二，则其物生不测。亦指先天一炁而言。老氏之"得一"，即得此一气也。此中有实在功夫，非空谈可以了事。

似玉磨逾润，如金炼岂昏？

丹家常有玉池金鼎、玉兔金乌、玉液金液种种名目。大凡言阴、言神、言文火者，则以玉拟之；言阳、言气、言武火者以金拟。意谓玉有温和之德，金有坚刚之象也。然亦偶有例外。

扫空生灭海，固守总持门。

生灭海，即吾人之念头。刹那之间，杂念无端而至，忽起忽灭，莫能定止。念起为生，念灭为死。一日之内，万死万生，轮回即在目前，何须待证于身后？然欲扫空此念，谈何容易，唯有用法使念头归一耳。其法如何，即固守总持门也。

总持门者，老子名为"玄牝之门"，即后世道家所谓"玄关一窍"。

张紫阳云："此窍非凡窍，乾坤共合成，名为神气穴，内有坎离精。"质而言之，不过一阴一阳、一神一气而已。能使阴阳相合、神气相抟，则玄关之体已立。虽说初下手要除妄念，然决不是专在念头上做功夫。若一切不依，一切不想，其弊必至，毫无效果，令人失望灰心。是宜熟思而明辨也。（紫阳此诗，另有一解，不在本篇范围之内。）

半黍虚灵处，融融火候温。

半黍者，言凝神入气穴时，神在气中，气包神外，退藏于密。其用至微至细，故以半黍喻之。

虚者，不滞于迹象；灵者，不堕于昏沉。杂念不可起，念起则火燥；真意不可散，意散则火寒。必如《老子》所云："绵绵若存，用之不勤"，方合乎中道。

融融者，调和适宜。温者，不寒不燥也。

此诗二句,言守玄关时之真实下手功夫,惟妙惟肖。然决不是执著人身某一处部位而死守之,切勿误会。若初学者死守一处,不知变通,将来必得怪病。

养气第二

本是无为始,何期落后天。

顺乎自然而无为者,先天之道;由于人力而有为者,后天之功。吾人当未生之初,本是浑元一气,无名无形,不觉而陷入于胎中,于是有身,既已有身,而大患随之矣。

一声才出口,三寸已司权。

婴儿在胎,仅有胎息,鼻不呼吸。乃至初出胎时,大哭一声,而外界之空气乘隙自鼻而入,于是后天之呼吸,遂操吾人生命之权。

其始也,吸入之气长,呼出之气短,而身体日壮。其继也,呼吸长短平均,身体之发育,及此而止。到中年以后,呼出之气渐长,吸入之气渐短,而身体日衰。临终之时,仅有呼出之机,而无吸入之机,鼻息一停,命根遂断。三寸者,指呼吸而言。

况被尘劳耗,那堪疾病缠。

上言人身生死之常理,此言人之自贼其身也。

色、声、香、味、触、法是名六尘;劳心劳力,皆谓之劳。

吾人自然之寿命,本为甚短,纵加以戕贼,在今世甚少能过百岁者。况尘劳与疾病,皆足以伤竭人之元气,使不得尽其天年,故多有寿命未终而中途夭折者。

或问:六尘之说,乃释氏语,何故引以注丹经?

答曰:非我之咎,原诗已喜用佛家名词,如"生灭"、如"真如"、如"舍利子"等,皆非道家所本有者,不引佛典,何能作注?

子肥能益母，休道不回旋。

子者后天气，母者先天气。后天气，丹道喻之为水；先天气，丹道喻之为金。按五行之说，金能生水，是先天变为后天也；丹道重在逆转造化，使水反生金，是由后天返还先天也。

昔人谓为九转还丹，九为阳数之极，又为金之成数，故曰九还，非限定转九次也。先天难于捉摸，必从后天工夫下手，方可返到先天。后天气培养充足，则先天气自然发生，故曰子肥能益母。

回旋者，即返还逆转之谓。

行功第三

敛息凝神处，东方生气来。

敛息者，呼吸之气，蛰藏而不动也。凝神者，虚灵之神，凝定而不散也。东方者，日出之位。生气者，对于死气而言。

古之修炼家行吐纳之功者，大概于寅卯二时，而对东方，招摄空中生气入于吾身，借其势力，而驱出身内停蓄之死气。

上乘丹法，虽不限定时间与方所，然总宜在山林清静之区，日暖风和之候，则身中效验随做随来，如立竿见影。果能常常凝神敛息，酝酿熏蒸，不久即可由造化窟中，采取先天一炁。孔子云："先天而天弗违，而况人乎？况于鬼神乎？"

此段作用，乃真实工夫，非空谈，亦非理想，惟证方知。

若问息如何敛？神如何凝？处在何处？来从何来？既非片语能明，且笔墨亦难宣达，须经多次辩论，多次实验，又要学者夙具慧根，苦心孤诣，方可入门。若一一写在纸上，反令活法变成死法。世人性情不同，体质各异，学此死法，适足致疾。非徒无益，而有害之，将何取耶？

万缘都不著，一气复归台。

昔人云：修道者须谢绝万缘，坚持一念，使此心寂寂如死，而后可以不死;使此气绵绵不停,而后可以长停。

台者何?灵台也。灵台者,性也。一气者,命也。命来归性,即是还丹。

张紫阳真人云:"修炼至此,泥丸风生,绛宫月明,丹田火炽,谷海波澄,夹脊如车轮,四肢如山石,毛窍如浴之方起,骨脉如睡之正酣,精神如夫妇之欢合,魂魄如子母之留恋。此乃真境界,非譬喻也。"以上所云,可谓形容极致。

阴象宜前降,阳光许后栽。

阳火、阴符之运用,虽出于自然,但人工亦有默化潜移之力,不可不知。

自尾闾升上泥丸,乃在背脊一路,名为进阳火。自泥丸降下气海,乃至胸前一路,名为退阴符。以升为进,以降为退。

又凡后升之时,身中自觉热气蒸腾,及至前降之时,则热气已渐归冷静。此以热气盛为进阳火,热气平为退阴符。

二解虽义有不同,理则一贯。此中有许多奥妙,应当研究。

山头并海底,雨过一声雷。

吕纯阳真人《步蟾宫词》云:"地雷震动山头雨。"《百字碑》云:"阴阳生反复,普化一声雷。"邵康节先生诗云:"忽然夜半一声雷,万户千门次第开。"钟离真人云:"达人采得先天气,一夜雷声不暂停。"彭鹤林先生云:"九华天上人知得,一夜风雷撼万山。"丹经言雷者甚多,不可弹述,其源皆出于《周易》地雷复一卦。其实则喻先天一炁积蓄既久,势力雄厚,应机发动之现象耳。其气之来也,周身关窍齐开,耳闻风声,脑后震动,眼中闪光,鼻中抽掣。种种景象,宜预知之,方免临时惊慌失措。

然女工修炼,欲求到此地步,必在月经断绝之后。而孙诗所云,乃在斩龙之前,恐难得此效。大约此处所谓雷者,不过言行功之时,血海中有气上冲于两乳耳。此气发生，丹家名曰活子时。

山头，喻两乳及膻中部位。海底，喻子宫血海部位。雨，喻阴气。雷，喻阳气。

斩龙 第四

静极能生动，阴阳相与模。

龙者，女子之月经也。斩龙者，用法炼断月经，使之永远不复再行也。若问月经何以名为龙？则自唐朝以后，至于今日，凡丹书所写，及口诀所传，皆同此说，当有一种意义存于其间，暂可不必详解。

若问女子修道，何故要先断月经？此则神仙家独得之传授，无上之玄机，非世界各种宗教、哲学、生理卫生学所能比拟。女子修炼与男子不同者，即在于此，女子成功较男子更速者，亦在于此。若离开此道，别寻门路，决无成仙之希望。倘今生不能修成仙体，束手待毙，强谓死后如何证果，如何解脱，此乃自欺欺人之谈，切不可信。

或者谓：既是月经为修道之累，必须炼断，则老年妇人月经天然断绝者，岂不省却许多功夫，其成就当比少年者更易？不知若彼童女月经未行者，果生有夙愿，悟彻玄功，成就自然更易；一到老年，月经干枯，生机缺乏，与童女有霄壤之殊，何能一概而论？

法要无中生有，使老年天癸已绝者复有通行之象，然后再以有还无，按照少年女子修炼成规，渐渐依次而斩之，斯为更难，岂云更易？所以古德劝人"添油宜及早，接命莫教迟"。

静极则动，动极则静，阳极则阴，阴极则阳，乃理气自然之循环，无足怪者。《道德经》第十五章云："孰能浊以静之徐清，孰能安以久动之徐生。"上句言人能静，则身中浊气，渐化为清气；下句言静之既久，则身中又渐生动机矣。

《道德经》第十六章云："致虚极，守静笃，万物并作，吾以观其复。"

上二句言静极，下二句言生动。复即复卦之复。阴象静，阳象动，五阴之下，一阳来复，亦言静极生动也。

模者模范，所以成物。相与模者，盖言阴阳互根，彼此互相成就，而不可离之意。

风中擒玉虎，月里捉金乌。

风者，人之呼吸也。如丹经云："后天呼吸起微风。"又云："吹嘘藉巽风。"皆是此意。

道书常以虎配西方金，龙配东方木。凡言铅、言金、言虎，都属一物，不过比喻人身中静极而动之先天阳气而已。

月有二义，若言性功者，则当一念不生时，谓之月，谓其清净无瑕，孤明独照也；若言命功，则当先天阳气发动时，亦谓之月，譬如晦朔弦望，轮转不忒也。

金乌，即日之代名词。日即离，离即火，火即汞，汞即神也。

当采取先天炁之时，须借后天气以为枢纽，故曰"风中擒玉虎"。玉字，表其温和之状。石杏林真人曰："万籁风初起，千山月乍圆"，正是此景。

丹道有风必有火，气动神必应，故吕纯阳真人云："铅亦生，汞亦生，生汞生铅一处烹。"铅与月，喻阳气，汞与金乌，喻阴神。阳气发生，阴神必同时而应，故曰"月里捉金乌"。

著眼氤氲候，留心顺逆途。

《易》曰："天地氤氲，万物化醇。"盖氤氲者，天气下交于地，地气上交于天，温和酝酿，欲雨未雨，将雷未雷，所谓"万里阴沉春气合"者是也。若雷雨既施，则非氤氲矣。

人身氤氲之候，亦同此理。但究竟是如何现象，则因其有难言之隐，不便写在纸上。聪明女子，若得真传，则可及时下功，否则恐当面错过。

虽说有自造机会之可能，总不若天然机会之巧妙。此时如顺其机而行人道，则可受胎生子；逆其机而行仙道，则可采药还丹。然顺逆之意，尚不止此。生机外发为顺，生机内敛为逆；生气下行，变为月经为顺，生气上行，不使化经为逆。故道书云："男子修成不漏精，女子修成不漏经。"

鹊桥重过处，丹气复归炉。

《入药镜》云："上鹊桥，下鹊桥，天应星，地应潮。"后世丹经言鹊桥者，皆本于此。

凡炼丹之运用，必先由下鹊桥转上夹脊，撞通玉枕，直达泥丸，再由上鹊桥转下胸前十二重楼，还归元海。

上鹊桥在印堂山根之里，下鹊桥在尾闾会阴之间。丹气转到上鹊桥时，自觉两眉之间有圆光闪灼，故曰天应星。丹气由下鹊桥上升时，自觉血海之中，有热气蒸腾，故曰地应潮。此言鹊桥重过者，兼上下言之也。

归炉者，归到黄庭而止。黄庭一名坤炉。

按：上下鹊桥，另有别解，此处不具论。

养丹第五

缚虎归真穴，牵龙渐益丹。

虎即气，龙即神，真穴大约在两乳之间。缚虎归真穴，即上阳子陈致虚所云："女子修仙，必先积气于乳房也。"气有先天后天之分，炼后天气，即用调息凝神法。采先天气，则俟身中有生气发动时下手。

牵龙者，不过凝神以合于气而已。神气合一，魂魄相拘，则丹结矣。张虚靖天师云："元神一出便收来，神返身中气自回。如此朝朝并暮暮，自然赤子结灵胎。"此即"牵龙渐益丹"之意。此处所谓"龙"与斩龙之"龙"字不同。

性须澄似水，心欲静如山。

张三丰真人云："凝神调息，调息凝神，八个字须一片做去，分层次而不断乃可。凝神者，收已清之心而入其内也。心未清时，眼勿乱闭，先要自劝自勉，劝得回来，清凉恬淡，始行收入气穴，乃曰凝神。然后如坐高山而视众山众水，如燃天灯而照九幽九昧，可谓凝神于虚者，此也。调息不难，心神一静，随息自然，我只守其自然而已。"

调息收金鼎，安神守玉关。

张三丰真人云："大凡打坐，须要将神抱住气，意系住息，在丹田中，宛转悠扬，聚而不散。则内藏之气，与外来之气，交结于丹田，日充月盛，达乎四肢，流乎百脉，撞开夹脊双关，而上游于泥丸，旋复降下绛宫，而下入于丹田。神气相守，息息相依，河车之路通矣。功夫至此，筑基之效已得一半。"

又云："调息以后天呼吸，寻真人呼吸处。然调后天呼吸，须任他自调，方能调得起先天呼吸，我惟致虚守静而已。真息一动，玄关即不远矣。照此进功，筑基可翘足而至。"

广成子云："抱神以静，形将自正。无劳汝形，无摇汝精，乃可以长生。目无所见，耳无所闻，心无所知，汝神将守形，形乃长生。慎汝内，闭汝外，多知为败。我守其一，以处其和。故我修身千二百岁而形未尝衰。"

按：调息之法，三丰最详；安神之论，广成最精，故引以为注。本诗上句言武火，故曰金鼎。下句言文火，故曰玉关。

日能增黍米，鹤发复朱颜。

《金丹四百字》云："混沌包虚空，虚空括三界。及寻其根源，一粒如黍大。"又云："一粒复一粒，从微而至著。"此即日能增黍米之意。质而言之，不过渐采渐炼，渐凝渐结而已，非有黍米之象可寻也。

《参同契》云："金砂入五内，雾散若风雨，熏蒸达四肢，颜色悦泽好，发白皆变黑，齿落生旧所，老翁复丁壮，耆妪成姹女，改形免世厄，号之曰真人。"即此诗末句之意。

或谓：头有白发，面似婴儿，是谓鹤发复朱颜。此言误矣。修炼家若行先天功夫，虽白发亦必变成黑发；苟发白不变，仅面容红润，此乃后天之功，或行采补之术耳。神仙不如是也。世俗所谓仙人鹤发童颜，乃门外语。

胎息第六

要得丹成速，先将幻境除。

幻境，即世间一切困人之环境，窘迫万状，牵缠不休，至死未由自拔，待到来生，仍复如此，或尚不及今生。故修道者，必须设法断绝尘缘，然后方收速效。世有学道数十年，毫无进步者，皆未脱俗累之故。

今按：前解虽是，然非幻境本义，因对初学说法，故浅言之耳。其实所谓幻境者，乃身中阴魔乘机窃发之种种景象：或动人爱恋，或使人恐怖，或起嗔恨，或感悲伤，或令人误认为神通，或引人错走入邪路。甚至神识昏迷，自残肢体，偶有见闻，妄称遇圣。凡此等类，皆是幻境，必宜扫除。不经法眼，终难辨识，所以学者要从师也。世有学道数十年，毫无魔障者，皆未曾实行之故。

心心守灵药，息息返乾初。

灵药即是妙有，妙有即是真息。心心守灵药者，心依于息也。

乾初即是真空，真空即是道心。息息返乾初者，息依于心也。

初学修炼，虽能心息相依，然为时不久，又复分离。至于胎息时，则心心息息长相依也。乾初者，指乾卦未画之初，非谓乾之初爻。《明道篇》云："观乾未画是何形，一画才成万象生。"然则乾初者，岂非太极阴阳未判之象乎？

气复通三岛，神忘合太虚。

三岛者，比喻人身上中下三丹田。《老子》曰："归根曰静，静曰复命。"即气复之义。

人身本自太虚中来，一落色相，则有障碍，而不能与太虚相合。惟有道者，能忘一切色相，色相既除，则与太虚相合矣。

《天隐子》者，道家之流也，其言曰："人之修真，不能顿悟，必须渐而行之。一曰斋戒，澡身虚心。二曰安处，深居静室。三曰存想，收心复性。四曰坐忘，遗形忘我。五曰神解，万法通神。"全篇约千余言，未能毕录，此其纲领也。又司马子微《坐忘论》亦可读。此等功夫甚难，非朝夕可至。然有志者事竟成，惟视人之毅力如何耳。

若来与若去，无处不真如。

真如者，佛家之名词。佛典云："如来藏含有二义：一为生灭门，一为真如门。心无生灭，即真如矣。若背真如，即生灭矣。"又云："真谓真实非虚妄，如谓如常无变易。"

符火第七

胎息绵绵处，须分动静机。

阴符阳火，气机动静，前数段功夫已有之，不必定在胎息后也。但未到结丹地步，其气之动，常有上冲乳头之时（男子则下冲于生殖器）。既结丹，则两乳已紧缩如童女，身内虽有动机，不能再向外发，只内动而已。动亦有时，或数日一动，或一日数动，视其用功之勤惰以为衡。凡未动之先，及既动之后，皆静也。

阳光当益进，阴魄要防飞。

动者，属阳；静者，属阴。阳气发动时，则元神亦随之而动，气到人身某处，神亦同到某处。阳气发动日进，而暗以神助之，愈进愈旺，故曰益进。

阳极则阴生，动极必归静。人之魂属阳，主上升；魄属阴，主下降。当升之时不可降，当降之时不可升。阴魄要防飞者，意谓气若有静定之态，则神必助之静室，以防其烦躁不宁。

潭里珠含景，山头月吐辉。

潭在下，喻血海子宫之部位。山在上，喻膻中两乳之部位。珠之光隐而敛，月之光耀而明。

曰潭里，曰含景，言其静而深藏之象。曰山头，曰吐辉，言其动而显出之机。

六时休少纵，灌溉药苗肥。

六时者，非谓昼之六时，亦非夜之六时，乃人身虚拟默运之六时。古人又有名为六候者，切不可拘泥天时，免致活法变成死法。若问人身六时何似？仍不外乎神气动静、阴阳升降之消息而已。

休少纵者，既谓念不可起，意不可散，一线到底，勿使中间断续不贯。俟此一般工夫行毕，方可自由动作。

接药第八

一半玄机悟，丹头如露凝。

神仙全部工夫，到此已得一半，因内丹已结也。

露，乃地面之水因热化气，腾散于空中，至夜遇冷，遂附着于最易散热之物体，而凝结成露。丹道亦同此理，可以神悟，难以言传。

虽云能固命，安得炼成形。

既已结丹，则一身精气神皆完全坚固，决定可以长生，但未能羽化耳。此时可称为人仙。

仙有五等：有鬼仙，有人仙，有地仙，有神仙，有天仙。鬼仙者，不离乎鬼也，能通灵而久存，与常鬼不同；人仙者，不离乎人也，饮食衣服，虽与人无殊，而能免老病死之厄；地仙者，不离乎地也，寒暑不侵、饥渴无害，虽或未能出神而能免衣食住之累；神仙者，能有神通变化，进退自如，脱弃躯壳，飘然独立，散则成气，聚则成形；天仙者，由神仙之资格，再求向上之功夫，超出吾人所居之世界以外，别有世界，殆不可以凡情测也。

鼻观纯阳接，神铅透体灵。

此二句乃言超凡入圣之实功，不由此道，不能出阳神。当今之世，除一二修炼专家而外，非但无人能行此功，即能悟此理者，亦罕遇之。余若自出心裁，勉为注解，恐人不能解，反嗤为妄，故引自古相传之真空炼形丹法，以释其玄奥之义。

《真空炼形法》云："夫人未生之先，一呼一吸，气通于母。既生之后，一呼一吸，气通于天。天人一气，联属流通，相吞相吐，如扯锯焉。天与之，我能取之，得其气，气盛而生也。天与之，天复取之，失其气，气绝而死也。故圣人观天之道，执天之行，每于曦驭未升旸谷之时，凝神静坐，虚以待之。内舍意念，外舍万缘，顿忘天地，粉碎形骸（道家常有'粉碎虚空、粉碎形骸'等语，不过'忘物忘形'之意耳，不可拘泥'粉碎'二字）。自然太虚中有一点如露如电之阳，勃勃然入于玄门，透长谷而上泥丸，化为甘霖而降于五内。我即鼓动巽风以应之，使其驱逐三关九窍之邪，扫荡五脏六腑之垢，焚身炼质，锻滓销霾，抽尽秽浊之躯，变换纯阳之体。累积长久，化形而仙。"

《破迷正道歌》曰："果然百日防危险，血化为膏体似银；果然百日无亏失，玉膏流润生光明。"《翠虚篇》曰："透体金光骨髓香，金筋玉骨尽纯阳；炼教赤血流为白，阴气消磨身自康。"邱长春曰："但能息息长相顾，换尽形骸玉液流。"张紫阳曰："天人一气本来同，为有形骸碍不通；炼到形神冥合处，方知色相即真空。"

"炼形之法，总有六门：其一曰玉液炼形，其二曰金液炼形，其三曰太阴炼形，其四曰太阳炼形，其五曰内观炼形。若此者，总非虚无大道，终不能与太虚同体。唯此一诀，乃曰真空炼形，虽曰有作，其实无为，虽曰炼形，其实炼神，是修外而兼修内也。依法炼之百日，则七魄亡形，三尸绝迹，六贼潜藏，十魔远遁。炼之千日，则四大一身，俨如水晶塔子，表里玲珑，内外洞彻，心华灿然，灵光显现。故《生神经》曰：身神并一，则为真身。身与神合，形随道通。隐则形固于神，显则神合于气。所以蹈水火而无害，对日月而无影。存亡在己，出入无间，或留形住世，或脱质升仙。"

按："真空炼形"一段工夫，所包甚广，不仅为此首诗作注脚。虽以后炼神、服食、辟谷、面壁、出神等法，亦不出此理用之外，不过依功程之浅深而分阶级耳。

哺含须慎重，完满即飞腾。

哺含，即温养之意。完满者，气已足，药已灵也。飞腾者，似指大药冲关之象。若有言飞升腾空，则尚未到时。

炼神第九

生前舍利子，一旦入吾怀。

舍利子，乃佛家之名词，此处比喻元神。生前者，即未有此身之前。

吾人元神是历劫不变，变者识神也。用真空炼形之功，将识神渐渐炼去，则元神渐渐显出，譬如磨镜，尘垢即销，光明斯现，乃知一切神通，皆吾人本性中所固有者，非从外来。

此诗云"一旦入吾怀"，似指气之一方面而言。然此时气与神已不可分离，言神而气在其中，言气而神在其中。吕祖《敲爻歌》云："铅池迸出金光现，汞水流珠入帝京。"曰铅池、曰金光，言气也。曰汞水、曰流珠，言神也。帝京，即中丹田，又名绛宫、神室，乃心之部位。心为一身君主，故曰帝京。此诗所谓"入吾怀"者，亦同此意。

慎似持盈器，柔如抚幼孩。

老子云："持而盈之，不如其已。"又云："保此道者不欲盈。"又云："大盈若冲，其用不穷。"即此可知此诗上句之意。

老子云："专气致柔，能如婴儿乎？"又云："我独泊兮其未兆，如婴儿之未孩。"又云："人之生也柔弱，其死也坚强。"即此可知此诗下句之意。

地门须固闭，天阙要先开。

凡言地者，皆在人身之下部。凡言天者，皆在人身之上部。修炼家最忌精气下泄，故凡下窍皆要收敛紧密。一身精气，渐聚渐满，既不能下泄必上冲于脑部，斯时耳闻风声，目睹光掣，脑后震动，脐下潮涌，异景甚多。

龙门派第十七代，广西洪教燧君，传有《金丹歌》一首，尚未行世，曾记其中有句云："万马奔腾攻两耳，流星闪电灼双眉。若还到此休声惧，牢把心神莫动移。"即言闭地门、开天阙时之现象。

洗濯黄芽净，山头震地雷。

吕祖度张仙姑有《步蟾宫词》云："地雷震动山头雨，要洗濯黄芽出土。"黄芽者，大还丹之别名也。此处言山头，大约是指上泥丸宫。前诗第三首亦云："山头并海底，雨过一声雷。"据字面观之，似无差别，以实际论，则效验大异。

洗濯之作用，不外乎静定。凡丹道小静之后，必有小动；大静之后，必有大动。其静定之力愈深，则震动之效愈大。充其震动之量，直可冲开顶门而出，然非大静之后不克至此。

今按：静定之力，吾人能自做主，可以由暂而久，由浅而深。若夫震动之效,乃是顺其自然,非人力可以勉强造作,似乎不能由人做主。但小静必小动,大静必大动,其反应百不爽一。

常人所以无此效验者,因未能静定故。修炼家所以不能得大效验者,因其虽知静定,而静定之力犹嫌薄弱故。释门学禅者,亦能静定数日,而终久无此效验者,因其徒知打坐不知炼气故。

附注:舍利子在此处为内丹之代名词,然非佛家所谓舍利之本意。究竟舍利子与金丹,是同是异?修佛与修仙,其结果有何分别?皆吾人所急欲知者,而各家经书咸未论及。虽《楞严经》有十种仙之说,是乃佛家一面之词。除佛经外,凡中国古今一切书籍记载,皆未见有十种仙之名目,似未可据为定论。

吾国人性习俗尚调和,非但儒道同源,本无冲突,即对于外来之佛教,亦复不存歧视,彼此融通。较他教教义之唯我独尊者,其容量之广狭,实大不同。

而青华老人之论舍利,尤为公允。意谓佛家以见性为宗,精气非其所贵。万物有生有灭,而性无生灭。涅槃之后,本性圆明,超出三界,永免轮回。遗骸火化之后,所余精气,结为舍利,譬如珠之出蚌,与灵性别矣。而能光华照耀者,由其精气聚是也。人身精气神,原不可分,佛家独要明心见性,洗发智慧,将神光单提出来,遗下精气,交结成形,弃而不管。然因诸漏已尽,禅定功深,故其身中之精气,亦非凡物。所以舍利子能变化隐显,光色各别。

由此推之,佛家所谓不生不灭者,神也,即性也。其舍利子者,精气也,即命也。彼灭度后,神已超于象外,而精气尚留滞于寰中也。

若道家则性命双修,将精气神混合为一,周天火候,炼成身外之身,神在是,精在是,气在是,分之无可分也。故其羽化而后,不论是肉体化气,或是尸解出神,皆无舍利之留存。倘偶有坐化而遗下舍利者,其平日工夫,必是偏重于佛教方面,详于性而略于命也。性命双修之士,将此身精气神团结得晶莹活泼,骨肉俱化,毛窍都融,血似银膏,体如流水,畅贯于四肢百节之间,照耀于清静虚无之域,故能升沉莫测,隐显无端。

释道之不同如此：佛家重炼性，一灵独耀，迥脱根尘，此之谓性长生；仙家重炼气，遍体纯阳，金光透露，此之谓气长生。究竟到了无上根源，性就是气，气就是性，同者其实，异者其名耳。

服食第十

大冶成山泽，中含造化情。

大冶本意为熔铸五金，今以之喻造化之伟功。

乾坤为炉鼎，阴阳为水火，万象从兹而铸成，是万物共有一太极也。山与泽乃万物中之一物，而山泽中又有造化，是一物各得一太极也。山泽通气，震兑相交，而造化之情见矣。

修仙者，贵在收集虚空中清灵之气于身中，然后将吾人之神与此气配合而炼养之，为时既久，则神气打成一片，而大丹始成。

后半部工夫所以宜居山者，因山中清灵之气较城市为优耳。但入山亦须稍择地势，或结茅，或住洞，要在背阴面阳避风聚气之所，山后有来脉，左右有屏障，中有结穴，前有明堂，此乃乾坤生气蕴蓄之乡。日月升沉，造化轮转，道人打坐于其间，得此无限精灵之气，以培养元神，有不脱胎换骨者乎？

朝迎日乌气，夜吸月蟾精。

蚌受月华而结珠胎，土得日精而产金玉，人如采取日月精华，则可以结就仙丹，变化凡体。

至其所以采取之法，到此地步，自能领悟，不必执著迹象，致碍圆通。若《易筋经》所言"日精月华法"，乃武术炼养之上乘，非仙家玄妙也。

时候丹能采，年华体自轻。

采天地之灵气以结丹，须识阴阳盛衰之候；夺造化之玄机而换体，必经三年九载之功。

元神来往处，万窍发光明。

此言周身毛窍皆有光明发现。《丹经》云："一朝功满人不知，四面皆成夜光阙。"亦同此意。其所以有光者，或者因身中电力充足之故。世上雷霆能自发光，经过长久时期，而本体不减毫厘。彼无知之物质，且灵异若此，又何疑乎仙体！

辟谷第十一

既得餐灵气，清泠肺腑奇。

此实行断绝烟火食也。所以能如此者，因灵气充满于吾身，自然不思食，非枵腹忍饥之谓也。

忘神无相著，合极有空离。

忘神者，此时虽有智慧而不用，若卖弄聪明，则易生魔障。无相著者，谓无色相之可著也。

合极者，合乎太极也。合乎太极者，即神气合一，阴阳相纽也。如是则不落顽空，故曰有空离，谓遇空即远离也。

第三句言不著于色，第四句言不著于空，色空两忘，浑然大定。

朝食寻山芋，昏饥采泽芝。

芋为普通食品，人皆知之。芝形如菌，上有盖下有柄，其质坚硬而光滑。《本草》载有青赤黄白黑紫六种，服之皆能轻身延年。若仙经所标灵芝名目，多至数十百种，不可毕陈，然非常人所能得也。

若将烟火混，体不履瑶池。

仙体贵乎清灵，若不绝烟火食，则凡浊之气混入体中，安有超脱之望？

瑶池者，女仙所居之地，《集仙传》云："西王母宫阙，左带瑶池，右环翠水。"

面壁第十二

万事皆云毕，凝然坐小龛。

面壁之说，始于达摩。当梁武帝时，达摩止于嵩山少林寺，终日面壁而坐，九年如一日。故后世道家之修静功者，皆曰面壁，今之佛家反无此说，徒知念阿弥陀佛而已。

辟谷一关，既已经过，不但烟火食可以断绝，即芝芋之类亦可以不食矣。古仙修炼到此程度时，大半择深山石洞而居之，令人用巨石将洞口封没，以免野兽之侵害，及人事之烦扰，且不须守护者。但此事在今日，未必相宜。

普通办法，即于山林清静之处，结茅屋数椽，以备同道栖止。然后用木做一小龛，其中仅容一人座位，垫子宜软厚，前开一门，余三面须透空气而不进风，最好用竹丝编帘遮蔽，如轿上所用者。人坐其中，不计日月，直至阳神出壳，始庆功成。唯昼夜须有人守护，谨防意外之危险。中间若不愿久坐，暂时出来亦可，此时身内已气满不思食，神全不思睡。其外状则鼻无呼吸，脉不跳动，遍体温暖，眼有神光。其身体内部之作用，自与凡夫不同，不可以常人之生理学强加判断。此等现象，今世尚不乏其人，余昔者固亲见之矣。然皆未知其有何等神通，是或《丹经》所谓慧而不用者乎？

今按：自本首第三句以后，直至第十四首末句为止，概属不可思议之境界，故未作注。当日某女士尚疑余固守秘密，致书相诘，奈余自访道至今已三十年矣，实未曾目睹阳神是何形状？如何出法？即当日师传，亦不及此，仅云时至自知。故对于出神以后种种作用，因无实验，不敢妄谈。且学者果能行面壁之功，何患不知出阳神之事。请稍安毋躁，以待他年亲证可乎？

出神第十三

身外复有身，非关幻术成。

今按：此首若完全不注，未免令读者有缺憾，若每句作注，又苦于不能落笔。只得将前贤语录摘抄数条，以见出神之时，是何景象，出神之后，尚有功夫。欲知其详，请博览丹经，真参实悟，非此篇所能限也。

《青华老人语录》曰："阳神脱胎之先兆，有光自脐轮外注，有香自鼻口中出。既脱之后，则金光四射，毛窍晶融，如日之初生于海，如珠之初出于渊。香气氤氲满室，一声霹雳，金火交流，而阳神已出于泥丸矣。出神以后，全看平日功夫。若阳神纯是先天灵气结成，则遇境不染，见物不迁，收纵在我，去来自如。一进泥丸，此身便如火热，金光复从毛窍间出，香气亦复氤氲。顷刻返到黄庭，虽有如无，不知不觉，此真境也。若平日心地未能虚明，所结之胎，决非圣胎，所出之神，原带几分驳杂，一见可惧则怖生，一见可欲则爱生，殆将流连忘返，堕入魔道。此身既死，不知者以为得仙坐化，谁知阳神一出而不复者，殆不堪问矣。"

问曰："倘心地未纯，而胎神已出，为之奈何？"

师曰："必不得已，尚有炼虚一著。胎神虽出，要紧紧收住，留他做完了炼虚一段工夫，再放出去，则真光法界，任意逍遥，大而化之矣。炼虚全要胸怀浩荡，无我无人。何地何天，觉清空一气，混混沌沌之中，是我非我，是虚非虚，造化运旋，分之无可分，合之无可合，是曰炼虚。盖以阳神之虚，合太虚之虚，而融洽无间，所谓形神俱妙，与道合真，此乃出胎以后之功，分身以前之事也。"

问："阳神阴神之别如何？"

师曰："阴未尽而出神太早，谓之阴神。其出之时，或眼中见白光如河,则神从眼出;或耳中闻钟磬箫管之音,则神从耳出。由其阳气未壮,不能撞破天关,故旁趋别径,从其便也。既出之后,亦自逍遥快乐,穿街度巷,临水登山。但能成形,不能分形。但能游走人间,不能飞腾变化。若盛夏太阳当空,则阴神畏而避之。是以虽带仙风,未离鬼趣。"

问:"阴神可以炼为阳神乎?"

师曰:"可。学仙之士,不甘以小乘自居,只得于阴神既出后,再行修炼。将那阴神原形粉碎,倾下金鼎玉炉,重新起头。火候足时,自然阴尽阳纯,真人显象。"

问:"阴神如何能使原形粉碎?"

师曰:"忘其身,虚其心,空洞之中,一物不生,则可以换凡胎为灵胎,变俗子为真人,而事毕矣。"

问:"身外有身之后,还做什么工夫?"

师曰:"善哉问也!此其道有二:下士委身而去,其事速;上士浑身而去,其事迟。当阳神透顶之后,在太虚中逍遥自乐,顷刻飞腾万里,高踏云霞,俯观山海,千变万化,从心所欲。回视幻躯,如一块粪土,不如弃之,是以蜕骨于荒岩,遗形而远蹈,此委身而去者之所为也。若有志之士,不求速效,自愿做迟钝工夫。阳神可出而勿出,幻躯可弃而勿弃,保守元灵,千烧万炼,忘其神如太虚,而以纯火烹之,与之俱化,形骸骨肉,尽变微尘,此浑身而去者之所为也。并列于此,听人自择,有志者不当取法乎上哉!"

《冲虚子语录》或问:"阳神之出,非必执定要身外有身,已承明命。但若果无形相可见,何以谓之出阳神?"

答曰:"本性灵光,非有非无,亦无亦有,隐显形相,安可拘一?昔刘海蟾真人以白气出,西山王祖师以花树出,马丹阳真人以雷震出,孙不二元君以香风瑞气出。此数者虽有相可见,而非人身也。又南岳蓝养素先生以拍掌大笑而出,邱长春真人自言,出神时三次透天门,直下看森罗万象,见山河大地如同指掌。此二者皆无相可见,而亦非身也。何必拘泥于身外有身而后为出哉!"

问："何故有此不同？"

答曰："当可以出定之时，偶有此念动而属出机，未有不随念而显化者。故念不在化身，则不必见有身；念若在化身，则不必不见有身。予之此言，但只为我钟、吕、王、邱、李、曹诸祖真人门下得道成仙者而说，是谓家里人说家常话，非为旁门凡夫恶少言也。彼虽闻之，亦无所用。后世凡出我长春邱祖门派下的受道者，必须记知，庶免当机惊疑也。"

冲举第十四

佳期方出谷，咫尺上神霄。

冲举者，即世俗所谓白日飞升是也。《参同契》曰："勤而行之，夙夜不休。伏食三载，轻举远游。跨火不焦，入水不濡。能存能亡，长乐无忧。功满上升，膺箓受图。"从古即有是说，但在今时，既未尝见闻，理论上又苦无证据。若以历代神仙传记为凭，自然如数家珍，听者或乐而忘倦。顾又疑其为伪造事实，提倡迷信。必须求得一平素而不信仙道之人，在伊口中或笔下得一反证，而后方能无疑。试观唐韩退之先生所作《谢自然诗》云：

果州南充县，寒女谢自然，童騃无所识，但闻有神仙。

轻生学其术，乃在金泉山，繁华荣慕绝，父母慈爱捐。

一朝坐空室，云雾生其间，如聆笙竽韵，来自冥冥天。

檐楹暂明灭，五色光属联，观者徒倾骇，踯躅讵敢前。

须臾自轻举，飘若风中烟，茫茫八紘大，影响无由缘。

里胥上其事，郡守惊且叹，驱车领官吏，氓俗争相先。

入门无所见，冠履同蜕蝉，皆云神仙事，灼灼信可传。

（后半段从略，果州在今四川顺庆府。）

通篇三百四十字，前半段叙事，后半段议论，凡恶劣名词，几全数加于其身，如寒女、童騃、魑魅、恍惚、日晦、风萧、神奸、魍魉、幽明、人鬼、木石、怪变、狐狸、妖患、孤魂、深冤、异特、感伤等字句，极尽诋毁之能事。可知韩先生绝不信世有神仙,虽然韩先生末后之主张亦不过曰:"人生有常理,男女各有伦;寒衣及饥食,在纺绩耕耘。下以保子孙,上以奉君亲;苟异于此道,皆为弃其身"云云。呜呼!此等见解,何异于井底之蛙,裤中之虱,安足以餍吾人之望乎?

夫神仙所以可贵者,在其成就超过庸俗万倍,能脱离尘世一切苦难,解除凡夫一切束缚耳,非徒震于神仙之名也。名之曰神仙可,名之曰妖魔鬼怪亦可,所争者事实之真伪而已。谢自然飞升事,在当时有目共见,虽韩先生之倔强,亦不能不予承认。奈其素以儒教自居,辟佛辟老,道貌俨然,一朝改节,其何能堪!睹兹灵迹,被以恶名,亦无足怪。吾人读《墉城集录》一书,记谢自然女真生平神奇事迹,至为详悉,惟不敢遽信为真实。今读此诗所云"须臾自轻举,飘若风中烟""入门无所见,冠履同蜕蝉"诸语,然后知冲举之说信不诬也。后之学者,可不勉哉!

附:孙仙姑七言绝句七首

一

不乘白鹤爱乘鸾,二十幢幡左右盘;
偶入书坛寻一笑,降真香绕碧栏干。

二

小春天气暖风酥,风照江南处士家;
催得腊梅先进蕊,素心人对素心花。

三

资生资始总阴阳,无极能开太极光;
心镜勤磨明似月,大千一粟任昂藏。

四

神气须如夜气清,从来至乐在无声;
幻中真处真中幻,且向银盆弄化生。

五

蓬岛还须结伴游，一身难上碧岩头；
若将枯寂为修炼，弱水盈盈少便舟。

六

养神惜气似持盈，喜坠阳兮怒损阴；
两目内明驯虎尾，朦朦双耳听《黄庭》。

七

荆棘须教黄发芽，性中自有妙莲花；
一朝忽现光明象，识得渠时便是他。

女丹信函

覆江苏宝应陈悟玄女士

陈撄宁

□□□女士大鉴：

接读来书，足见好道之诚，曷胜钦佩。

宁对于仙道，仅可称为研究家而已。深愧自己尚未成功，实不堪作人师表。但感于阁下诚意访求，若杳无消息，未免失望而灰心，故又不便置之度外。现因初次通函，尊况如何，难以臆测。请将下列各问题，逐一详答，然后再作第二步之研究可也。

此覆。

（1）是出家人还是在家人？

（2）已经出嫁还是未曾出嫁？

（3）尊庚几何？

（4）家庭境况好否？

（5）父母有无？兄弟子女有无？

（6）儒释道三教经书看过几种？

（7）女子修炼各书看过几种？

（8）闭关期限到何时为止？

（9）现在关房中做何工夫？

（10）自己志原希望将来做到什么地步？

陈撄宁覆上

（原函）

樱宁夫子大人慧鉴：

敬禀者，后学溯自闻道以来，业经十余载，汩汩茫茫，依然故我。言念及此，惭恨奚如。

虽在过去年中，亦曾进过许多门头，会过不少修士。大半是照底抄号，实践实证殊未多见。自恨命薄业深，难遇真师调度，于是乃将《仙佛真传》《天仙正理》等书，静读冥思，略生解悟。而后访得一位李老道长，寿届古稀，精神尚健，道名号曰中州。言论尚合经典。因乞传以斩赤龙等口诀，依之做去，曾见效应。讵料李师未数年而归天。每念及之，辄深叹息。

民国廿年，洪水为灾，致受挫折。翌年冬月下旬，曾有一次在入定之际，冥目忘形，忽观满室光明，较白昼为清晰。开眼视之，即无所见。随后乃因修理住所，以致荒疏。爰于客岁一度思维，念人生似梦，觉幼质非坚，生死未了，终在轮回。因之立愿坐关，以希整理而下静功。迄念将届一年，敢称略有数验。所恨对于天机口诀，尚未得明师亲传，常有履险之忧，更切歧途之虑。

昨日石志和君送书前来，敬悉夫子大人道高德重，愿力弘深。所恨身在关房，未能亲诣台前。欣燥交加，莫名钦仰，兹特不揣冒昧，具楮恳求吾师大发兹悲，宏施怜悯，将"子进阳火""午退阴符""卯酉沐浴""七日采取大药""过关服食""结成圣胎"以及大周天等，种种重要口诀，详加开示。庶几后学不致坐误时机，虚延岁月。倘将来侥幸告成，则皆吾师之所赐矣。鸿恩当铭于五内，纪念谨誓以毕生。

伏读尊著，提倡道德，尤其注重坤流，调度情殷。所以后学虽未列门墙，具此妄渎冒求，谅亦弗见却也。

余不尽言，千祈示复。肃此琐渎，恭颂鼎安。

后学□□□百叩

□□□女士第二次来函

宁老师尊台前：

敬禀者。弟子以宿业深重，身堕女流。幼时未多读书，只于弟辈书案之旁，窥效诵习而已。所幸家藏善书多种，暇即浏览。尤喜阅何仙姑宝卷，因此遂有修行之念。

宁按：在神仙家眼光看起来，男女资格是平等的。若论做工夫效验，女子比男子快。若论将来成就，亦无高下之分。至于普通重男轻女之陋习，乃是人为的，不是天然的。世界各大宗教，如佛教、如天主教，中国内地各种秘密教，如某某门、某某堂、某某社，皆是男女不能平等，独有仙道门中无此阶级。因为别种宗教所接引的，大半是普通人材。真正仙道所接引的，概属上智之士，故能不为陋习所拘。有志者切勿因为自己是女子身遂觉气馁。

原函　随后又得《仙佛真传》《仙佛合宗》《天仙正理》诸书阅之，乃觉仙道系易修实证之事。

宁按：《仙佛合宗》《天仙正理》二书，女子看了，只可以明理，而不能照做。《仙佛真传》，又嫌杂乱无次序，尚不及前两种好。

原函　爰守斋戒，誓出红尘，斯时已届十六七龄。寡母即托媒妁，以定终身。弟子乃将志愿具以禀告。家母非但不信不听，反从而破坏之。破坏不得，便肆意凌虐。

宁按：俗人都是如此。我记得十岁左右，在家中觅到晋朝葛洪所作《神仙传》两本，不敢明明白白地阅看，只得把此书放在大腿上偷看。书桌上面，仍旧摊摆着一本《论语》，以为掩饰。盖恐怕父亲晓得我看异端之书，要打骂也。十三岁时，溜到街上学辰州符，回家来被痛笞一顿。十四岁买了一部《万法归宗》，又被家中人搜去，投在火中烧掉。直到十六岁以后，方能自由，他们亦懒得再干涉我了。不过像雷劈枣木印、樟柳神、桃木剑这一类东西，还是不敢公开展览。

原函　乃蒙母舅大人见弟子受百般魔考，并未改初心，遂与怜悯。设计诳母，方得领来此处，系一带发修行之所，原有道姑数位，于以稍慰初衷。但属荒庙穷庵，并无一毫产业。然既至此，亦只有茹苦含辛，自谋生活。艰窘状况，罄竹难书。民国十年与廿年，两次水灾，复受许多挫折。

宁按：在家既不免尘事牵缠，出家又感谋生之不易，究竟修道是在家好呢？是出家好呢？的确是一件大问题。不但女子为然，男子修道之困难，亦复如此。宁久欲联络全国同志诸君，妥筹善策，解决这个问题。现在机缘尚未成熟，不知何日方能如愿。

原函　溯自弱冠至今，二十余载，虽常在忧患之中，而法财侣地是求，未尝一日去念。近数年中，又有节妇贞女数人，来庵修行。窃念本身尚未获真传，难期超证，而彼等又将何以结果？爰于前年，亲往首都，以事参访。奈高人隐迹，顾问无由，于是遂入佛教团体。参访多时，所遇皆属恒流，理解难期超脱。

宁按：现在这个年头，出门访道参学，本不容易。曾见有许多出家道士，并在家好道之人，参访一生，足迹遍全国，结果尚无所得。何况地点不出都城，时间又嫌短促，岂能达到目的？

佛教团体，除教人念佛而外，别无法门。我想一定不能满足君之愿望。余前在《旁门小术录》中有几句批评，可以补充此段未尽之意。其言如下："早寻真师这句话，实在可笑。真师一不登广告，二不散传单，三不挂招牌，四不吹牛皮，五面上又没有特别记号。天下如此之大，一般学道者，从何而知某人就是真师？某真师住在某省某县某山某洞某街某巷？请问如何寻法？我老实说一句，真师是可遇而不可寻。"

原函　但认为该教威仪规律，可以约束后学，兼为普度之资。于是返里削发，妄作佛门之标榜。虽略收劝化之微效，深愧自度未能。

宁按：其情可悯，其志可嘉。

原函　故于去岁三月初九日，实行闭关。意欲下三载静功，为究竟之作用。

宁按：此举甚好，我极端赞成。

原函　溯自入关以来，日三夜三，昼夜共坐六次。最近数月，耳内常闻有风声呼呼，眼中时见有电光灼灼。偶尔似有丝竹之音，鸠虫之鸣。当时使人探之屋外，并无形迹。

宁按：此种现象，凡真做道家工夫的人，皆要经过，不足为怪，切勿疑惧。

原函　至于内呼吸一发觉时，即须打坐，否则反感觉不适之状。坐须二三小时，始觉气足神舒。上列二种现象，不知是好是歹，是何种理由，仰祈师尊有教之。

宁按：此乃自己身上生理内部起一种变化，不是坏事。再做下去，更有妙境。并须参看本刊前数期安徽师范学生李朝瑞君各封信函，及本刊本期广东中山县刘裕良君八问。虽男女生理不同，其逆行造化则同。

原函　《女丹十则》云："女子将赤龙斩去，须要炼之以真火，应之以真符。倘火符差失，不独金丹难结，将有血崩之患。"此言真实不虚，弟子业已经过一次。随后用月余之工夫，方始平复，乃过去事也。至于最短期内，又将赤龙斩去，迄今已半年有余。不料既去而又复返，此殆不知真火真符之过耳。窃思女子修道，超证解脱，全在乎此。若不将此关透彻，未免徒劳而无功，结果仍是老死而已，与凡夫何异乎？

宁按：高见甚是，愚见亦同。

又按：斩赤龙工夫，并不十分困难，比较男子工夫容易数倍。其所以断而复来者，必定有个原因。男子做小周天工夫，常有将阳关闭住至一年半年不漏精者，后来亦复有漏泄之时。若详细研究，皆因其工夫有不合拍处。太过或不及，皆能出毛病，须要认得一个"中"字。饮食小节，也有关系。吃素的人们，常常欢喜吃蘑菇、竹笋、味精等鲜味之品，极不相宜。应该食淡而无味之菜饭，酱油盐类、胡椒、辣椒亦不宜多食。其他小节目甚多，未暇悉举。

原函　跻蹬之顼,得闻师尊大名,特于日前不揣冒昧,具楮投前。深荷不弃谫陋,大札下颁。捧读再三,欣感莫名。

宁按:我此刻是现外道身,专弘仙学,与佛家宗旨不同。女士既削发皈依佛门,若再从我学道,不怕同门见怪吗?

前几年常有佛门居士,从我学道。偶有一二位居士运气不好,被他们同社中人晓得,大起交涉,骇得他不敢出头。后来又与我商量,要我代守秘密,不必公开。我以为学道是正大光明之事,何必瞒人?若像这样鬼鬼祟祟,成何体面?岂非把仙道的名誉弄坏了吗?他虽有他的苦衷,我却不便允许,只得作为罢论。

不知女士亦有此障碍否?所以我暂时不将女士姓名登出,就是这个意思。

原函　兹特备呈始末,聊渎听闻。倘不以鄙劣为嫌,敬乞师尊大发兹悲,将进火、退符、沐浴、温养、大小周天、文武火候、采取封固、活子时等,种种秘密口诀,详加开示,以便修持。倘获俯如所请,则将来之成就,皆属师尊大人之所赐矣。感激鸿恩,岂有涯哉!

答曰:学佛的人,常常被名词弄昏了。学仙的人,也有这个毛病。将来我可以代你打破这许多疑团,请你不要着急。

原函　承下问十条,谨照答如后:

(1)是出家人;

(2)未曾出嫁;

(3)现年四十六岁;

(4)环境可免冻馁;

(5)俗家距此五十里,父早去世,母还在堂,虽有弟妹,亦不来往;

(6)儒释二教书大略看过,道书如《十二种》《参同契》《悟真篇》《性命圭旨》《修道全指》《仙佛合宗》《天仙正理》《仙佛真传》《吕祖全书》《玄关经》《玄妙镜》《三丰全集》等书,俱已看过;

(7)翼化堂《道学小丛书》已齐备,至于《女子道学小丛书》如《女丹十则》《女工正法》《孙不二女丹诗注》《男女丹工异同辨》四书,亦已俱备；

（8）关闭期限，先拟三月，因在关中得益，故又改为三年；

（9）现在工夫，上座时先守海底，待海底气机发动，即守乳房；

（10）志原欲做到白日飞升的地步，给大众看看。

又禀者，窃观女丹书云：女命有三。当系指海底、中宫、乳房而言。究不卜女子修炼初下手时，应当守何部为宜？

答曰：守中最宜。这个"中"字，是神气合一之"中"，不是中宫之"中"；是内外感应之"中"，不是执著一身之"中"。至于海底、中宫、乳房，非不可守，但执着一处死守之，则不合大道。

原函　至于弟子现在须用何工夫，方能得着造化？阳生之景，人人皆知，但用之的当与否，未必尽能了解。古云：差之毫厘，失之千里。诚至言也。

答曰：现在姑且用你自己所习惯的工夫，暂时做下去。须要绵绵若存，用之不勤（这两句是《道德经》上所说，初下手正好用得着）。阳生之景，是否准确，先要明白活子时。活子时之发现，是否清真，先要明白活午时。女功修炼，大都是言汞不言铅。宋朝曹文逸仙姑之《灵源大道歌》，在女丹书中，甚有价值，不可不看。若未曾见过，将来我可以抄一份送与你。

原函　弟子每遇道中长者，辄以玄妙相问，皆含糊答应。是不肯明言耶？抑不知耶？

宁按：有三种缘故：一种因为男女之界限，不能畅所欲言；二种因为男子只懂得乾道工夫，关于女子身上生理，不能透彻了解，说出来似乎隔靴搔痒；三种伊等当日从师学道时，不问女功，所以后来别人问他，他就不能回答。以上三种，是男导师之缺点。若女导师虽可免除这三种缺点，又因为她们的程度尚不及你，你问她，她当然回答不出。

原函　伏维师尊大人内外兼全，功果齐备，言论迥异常人，志愿独超往哲。弟子欣忭之余，窃谓三生有幸。虽属邮函往来，何异亲聆尘教。但恐天机口诀，严守秘密，必须当面开示，不肯纸上轻传，是则无可奈何之事矣。窃念师尊大人心存弘道，志切度生，可否为方便故，破格相授。不胜馨香祷祝，拱俟瑶音。

谨此拜白。

弟子□□□顿首

答曰：函授亦可，但请勿着急。此事有时节因缘，不能勉强，将来得便拟抄几种女丹口诀，从邮寄奉。不过此事也要看学者智慧福德如何，完全依赖口诀，亦难保必定成功。

答宝应陈悟玄女士十问

撄　宁

第一问：尊云遍国中女丹书，只有廿余种，敝处仅有翼化堂之《女子道学小丛书》及尊著《女丹诗注》，其余不得而知。如有处可买，请示地址。若系宝藏，赐借两种一抄可乎？

答曰：此等书在外面不流通，无处可买，将来得便在本刊上披露可也。

第二问：弟子白天坐功，妄念易止，定静较易。惟夜眠醒时，便觉神旺气足，杂念纷驰，不能定神，殊有妨害。敬乞妙法一纠正之。

答曰：细阅《坐忘论》，熟读《坤宁经》，当能觅得止念之妙法。我的见解，以为杂念这个东西，对于初步工夫并无大害。只要你的身体坐着不动，杂念忽起忽落，听其自然可也。止水无波，谈何容易？

第三问：吾道中福慧兼全之女子，将来可期成就者，师尊访道多年，心目中当有赏识，乞指示数位，聊悦心怀。

答曰：世上人福慧俱无者，占大多数。其少数者，或有福而无慧，或有慧而无福。至于福慧兼全者，乃居极少数。若福慧兼全而又好道者，并且可期成就者，今日女界中诚不易得见。现正在留意访求，若有所知,当以相告。

第四问:有节妇某,十九岁出嫁,念四岁丧夫,身体强壮,心性聪明。所可怪者,月经始终未至。今拟立志修炼,不卜其将来可有得药还丹之希望否? 敬乞指示。

答曰:女子终身无月经者,世上不乏其人。若非身有暗疾,便是前生带来的凤根。当真做起工夫来,比较有月经的女子更加便利。因为可以省却斩赤龙一番手续。

从前有一位老牌电影明星,他就是生来没有月经的。人甚聪明,年龄虽大,而容貌不衰。但是他不懂得修炼工夫,漂流放浪,甚可惜也。

第五问:丹经皆谓女子用功与男子不同,又云言汞不言铅。弟子愚蒙,敬祈开示。

答曰:这是因为男女身上生理之不同,是天然的分别,不是故意的造作。

所谓言汞不言铅,不是说女子身上只有汞没有铅。因为旧时代的女子,被旧礼教旧道德所拘束,每每害羞而不肯明言之故耳。

第六问:女丹书云:风欲来即须擒虎,雨将降乃可斩龙,不先不后,及时斩取,方可煅炼也。此中玄妙,未敢强猜,叩乞吾师详示。

答曰:及时斩取的"斩"字,恐是"采"字之误。详细情形,可参看《孙不二女丹诗注》"斩龙"一首。若再不明白,则笔墨颇难宣达,将来只好口传矣。

第七问:阳火阴符,果系前降后升欤? 究竟如何转运,及何时应用? 叩乞开示。

答曰:此种动用,玄妙精微,纸上说不明白,非当面问答不可。并且不是短时期所能领悟,必须学道者与传道者常在一起,随时用功,随时指导。若有错误,随时纠正;若弊病,随时祛除。庶几可以达到圆满之阶段。

第八问:丹经云:安炉立鼎运周天。不知炉鼎究竟安在何处? 有谓安在中宫,是否?

答曰：炉是坤炉，在下部；鼎是乾鼎，在上部。中宫非安炉立鼎之处。

第九问：丹熟不许行火候，更行火候必伤丹。究竟丹如何谓之熟乎？

答曰：丹熟者，谓已经结丹也。此时注重在文火温养，不可用武火烹炼。若仍旧像从前一样的猛烹急炼，则已结之丹，不能安于其位，不免有飞走散失之虞。非徒前功尽弃，尚要弄出大病。

第十问：冲虚真人云：丹熟过关服食而入神室之中，乃行大周天温养火候。是否确论？

答曰：甚确。

再答陈悟玄女士问

樱　宁

上月接到来函，无暇作复，今特拨冗作此数行，聊慰远望。

此等工夫，是活法不是死法，要看各人之身体与环境，而有所变通。世之传道者，常以死法教人，每每做出怪病，皆因不知变通之过也。无论何种口诀，有一利必有一弊。顽固的导师，又遇着愚笨的弟子，于是乎未蒙其利，而先受其弊矣。

医生开方治病，总须当面细细诊察病人。若问病发药，难保不出危险。何况此等与造化争权之大事，并鬼神莫测之玄机，岂可一面不见，仅凭几封问答信函，就能解决！设若做出病来，谁任其咎？

故今日在纸上所能告君者，只有"抱一守中"四个字。所谓抱一者，即心息相依，神气合一而不分离也。所谓守中者，即神气合一之后，浑然大定于中宫，复还未有天地以前混沌之状态也。此乃最上乘丹法，有利而无弊。赤龙既已斩绝，正好继续做此等工夫。果能做到极玄极妙之处，简直可以脱轮回而超劫运，与圣贤仙佛并驾齐肩，俯视人天，游戏生死。区区幻身肉体上少许之变化，可谓不成问题矣。

道之出口，淡乎其无味。君若是上根利器，必能深信斯言。

原来函附后：

敬禀者：

前月既蒙开示于本刊，又承抄寄《灵源大道》，茅塞之心，已渐开矣。此恩此德，感何可言。本不当再渎听闻，只宜静待时机，恭候明命。奈弟子因感火符之紧要，走失之危险，不能不一再要求。

弟子最近数月可告慰者，赤龙斩去而未见来。但以火符未能明其底蕴，窃恐将来难免得而复失，去而复返。是以急于恳求吾师，大发慈悲，俯赐矜怜，天机略泄，真诀一传。俾得炼丹之究竟，而上真正之程途。庶不致于虚延岁月，更不致于空挂修炼之名也。

前者，所答之志愿，以今视之，难免大言不惭之讥。近阅七十四期本刊，尊论飞升事实，尚无一人可能。以弟子愚笨之资，而妄发此超群之志，实惹大方之笑矣。伏维师尊大人，学通各派，志切度生，古今中外，无可伦比。弟子以一念之愚忱，闭关习静，妄事修真，未能投前恭聆法音，歉仄奚似。

兹者录呈疑问数则，叩乞吾师大发鸿恩，详加开示。秘密天机，尤恳函诒。弟子如有轻视轻传，誓以灭身。非敢冒昧要求，深恐复蹈前辙。倘蒙俯怜下悃，曲谅愚衷，则幸甚矣。

所列十条，统乞详示。如蒙俯允，感激无涯。

肃此叩禀，伏维慧察。

宝应湖西岔河镇女弟子陈悟玄稽首百叩

答宝应岔河镇陈悟玄女士

陈撄宁

前接来函,介绍张志德女士学斩赤龙以后的工夫。上月张女士已亲自寻到乡间,停留两日,凡阳火、阴符之进退,呼吸升降之循环,已大概与她说明。她读书识字虽不多,而工夫确做得不坏,现年四十一岁,月经已炼断三年矣。所有身中隐秘之情形,我不便细问者,皆由拙荆彝珠女士代我转问。她以前身中之经验,与我所得的口诀,若合符节,可知她不是欺骗我者。因为她是个实行家,工夫已有根柢,所以我一说她就能领会,比较有学问的女子,高明得多多,亦可喜也。

她现在已满意而去,可惜我不知她的通信处。听说在上海杨树浦租一个亭子间,自炊自食,不住在唐公馆,君已有所闻否?

君关期未满,自然不便出关,免得俗人讥诮。阳火、阴符之运用,是有为法,重在一个"炼"字;抱一守中之玄妙,是无为法,重在一个"养"字。有为法不可以包括无为,而无为法则可以包括有为。

我对张女士所言者,是中等丹法。前次在本刊上对君所言者,乃上乘工夫。切勿生轻视之心而有所不满也。

答上海某女士十三问

撄 宁

第一问:初步入手行功,男女是否相同?

答曰:照我平日所认为最稳妥最超妙的法子而论,初步下手,男女是一样地工夫。做到后来，渐渐发生歧异之状态，这是因为男女生理上不同的缘故，乃出于天然，非由于人为。

第二问：如做斩赤龙工夫，每日应该行功几小时？需要几许时间，始能斩绝？赤龙斩绝之后，应该再做何种工夫？其间是否有段落？

答曰：若要正式做此等工夫，每日应该做四次，每次应该做两个钟头。共计八个钟头，即四个时辰。快者半年可以斩绝，慢的一年可以斩绝。

斩绝之后，自然另有进一步的工夫。初学之人，尚谈不到此。惟月经炼断之后，工夫可以告一段落。若不愿继续做下去，随意休息几年，亦无妨害。但要保守得好，否则月经既断，尚能复来，又要多费工夫。

第三问：每日行功时间，是否有所限定？抑时间愈多愈好？并每日于何时行功最为相宜？或不拘时间俱能行功？

答曰：有几种小法子，是要按准时辰做工夫。若上等法子，可以不拘定时间，每日十二时，做四个时辰工夫已足，太多恐感觉厌倦，反生障碍。

何时行功最宜，亦无一定。惟吃饱之后，及身体疲乏思睡之际，皆不相宜。

第四问：炼丹应素食抑应肉食？或荤素不拘？或各种食物中亦有宜忌之别？至于空气阳光，是否与普通人同样需要？

答曰：素食虽然洁清，但不宜过于清淡；肉食虽然滋养，但不宜多食腥膻。素食中如蘑菇、竹笋、鲜菌之类，味虽适口，但易于发病，宜戒绝之；味精、调味粉、酱油精之类，皆不宜食。肉食亦可权食鸡鸭鱼并蛋类，其他肉类，宜少食为妙。

空气要十分清洁，不可有灰尘煤烟秽浊臭味。房内空气要流通，不可把门窗紧闭。

阳光自然是好，但静室中阳光不宜过大，要稍带阴暗，方能使精神易于安定。如需要充分阳光者，跑到屋外空处摄受可也。

第五问：女子年龄，至多到几岁即不能修炼？男子年龄，至多到几岁即不能修炼? 或者只要得诀,不拘年岁可也?

答曰:照普通道理讲,男子六十四岁,女子五十岁左右,天癸将绝,即难再做命功。然这养说法,是死板的道理,不能作为定论。仙家妙术,贵在返老,无中生有,以人力夺造化之权。若为年龄所拘,束手待毙,则仙术亦不足贵矣。

第六问:阅《半月刊》,有谓"男子修成不漏精,女子修成不漏经"。所谓不漏经者,是否指斩赤龙一段工夫而言? 又如男子之不漏精,究竟作何解释?

答曰:女子修成不漏经,的确是指斩赤龙工夫而言。男子修成不漏精,盖谓永远没有手淫出精、睡梦遗精、小便滑精、交媾泄精各种现象。

第七问:修炼有性功命功之分,如炼精化气、炼气化神、炼神还虚这三步工夫,哪一种是性功? 哪一种是命功? 或者这三种全是命功,性功乃另有一种办法?

答曰:上乘工夫,性命原不可分。所谓哪一种是性功,哪一种是命功,乃方便说法耳。姑为启发初机,暂定炼精化气是命功,炼气化神是命功与性功各半,炼神还虚是性功。

第八问:只修性不修命,能否长生? 若不能长生,其结果与普通人区别在什么地方? 又长生不死与白日飞升,有无区别?

答曰:长生之效果,本是从修命工夫得来,若不做命功,决定不能长生。

专修性功者,其人结果,与普通人当然有别。或有无疾而终者,或有预知死期者,或有顷刻坐化者,或有投胎夺舍者,皆是普通人所难办到的。(明·陆西星《悟真篇小序》:"投胎、夺舍、移居、旧住四等之人,皆能出死入生,名为佛家四果之徒。夺舍、移居,少有分别。夺者,主人方行而即夺;移者,主人已去而后来,较之投胎少为便捷。旧住者,爱恋人缘,不能遽舍,复生其家。"曹昌祺《仙有五等说》按语:"投胎者,谓是人死后,阎王老子及幽冥中一班官吏衙役,一因其在生时寡清心欲,独善其身,并无罪过,不犯阴间法律,故不能去管辖他;二因其在生时静定力深，浩然充足，理直气壮，死后之灵魂，得以独往独来，故亦无法去干涉他；三或者其在生时曾经建功立业，利及于人，或者欢喜弘扬大道，继往开来，志在普渡众生，或者誓愿印书劝人，放生戒杀，众善奉行者，如此则大造无私，阴阳一理，幽冥中自有善神保护，阎王老子等亦只恭敬不暇，尚安能加以干涉而管辖哉？如此之人，其死后投胎，当然自己可以作主。又按：投胎有两种。一种是普通鬼，为普通人不懂修道做功夫者，其死后受阴阳造化之驱使，即是由幽冥中鬼神分派，限令往某处投胎。其投入之时，即是佛家所谓在父母交媾精血和合之时，而前生识神，亦于此际被摄入内。在胎中十月，备及苦闷，谓之胎狱。然后下生，此谓普通鬼之投胎，乃是被动不能自主者。若鬼仙之投胎则不然，其灵魂不是在父母交媾之时入内，必候其婴儿将出胎之时，夯地一声，骤然入内，盖以免去十个月在母腹中胎狱之苦。而在父母交媾之时，据佛家云并非无识神相投。母腹中十月怀胎，亦并非无识神在内。不过到出神之时，其神他往而让投胎之鬼仙入内，将胎狱之苦，代为承受耳。此说虽目前不能以科学方法证明，然以情理论之，亦似乎可信。至于生而能知前生事者，历史上如晋之羊祜、唐之圆观等，为儒家之所承认而不能讳。此虽非鬼仙自动投胎之事，然借此类似之情形，来一作证明，亦未尝不可（按羊祜事见《晋书》及《名臣言行录》，圆观事见《唐书·李澄传》及《太平广记》《苏东坡笔记》）。鬼仙之所以必欲投胎者，因其在生之日，只修性功，锻炼灵魂，而未尝顾其肉体。时日既久，肉体之精血干枯，灵魂不能独存，只得离形而去，别寻精血充旺之躯，以寄存其灵魂，故须投胎。倘其前因不昧，而又有缘遇题，得修全液还丹，则亦可以出阳神而成天仙也。夺舍者，即借尸还魂之事也。亦因本人躯壳将坏，灵魂不能久存，遂投入新死者之尸体神舍之中，以延其寿命，或再用向上之功而炼就阳神，亦无不可。然其必新死之人，系少壮之年，得时证暴疾而亡，其躯壳不坏者方可用。若老年油干灯灭，瓜熟蒂落，或少年患虚劳之候，脏府损坏而死亡者，此等躯壳，亦不可用也。则夺舍之功夫，亦岂能孟浪从事哉？至向传八仙中之铁拐李祖，投入跛丐尸中，其事又与鬼仙之夺舍不同。盖当李祖出神赴老君之约也,其所出之神,系阳神而非阴神。阳神之神力充壮,能起死回生,易筋换骨,圆满缺陷,补益虚衰,其精魂之魄力,足以支配物质而有余。譬制造之机器,乃几百匹之马力,非一二匹之马力也;譬应用之电光,乃电灯厂之电,非干电池之电也。至若阴神,其力微弱,躯壳之精血干枯,神力不能维护,只得别寻壮旺之躯,以求掩蔽。亦犹身体衰弱之人,若房屋破坏,风穿雨漏,岂能安居? 只得另寻完美之房屋,以栖其身。至若身体强壮者,则虽露宿风凄,亦无所畏,若有房屋,则破损何妨。况且本人自有能力,住在其内亦可设法修葺,使成完好之宅,不比身体虚衰能力薄弱之人,无法摆布,不能创造,必须贪图现成之好基址耳。李祖之夺舍,所以不一定要寻壮旺之躯者,亦同此理。")

长生不死是,是初步效验;白日飞升,是最后结果。其程度大有深浅之不同。

第九问:阅丹经谓,法财侣地乃四大要素。在丹财方面,若求其完美,至多应需要若干? 最低应需要若干?

答曰:此条所问,乃实行方面之事,不是空洞的理论,简单几句话,很难说得清楚,须当分析言之。

(1)按上海生活程度而论,房租每月四十元,火食每月三十元,零用每月三十元,共计每月一百元开销已足。最低限度,亦需每月五十元,再少恐不可能。

(2)若离去上海,住到外埠生活程度较低之都市,则五十元一月开销,足抵上海之一百元。盖房租十五元,火食十五元,零用二十元,在外埠已算优等生活矣。

(3)若离去都市,住到山林出家人之庙宇中,房租饮食,一概托庙中出家人包办,则每月三十元已足。

(4)以上皆是指个人而言,若团体计划,开销当从省。人愈多,开销愈少小;人愈少,开销愈大。这是反比例。

(5)我平日主张团体组织,就是为同志们节省开销起见。但机缘尚未成熟，犹有待耳。

（6）有种人能吃苦的，开销可以减少；有种人图舒适的，开销尚须增多。以上所估计之数，乃不苦不乐之中等生活费用。至于医药费、应酬费、旅行费，皆不在内。又如本人家庭父母妻子等一切费用，更谈不到。

第十问：如环境许可，放弃一切，意志坚决，无意外障碍者，应需若干年始能修炼成功？

答曰：调养身体，回复健康无病之地步，约需三年；斩赤龙工夫二年。以后临时再看情形，不能预先说定。

再者，此专指君本人而言，若换第二个人，又当别论。

第十一问：丹士每多兼练拳术，请问练拳一事，对于丹道，有损耶？或有益耶？

答曰：练得自然合拍，也许有点益处。若蛮干死练，则不免受损矣。但各人身体不同，不能一概而论。若像贵体现在之病态，恐怕练拳不甚相宜，似乎要专门静养为妙。

第十二问：丹道有孤修双修之别，究竟孰利孰弊，孰优孰劣，孰缓孰速？

答曰：这个大问题，自从汉朝以后，一直闹到现在，尚没有解决。盖因环境、家庭、年龄、时代、习俗、礼教、法律、道德、宗教、信仰、学问、志趣、性别、根器、传授种种不同，遂辟开两大歧路，是乃自然之趋势，我不便于其间有所偏袒。

专讲双修与专讲孤修的书籍，我看过几百部。专做双修工夫与专做孤修工夫的人们，我三十七年以来，耳之所闻，目之所见，已不计其数。孤修有孤修之利弊优劣，双修有双修之利弊优劣，叫我如何判断？如何批评？今日若发出赞美双修鄙视孤修之论调，彼财力充足之人，或在家有眷属之人方可从事于此。请问一般经济困难者，以及出家修行者，如何办法？此中未尝没有人才。若曰：无钱不能修炼，非先筹巨款不可；出家不能修炼，非先还俗不可。此语一出，大足以灰志士之心，而短英雄之气，非我所忍言也。

尚有未尽之意，请参看《扬善刊》第七十四期第六页《答苏州张复初君》第三、第四、第六各问，再请参看《扬善刊》第七十六期第八页《与国医某君论丹道函》。

我们不谈丹道，先讲人道。请问一个人生在世上数十年光阴中，究竟是结婚好，还是不结婚好？这个问题，也不易回答。结婚有利有弊，不结婚亦有利有弊，而且各人有各人的利弊。情形甚为复杂，决不能用专制的眼光与独裁的心理去武断，令人心中不服。彼等偏重孤修，或偏重双修，是己而非人者，皆专制独裁之类也。

第十三问：炼丹是否应绝欲？抑节欲即可，或房事与丹道无关？

答曰：无论男女，若平日抱独身主义者，此条就不成问题。若有配偶者，方许研究。

所谓绝欲者，即完全断绝之意。此事要男女双方情愿，若有一方不愿者，即难办到。所谓节欲者，即是有节制而不使太过之意。此事实行较易，稍觉近乎人情，然对于专门炼丹上颇有妨害。

世间男女房事，粗俗已极，与下等动物无异，比较仙道，真有霄壤之殊。若不于其间别求玄妙之法，以逆行造化，惟知秉承我们人类老祖宗所遗传的劣根性，轻举妄动，如何能跳出轮回而打破生老病死之定律乎？

因未曾征询君之同意，故不将姓名宣布。若君意认为无妨碍者，下次再有问答，即将真姓名登出，如宝应陈悟玄女士一样。盖已得其本人之许可也。

撄宁附白

答河南安阳某女士

陈撄宁

来函读悉，君以廿余岁之人，又是学校出身，居然能笃信此道，誓下决心，诚属不易。虽一时为环境所困，未能如愿，然有志者事竟成，不过迟早问题而已，请勿着急。盖此等事须要机缘辏合，福慧兼全，方可希望达到目的，愈着急则愈无功效。君试想以普通肉体之凡夫，而欲做惊天动地之事业，应如何沉潜刚毅！应如何活泼圆融！应如何险阴艰难！应如何达观穷变！岂是急得来的？若一着急，恐要患神经病，反而前功尽弃，甚为可惜。

论及双修工夫，必须在斩龙以后，方为稳妥。否则对方工夫一时松懈，失却坚忍之力，就像张三丰真人所说："急水滩头挽不住船"，是则仙胎未成，而凡胎已结，又添一重魔障矣。

生过子女之后，自然可以再行修炼，回复原状。但比较未曾生育以前，不免要添许多麻烦，没有以前之便利。

至于年龄大小，固有关系。若果对方内功很深，则年龄虽大一倍，亦无妨害。譬如他以劳力所获，赚到一百元，他帮助你五十元，他自己尚储蓄五十元；你以劳力所获，赚到二百元，你帮助他一百元，你自己亦可储蓄一百元。于是乎双方都有一百五十元存款，下次再做，仍是如此。数十次、数百次，亦复如此。等到几年之后，你俩都变成财主了。所怕的就是用老本钱，而不会赚钱。用了几年，本钱精光，贫穷立待，那可真不行了。这就是双修的原理。古人书上，不肯明言，我今日略为泄漏一二，已经算是破天荒的论调，千祈注意。

附录：女士原函

樱宁夫子大人钧鉴：

后学自从河南一女师毕业后，感觉世事无常，人生莫测，故对于红尘无缘，时怀修道之志。凡《吕祖全书》《天仙正理》《仙佛合宗》《道统大成》《老子道德经》及修道诸书，皆曾阅过，但未有真口诀，徒唤负负耳。

讵料前订阅《扬善半月刊》，见吾师学识丰富，道高德重，实令后学钦佩异常，五体投地。近数日来，愈增慕道之心，终日如痴似颠，废寝忘食。极欲亲诣台前，听传真道。奈因环境所困，未克如愿，诚憾事也。

后学拟于斩断赤龙后，不惜任何牺牲，任何困难，决心亲礼尊颜。务请吾师大发慈悲，矜怜女辈（因女子难于修炼之故，多系受家庭之累，而且学识浅薄，不遇明师），将口诀密传。日后倘有成就，皆吾师之所赐也。感恩之处，笔墨难宣。

肃此，敬请 道安！

再将后学之详情，开列于次：

（1）我系在家修炼；

（2）已出嫁数年，但对方亦修道，早断俗情；

（3）我现年二十四岁，对方四十八岁，但身体颇健，能否做双修工夫，请示；

（4）家庭环境，还可维持；

（5）仅有生身母在堂，姊弟各一，我无子女，且决定不要子女，以免碍道；

（6）儒释道三教之书也看过一些；

（7）女子修炼书大概都看过，但惜此等书籍在外面流通者甚少，供不敷求；

（8）我之志愿，希望将来白日飞升，所惧者世事变迁，恐遭意外之危，身体一受损，则目的达不到矣。苟非如此，我坚决之心，可胜过男子百倍。

撄宁附白：君既是女子师范毕业，国文必定很好。我平日所以不收女弟子的缘故，都因为他们程度太浅，难得入门。君立志学仙，阅书亦为不少，比较普通女子，当然两样。今有一题目于此，对于仙道颇有关系，请你做一篇文章，以便同志诸君欣赏如何？题目如后：《儒释道仙四家宗旨异同说》。

答河南安阳某女士

陈撄宁

撄宁夫子大人钧鉴：

前呈一禀，幸蒙在《扬善刊》中赐覆，跪读之下，欣慰无似。

所云"愈急则愈无效，应俟机缘辏合"以及"福慧双全，始能了道"诸言，诚为千真万确百世不移之定律也。末段论及双修之方法，吾师虽未将口诀说明，然其中意义，亦颇能领悟。忽觉如梦初醒，茅塞顿开。感恩之处，无时或释。

至吾师所出之《儒释道仙四家宗旨异同说》一题，命□作文，以供好道同志之观赏。□自觉才力不克胜任，虽对于四家书籍，稍阅一二，但均未详细研究。盖儒之忠恕，释之慈悲，道之感应，仙之性情，非学识渊博，经验丰富者，焉敢妄论。故不敢献丑贻笑大方，有负厚望。（后略）

附问题一则：

前读《孙不二女丹诗注·凡例》第六项内云：女子修仙，除天元服食，窒碍难行。弟子对此天元服食一节，不甚明了，敬乞示知。

答曰：天元服食之说，可先看拙作《与朱昌亚医师论仙学书》中之"丹阳谌姆派"一段记述，再看《答苏州张道初君十五问》中之第三问，即可知其大概。

答上海某女士来函

陈撄宁

（前略）六月廿六日早晨三时，盘坐少顷，便觉海底温暖，移时脐轮及乳房亦温暖，则时头脑顶门及脚部均热而蠕动。再静到极处，便入于混沌状态，但为时极短。如此者有六次之多。至第七次，顿觉全身紧缩，似乎麻醉，甚至呼吸亦不自然。其时头部胸部均极热，几欲出汗，且尾间背脊重垂难忍。至是即用三不动法以应之，历廿分钟之久，始渐渐轻松，呼吸亦回复原状。

以上情形，乃月经后第三天，与前次面禀之情形略同。彼时亦在月经后第三天，惟前次有汗，此次尚未到出汗程度，而时间较长。

附问五则：

（1）每在经期前后，常觉血海阴部有暖气涨而蠕动，并连两腿均觉酸麻之状，是否系真阴发动乎？其时虽用意摄回，然有时竟不能摄回，仰恳指示口诀，以免走失而莫能挽救。

答：此种景象，颇似真阴发动，但其气尚嫌不旺，若要收回，并不困难，只须用三不动方法应付之已足。

（2）意运周天，由尾间升顶门，由顶门下降至何处而停？升降快慢有关系否？经期内亦可运行否？

答：由顶门下降至子宫部位，即可停矣。初步练习升降，宜慢不宜快。经期内以不运行为妥，但静坐无妨。

（3）《女丹十则》中"九转炼形法"，生可照做否？

答：若要照书上所说的动作试做亦可，务必小心谨慎，不可勉强行事。如能自然合拍最好，否则宁可不及，切勿太过。

（4）凡遇口生津液，应咽至何处？

答：当然是同吃茶水一样，吞到胃里去。若有人说尚有别路可去，此乃不懂人身生理之言，不可信也。

（5）现在弱体渐觉痊复，可否赐传正式斩赤龙口诀，以便遵循修炼，藉资工夫进步？

答：可先研究《女工正法》并《女丹十则》二书中斩赤龙工夫，得便不妨试做。须要缓和行之，切勿勉强从事，恐怕不合轨道，反而做出病来。试做三个月之后，再看情形如何。假使中间有什么变化，可写信来报告，或面谈亦可。若有错误，要随时改正。

答复天台赤城山张慧坤女士

陈撄宁

前次由《仙道月报》社转来华翰，所言各节，不能谓其无理由。惜对于《扬善刊》全部未曾仔细研究，如果当日将该刊从第一期至第九十九期依次序先后逐渐看过一遍，阁下心中必能了然明白该刊编辑之宗旨，及其逐渐改变作风之过程，而无所疑虑矣。

凡《扬善半月刊》中一切仙佛论辩之文章，皆处于被动之地位，迫不得已而为之。否则谁肯无缘无故，浪费笔墨。张化声居士乃儒释道三教之信徒，本非偏重于仙而轻视于佛者，故化声君所作之文章，都是注意于调和仙佛。无奈彼等有意制造清一色之教徒，不容化声君之调和，必欲将佛教之地位抬高于儒道两教之上。化声君迫不得已，起而抗之，遂至多生枝节，其实化声君本意原不欲如此。呜呼！是谁之过欤？

古今中外，无论何种学说，有赞成的，必定有反对的，有反对的，必定有调和的。譬如仙道学说，我本人及我同志诸君，是属于赞成派一方面者；彼毁谤仙道之流，其人甚多，皆属于反对派一方面者；又如化声、竺潜、遵先诸君，皆属于调和派一方面者。世间万事万理，都不免有这三派参与其间，谁也不能把谁消灭，只有自己方能消灭自己。假使受人毁谤而不与之辩论，即同自己消灭自己一样。我等本无意攻击他人，但亦不肯消灭自己，仙佛异同之辩论，遂由此而生，此乃自然之趋势，无足怪也。

古人所作道书，大半属于调和派的性质，所以书中每每杂用儒释二教之名词。儒教中人置之不问，盖早已默许矣，反对派因为要制造清一色的局面，以便抬高彼教之地位，故不欢迎这种调和派的著作，遂极力排斥之。我等因为要保存仙学独立之资格，免其被反对派之轻视，故亦不愿杂用佛教之名词。所最感困难者，就是宋元明清四个朝代所流传的各种仙道书籍，都是调和派的手笔，三教名词随便引用，很少有清一色的著作，因此我所校订出版之道书，其中所引用佛教名词，虽已屡经删改，尚未能完全去尽。倘若将其去尽，又恐怕失了原书的真相，只有等待将来我自作道书，则可以完全不用佛教名词矣。又古道书如老子《道德经》、庄子《南华经》《周易参同契》《抱朴子内篇》《黄庭》"内景""外景"之类，书中皆无佛教名词，所以道书越古越好。惟古书文理太深，恐难了解耳。

《琴火重光》乃专门讲外丹之书，若非于外丹炉火一门得有真传实验者，决定看不懂。此书由丹道刻经会出版，我不过稍效微劳，代为校订而已。此书出版之后，刻经会办事人送我几部，作为酬劳，我早已将此书分给平日研究外丹诸君，此时手边没有此书，故不能赠与阁下，祈原谅是幸。依愚见而论，凡做内功的人，不必看外丹书，因为这种书另是一件事，对于吾人身体毫无关系，徒费脑力耳。

《仙道月报》编辑者另有其人，凡外来稿件登出与否，由该报编辑者自己酌定之。我非该社办事人，故不便干预其事，仅可代为转交而已。外埠来函寄与月报社者，由编辑人自己答复，其原来函我亦不得而见之。若来函封面写明寄与我名下者，该社方将原函转送敝处。至于答复之早迟，则无一定期限，因为敝处事情太忙，实在没有闲暇应付各种问题。又因为我非《仙道月报》编辑人，来函诸君亦不能强迫我必须答复也。

凡敝处所答复各处关于仙道来函,若已经月报某期上发表者,届时当通知月报社发行部,将某期月报寄赠一份给来函之人,至于下期月报是否再接续寄赠,则不得而知。此指未曾订阅全年者而言。若已经订阅者,自然接续照寄。但值此非常时期,交通困难,邮件亦不能保其不失误,倘日期相隔太久,而订阅诸君仍未收到该报者,请用明信片通知月报社,当可补寄一份。切勿因订报赠报补报等事寄函与我,盖敝处距离《仙道月报》社有十里之遥,往返太不方便,反致多费转折,多延时日。

仙学院自二十七年阳历五月开办至今,已满一年,时时在飘摇不定之中,所以未曾正式订立章程,更没有道友住院,将来是否续办,亦无把握。外埠道友常有来函相问者,故于此作一总答。

答复杨风子君

陈撄宁

杨风子君来函(问道函)

撄宁先觉有道:

敬肃者。敝地有先天道者,其教义为男不婚女不嫁。既婚嫁者,禁绝房事。一般因环境之逼迫而入道者,颇不乏人。近来掘港永贞堂有一女弟子,其修持之久,已历十余年。现年三十余岁,忽于去腊思想错乱,似疯非疯。其老师季某,无法治之,迄今更剧。其老师竟以绳背梏其手,兼桎其足,禁其自由,以免意外。

风子有感于中,夫学正道所以求真自由寻真快乐也,而某女弟子竟因学道失自由快乐,吾恐使后学者,视修持为畏途,则其阻道之罪不浅。吾固有救正之心,奈无救正之力,素仰先觉抱济世渡人之宏愿,故敢冒昧直陈，请求挽回之方，以便转告而救正之。如能详述其致病之由，则更为美满矣。

肃此，敬请

道安！

后学杨风子

四月十三日

（回函务乞披露《扬善半月刊》为祷，原函请附其后可也）

谨复者：

来函言，贵地某女士修道多年，最近忽得疯病，问有何挽救之方。今特依愚见答复如下：

（1）女嫁男婚，乃人伦之正轨；阴阳交感，亦天道之常经。修行法门甚多，不必定要禁绝夫妇之事。倘有生来根器，与众不同，情欲之念，其为淡薄者，则实行断绝房事，未尝不好。设若欲念颇旺，难以克制，而又不能遂其愿者，必须用种种方法，调和身心，使欲念渐渐淡薄，而后达到自然无欲之境界。切不可勉强压迫，违背人情，致滋流弊。

（2）因为打坐炼工夫，而生各种奇怪病症者，时有所闻，试列举如下：

或哭或笑、见神见鬼、自言自语歌唱不休、手舞足蹈全体摇动、胸腹胁肋之中结成痞块、印堂山根之内如多一物、肝火太旺常常动怒、终日忧闷愁眉不展、眼中看见各种幻相、梦中现出各种异境。

诸如此类，不可胜数。有终身不愈者；有服特别方药而获愈者；有用精神治疗法而获愈者；有停止坐功从事游戏散心而获愈者；有因做此种工夫受病，改做他种工夫而获愈者。之病情状，各不相同，故治法亦不能一概而论。

（3）某女士环境如何？程度如何？仆皆不知其详。故对于其致病之由，不敢妄发议论。果如来函所言，的确是因修道做工夫而得此病，则必须改变其旧日之习惯，停止一切坐功。最好令人陪伴他出门，到山林清幽之处游玩，寻一点乐趣，使其心怀开畅，或可望有转机。

至于绳捆索缚，禁止自由，大约是出于无可奈何之举动，不得已而为之耳。

（4）修道虽是美事，但非人人能做的，必须上根利器，方可成就。普通人走这条路，常常走不通。世间上智少而中材多，与其劝人修道，不如劝人修慧。果能福慧兼全，修道自然易易。若有福无慧者，虽其人环境甚佳，而不能辨别是非邪正，难免盲修瞎炼。若有慧无福者；虽其人能闻一知十，彻悟玄机，而为环境所困，不能实行修证。此二种皆有缺憾。若福慧两门俱不足者，今生更难有希望，只好守戒持斋、积功累德、清心寡欲、读书穷理，以待机缘而已。故仆平日虽提倡道学，亦听人自己发愿，自己研求，决不勉强劝人修道。盖深知此事之不易也。

先此奉复，余容续谈。

与朱昌亚医师论仙学书

陈撄宁

昌亚医师惠览：

日前接奉致室人彝珠书并诗四首，得悉尊志超凡脱俗，较彼庸众之狃于近习而忽于远虑者，迥不相同，至可钦佩。大作第四首云："人间自有奇儿女，立志飞升上九天。"愚意最赞成此二句。以为此等事虽万分艰难，不易实现，惟翻阅列仙传记，每一朝代，总有几人成功，足以推知其非绝无希望者。纵令旧籍所载都属虚伪，即由吾辈创始，亦未为不可。何况前人尚留下遗轨便于遵行乎。

清朝二百数十年间，全国中男子之优秀者，概为八股文所牢笼。女子之聪明者，又被旧礼教所束缚。神仙学术，非但不敢验之于身，并且不敢出之于口。非但不许寻师访友，并且不许读其书（宁十岁左右，喜看汉魏丛书中葛洪《神仙传》，但不敢让大人得知，若知之，必痛责也）。

于是乎谨愿之徒，群归于儒；超脱之士，则遁于释。

儒教虽近乎常情，而其流弊则不免顽固而迂腐；释教虽似乎高妙，但其弱点在不认识现实之人生（释教认为人生是幻妄的，遂起厌恶肉体之观念，而对于肉体有密切关系之衣食住行四字，竟无法可以免除。一方面认为幻妄，一方面尚要营求，此乃绝大矛盾）。道教有两派：一为正一派，一派为全真派。正一派最早，全真派自元朝以后方有。目下两派皆已式微，不必深论。宁研究仙学，已三十余年，知我者固能完全谅解，不知者或疑我当此科学时代尚要提倡迷信。其实我丝毫没有迷信，惟认定仙学可以补求人生之缺憾，其能力高出世间一切科学之上，凡普通科学所不能解决之问题，仙学皆足以解决之。而且是脚踏实地，步步行去，既不像儒教除了做人以外无出路，又不像释教除了念佛而外无法门，更不像道教正一派之画符念咒，亦不像道教全真派之拜忏诵经。可知神仙学术乃独立的性质，不在三教范围以内，而三教中人皆不妨自由从事于此也。

自古儒教之学仙者，如汉朝大儒刘子政、宋朝大儒邵尧夫；释教之学仙者，如宋之道光禅师、清之华阳禅师；道教之学仙者，更不可胜数。此外若王子乔乃周灵王之太子，东方朔乃汉武帝之幸臣，马鸣生齐国之吏胥，阴长生汉室之贵族，魏伯阳隐逸之流，左元放方术之士，吕纯阳唐之进士，刘海蟾燕之宰相，钟离权位列将军，张三丰身为县宰。以上所举诸位，世俗相传，皆承认其为神仙。然都是在家人，而非出家人，岂但不是和尚，并且不是道士，亦复不是孔老夫子之信徒。后人将神仙学说与儒释道三教义理混合为一，而神仙真面目遂失。譬如白净皮肤上，涂了许多颜色，自以为美观，适足以贻讥于大雅耳。

君留学美国，亦已多年，科学脑筋，自不待言，新医知识，当然丰富。在他人或不免存满足之心，在君反益见谦虚之量，既确知生死大事徒恃医学不足以解决，遂进一步而求神仙之学术，发超人之思想，若非凤根深厚，天赋聪明，其孰能与于此？宝应陈悟玄女士曾问我："福慧兼全之女子，将来可期成就者，现有何人？"我答："世人福慧兼全者，居极少数；若福慧兼全而又好道者，并且可期成就者，今日女界中诚不易得见，正在留意访求。"云云。今既得君，将来或有合格之希望乎！

君目前为医务所累，尚未到实行修炼时期，故宜先从事于学理之研究。今将女子修炼须知各节，略述于后，以供清览。同时将此稿登《扬善刊》公布，俾全国好道诸君之参考，亦所以从彝珠之愿也。

仙学首重长生。长生之说，自古有之。老子曰："深根固柢。"庄子曰："守一处和。"《素问》曰："真人寿蔽天地，至人积精全神，圣人形体不敝。"然理论虽著于篇章，而法则不详于记载，学者憾焉。自《参同契》《黄庭经》出世而后，仙家炼养，始有专书；唐宋以来，丹经博矣。而隐语异名，迷离莫辨；旁支曲径，分裂忘归。既不明男子用功之方，遑论女修秘要乎？上阳子云："女子修仙，以乳房为生气之所，必先积气于乳房，然后安炉立鼎，行太阴炼形之法。"又丹经常言："男子修成不漏精，女子修成不漏经。"至问其气如何能积？经如何不漏？皆未尝显言。《黄庭经》云："授者曰师受者盟，携手登山歃液丹，金书玉简乃可宣。"《参同契》云："写情著竹帛，又恐泄天符。"又云："三五与一，天地至精，可以口诀，难以书传。"是知修炼家隐秘之习，不自今日始矣。

口诀不肯轻传之理由，详言之，有十五种，已见于《扬善半月刊》历次所登《口诀钩玄录》中，不复赘述。今特简而言之，大端有六：

1. 有生有死，造化之常，而仙学首重长生不死，与造化争权，若轻泄妄谈，则恐致殃咎（现代人眼光观之，或嗤为迷信，然前人确有此种心理）。

2. 邪正之判，间不容发。"邪人行正法，正法悉归邪。"口诀不载于书者，恐为邪人所得。

3. 其得之不易，故其传之亦不易。百艺皆然，丹诀尤甚。

4. 道可明宣，使世间知有此事；术宜矜慎，俾师位永保尊严。

5. 世鲜法眼，谁识阴阳，若不深藏，易招谤毁。

6. 在传授者本意，是欲接有缘。若偶一失察，则得传授者，或不免视口诀为奇货可居，当作商品交易，与传授者本意相违，故不敢轻传。

以上所列隐秘不传之理由，概指正法而言。若夫江湖方士，假传道之名，为敛财之具者，不在此例。宁既深悲夫群骛于形而下者而忘返也，辄欲抉破古人之藩篱，以显露其隐秘。神卓荦不羁之士，富于高尚之思想者，不至误用其聪明，而陷于危域。然事与心违，徒存虚愿，今亦仅能择其可言者言之而已。

先论女子修炼之派别。

从来丹诀，重在口传，不载于书，而女丹诀尤甚。今欲穷原竟委，俾成为有系统之研究，非易事也。考以前道家分派之法，有以人分者，如邱长春之龙门派、郝太古之华山派、孙不二之清净派等等；有以地分者，如北七真派、南五祖派、陆潜虚之东派、李涵虚之西派等等。然此种分派，对于女丹诀，颇不适用，且为教相之分派，而非科学之分派。愚意认为女丹诀之派别，不以人分，不以地分，当以法分，庶有研究之兴味，而便学者之参求。试列如后：

1. 中条老姆派

此派下手先炼剑术，有法剑与道剑二种作用，其源流略见于《吕祖全书》。现代道门中传有剑术内炼歌诀二首，尚可窥见一斑。因其炼法甚不易，故今世很少有人能得成就者。但此种法门，在仙道中可以自成一派，吾等研究派别者，不能不承认之。（中条山，在永济县。）

2. 丹阳谌母派

此派重在天元神丹之修炼与服食，并符咒劾召等事。丹阳乃地名，谌姆乃人名。晋吴猛本为许逊之师，后许逊尽得谌姆之传，吴遵姆命，复师许。许真君著《石函记》，吴真君作《铜符铁券文》，二书皆言天元神丹之事，即谌姆所遗传也。此二书乃丹法中之上乘，世间学道者群畏其难，不敢尝试，自明朝张三丰、沈万三两君而后，殊乏知音。

3. 南岳魏夫人派

此派重在精思存想，奉《黄庭经》为正宗。《黄庭经》自魏夫人传出以后，历代女真依之修炼者颇多，如鲁妙典、崔少玄、薛玄同等皆是。拙著《黄庭经讲义》，稍具一鳞半爪，得暇请稍稍寓目。

4. 谢自然仙姑派

此派从辟谷服气入手，当以《中黄经》为必读，而再参考诸家气诀，并各种辟谷休粮之方。年青体健得，可以适用；年长体弱者，专习此法，恐不相宜。谢自然以十余岁童女身即已学道，古今能有几人哉？

5. 曹文逸真人派

此派从清心寡欲、神不外驰、专气致柔、元和内运下手，自始至终，不用别法，至简至易。详见《扬善半月刊》第七十七期之《灵源大道歌》。

6. 孙不二元君派

此派即太阴炼形法，先从斩赤龙下手，乃正式的女子修炼工夫。详见拙著《孙不二女丹诗注》。

以上六派，将自魏晋以来一千七百年间女功修炼法门概括已尽，其各派本身之利弊得失，并彼派与此派难易优劣之比较，虽为学者所应知，而非今日之急务，暂从缓说。此外如调和巽艮，夏姬有养阴之方；肌肉充盈，飞燕有内视之术。以及《房中秘诀》《素女遗经》，此皆言不雅驯，事多隐曲，未便公开讨论矣。

再论女子修炼与年龄之关系。

《素问·上古天真论》云："黄帝曰：人老而无子者，材力尽耶，将天数然也。岐伯曰：女子七岁，肾气盛，齿更发长；二七而天癸至，任脉通，太冲脉盛，月事以时下，故有子；三七肾气平均，故真牙生而长极；四七筋骨坚，发长极，身体盛壮；五七阳明脉衰，面始焦，发始堕；六七三阳脉衰于上，而皆焦，发始白；七七任脉虚，太冲脉衰少，天癸竭，地道不通，故形坏而无子也。（宁按：以上言人身之常理。）帝曰：有其年已老而有子者何也？岐伯曰：此其天寿过度，气脉常通，而肾气有余也。（宁按：此言生理之变例。）帝曰：夫道者年皆百数，能有子乎？岐伯曰：夫道者能却老而全形，身年虽寿，能生子也。（宁按：此言修道之人能挽回造化。）"据《素问》之论，似专指生子而言。然顺则成人，逆则成仙，本无二理，惟视其作用如何耳。故女子修仙，亦因年龄之老少，而大有差别。

1. 童女修炼

此指十余岁女子尚未行经者而言。此时身中元气充满，浑沦无间，精神专一，嗜欲未开，若其生有夙慧，能从事于道，其成就甚易，较之年长者快捷数倍。盖童女修炼，可免去筑基一段工夫，直接从辟谷服气入手，或从清静无为、安神静坐入手。如谢自然之类是也。

2. 少女修炼

此指十四五岁至二十余岁，已有月经，尚未破体之女子而言。此时宜用法将月经炼断，复还童女之状，再做以后之工夫。

3. 中女修炼

此指二十二岁至三十五岁，未曾婚配之女子而言。人身生理，已达盛极将衰之候，此时经期有调者，有不调者；有按时者，有不按时者；有崩者，有带者；有杂以他种病症，懊恼难言者。必先用医家与卫生家之法，去其郁闷，和其气血，畅其精神，而后工夫方有效验。较之少女，又难矣。

4. 长女修炼

此指三十五岁至四十九岁守贞未嫁之女子而言。此时天癸将绝，身中生气，日见衰弱，虽终身未出嫁，然其形体之亏损，较之已出嫁者无异。亦犹男子终身不娶妻，而仍不免于衰老者，其理正复相同。故修炼下手第一要义，当培补身中之亏损，不必急急于斩赤龙也。

5. 老阴修炼

此指四十九岁以后直至六七十岁之女子而言。此时月经已绝，必须日日做工夫采取造化之生气，以培补自己身中之生气，使月经渐渐复行，如中年人一样。然后再默运玄功，渐渐炼之使无，如童女一样。此时骨髓坚实，气血调和，颜色红润，声音柔脆，白发变黑，落齿重生，名曰返老还童。此种工夫，有时需二三十年方能做得完毕。（八卦中，兑为少女，离为中女，巽为长女，坤为老阴。）

6. 少妇修炼

此指十六七岁至二十六七岁已出嫁女子而言。此时情窦正开，欲念方盛，夫妻之间恩爱缠绵，家庭之束缚尤甚，对于修炼一事，极不相宜。纵女之方面有志修炼，而男之方面必生阻力。贫家妇不必言矣。若彼上无姑翁，下无儿女，而又家富身闲者，虽其夫不愿断绝人事，苟其妻有坚韧之力，又得真传者，亦可于顺行之时，暗施逆行之术。既不妨于人事，又有济仙道，一时纵不能超尘脱俗，亦必能永驻华颜矣。但斩赤龙工夫未做好者，不足以语此。

7. 中妇修炼

此指二十六七岁至四十六七岁已出嫁之中年女子而言。此时有室家之劳心，儿女之系念，更谈不到修炼二字。其夫若再反对者，则绝无希望。若夫与妻同志者，则可互约免除人事，各做工夫。有小儿须哺乳者，必须另雇乳母或用代乳粉及牛乳等喂之，不可以己乳饲儿，以致妨害工夫之进步。

8. 孀妇修炼

已嫁而寡，无子女，或有子女已能自立者，此时正好踏入修炼之途，以消遣后半生孤寂之岁月。旧礼教时代，寡妇为名誉攸关，必须守节。民国以来，守节之风，虽已被打倒，然再醮之妇，终不免为人所轻视。何如专门研究仙学，使精神有寄托之乡，肉体有健康之乐。能成固美，纵不能成，亦可获良好之结果，决不至于心力虚抛。入手工夫，与未出嫁者大同小异。

以上所述，凡女子修炼之途径，大概粗具，是皆前人所未尝显言者。宁今日为君言之，盖与二十年前为吕碧城女士作《女丹诗注》同一用意。吕女士后来不知何故又归入佛门，来世未卜如何，窃恐彼身已不欲向今生度矣。虽然，《孙不二女丹诗注》一书，若无当年此一段因缘，至今未必遂能脱稿。目前海内外得见此书者，不下两千数百部（《女丹诗注》，先登《扬善刊》，每期送出二千份，后刻木版，印单行本，又销出数百部），于中总有几人因此而得度者。追根究底，则当年请求作注之人不为无功。何况三十六问一出，对女子修炼法门，又进一步，阅者获益，当更多矣。未能度己，已先度人，吕女士闻之，谅必引为快慰也。

宁所期待于君者，尤甚于吕。吕之功仅能利人，君今日宜求人己两利，更为圆满。上乘修炼法门，总以今生成就为要务，切不可因循懈情，放弃现实，而悬想来世之空花，是则愚衷所切望也。

前次彝珠回乡，藉悉君意急欲下手实行，岂不甚善？然而理法之精微，难形于笔墨，他日机缘辏合，容俟划分段落，当面倾谈。

先此奉答，并颂诊安！

撄宁复上

女真丹诀

女丹简便法

坤元经

　　凡坤道修炼,用功入道,当于子后午前,阳气发生之际,按法行持。先还虚静定,深入混沌,候混沌开机,即凝神吸气以守乳溪,存想息息在乳溪中。呼吸往来,默调呼吸三十六息讫。仍还虚静养,以至虚极静笃,依灭尽定,而寂灭之。待静极复觉之际,仍照前调息守中,一连行持三五次而后已。炼至半月以后,两乳之中,觉得有动机发热,即用两手捧乳吸气,使息息归根于乳溪。绵绵密密,若存若亡,以守之。守至两乳之中有呼吸出入,即迁移其神,下守黄庭。用手轻轻揉搓两乳,左右各三十六次。再用真意,目力神光,从左右两肋稍间,往后迁移,由夹脊两旁,赤道上升,过玉枕,入泥丸,至明堂额上交个尽,从耳后降至胸前相会,仍交个尽。从两乳中间行过去,将左右两乳,各旋转一周,仍从两乳中间,一并送入黄庭以还虚。略停一时,再捧乳吸气。左右两乳,揉搓三十六次,用意照前后迁移,一连三次而后已。直守至黄庭发亮,再迁移其神,下守脐轮。守至脐中发痒出水,两乳即渐渐缩回,如男子状。再迁移其神,下守丹田,默调呼吸三十六息以还虚。守至丹田发热,或觉微痛,如刀刺之状,不须惊惧,并无妨碍。凡赤龙来时,当还虚静养。不用调息持守之功。十六七岁,至二四五,赤龙来七日方回。二十六七岁,至三十四五岁,赤龙来五日方回。三十六七岁,至四十四五,赤龙来三日方回。候赤龙过去,月经净时,仍照前守丹田,调呼吸。初守丹田,要轻轻守视,绵绵存养,密密照顾,守至丹田发热,阴气至,情欲动时,即用真意目力神光,往后移运。仍由赤道上升,入头顶,至明堂不交尽。分左右两路，从耳后降至胸前，交个尽。不绕两乳，即从两乳中间，一直送入丹田。略停一时。仍往后转移，要细心速行，一连三五次，直运至阴气消尽，情欲寂灭方止。盖阴气发动，令人恣情纵欲，而生交媾之心。若不以正念主之，使后升前降，战退群阴，未有不自败其功修者。故当炼至阴消情灭，而后已也。此外只用虚心静守功夫，但不可着意紧守，使丹田骤然发热。要轻轻守视，绵绵存养，使丹田内真气发现，先温后热，渐渐大热。如火烧，似汤煎。虽隆冬数九，而上衣下裳，亦皆脱尽，即裹脚亦要解去。此时要用道侣护持，紧闭房门，深居帐内，切莫惊动。只用一味静守，自然渐入混沌。候混沌开基，仍然照前静守。守至交骨忽开，真气吐信，即用温水，将手洗净，轻轻托上。运动真意，目力神光，从丹田向后转移，由来夹脊两旁赤道上升乾顶，下至明堂，不用交尽。即从左右耳后，降至胸前，交个尽，相并由两乳中间，降至黄庭，送下丹田。再用手轻轻托上，送入密户。仍用真意，后升前降一周，一连三五次，直运至真气吐出之信，缩入净尽而后已。则还虚入定，依灭尽定，而寂灭之，而交骨合矣。每当热极，骨开吐信，收回逆运讫。必须深入混沌，交骨方合。如此日夜行持，则周身骨节关窍，尽皆开通，河车自然逆运，真气自然熏蒸。古人云："万朵紫云朝玉宇，千条百脉种泥丸。"自觉一点灵光，不分内外，无论昼夜，而照耀周身矣。十月功完，阳神出现，与男子同体，初无彼此之别也。又云：夫乳房上通心肺之津液，下彻血海之经脉。炼至乳房如处女小儿之形，便是女换男体。其功只在送甘露时，不许送下丹田，只用送至绛宫，用意注在两乳，将门牙上下两齿，紧紧咬住，以两鼻孔闭住，用内呼吸，在内收拾。外以两掌心，左右各揉七十二次，先缓后急，先轻后重。如此百日，可如两核桃形也。

女功简便法

　　每于夜半子时以后，天然醒觉，心不着于色相，又不落于空亡。自觉月窟生潮，正是一阳来复。即将神气收于乳溪，回光返照命宫。塞兑垂帘，捧乳吸气，左右揉搓。下则牵动牝户，上则贯通两乳。一呼一吸，息息皆要归于命宫。每次运行七十二息为一周。前六时下功，后六时静养。每次运讫，要咽津三口，送入子宫。日日按子前午后，阳气发生之际，常常行持，直至阳三后三之期，再行炼形之功。修炼不过百日，月事即绝，乳头即平，而面如桃花，终日如醉，昏昏默默。昼夜灵光不散，静中自觉常明。行持十月，自有信法来报，预知吉凶。初将精血收归乳房，随收道揉，使提上乳房这精血，尽化为甘露，降下丹田，结成胎息。则月水不潮，而乳头自平矣。下丹田内，自然结出圣胎，不用采取之功。只凝神胎息之中，依灭尽定，而寂灭之。寂照百日，恍惚之间，而圣胎似有动转之机。其女子如醉夫之状，日常合而懒开，面发光而耀彩，日夜金光罩体。养至十月，圣胎圆满，自然脱质成仙，神化莫测矣。

　　此《捷要》一册，泄尽乾坤性命之旨，道破理气之归，真可谓考诸三王而不谬，建诸天地而不悖，质诸鬼神而无疑。百世以俟圣人而不惑之真常至道也。

女丹秘旨

银道源

真字铭

天地正气，惟人克全。中立不倚，乃无愧天。
守正则贞，至哉坤元。坤柔而刚，顺应乎乾。
妄言不字，大伦失焉。视听言动，礼为之闲。
周旋规矩，勿颇勿偏。束身归洁，勿为物牵。
端庄严肃，大节凛然。浩然刚大，为道仔肩。
从兹入道，希圣希贤。守贞女子，其各勉旃。

静字铭

人生而静，浑然太极。心命性情，统无区别。
后天主动，理欲并立。欲胜理危，理胜欲灭。
去欲存理，灵台宜洁。圣人心法，洗心宥密。
如镜磨垢，如居面壁。五蕴空忘，万缘湛寂。
不睹不闻，性真萌蘖。种兹胚胎，长生学业。
维彼女流，体合静翕。主静存诚，仙佛同列。

纯字铭

圣贤仙佛，始终至诚。浑然天理，自在流行。
凡夫俗念，杂而不纯。暂焉偶息，至道不凝。
日月久照，四时久成。修真养性，期诸有恒。
造次颠沛，刻不违仁。悠久无息，斩断七情。
熟极妙来，缉熙光明。稍涉间断，学不能成。
纯亦不已，乃守道心。有缘女子，无误终身。

一字铭

道不远人，人自离道。其德二三，必无成效。
凡物皆然，矧兹玄妙。主一无适，乃得其要。
勿堕旁门，勿入外教。不二法门，显留诀窍。
太空浑然，虚无朕兆。坚守寸心，默窥丹奥。
维彼女流，勿自弃暴。内而性命，外而节操。
一心一德，自得深造。道果圆明，仙阶可到。

丹诀总录

《坤缘觉路》云：“未修斯道，先守五戒：一不杀生，仁也；二不偷盗，义也；三不邪淫，礼也；四不酒肉，智也；五不妄言，信也。五戒既守，当屏六欲。眼不妄视，耳不妄听，鼻不妄臭，舌不妄言，身不妄动。六欲既屏，又何喜怒哀惧爱恶欲，七情之不去乎？七情既去，然后入室下手。”

《坤宁经》曰：“若无炼己真功，总难下手。”又曰：“必先绝欲忘情，然后入室打坐，炼己同乎男修，调息绵绵勿吐。"又云："一身四大，结中宫灵台之缘，二气交结，中黄应玄，五行相生，惟土斯全。"又云："一痕晓月东方露，穷取生身未有时。"譬之盖屋，当用辟土为先；喻乎烧炉，宜以种火为法。《修真辨难》曰："男子下手，以炼炁为要，名太阳炼炁，炼气炁回而白虎降，则变为童体，而后天之精，自不泄漏，可以延年，可以结丹；女子下手，以炼形为要，名太阴炼形，炼形形灭而赤龙斩，则变为男体，而阴浊之血，自不下行，可以出死，可以入生，此后用男子之功修之，一年可得大丹。然亦有窍、有时、有法。"

《上药灵镜三命篇》曰："人之脐曰'命门'，上有元关，中有黄庭，下有气海。"懒道人曰："女命有三，谓上中下也。上者阳穴，中者黄房，下者丹田。少则从下，衰则从中，成方从上耳。"《修真辨难》曰："男子之命在丹田，女子之命在乳房。乳房者，血元也，在中一寸二分，非两乳也。女子以血为肾，乃空窍焉。血元生血，丹田生丹，工夫在子午二时，存心看乳房之空窍，呼吸绵绵，出少入多，候月信至时，从丹田运上乳房。"

或云："信至，亦如男子之活子时。"即《坤宁经》所谓："晓日东升，光痕逗露，运汞配铅，神炁俱住。积炁本生炁之乡，存神为炼神之路。一阳动处，行子午卯酉之功。百脉通时，定乾坤坎离之位"是也。然月信者，非以经至为月信也。《三命篇》云："如人在外未归，而信先至焉。信至之日，彼自知之，或腰腿疼痛，或头目不安，不思饮食，此信至将成血，乃炁也。当在两日半之前，专心用功。若经行，则赤龙阴精不可把持，乱行妄运，杀人不少。须待其经后两日半，以白绫试之，其色黄金，乃经罢符也。照前用功，运上以斩之，如此数月，则经变黄，黄变白，白化而无矣，此以有还无之道也。若过四十九岁，腰干血涸，亦无生机。养而久之，又生血元，仍似处女，此又无中生有之妙也。见其有之，一斩即化，而命又生矣。"懒道人亦曰："返照调息之久，自然真息往来，一开一阖，养成鄞鄂。神炁充足，真阳自旺，经水自绝，乳缩如男子，是谓斩赤龙。赤龙既斩，以后七日大还大周，概与男子无彼此之分也。"

活子时辨

夫天地生物，缊乐育，人物皆然，男女何异，此造化自然之理，亦无思无为之道也。况丹经明言："女子以血为肾。"《内经》亦云："男子八岁肾气实，发长齿更；女子七岁肾气盛，齿更发长。"明明男女皆有肾，而何独子时之不同乎？且尝考之《种子方书》云："女子阴内有莲蕊形，名曰子宫。一月经行一度，经净后，无论何日，必有缊乐育之候。气蒸而热，昏而闷，其中经脉微动，莲蕊有欲开之情。此时生机勃发，顺而用之，可以种子。"兹则逆而用之，所谓活子时者，可无疑矣。但非身心清净，断难默会体察，是在学者神而明之。

女丹下手活子时说

乾道活子，丹经所载；坤身活子，古人未言。然据《易·辞》："天地氤氲，万物化醇。男女媾精，万物化生。"《礼》云："饮食男女，人之大欲存焉。"大抵乾坤动静，专直翕辟之机，两无异致，且观物类，牝豕牛羊，每值氤氲乐育之候，必高声狂叫，为时机使然。天生物，人最灵，亦正不无此一候。活子时至，不过人灵于物，隐忍不可言耳。民可使由之，顺行也；不可使知之，逆行也。修持者，仰观月轮盈虚之象，知反身修德，静定以为功，则翕聚先天真炁，不令化血，即斩赤龙下手时也。

太阴与太阳

海印子徐颂尧

刘悟元《女丹诀》云："太阳炼气男子理，太阴炼形女筌蹄。"师尝谓此两句，辟破千古疑窦，有功女丹诀不少。古来每以男子是炼气，女子是炼形，起首不同，遂致旁门外道，引以为口实，别创太阳炼气法，与太阴炼形法。岂知此乃指后天而言，先天大道，男女下手，固无分别也。师曰："所谓太阳炼气者，心息在外面相依，心即空。心空则心火自降，下面坎水即化气上升，坎离既济之谓也。犹如日光下照，海水即化气上升。太阳炼气，亦不过一个理而已矣。至'太阴炼形'一语，因日居离位翻为女，内阴而外阳。内阴是真，外阳是假。总之，太阴即心之喻也；形者，身也。古谓之形神，又曰身心，总不出'阴阳'二字。身者，气也。以心炼气，实际即是心息相依，与上句相同，不过文字不同而已。悟元子看透此理，故曰'是筌蹄'。筌蹄者，非真有其事也，而有此象也。一言道破，非得真传者不能也。"

以上汪师剖示，极为精确。丹法全重身外虚空行持，男女实无有别。第因后天生理不同，故色身效验，随之而异。如静中阳生，男子系外阳举动，女子系两乳挺硬。筑基功成，男子精关自闭，外阳缩如童孩；女子则经期断绝，两乳缩胸是也。若论定忘功夫，男女无别也。

列位女真丹诀

新安汪东亭　辑
粤东曹姑贞洁　评点

吴彩鸾仙姑

（诗三首。西安令吴猛女也。）

其　一

心如一片玉壶冰，未许纤尘半点浸。
霾却玉壶全不管，瑶台直上最高层。

其　二

宠辱无稽何用争，浮云不碍月光明。
任呼牛马俱堪应，肯放纤埃入意城。

其　三

身居城市性居山，傀儡场中事等闲。
一座须弥藏芥子，大千文字总堪删。

樊云翘仙姑

（诗六首。刘纲妻也。）

其　一

乾象刚兮坤德柔，工夫先向定中求。
澄清一勺瑶池水，明月何须七宝修。

其　二

龙虎狷马费牢笼，略放飞腾业障蒙。
至寂如如真妙法，擒来化作一天风。

其　三

养性还须先静心，何劳乞巧更穿针。
铁牛牵得随身转，方显无边慧业深。

其　四

何须拜祷乞长生，端的元神彻底清。
粉碎虚空浑自在，摩尼舍利总虚名。

其　五

一间金屋住双姝，总有仪秦意不孚。
若得月中生个日，骊龙吐出夜光珠。

其　六

爱河波浪起层层，浓则沉兮淡则升。
鼓楫若能施勇断，蓬莱弱水岂难凭。

崔少玄仙姑

（诗六首。汾州刺史崔恭少女也。）

其 一

初三才见影如娥，相对阳光皎洁多。
要得缊凝玉液，先探消息捉金波。

其 二

性宗明处命基坚，九转河车九鼎全。
金虎玉龙相会合，三花捧出小神仙。

其 三

心如止水自悠悠，常寂常惺好进修。
养得乌肥培兔瘦，灵芝秀出碧峰头。

其 四

地下须知亦有天，专心求己即求仙。
一朝悟彻阴阳旨，惟在生生一气先。

其 五

绿鬓朱颜曾几时，须臾鹤发乱如丝。
开帘瞥见梅花发，一段春光莫放迟。

其 六

不求外护不参禅，眼底沧桑任变迁。
丹径须知从直上，玄珠只在我胸前。

唐广真仙姑

（诗四首。严州孝女也。）

其 一

玄机觌面费搜寻，著眼方知至理深。
性学难将文字指，业缘了当见真心。

其 二

心性原来最易明，但随峰顶暮云情。
东西南北皆堪住，便可蓬山碧海行。

其 三

不识性兮不识命，剖破乾坤分两途。
但教相合成丹日，醉倒壶中不用扶。

其 四

无嗔无喜气和醺，应事随机风逐云。
虎伏龙驯心自静，碧天明月白纷纷。

周玄静仙姑

（诗五首。宁海王处一之母也。）

其 一

坤诀须从静里求，静中却有动机留。
若教空坐存枯想，虎走龙飞丹怎投？

其 二

一点灵台磐石安，任他荣落态千般。
阳光本是摩尼宝，个里收藏结大还。

其 三

心似曹溪一片秋，好从子午下功修。
鱼龙泼剌波还静，只有长空月影留。

其 四

轻烟薄雾障空虚，却使灵明无处居。
憎爱荣枯皆利刃，予如伤子怎寻予。

其 五

性命先须月窟参，擒龙缚虎莫迟延。
阳生之候真阳漏，黍米如何得保全。

孙不二仙姑　女功次第

（诗十四首。马丹阳之妻也。）

第一　收心

吾身未有日，一气已先存。
似玉磨逾润，如金炼岂昏？
扫空生灭海，固守总持门。
半黍虚灵处，融融火候温。

第二　养气

本是无为始，何期落后天。
一声才出口，三寸已司权。

况被尘劳耗，那堪疾病缠。

子肥能益母，休道不回旋。

第三　行功

敛息凝神处，东方生炁来。

万缘都不著，一气复归台。

阴象宜前降，阳光许后栽。

山头并海底，雨过一声雷。

第四　斩龙

静极能生动，阴阳相与模。

风中擒玉虎，月里捉金乌。

著眼絪缊候，留心顺逆途。

鹊桥重过处，丹炁复归炉。

第五　养丹

缚虎归真穴，牵龙渐益丹。

性须澄似水，心欲静如山。

调息收金鼎，安神守玉关。

日能增黍米，鹤发复朱颜。

第六　胎息

要得丹成速，先将幻境除。

心心守灵药，息息返乾初。

炁复通三岛，神忘合太虚。

若来与若去，无处不真如。

第七　符火

胎息绵绵处，须分动静机。

阳光当益进，阴魄要防飞。

潭里珠含景，山头月吐辉。
六时休少纵，灌溉药苗肥。

第八　接药

一半玄机悟，丹头如露凝。
虽云能固命，安得炼成形。
鼻观纯阳接，神铅透体灵。
哺含须慎重，完满即飞腾。

第九　炼神

生前舍利子，一旦入吾怀。
慎似持盈器，柔如抚幼孩。
地门须固闭，天阙要先开。
洗濯黄芽净，山头震地雷。

第十　服食

大冶成山泽，中含造化情。
朝迎日乌炁，夜吸月蟾精。
时候丹能采，年华体自轻。
元神来往处，万窍发光明。

第十一　辟谷

既得餐灵气，清泠肺腑奇。
忘神无相著，合极有空离。
朝食寻山芋，昏饥采泽芝。
若将烟火混，体不履瑶池。

第十二　面壁

万事皆云毕，凝然坐小龛。
轻身乘紫炁，静性濯清潭。

炁混阴阳一，神同天地三。

功完朝玉阙，长啸出烟岚。

第十三　出神

身外复有身，非关幻术成。

圆通此灵气，活泼一元神。

皓月凝金液，青莲炼玉真。

烹来乌兔髓，珠皎不愁贫。

第十四　冲举

佳期方出谷，咫尺上神霄。

玉女骖青凤，金童献绛桃。

花前弹锦琶，月下弄琼箫。

一旦仙凡隔，冷然度海潮。

又诗七首，女功内丹

其　一

不乘白鹤爱乘鸾，二十幢幡左右盘。

偶入书坛寻一笑，降真香绕碧栏干。

其　二

小春天气暖风赊，日照江南处士家。

催得腊梅先迸蕊，素心人对素心花。

其　三

资生资始总阴阳，无极能开太极光。

心镜勤磨明似月，大千一粟任昂藏。

其 四

神气须如夜气清，从来至乐在无声。
幻中真处真中幻，且向银盆弄化生。

其 五

蓬岛还须结伴游，一身难上碧岩头。
若将枯寂为修炼，弱水盈盈少便舟。

其 六

养神惜气似持盈，喜坠阳兮怒损阴。
两目内明驯虎尾，朦朦双耳听黄庭。

其 七

荆棘须教刬尽芽，性中自有妙莲花。
一朝忽现光明象，识得渠时便是他。

曹文逸仙姑灵源大道歌

（一首）

我为诸君说端的，命蒂从来在真息。
照体长生空不空，灵鉴涵天容万物。
太极布妙人得一，得一善持谨勿失。
宫室虚闲神自居，灵府煎熬枯血液。
一悲一喜一思虑，一纵一劳形蠹弊。
朝伤暮损迷不知，丧乱精神无所据。
细细消磨渐渐衰，耗竭元和神乃去。
只道行禅坐亦禅，圣可如斯凡不然。

萌芽脆嫩须含蓄，根识昏迷易变迁。
蹉跎不解去荆棘，未闻美稼出荒田。
九年功满火候足，应物无心神化速。
无心心即是真心，动静两忘为离欲。
神是性兮气是命，神不外驰气自定。
本来二物更谁亲，失去将何为本柄。
混合为一复忘一，可与元化同出没。
透金贯石不为难，坐脱立亡犹倏忽。
此道易知不易行，行忘所行道乃毕。
莫将闭息为真务，数息按图俱未是。
比来放下外尘劳，内有萦心两何异。
但看婴儿处胎时，岂解有心潜算计。
专气致柔神久留，往来真息自悠悠。
绵绵迤逦归元命，不汲灵泉常自流。
三万六千为大功，阴阳节候在其中。
蒸融关脉变筋骨，处处光明无不通。
三彭走出阴尸宅，万国来朝赤帝宫。
借问真人何处来，从前元只在灵台。
昔年云雾深遮蔽，今日相逢道眼开。
此非一朝与一夕，是我本真不是术。
岁寒坚确如金石，战退阴魔加慧力。
皆由虚淡复精专，便是华胥清净国。
初将何事立根基，到无为处无不为。
念中境象须除拨，梦里精神牢执持。
不动不静为大要，不方不圆为至道。
元和内运即成真，呼吸外求终未了。
元气不住神不安，蠹木无根枝叶干。
休论涕唾与精血，达本穷源总一般。

此物何曾有定位，随时变化因心意。
在体感热即为汗，在眼感悲即为泪。
在肾感念即为精，在鼻感风即为涕。
纵横流转润一身，到头不出于神水。
神水难言识者稀，资生一节由真气。
但知恬淡无思虑，斋戒宁心节言语。
一味醍醐甘露浆，饥渴消除见真素。
他时功满自逍遥，初日炼烹实勤苦。
勤苦之中又不勤，闲闲只要养元神。
奈何心使闲不得，到此纵擒全在人。
我昔苦中苦更苦，木食草衣孤又静。
心知大道不能行，名迹与身为大病。
比如闲处用工夫，争似泰然修大定。
形神虽曰两难全，了命未能先了性。
不去奔名与逐利，绝了人情总无事。
决烈在人何住滞，在我更教谁制御。
掀天声价又何如，倚马文章非足贵。
荣华衣食总无心，积玉堆金复何济。
工巧文章与词赋，多能碍却修行路。
恰如薄雾与轻烟，闲傍落花随柳絮。
缥缈悠闲天地间，到了不能成雨露。
名与身兮竟孰亲，半生岁月大因循。
比来修炼赖神气，神气不安空苦辛。
可怜一个好基址，金殿玉堂无主人。
劝得主人长久住，置在虚闲无用处。
无中妙有执持难，解养婴儿须籍母。
缄藏俊辩黜聪明，收卷精神作愚鲁。
坚心一志任前程，大道于人终不负。

汪东亭曰：《大道歌》，又谓刘祖海蟾著，名《至真歌》。余以理论，今观历代丹书，凡有女真著作，皆是言汞不言铅，言水不言火。盖女真身属坤体，故不便言阳火，而只说阴符也。惟独此歌，更甚洗刷净尽，通篇而无一字及"铅"，所说无非真汞一物。且灵源者，经云，灵源，泉窟也。盖泉窟，即神水之根也。《歌》云："神水难言识者稀"。又云：感热、感悲、感念、感风，"纵横流转润一身，到头不出于神水。"此皆祖述《悟真》："本是水银一味，周流遍历诸辰，阴阳数足自通神，出入不离玄牝。"盖玄牝，即是灵源泉窟也。且至真者，经云：至真之阳也。此歌一味真阴，与"至真"两字，有何干涉？余谓文逸仙姑所作，确不疑也。况刘祖著《还金篇》《还丹歌》，皆是铅汞对待，何独此歌言汞而不言铅也？或曰：岂不是孤阴乎？曰：李真人解《阴符经》云："阴符者，对阳火言也。"又曰："言阴符者，阳火在其中也。"究到实际，父母未生前一个无有，圣人强图之如此〇，曰无极。又曰："视不见，听不闻，抟不得，不可致诘。"噫！丹书万卷，种种异言，皆象言耳。纸上皮毛，空中楼阁，不遇真师，何处下手乎？

女丹诀

夫性命之学，男女皆同，并无分别。总之，重在"至诚专密"四字。书曰："唯天下至诚为能化。"经曰："专心之至以听命也。"凡初入门，最要紧第一着，亦不外乎炼己。务要知炼己，则是心息相依。相依者，心依于息，息亦依于心也。但其中最重一"和"字。《契》曰："和则随从"。又曰："各得其和"。盖和不离中，中不离和。中也，和也，一耶二耶？中和合一，谓之黄婆。黄婆调和，则自然相爱相恋，相吞相吐，绵绵续续，不忘不助。《老子》曰："专气至柔，能如婴儿乎？"真实和之至也。玉蟾曰："夫妇老相逢，恩情自留恋。"经曰："纽结一团，混合一处，打成一片，锻炼一炉。"又曰："牛女相逢，牝牡相从，乌兔同穴，日月同宫，魂魄相投，金火混融。"究到实际，总是神不离气，气不离神，则是心不离息，息不离心也。

夫神者，性也。气者，命也。经曰："性之根，根于心；命之蒂，蒂于息"是也。必要知两者，合一方成造化。盖两者合一，则是两仪复还一太极。此之谓性命双修也。性命双修，只是教人心息相依，不可须臾离也。故白祖云："以火炼药而成丹，即是以神驭气而成道也。"每日下功，务要将心抱住息，将息抱住心，片刻之久，一到均匀，自然大定，直入于窈窈冥冥，恍恍惚惚，无天无地，忘物忘形。《契》云："长子继父体，因母立兆基。"又云："知白守黑，神明自来。"正此时也。似觉身心苏软，畅快异常，三丰所谓"哑子吃蜜不能说"。邵子曰："恍惚阴阳初变化，氤氲天地乍回旋。中间些子好光景，安得工夫入语言。"《契》曰："金砂入五内，雾散若风雨。薰蒸达四肢，颜色悦泽好。"盖此时，正是先天一炁自虚无中来也。邵子云："冬至子之半，天心无改移。一阳初动处，万物未生时。"丹书所谓活子时，紫阳所谓"癸生急采"。上阳子曰："何谓采？曰：采以不采之采。何谓不采之采？曰：擘裂鸿蒙。"余解曰：何谓擘裂鸿蒙？曰：虚极静笃之时也。盖致虚而至于极，守静而至于笃，即是复归于坤矣。夫坤者，西南也，产药之乡也，混沌之地也，玄牝之窍也。觅元子云："要觅先天真种子，须寻混沌立根基。"噫！根基既立，谷神不死，即人安得而死乎？以上炼己筑基，采取先天大药，男女修炼，无不皆同。故曰："大道不分男与女，阴阳五行总一般。"以下再言后天之不同也。

刘悟元《女丹诀》云："只有下手真口诀，彼此运用隔天渊。太阳炼气男子理，太阴炼形女蹄筌。"盖男子，阳也，其数奇。经曰："天一生水"，男子得之，故于脐下一寸三分，坎宫下手。女子，阴也，其数偶，经曰："地二生火"，女子得之，故于两乳中间，离位兴工。此一定不易之理也。医书所谓乳溪，丹经所谓乳房，即此一窍也。昔吕祖度张仙姑词云："子后午前定息坐，夹脊关，昆仑过，恁时得气力，思量我。"又云：

"坎离震兑分子午，须认取自家宗祖。地雷震动山头雨，待洗濯黄芽出土。捉得金精牢固闭，炼庚甲要生龙虎。待他问汝甚人传，但说道先生姓吕。"盖必要炼己纯熟，方有主宰。又必要日日盗天地之阳，时时薰蒸沐浴，方有效验。或一二月，或三四月，日数多少，此在学人用工深浅耳。或于正行功时，自觉窍中有炁突出，分开两路，直冲两乳，贯到乳头挺硬，丹经所谓药产之活子时也。邵子云："忽然夜半一声雷，万户千门次第开。若识无中含有象，许君亲见伏羲来。"功夫到此，百脉冲和，关窍齐开，真个"拍拍满怀都是春"也。

盖子后午前者，所谓"亥子中间得最真"也。定息者，调息均匀也。坐者，两人分左右，"用将须分左右军"也。一土当中立，"只缘彼此怀真土"也。真土归中，一气流行，故紧接夹脊关。昆仑过者，正是倒转黄河一脉通也。"恁时得气力，思量我。"我者，比喻纯阳之气也。又我已修成太乙之金仙，所谓"太乙含真炁"是也。坎离震兑分子午者，先定坎离震兑四正之位，再分子午卯酉四时之候也。认取自家宗祖者，穷取生身受炁初，认取先天一点祖炁也。地雷震动山头雨者，"白云朝上阙，甘露洒须弥"也。待洗濯黄芽出土者，待者，待时也。洗濯者，沐浴洗心、炼己熏蒸之谓也。黄者，土之色；芽者，生之机。出土者，比喻三春万物发生，大地山河一色新也。盖此时阳炁通天，形如烈火，状似炎风，速急采取，送入中宫，故云："捉住金精牢固闭"。三丰云："捉住金精仔细牵，送入丹田。"炼庚甲要生龙虎者，则是"庚要生，甲要生，生甲生庚道始萌"也。"待他问汝甚人传，但说道先生姓吕。"吕者，所谓"口对口，窍对窍"，则是心心相受、口口相传金丹之妙诀也。总之，只是教人引火逼金，运行周天，龙虎两弦之气，升降上下之义耳。如果功勤，三丰祖曰："待他一点自归伏，身中化作四时春。一片白云香一阵，一番雨过一番新。终日绵绵如醉汉，悠悠只守洞中春。遍体阴精都剥尽，化作纯阳一块金。"是也。自此以后，工夫又与男子同也。

盖女真丹诀，惟独此词最是捷径。吕祖不爱天宝，一口吐尽，惜乎人不识也。余今解说明白，但脐下一寸三分与两乳中间一穴，要知皆是象言，切勿以有形求之也。经云："执着此身不是道，离却此身也是差。"又云："一身内外尽皆阴"。又云："眼前觑着不识真"。况其中层次火候细微，必得真师口传心授，以意会得之，方有下手处。上阳子曰："口诀安能纸上明"，幸勿强猜瞎摸而自误也。

时光绪二十五年己亥秋，作寓申江，闻有广东三水县李门曹姑贞洁，博学多知，胜过男子，此时会面，以丹书问答，果不虚传，余喜曰：世间大才大学者，皆不要性命，何独李夫人如是之诚心乎！故作此篇以赠之。

女丹概说

黄元吉

　　淑端守节孤苦，愿修大道，真乃不凡之女流，吾甚怜之，且深赞之。要之，学道无他，只是一个洗心涤虑，虚其心以为基，虚则灵，灵则真心见焉，元性生焉，此即明心见性之一端也。总要知得明心见性，不是大难之事。

　　人能一念返还丹田之中，用意了照，始初动念，即心矣。明则明此，别无明也。未动念之前，一片空明，虚虚浑浑，了无物事，此即性也。见者见此，别无见也，果能明心见性如此，此即于群阴凝闭之时，忽然一阳初动，瞥地回光，即古人谓冬至阳生、夜半活子时至之一候也。我于是回光返照于乳房，是为水源至清，可以炼神仙上药，始之以却病延年，终之以成圣作真，要无非此一候为之基也。

　　然吾说此法极高，犹恐妇女难会，再示浅浅之学。下手之时，身要正正当当坐定，必要安安闲闲静镇，务要自劝自勉。想天下事，无一件是我之真实受用，不但儿女夫妻，转眼成空，究竟如旅宿之客，终夜而别，各自东西，尔为尔，我为我，两下分张，即血肉之躯，一旦眼光落面，气息无存，此身已成粪土，所存者只此心性耳。

　　平日修炼得好，一片清机，了了灵灵，绝无昏沉，即升天堂矣。及至转世投生，我心如此其明，性如此其灵，又谁肯堕入牛马之群？此可见心性养得好者，千万世俱有受用也，且明明白白，谁肯就贫贱苦恼之家而投胎？必择其好者而生之。此理也，亦情也。若未曾修炼之人，一旦身死，心中懵懵懂懂，真犹瞎子乱钻，不择坡坎险阻，其投生也，如有冤债牵缠，不入三途六道，即堕贫苦之家，此势所必然也。

贤贞等有心斯道，迩来阅历险阻艰难，尘情谅已知是幻化，不肯容心再恋。吾师劝尔等，人间富贵恩爱，纵多亦不过五六十年，终要分离，又何如道修于身，享受亿万年而不灭也。趁此看破红尘，打开孽网，用力一步跳出。

日夜惟有观照乳房之中，数出入之息，一上一下，任其天然自在，其呼而出也，上不至冲动头目；其吸而入也，下不至冲于水府，一听缓缓而行，悠扬自得，或百或千，任其所之，不可记忆，惟是凝神于乳房，调息于乳房，顺其一出一入之常，得矣。久久从事于此，自然阳气发生，一身健旺非常，较平时金玉财帛、夫妻儿女之乐为大矣！此虽微阳偶动，仍收归炉内，不可下榻谈家常、做外事，庶日积月累，大有成效。

女真修

盼蟾子敲蹻道人刘名瑞

女真修

夫女真修炼，先要却病，调准月信，然后炼己，斩断赤龙，与男子伏白虎，其理一也。故男子乃太阳纯圆之体，而阳精日日能长能泄，借此长泄能补成乾健之体，且伏虎之工，志刚之丈夫方可为也。女人乃太阴纯圆之体，其癸水一月一潮，故与男子初下手行工不同。若斩赤龙之后，与男子行功一理，自小周天起手，至出神还虚，皆是一也。

盖妇人月信多有不调者，乃任脉、带脉有亏盈之瘀血，必先用草药治其有形之病。先服通窍活血汤一剂，此剂用：

真麝香 五厘（冲）、南红花 三钱、桃仁泥 三钱 、赤芍叶 一钱 、川芎 二钱、姜 三钱、老葱 三根、红枣 七枚，共三物碎切，用黄酒半斤，并药同煎，煎一半盏，去渣，对麝香再煎，三沸。服之，使周身之血窍无不通达，兼治劳症。然后再服加减四物汤，调治气血无溢无亏，信来颜色鲜红，日准为度，方可炼己。若月信不准，不敢斩断赤龙，定是此理也。

四物汤者：当归身 三钱、白芍 二钱、川芎 二钱、生地 三钱、人参 二钱、白术 二钱、柴胡 二钱、白茯苓 三钱、半夏 二钱、香附 三钱、炙甘草一钱五分、姜 三片。若气虚加黄芪五钱，连服二三剂，亦可气足血盈，便可下手斩断赤龙，急刻求师指示，炼己修真，坤返乾健之体。

妇人为太阴修炼，以经水为本。血为少阴之经络，与带脉、任脉并行周流，又为天癸降潮之海，又为之首经循还往来周流不息之路。但女人每月受信水一升三合，经行而脉亦行。自幼女子本无经行，只因十四岁知其男女交合之意，欲情亦动，浑身发热，冘脉通畅，以至天癸奔涌。欲修长生之道，必须静室之中，绝其男女往来，断交世俗淫荡之妇，口不乱谈旁非之事，目不外视远近之色，耳不外听一切诸声，炼神于两乳之间，默默忘情绝念，心不外游。每遇凡欲情动，即当正念治之；每遇淫根发动，急用鼓琴招风之法，使武火住养北海，起巽风吹发其中，使慧光返照龙宫，存神于两乳之中，若无决烈之志，性变情流，赤龙难斩矣。

假如前月初一日信来，至初三日止，即当初三日行功。初次为斩其尾，次月即当初二日行功而斩其腰，次第三月即当初一日行功而斩其头，则赤龙亦断矣。若过七七之岁，癸水已绝，遇真师指敲琴唤风之法，将赤龙调出，然再斩之，可为真诀矣。

若童女亦不必斩赤脉之功，由此直超圆顿，是为童真修炼，与男子采药之工相似也。第一要炼己纯熟，方有妙用，一毫不差，不失药产之时，此乃太阴炼形之法。情欲一动，真冘已至，便行父母未生之前，所产药炉之真冘，用力一提，以意采摄，送至左乳房三十六次，以右手搓摩左乳三十六遍。故要采提真气数足，如此六次，共二百一十六次后，以默坐闭住息数，以两手抱定两乳，静坐片时，息定。复又真冘已至，用力从父母未生之前，产药炉之间，一提真冘，送归右乳二十四次。故要采提真冘数足，如此六次，共一百四十有四次，仍照前闭住息数，以两手抱定两乳，默坐片时，二六时中，工夫已毕，合周天度数之火候。每日以此行持，可待次月初二日照前斩腰，至第三月初一日以可斩头，第四月如赤龙斩住，再不可行此工夫。却用两手抱住双乳，闭息静坐，每日忘情涤虑，一切尘念不关于心，逐日加工，不可懈怠，自然药生。从玄牝之间，阳冘冲透，自尾闾扶上夹脊，通过玉枕，直上泥丸，与男子工夫一般。开关得药，交姤下降黄庭，浇灌五脏，如此不可缺断，必须加工上进，方得婴儿成就。调和温养之功，仔细察其男子用工之诸节。必须晓用此法，遇至诚之烈女、善德淑贤之妇人，方敢抉破，甚之！秘之！若传淫俗诡诈伪善之妇女，必遭天诛而谴也。

盖最上一乘之妙道，先天大觉之金仙，自西王母嫡传与离山老母，离又嫡指崔道姑，崔又授与李道姑，李又授与陈仙姑，陈又授与杨赛花，杨又授与黄花姑，黄又授与麻姑，麻又授与王金莲，王又授与杨仙姑，以上皆系口口相传。

大志问曰："男仙可有传女仙者否？"

敲蹻答曰："大乘之道，男女一理。若知真诀，男可传女，女也可传男。昔日吕纯阳祖师，嫡指何仙姑，次又指与张珍奴。又至于王重阳祖师，嫡传孙不二元君，此乃男传女也。亦有女传男者，是孙不二元君立派，名曰清净派，至今接引后学，弟子无数，此是女传男也。"

又赵大悟问曰："亦有自悟成道者否？"

答曰："昔日魏元君，名华存，字贤安，乃汴梁城人也。父魏舒，字元阳，晋成帝时为左仆射，进位司徒，封剧阳县开国子，薨谥文康，母德庆夫人。元君生汉献帝健安十八年二月十五日，天才卓易。幼读黄老之书，性嗜神仙之术，修真慕道，常欲居静，父母苦阻。至二十四岁，强通太保夫掾刘义，所生二子。夫刘早逝，自二子。长子刘瑕，安城太守；次子刘璞，从事中郎。此时元君复却脱尘，急办修真。于晋世祖司马炎太康元年戊申岁十二月十六日夜半，道君得仙秩之千卷投之元君。此书授与西域真人，并口诀，又授戚姑三女，又授与灵昭女，皆行此道。元君道成后，作玉剑金书行于世上，位登紫虚元君，领南岳上真司命。将望于斗牛之间，直超飞升，在晋成帝太宁九年九月十五日玉诏，有《劝世文》留传一部。"

太阴炼形歌

其一

女人学仙指掌间，奇门二穴通泥丸。
常依潮候调真息，神归天谷自盘旋。
先将真火烧两乳，移入丹田化作铅。
至诚炼就纯阳体，返老还童寿万年。

其二

精炁为根立性基，澄心内外照无为。
绵绵呼吸收阳水，默默调元配坎离。
饥渴饮干真土液，醉眠穿领火龙衣。
翻身剑卓天王塔，化作成仙丈六梯。

其三

乾坤妙用应方圆，握住双关炁脉旋。
倒卷黄河三尺浪，掏回玄谷一构泉。
净瓶开仰收云雪，清笛吹时应地天。
二八丹头吞入腹，形躯倾刻化纯乾。

其四

闭户开关百脉通，子前午后默持功。
炼形斡转奇门穴，运火抽搧橐籥风。
调就纯坤洞里虎，一圈套住震宫龙。
地雷发令云施雨，洗濯黄芽穿九重。

其五

固命先须调本形,忘言绝念不着经。
鼎煎八海红尘水,口吸三山碧玉精。
五彩玄珠穿赤壁,一枝柳叶插金瓶。
佳人施展神工巧,刻竹为箫品一声。

其六

阴阳消息托黄婆,默默真情两意和。
老虎饮餐雏凤髓,红蛇穿透黑龟窝。
五彩互体无魔障,入水归源绝浪波。
云布龙吟飞白雪,牧童横笛转西坡。

其七

炼形须固本根源,脉息旋行聚上玄。
擒住赤龙田里隐,牢关白虎洞中眠。
启请仙客青娥女,随伴真人白玉蟾。
口口传符通一炁,相吞相啖转回天。

其八

神女吹箫二八时,清音嘹亮应华西。
玉童惊起离龙穴,金母邀归兑虎基。
百窍灌开旋一炁,九宫闭息斩三尸。
天关地轴通消息,颠倒阳回少人知。

其九

自从三藏取经行,撞倒西天九曲城。
重整乾坤须积炁。寻添水火补元形。
三周不问神功备,一刻相符造化成。
依旧春风迎宇宙,超凡入圣永长生。

自古女真修万，万难拔一也。

赵大悟问曰："妇人欲修大道，以何为先？"

答曰："扫尽欲念为先，斩尽恩爱为急。"

又问曰："何故？"

答曰："欲念不除，其经不绝，恩爱不断，大道难明。此二者，死生之种子，轮回之根本，故此二事为先。若能断除欲念，斩绝情爱，弃其贪嗔，志其形体，何虑大道难成，智慧不生矣？虽有愚拙，依诀而行，若能采先天一回，尔慧悟增长百倍，诗赋文章不思而就，不学而能明。譬如凡夫情姤生子，顺出者，以可生人；逆回者，助与自身，增长灵慧，久而变化，可称仙佛圣贤是也。吕祖曰：欲脱轮回苦，先把无明灭。一点操持心，坚刚加钝铁。些点思女心，烈火温不热。人情并富贵，荣华都收揸。回避尘寰中，忘人并忘我。"

> 道本无名，修之成形。在夫一志，惺觉真宗。
> 因何有身，太极之能。人小天地，五行攒成。
> 父母两仪，杳冥真精。方有四大，色身胞胀。
> 五官四肢，渐长成形。瓜熟蒂落，自现体容。
> 欲渐灵觉，喜怒哀情。知实识物，俱备灵通。
> 至少而壮，愤发七情。天性改换，识性分征。
> 欲恣欲发，名利心重。万万难脱，一大关中。
> 故而俗言，生死造成。贤圣不忍，使人脱笼。
> 作出丹经，钓贤归正。从入胞胎，神息调踵。
> 与精相合，凝结圣婴。法在默持，思想本容。
> 父母根本，即是佛种。父母极乐，是吾根宗。
> 以根超凡，以根成圣。不与凡交，心垢肾宫。
> 二炁来往，阴阳乐容。由如父母，受我身形。
> 君子成道，俗夫贱情。志刚丈夫，方能忍性。
> 治己最难，无德放空。物来知止，至善摄烹。

全凭两忘，入蛰含虫。真意为火，呼吸为风。
不失期时，候地雷鸣。采归煅炼，鼓舞吹笙。
物伏泰定，温存勿惊。倾刻勇壮，极急归弄。
二候团聚，牟尼成形。真师口授，逆转上冲。
先后二天，一处混融。三转九还，七返炼成。
释曰舍利，道曰丹成。儒曰浩然，永劫神通。
至大至刚，善德培成。

又 吟

三教禁秘今著篇，河图洛书谓此源。
儒曰二五凝妙合，道曰河车运周天。
释曰鹿车法轮转，万古不泄余尽传。
吾愿知心同志友，至修实悟细辨参。

女真丹

太原傅山青主　抄录

真人曰：女真之修，犹有闭经血一法。盖此法自吾祖谌母元君递传，以后魏元君传黄花姑，花姑传麻姑，麻姑传戚姑，又分一派。吕祖传何仙姑，又授王重阳度孙仙姑，又授张真奴，又分一派。褰衣沈真人授金莲女，皆先闭经。盖男精女血虽属渣滓，然先天之炁尽隐此中，设后天泄，则先天亦泄，所以闭此经路也。

养浩生曰：敢问闭经之法。

真人曰：凡女真修炼者，亦先照前数息炼坐，坐得身中炁候通了，方于经期前一日子午时行功。至半夜时，披衣盘坐，两手握固，抱两胁，候身中升降数次，方用左足跟托住牝户谷道，咬牙努目，耸肩着力一提，想赤炁二道自子宫，起尾闾，过三关，上泥丸，下舌根，注两乳。如此行之，直候身热方止。后用白熟绢帕纳入牝户，看比前月多少有无。再依前功运用，以散血气，免致病患。不过百日，自断矣。亦看前月是某日来，假如初一日来时，待初三日方斩一次，第二月再斩一次，第三月再斩一次，不过三个月，即止矣。先月斩尾，二月斩腰，三月斩头，此之谓斩赤龙也。子其识之。

女丹法

刘一明

千经万卷丹法全，祖师慈悲度尘寰。
大道不分男与女，阴阳五行都一般。
只有下手真口诀，彼此运用隔天渊。
太阳炼气男子理，太阴炼形女蹄筌。
女子更比男子易，三年五载便成仙。
吾今若不说破窍，教人何处上法船。
起手先把赤龙斩，斩断赤龙没灾蹇。
天壬地癸相见面，海底阴气上下旋。
三尸六贼要盗宝，七情五蕴反丹田。
提起莫耶锋芒剑，要在污泥种出莲。
夺来造化真一气，收拾精神上下弦。
浊血化归无有地，两乳缩胸卦倒颠。
虽然女像男子体，基址坚固没变迁。
从此直入阳关道，选择灵地了大还。
太虚空里立鼎器，乾坤合处炼真铅。
踢翻八卦无生灭，闭塞三宝绝万线。
十方世界同粟米，恒河沙数似毫端。
损之又损道日减，增之又增功相连。
直到没可增损处，从无守有圣胎坚。
卯酉之中宜沐浴，屯蒙卦象顺自然。

心须清净意宁定，水怕干兮火怕煽。
少有渗漏生变幻，鼎内药走如飞烟。
谨慎温养十个月，霹雳一声天外天。
更能护持莫远放，老成遨游四海边。
到此功成方了当，王母瑶池驾彩鸾。
吾今作此女丹法，闺阁英雄自钻研。
烧香拨火着空事，吃斋念经口头禅。
若说死后归佛地，望梅止渴尽虚悬。
此身不向今生度，难免来世恶趣牵。
果然回头急修证，女中真人代代传。
若有虚妄迷世人，永坠地狱在黄泉。

大女金丹诀

自　序

纯阳子誓度众生，以有《九皇经注》为男修仙之津梁。又不忍坐视善女辈，宿有善根，素存道念，不得真传，恐误迷途，堕入鬼趣。偶于己未冬月初一日，乩临焕彩楼。将西王母之真传，以继魏元君，何、凤、孙、麻诸大仙姑之派一一传示，则本末昭然。使立念学道者有路可寻，栽植福田者得就正果。如是各各女子成真；处处善姑了道。自西王母，以至众大仙姑之后，仙缘蠭起矣。

天雷上相与行妙道天尊孚佑大帝吕是为序。

正诀曰

女真金丹世上岂无，皆混例男子之功。不知其功虽与男子相同，内中稍有分别。以讹传讹者甚多矣。譬如男子修金丹用女鼎，岂有女子修金丹可用男鼎乎？此皆采战家邪说也！吾今驳正垂立《女修正途十则》并示《九戒》，使割爱除贪女子念坚志固。道姑循途践迹，久久行持，得上仙阶也。

女真九戒

一曰：孝敬柔和，慎言不妒。
二曰：贞洁持身，离诸秽行。

三曰：惜诸物命，慈悯不杀。

四曰：礼诵勤慎，断绝荤酒。

五曰：衣具贤素，不事华饰。

六曰：调适性情，不生烦恼。

七曰：不得数赴斋会。

八曰：不得虐使奴仆。

九曰：不得窃取人物。

以上《女真九戒》，能行持不退，大有利益。戒果圆成，不经地狱之苦，生逢十善之家，名登紫府，位列仙班矣。

女修正途十则

命本第一则

夫女子者，阴质也，月象也。当十四五岁时，元炁充足，真血盈满，有阴中之一阳，月圆之光正旺。至天癸一降，元气遂破，真血遂泄。若到婚姻之后，或生男女，元气渐损，真血渐亏，虽月月有信水复生，却月月有信水复伤，故女子以命本在天癸也。

性原第二则

夫女子者，水性也，花情也。当少年知识既开之时，便有无许嬉戏游耍，或当先天一点初经含入牝户之内，东跳西荡而失者；或登楼上台而失者；近世或观淫戏，以动欲火，或听唱本，以荡俗心，而种种失之者。故一见嫁娶，而欲动情胜。或遇轻薄儿郎，而朝夕绸缪，皆损丧真性，迷入魑魅，多至夭丧忘本。所以女子之真性，以洁心为原也。

修经第三则

夫女子之功,有与男子同者,亦有不与男子同者。其功先在运用炁血,有月信者,必要首断赤龙;无月信者,又要复还赤龙。起手用周天之法,于子午二候,端坐静室,叩齿七十二次,以通肺俞二穴;次用鼻呼吸,微微三十六次,以通周身血脉;再左脚跟抵牝户着力,用两手交叉于脐下牝上,着力往上送三十六次;再上用目闭,左右各旋三十六次,下用意注脐下,左右各旋三十六次;然后,两手往天上一托。托法:缓三十六,急三十六,则尾闾一动。两手放下叉腰,两肩往上直耸,则夹脊、双关、肺俞皆动矣。如此后,方咬紧牙关,用意,将后颈,往上直耸,则玉枕、泥丸皆通矣。方用下嘴唇包上嘴唇,一着力,到泥丸之炁下到鼻中之底处,只用舌一搭天桥甘露自来。用鼻一缩,以意吞下直送到脐下。又将两手交叉在脐下牝上,各提三十六次,则此一点甘露直入子宫之中矣。明见子宫中一阵热炁盘旋,但左脚跟莫动,只静坐,片时候,子宫安静。便是魏元君所言"宝归北海安妥妥"是也。已后方歇。此一则言,有赤龙而修者,斩断赤龙于百日内之法也。

复还第四则

夫世上,亦有至老而身尤未净者,亦有至四六而即断绝者。如已绝之女流,欲修当先还源如处女象。此功此法,即前三则内之功之法也。但往上提者,而只往下送,往左右各旋者,加左右各揉三十六次。百日内,可得天癸如胭脂水。三日后即用前功,一毫不加不换行持,仍使他斩退,眼见日月双环也。

乳房第五则

夫乳房,上通心肺之泽液,下彻血海之真汁,炼得乳房如处女小儿形,便是女换男体。其功亦在第三则内,只中加一功,于送甘露不许送下，只许送在绛宫，用意注在两乳。将唇门上下二齿紧咬住，以二鼻孔关闭，用内呼吸在乳内收拾，外以两掌心，各在左右揉七十二次，先缓后急，先轻后重，如此一百日，可如两核桃形也。故凤仙姑诗曰："左日右月一阴阳，两鼻内行名运罡。欲得阴阳归日月，须把真火揉双掌"是也。

玉液第六则

夫男子，清净之功，运彻河车，保定真精不出玄关，名为玉液。一到阴神出现，魂游玉府，魄朝帝真，光照顶门，泥丸海响，名为玉液还丹，此乃醍醐灌顶之候也。女子之玉液者，即赤龙化为白凤之髓，充足结炼于丹田下腹，忽如小儿瞳牡，忽如半边熟鸡蛋像顶，忽有款乃之声，便是玉液还了丹也。此以后，虽不离前三则内之功，却又要如观世音在普陀岩，观一世之音也。

胎息第七则

夫胎息者，踵息也，真人之息以踵。息住则脉停，息行则脉动。仙与妖皆无息无脉，此息即真炁也。所以有伏炁、服气之辨。伏炁则保长生，非以内呼吸不可也。其法于第三则内功行之后，静坐一时六刻，则门闭窍关，用双脚跟抵住牝户，以上唇包下唇，咬牙低首目内注心肾相去三寸八分之地，左旋右盘，一呼一吸，数至七七，甘露自来，一咽便提，一提归脐，久而纯熟，不呼亦呼，不吸亦吸，不咽自咽，不提自提也。如此将牝户行得如一个风箱，何愁大金丹不自外来也。

南无第八则

夫大士，乃苦修行之佛菩萨，能观世上音者。只先有红孩子五十三参之皈依，后得龙女献自在之至宝，用紫竹林隔住，将白鹦鹉飞舞，以清净瓶插住杨柳枝儿，采取自然甘露水，稳坐普陀岩上。用哆啰之法，以一"唵"字放入真息之地，收得至宝放在鱼篮之中，口念"伽啰哆"，将一切婆娑尽得，纵任南海中浪滚，俺只自在观自在也。此一部大法，却少不得第三则内功夫，如此九转，则有七返，可以阳神出现。王母颁诏时，赴瑶池也。

功行第九则

夫男女修持，皆要功满三千，行足八百，方得三官保举，上帝赐鸾才得脱壳，以归洞天也。

治病第十则

夫世上有一等欲修女子，无奈月水致病以难行功。须当依此良法，先以退病，后好行功。女子之病，多由月水，或闭经成疾，或崩带致病，或生育惹灾，或怀孕成病。吾赐三大法则：一法治怀孕与胎前产后而成病者，将前功内加摇腰三十六次，左右如之；加肩一上一下三十六，左右如之；加摩脐心七十二次，内热方止。一法治崩带而成病者，以前功加一吊虎法，用一大木悬空横放，以两脚倒挂金钩，以两手指撑地，用意在脐下一寸三分，左右盘旋一百二十次，日日子午如此。一法治闭经而成诸疾者，以前功加一顺吊金鳌法，以一大木悬空横放，以两手合掌吊起以两足尖点地，低头闭目内观心家三十六次；又观脐下一寸三分，三十六次；又观有病处，三十六次。病在咳嗽者，即观肺病；在诸气痛者，即观诸气痛处；病如血将成瘀而至疱者，即观疱处。即此是用真火为围鱼瞅鳌之法也。人间未有所传，仙宫常载此方，魏元君每立此行，麻仙姑常采此药。世有道心坚定，信善信佛者，有病将成，当依此法历历行之，决不误人，人当细心体之也。

偈　曰

女金丹头度女流，始末书来说缘由。

一拨浮云见红日，三起凤翼作舡行。

今将十则留后世，惟愿万载皆仙姬。

纯阳演正真演正，广化无边泽不休。

　　太清紫微中天北斗九皇七元救生济死至真妙道尊经卷下，后续传《大女金丹》终。

　　《内经》云："女子二七，而天癸至"，此约略之词。以实计之，乃自生时，挨得五千四十八日而天癸至，乃周十三岁又十一个月零五日也。于二七十四岁，周虚五五二五之数，此为真经正期冲任满。甚月经时行候准，每月信日平安无病经行，或不及期或过期，或一月两行，或闭不行，皆可用此治病第十则，不可妄投调经之药。所谓五千四八，须按节气细筹集，三百有六旬有六日减九时也。

慈极道人志

女功指南

（女宗双修宝筏）

太虚翁沈大师述注
受业弟子闵一得订正

第一则

　　泥丸氏曰："女功进步，初则止念，继则调心，念止心调，便可从事按摩矣。法忌避炎就凉。盖女以血为本者，其性偏阴，阴性喜凉，不假按摩以微行气机，则易沦入纯阴。阴则凉，凉则冰，如不加之以动运，酿成痰凝血淤等病，而功难行矣。然须从止念调心始。女属坤，而坤藏真火，火伏则吉，火发烁金，不调而运，金遭火逼，则有翰音登天之象，故女修诀，惟从止念调心始。止念调心，功不厌多，亦不忌久行者，静中有动也。"

　　太虚氏曰："念止则气纯，心调则气和，续行按摩，则有阳发之机，虑或机郁躁生，故复示戒。且凡女性喜凉恶热，而初得止念调心，和趣中或遭机郁躁生景象，必起提灌真阴之念，此纯阴汹聚之由。盖静则阴凝，不动则阳郁，初学必有此弊。不知推究发躁生烦之由，遽求得凉快一时，误矣！必须加功，用运通气机之法，气行则躁自释。不悟此而求其效，适更增病，此又痰凝血淤之所由致也，故切戒之。法惟续事按摩者，正以杜斯淤凝之窦。又以人情乐功喜进，或致按摩过猛，地火焰腾，凡火从之，则有烁金之弊，故有翰音登天之戒。翰音者，酉禽也，逼之极，则飞走上登，故又申说止念调心之妙。盖示此则为女宗彻始彻终之要诀云尔。"

第二则

泥丸氏曰："女子精修，以阳旺为始，而以阴格为终，此法至秘，知者鲜矣！迷者循修男诀，智者趋向禅宗，亦克自证一果，得有立亡坐化之效，不知仍沦鬼趣，离道远矣。盖女以血为本者，血旺则精盈，心凉则生血，古云液血之炼，血精之化，还仗神清。血无液化，液失神烘，液泥[去声]成痰，流注脾胃，蒸升着肺，散流经络，百病猬生，五脏被灾，六腑遭厄。故古丹诀，必先息心，心息定而神清，心斯凉矣。故必当俟心凉液涌，然后念注乳溪，加以用手旋摩，务使气机洋溢。次举两手分旋其房，亦惟俟此氤氲周绕，更觉暖气后烘，双关得有烟焰，势逼透关，满关泥液，分沛乳溪，一如泉涌。旋以真意，导入南洋，寂而守之，约有四九之息。舍意一松，觉此个中，油然而降，分注两腰，左右盘旋，各约神息四九之数。乃一意引聚脐轮深处，缓旋四十九，急旋四十九。察吾尾闾，暖气后穿，如或势缓，可用提缩二便法，自得穿尾升脊，上过昆仑，降注泥丸。觉此泥丸，宽广如海，自可停留涵育。既而降注华池绛阙，大地阎浮，露珠沛洒，混忘所事，但觉恍焉惚焉，不呼自呼，不吸自吸，不提自提，不咽自咽，此中滋味甘香，气神充和，三田一贯。已而玄况四塞，急须内顾，顺将万缘放下，旋觉身虚若谷，大地亦无，隐隐凉气袭人，氤氲四塞。忽复雾散云收，下现性海，碧波澄如，我总一念不动，忘境忘情。忽现金光万道，细雨如珠，随光下注，左旋右转，化成皓月，浮沉晶海，遽然如梦而醒。"泥丸氏曰："此际急须内省此身，斯时以气爽神清，遍体和畅为得，得则全身照凝片时，以意注牝，觉得此中恬泰，是矣。遂复摩手摩面，运神绕腹，双耸辘轳，俱各行四十九息。徐徐扭腰，摆洒膝腿，坐点趾尖，各行二十四息而止。行之百日，日行三次无间，天仙根基立矣。"

太虚氏曰:"此则大略,古名上天梯,大道丹诀在是,只欠末后大着。后之学者,务先熟读,字字体去,息心默会,日十百遍,则行功时,如入熟径,不为境迷,纵或现象稍异,而层次井然,切戒学者持作《西游记》看过。盖男子丹经,汗牛充栋。女子丹经,世少全册,得如《金华直指》一十八则,已属不传之秘,得此《指南》以合参之,坤道天仙秘诀备矣。若仅得夫《直指》,地仙人仙而已矣。"

第三则

泥丸氏曰:"男子双修不用鼎,用鼎终非得道人。添油乃小术非真诀,真诀三才为一身。女子双修总一般,无含三有育成丹。个中真一如仓粟,造化为炉熟任餐。"又曰:"可知世有无遮会,种子原来遍大千。假个坛场作炉鼎,卢能去后失真传。"又曰:"吾说此偈,天龙八部,应各惊骇,谓吾饶舌,恐遭玄罚。而我畅言之者,盖承玉清神母懿旨,谓惜大道绝传,曾救不二圣姑,郑重宣示,口以授我,意在直泄,毋复假名易号,重误后人。其说曰:'孤修非至道,同类自相须,身外有身者,形忘堪事诸。'其诀曰:'乾元得自顶,坤元失自牝。人元遍大千,三元一心领。不外心寂虚,不外身无梗。动静合真常,我无元自并。元并一亦并,一元即情性。情乃性之元,性为才共禀。能无元一化,自超无上品。'是乃玉清神母之懿旨,不二圣姑之口授也,能者从之。"

太虚氏曰:"同类相须,太极之理,是即所谓'二五之精,妙合而凝'也。《悟真》内外,全部《参同》,所言只此一理,世人误会,乃有三峰之秽行,今得师训,千百载心传始白。炳何幸而得授(炳乃太虚翁派名也),世何幸而得明!是为男女二宗末后大着。第非具有慧力,鲜克有终者。炳味宗旨,法惟无我,乃能无物,物我两忘,真一乃现。真一已现,循一以持,一自相镕,化化生生,无穷无已。个中皇道,莫如无遮佛会，丹书所谓生龙活虎，遍满虚空，炳于斯会见之。然须一循古制，乃无侮吝。以斯会也，其义至密，而迹至显者。切莫误会，夫所谓密，密在一心，有得有失，人莫得而知者是。其所谓显，显若市聚，行行止止，纤毫无隐者是。惟其则法乃尔，故能不为世忌。噫！哲人之心苦矣，哲人之见远矣！"

第四则

泥丸氏曰："然。古圣有云：'凡质不化，了道无期，功行［去声］不圆，证果无日，躐等而进，适证岐迷，不圆而证，下品小果。'学者凛此慈示，须预炼得法身坚固，则有受煅之基，此基不立，未可与言上则也。上则所事，纯是化功，而步步起自色身，是乃寓虚于实，即实致虚之作用。天仙功法如此。"

太虚氏曰："法身者，身外之身也。夫此一身，非存想所得有，非法炼所能成。其诀则借假修真，其加修不外色身。诀惟炼此色身，内外贞白，是身非身，非身是身，所谓功举则身无，功停则身有。方其无时，一切寒暖觉非我，一切痛痒觉非我，所谓觉而勿着者是也。如何得能？法惟神宅虚无，身不为身，则能之。能识真一，一外皆幻者，更能之。如是炼至无远无近，无内无外，则更进矣。加修至夫无去无来，无入无出，则真造夫无远无近、无内无外也矣。再能加修夫无起无灭，无动无静，斯真无去来出入矣。如是，则已具法身净境矣。然不外于色身中讨者。"

第五则

泥丸氏曰："真阳之言是（真阳，太虚氏之号，为泥丸氏所赠。）。如是精修，法身自具，如是不退，身外有身。汝须知，古哲必藉末后大着以了道者，乃是了道中之捷径耳！盖以一身之真阴、真阳有限，从而炼之，不外后先互煅。平时炼得此诀，非无日增月累之效，无如一身后天凡累，亦有日生月增之势，纵能勇于精修，而遭大厄者，古今不少，良可悯也。无他，总缘一身之真先，多寡可计，而一身之伪后，滋长莫测，况修不自童真，沾染破败，人人难免乎？汝于此，可为世人惧矣！"

太虚氏曰："饮水饮汤，冷暖自觉。苟其法身已具，所谓调护之诀，收放之宜，无劳访得者，固已有内验足审也。即或法身未具，所谓调护之诀、放收之宜，亦只宜于一身中寻其消息者，亦不外乎塞通升降、寒温燥润也。于此而施其则法者，夫岂外乎塞者通之、寒者温之、燥者润之，循环颠倒于其间乎？其大旨，以专以柔，不为物诱，调其心炁，一其气机。知此身为寄器，凡夫按摩提缩，与诸存运频加者，不过灵活其气机焉而已。苟其炁机已灵且活，法惟专柔为主，念起即化，一收即休。慎毋骑牛觅牛，收不知休，是名头上安头。即如通充升降、温凉平润等验得之，皆忌黏滞，亦犹收当知休之义耳！准此以修以养，万无脱毙之虞也。炳见如是。"

第六则

泥丸氏曰："然，汝言是。女之神飞，男之精泥（去声），皆缘头上安头之故。盖神之所恋者，精也。神凝精平则安，精涸神孤则飞，不知者谬为蜕化，大可哀也。于是可知过行按摩存注之非。其故何哉？女子内阴而外阳，卦义属离，而真阴每随月信漏失，故静胜动者吉，动胜静者凶。男子以精为本，女子以血为本，精以暖旺，血以凉生，知此，则知所以养矣。女功之不废按摩存注者，其义有二：一以通其气机，则经络疏畅；二以炼其津液，不使液滞化痰，而液乃化血。古哲谓以静存为宗者，亦有二义：君安臣庶安，则神清不飞；又静则慧生，不为欲搅，而命得保固。此则一己双修之诀也。气机既舒，志意净寂，加之以充和，继之以贞白，日计不足，月计有余，踵而事之，一旦证夫身等虚空，三田一贯，惟觉肢肢节节窍窍光明，功修至此，一己之身外身具矣。果能踵事不退，神足气充，念不外驰，则神不逐念，血生必旺，真阴亦足，气精自有弥天塞地局境。然或逐念腾飞，便堕二乘，丹书所谓'阴神出壳'是也。学者不可不戒。"

太虚氏曰："炳尝闻诸夫子：'神者心神，守而不飞者，恋精而守也。精一涸，则神飞矣；精者肾精，精之不泥者，得神以御耳！'盖此泥精，尚非元精，乃是液类，血且未成者是也，真神一离，斯精乃泥凝矣。《易》曰'一阴一阳之谓道'，偈曰'半斤八两始成真'，又曰'孤阴不生，独阳不长'，乾坤坎离、震巽兑艮，地天日月，性命男女，一阴阳也，循环终始，谓之常道。修或一乘，感或一偏，便成弊政。又曰：大凡人之初修，惟在一身中求配合，而第有先后之分，先者曰真，后者曰假。原夫假育于真，真亦名假，假返于真，便亦名元。采或失时，或着色相，便落旁径，即成凡幻，大足为患，然犹有救。其最烈者，莫如孤修功足之候，感入杳冥，而念或一偏，则格致亦偏，虽求中止，事不及矣。女则神飞，男则精泥，可不慎哉！噫，要知崔公《入药镜》'是性命，非神气'，曰神曰精者，犹如黄叶止儿啼也。不识真金，焉辨黄叶？钟祖有言：'四大一身皆属阴，不知何物是阳精，有缘遭遇明师指，得道神仙只事身。'又云：'有无交入为丹本，隐显相扶是水金，莫执此身云是道，独修一物是孤阴。'合之师示，盖有所谓真种子者在欤！然不外于此身求者，其旨玄矣！"

第七则

泥丸氏曰："然。《道德经》云：'有物混成，先天地生，寂兮寥兮，独立而不改，周行而不殆，可以为天下母。吾不知其名，强名曰道。'又云：'恍兮惚兮，其中有物，杳兮冥兮，其中有精，其精甚真，其中有信。'盖此一物，闭在形山，古人有言：'不在身中求，不在身外采，恍恍又惚惚，虚无杳冥间原作"似在虚无杳冥之间",不合诗韵,故改。'而不外乎玄关一窍。此一窍也,其大无外,其小无内,思之不得,运之不开。法惟身等虚无,万缘放下,空忘其空,寂忘其寂者,神自入壳,炁自内出。气体氤氲,无头无尾者,是此物之发现,身外身之始兆也。此窍不开万启型批:男女功修到后,皆须开玄关一窍,方为入室升堂,否则任读丹经万卷,佛典三藏,终隔一窍,学者勉之。纵能断龙神化,尚是黄叶之幻有幻无也,何得谓之结胎?何得谓之入门?前则所示,尚是黄叶,非真金也。"

太虚氏曰:"按摩虽妄,弃之则气机不通;注想亦诬,废之则炁精不足。踵而上之,修至有物无物,而师意犹未许为究竟者,以犹是这边事耳!虽然,这边事尽,那边易通,那边未通,机隔重山。其通也,以念引之,油然沛然,四邻自至。故虽隔山隔湖,而气机之通,有如觌面。其法惟何?闻之师云:'放光以引之,摄心以俟之。'若彼升我降,彼退我归,会而已矣,无益也。法惟于不寂中,寂然不动,虚而善受。气机一到,觉有谐畅之趣,仍自寂然不动,以意包摄之,深藏内炼,由坤达艮,乘槎入汉,觉有金光电掣,凉气弥空,如云如烟,绕身内外。于斯时也,戒杂人意,或慕或疑,念起立撤之。觉有一种气机,油然充塞于中,无有内外,无有边际,倏忽之间,变态叠现,难以计算,莫之能绘,莫之能说。然亦有寂无光耀,黑漆成夜者。是皆谓之玄影,又名彼岸圆像。实则彼我圆图,谓之华严、楞严、法华三境,三山、十洲玄景。其实彼我化工之气机,彼岸非彼岸也。而彼岸得证,又不外此。师云:'某尝质诸清净元君,元君曰:如是如是。又曰:男功何独不然。'"

第八则

泥丸氏曰:"偈有之:'翻来覆去乾坤事,二炁交精合艮金。'又曰:'鹰拿燕雀,鹘打寒鸦。'细中之细,妙中之妙,而不外夫知白守黑,知雄守雌,又岂外夫存无守有也哉？"

太虚氏曰："《道德》《南华》，非女子所能日诵，《清净》一经，读之宜熟，内则宜崇，外惟《坤宁》《贞一》二经钦！盖性不彻者命难存，戒不严者功不笃也。味师引偈，其义隐奥，讵易测核？虽沐揭示上上法，凡女何知？依然洋望，天下比比也。盖含全部火记于中。熟读《黄帝阴符》，参看《龙虎》《参同》《悟真》，乃可与言是则也。炳为略示端倪，曰：'翻来自覆去，其事有循环。识得一中一，参参一在前。都来只二炁，精交影万端。身无一乃现，能包彼大千。大千影灿灿，灿灿是彼元。不为元引去，元始即吾元。元元不一一，一一一无全，寂然不撒手，功夫岂等闲。雀燕由渠燕，鸦寒亦听寒。不饥时不到，时到任吾餐。是为妙中妙，玄中更有玄。白知故守黑，浑忘得大全。问渠何得尔，极无极具焉。'师之精义盖如此。虽然，有无自相生，取舍须循一也。色身不化，百事无成者。"

第九则

泥丸氏曰："善哉，汝说也。语有诸：'欲事超凡，先净凡思，继空三界。'而不愆内则，不媚鬼神；孝敬慈祥，无违夫子；柔顺利贞，不违坤道；动则循理，静则释如。寓道妙于执箕执帚，悟火候于执爨执炊。《诗》曰：'委委佗佗，如山如河。之子不淑，云如之何？'其垂戒也，谓何如哉！"

太虚氏曰："师此一则，其旨微矣。慨夫世之皈道皈释者，鲜循内则，罕识性宗，能柔顺以事师长，每嫉狠以悖伦常，其弟其师，不齿于名教，抑将自投于铁围阿鼻也，不亦哀哉！"

一得曰：我师太虚翁无上大道得传于师祖泥丸氏者，十有八九更于此书见矣。按此中心传，岂仅女宗之宝筏？男宗枕秘，于中逗透者，不一而足。原本盖由辗转传写，颇多讹舛，谨订正而厘定之。惜有《男宗双修宝筏》，为长山袁氏携去。待访之，应未失也。盖男宗书中，亦逗女宗宝秘，而其誊本，乃亦大有脱简，若得而订正之，合刻之，斯成完璧，两书得以会参矣，度世之功不小也。识此以告得男宗书之君子云，毁去善书，必遭冥罚，见诸经典，可不戒哉！

金盖山人闵一得谨跋

时维道光十年岁次庚寅孟秋望日

二懒心话

萍 逢

君寄天南，我寄地北，今秋乍会，欢若平生，缘矣哉！君师李赤脚，我师太虚翁，无缘而缘，二师之所默致合也。君近交城北公，城北为石照山人付法传道士，君所未知也。其师祖金怀怀，王姓而清楚名者，又为君之师祖，则君师赤脚翁乃我石照山人之同砚兄也。金怀怀，余尝师之，乃因太虚翁而得师之者。我与君本有服堂昆季也。一见水乳，宗同而事一，其趣味自相投矣。

"城北公示君何道？"曰："某所闻，惟识玄关一窍、心肾交媾而已。"曰："玄关一窍开否，识之不难，开之有道。使此关尚未开也，我不知君如何交媾焉。"曰："愿受教！"曰："本是一家，岂容膜视，第今犹是萍逢，他日共析玄奥也可。"

善 问

一日复遇于古寺，大懒曰："古云其机在目，我愿究其微妙。"懒翁肃然起曰："善哉问！人身遍体属阴，赖以化阴还阳者，两目也。此即入道第一口诀，君既知之，从此用以内照，则头头是道，玄关可望开矣。"

曰："内照从何下手？"曰："冥尔目，调息片时。觉息调矣，始以意凝神于脑，以目光微向巅顶一看，觉有微明，如黑夜月色然。随即用意，引此光映泥丸，待得脑中光满，而头若水晶然（此即洗髓法也）。久之，乃引此明由重楼达绛宫，存之片晌，觉我绛宫纯白（此即洗心法也）。随以意引到中黄，亦如上法存之，觉中黄纯白（此即净土法也）。其光明自觉随气下降，又觉下田渐渐宽阔，而更幽深焉（此即靖海法也）。内照至此，愈久愈明，而愈宽愈广。久之又久，觉有气动于中（此即龙从海底现也）。我则一念清虚，微以意引目光，从海底兜照后去。未几，觉此光明已透尾闾（此即虎从水底翻也），渐渐有光自下升上（此即黄河水逆流也），竟透达巅（此即还精补脑法也）。我于斯时，用首尾照顾法。其法惟何？我之两目光存在半天空，如日如月下照巅顶，直透三关，照至极深海底（此即圣日圣月照耀金庭之诀），几然现有一轮月影，沉于海底，与上半天空月轮上下相映（此即水在长江月在天之诀）。我于斯际，万籁皆空，惟用一意上冲下透、并行不悖之诀。行之久久，觉此清光上透九霄，下破九渊。斯时我身已不觉有焉，内照之入手如此。吁！说时容易，行时难也。"曰："某虽不敏，请事斯语。"

善　疑

一日相叙既散，复至曰："余此去从事内照，继事无想，未几而心地清朗，渐觉下部豁然若失，觉无边际，深亦莫测。是从内拓，加功许久，念寂至笃，乃现此景。惟觉遍体冲和，已而并此景象亦置之度外，惟觉呼吸之气无，而下部腾腾气热。忽于极热之际，得有几缕凉气，或自胸腹下降，或自腑后脊前流下，溯洄于男根左右，若有走泄之机，恐非妙境（此正妙境），中道而止（若止，不加火而炼，则有弊）。出而肃叩焉。"

懒翁曰："善哉疑也。此下部阴精，遇炁而化（此阴精，即上所说几缕凉气，四边流下者是也），真炁力微，化而失炼（不能大热者，真炁微故，真炁即真火），则与凡气合（凡气即凡火，此际凡火，相火也），将成交感之精，不进阳火（闭息存思，即名进阳火也），此物必将夺关而出。法惟有凝神集炁于海底，以两目光推而荡之，如转磨然。我于此际，此心愈加宁静，则呼吸气停，而真炁得注留下部（此真是进阳火之大秘诀），下部斯得热如鼎沸（沸，煮水水开貌），而阴精化气，随炁后攻，穿尾闾，升至泥丸，化为真液（此之谓还精补脑之实据），下降重楼，润绛宫（此名后天甘露，乃是化血之物），从心后脊前，分达两肾（此时甘露已变红色，化成血矣）。我则以两目光降送至肾，左右分旋，急旋急转，便热如火（所以炼血化精也），由两肾热至脐轮（所以炼凡返真、炼气返炁之诀也）。此一热也，须比前倍热数倍，斯此物由真精化而为炁矣。从此不住手（断不可稍住也），其热复降至海底，而仍行其存往之功（此为要嘱），则如前云之阴精（此所必有且必多者，要炼到周身纯阳之后方无矣），又得化气而后升矣。炼阴还阳之诀，不外乎此，其效验可时见（间断则难见，故戒间断也），而要妙在能恒久焉（切嘱！切嘱），故能循环无间、日行时作（必要如此如此方是），何愁不如前贤所许，计月而成者哉（是可必可，必无疑者也）！"

大懒曰："君之言然也，某请从事焉。然某闻之，法从心后分降两肾云云者，女子之修诀如是也。盖女子以血为本，故其玄关一窍开自绛阙。以其修诀，加摩于两乳中间，名曰乳溪，揉摩至百至千，则胸间火热，微觉气闷，且有板木之景之象，其血生始旺，法惟以意退入心后脊前，分注两肾。若如男子一直从心降腹，则有血崩之虞（此一问，乃大懒太夫人正行内修之功，懒翁为之陈说于平时者，故复有此问。此是女子修丹要诀），故其作用，洵如君言。今君所述，乃气也，气升于脑，返化为液，斯已奇矣。既已化液，则直下下田何碍？而必欲如女子降至绛阙，退而后达，由两肾转上脐轮，方始化炁，斯理未明。况炁与气，一物也，性皆属火，不过有先天后天之名耳。今闻君论，疑窦四开，莫自塞焉，愿为开示。"

懒翁曰："善哉斯问，君真可称善疑者矣。我所言，半闻诸师、半得诸书者，今为略述其概也可。"曰："愿聆奥旨！"曰："男子之阳在腹，女子之阳在背，此乃天地自然不易之理。我之所言阴精者，其形似精而非精，乃饮食所化之液。未经化血，流滞于百络之间，乃成痰类；

停滞中焦,则成饮证;流注膀胱,则成滑液。我之一身,三百骨节之缝、八万四千毫窍之内,不乏此品,盘踞其间。外邪乘隙入,与此品朋比为奸,为害非细。今因我真炁周烘,斯物融活,随气护炁,流注下田,其性阴寒,故其流注也,机趣惟凉。然使积而不之化,则又必化火而出,世人认为流火症,亦此品也。故凡我于坐际,每逢真炁流行,则觉有飕飕凉气,自内而出,亦此品化而出之功效也。故我于此品流注下田之候,须必大加真火以煅之(此皆至要之诀也),则此品成如云气然,随夫真炁由后上升,达至巅顶,一聚一凝,便成真液,如雨如露,由鼻空处滴下口际(此凡甘露也),润至绛宫(到此须存、多存一存),又得心火一烘,便化成血。故须从心后脊前分降两肾,一经煅炼,随炁注脐,又经大炼,斯可成炁,此是一定之气化,不分男女者也。"

"夫人孰不饮食,则饮食所化之液无日不有,苟昧由心一炼之诀,鲜不因而致病,是以十人九多痰。修持者每患遗泄,世人不悟,委之有念,或委之心肾不交,或委之克化不济,皆非也。是皆不知从心一存其气,则其津液横流,积化成痰,流注下出。故有强而涩之,变成外症,发为疽毒,是又化火而出也。其流弊也,握发难数,我故详为申说之。"

"若夫所谓真精者,浑而体之则有,握而取之则无。至如交感之精,尚是气化之物,故有形色焉,而其来自内,故能生育焉。若此饮食之液,其来自外,不经心炼,血尚未化,不过形似精耳,焉能生育?原非至宝,偶而遗泄,亦何足恨,因而忧郁焉,烦躁焉,不亦惑乎!与其服药以涩之,不如如我言而炼之,此之谓釜底抽薪。我于此节津津言之者,以此一品,虽是凡物,如法一炼,便成阴气,到脑降心,便可化血,已是宝物,再降至肾,升炼于脐,得土一和,遂与真炁无二无别,几然至宝云尔。"

"大懒,先天为阳,后天为阴,我辈修持,无非炼阴还阳之道。其诀不外乎忘形以养气,忘气以养神,忘神以养虚。其所以必造夫'忘'字境者,以所聚之精之气之神,皆得咸属先天,始为无弊。况所重在身常受炼,其用惟火,火足则昌,火衰则败,不忘则不聚,能忘火乃足,是乃修真之至要诀也。大懒识之。"曰："敢不唯命是听。"

已而大懒又问曰："某闻之，心有三，何谓也？"曰："然。曰天心、曰地心、曰人心，其实惟一。经不云乎'心为神明之府，变化之道由焉'？盖人一身咸秉心气而行而止者，犹鱼之处夫水也。古人云：'一身之实处，地也；一身之虚处，天也；屈之伸之，语言视听，人也。'又曰：'天之心居脑，地之心居腹，人之心居绛宫。'绛宫之心，块然而虚灵不昧，是一物而含三有焉。盖其居脑居腹之心，无形无质，乃即块然居中、形如垂莲者之灵之炁、之上透下注而诚存者也，我故曰其实惟一。"

懒翁曰："大懒识之：意者，心之所发也。心无声臭者，念动而发，是名曰意。念也者，今心之谓，犹曰即心是也。意也者，心之音也，谓其念头已发动也。佛家所称观世音者，此一圣号，乃治身治心之一大秘诀也，宜细味之。我按佛经世字，即作身字解。犹言详省我一身中动静气机，勿入于邪之义也。吕祖有言曰：'大道教人先止念，念头不止亦徒然。'又曰：'不怕念起，只怕觉迟。'轻云子曰：'念头未离腔子里，除之大易；放而出之，除便稍难矣。'故古有曰：'念起即除，神仙许汝。'大懒识之。"

大懒笑而问曰："修仙之秘，止于斯乎？某闻之：有曰'修命不修性，修行第一病'，又曰'修性不修命，万劫阴灵难入圣'，何谓也？"懒翁曰："噫！命无性不灵，性无命不呈，谓必性命双修也。据我见，修得一分性，保得一分命，盖以性命两字不可分也。实以有时偏乎性而命在其中，偏乎命而性在其中，有如形影然，得可分乎？第凡修道，先一我志，性功之始基也；惜身如玉，命功之始基也。从而进之，止念除妄，性功也；调息住息，运行升降，命功也。体而参之，念不止，息不调，妄不除，功不进也。凡夫调住运行升降，及夫混合交结等功，总得于无思无虑之际，而畅于万籁皆空、一尘不染之候也。我故曰：'修得一分性，保得一分命。'大懒以为然否？"

曰："然，经常试之矣。惟丹道谓身有四海：心曰血海，胃曰谷海，肾曰气海，脑曰髓海。其微妙未之悉，愿为开示。"曰："善哉问。人之一身，皆藉自然生炁，以生以成。惟胃一海，仰藉后天外来饮食，以消以化，补夫周身生炁之或缺，人人知之，毋庸赘述。大懒，子明夫养生家立论，每先自冥心一层始，其故何也？诚以心为血海，心凉则生血，心冥则心凉。夫冥心之诀，微以意引心气，退丽于夹脊之前，觉吾一身之温气，氤氲然归护于绛宫前后左右、上下中间。如是，则凡温温然之生气，一近绛宫，便有油然自化为血，又自氤氲然达于肌络之间。其至精者退后，而降至两肾，则赤洒洒者化而为纯精天一之气焉。大懒，子明夫养生家于未冥心前加曰'闭目'乎？噫！其义玄、其指精也。心之灵发窍于目，一也；两目又藏有肝魂、肺魄、脾灵、肾脏之精炁，二也；一冥心而目预之闭，则脏腑四肢内外生气，自来朝会于绛阙，三也；且凡其来朝生气，自得不期相化而自化为纯血，其妙用亦在两目，四也；更能使夫纯血各随其炁分布流润于脉络肌膜之间者，总因我两目悬如日月，周照乎内内外外、高高下下、远远近近，一若有意，一若无意，似为引导而不引导之故，五也。君昔曰'其机在目'，即此可信古人之言不我欺也。"

懒翁曰："夫肾，水脏也。谓曰气海，君疑，善疑也。虽然，要知水脏之为水脏，非谓膀胱之贮有浊水而云然也，乃吾身呼吸之气之所归。纯是后天而又有阴阳之别，阳则名气，阴则名液。此二种也，不得我身太阳之火为之烹炼，则此二物滞而不化，为害非细，其变而为病也不胜数其名目焉。炼之之诀惟何？总不外乎用我两目，导彼真阳存于海底。我则一念不杂，气机通畅，无内无外，不知五脏焉、六腑焉、四肢焉、地天焉。惟时自省于海底，沉一红日（此至要之诀也），忘失即须觉存，存即事乎忘（妙哉如是行也），失即觉为存，循环事之（此为要嘱），则此一海泰定而无弊焉矣。大懒，修道如牛毛，成道如兔角，何哉？废弃于此海一关，天下比比然也。君果有志焉，从而坚持之。持之不坚、坚之不恒，亦无益也（切戒！切戒）。君其勉乎哉（千万千万！切嘱切嘱）！"

懒翁曰："大懒，君其识之。上所言，虽示炼夫气海一关，其间景象多多也，不胜述也。千言万语，三教经书，诸子百家，汗牛充栋，无非治心一法，大懒识之。好不足喜，歹不足忧，一切好好歹歹景象，似真而咸幻有者，心不可为之动、念不可为之摇、行不可为之阻。其所现之象，总不外乎惊喜两种，然其中变变幻幻，每有出人意表者，总以不动为宗，须明皆是魔幻，或是上真遣来尝试者。惟能不为魔动，方是大丈夫本来面目。故凡遇夫魔扰，则宜益加坚定、益加勇猛为是。大懒，大懒，我之所以大声疾呼者，邪正不两立，而魔道每并存。何以故？无魔不显道，魔而不退道乃成。大懒勉之。"

懒翁曰："脑号髓海，其理显明，无庸烦说。然此一海，世说作用伙矣！类皆地仙鬼仙之诀，非至道也，不可从也。君所向、我所事天仙一宗，所炼以纯返先天为了当者，故不可不慎所炼焉。大懒，要明夫天仙之究竟，与夫先天一炁之淳妙，其质至清至柔、而至刚至锐，金铁不能格也。所过者化，所存者神，大周天界，细入微尘，放之可包三千大千恒河沙世界，化之可结亿亿万万人物山水、殿城宫观（此等境界不愁不得，惟愁神着。何以故？一经念动，则此等境界变现不休，且必愈出愈奇。一经着相，便入魔道，小则成魔，大则立死。世间修道人着此而死者，比比也。非惟本人不知，即其眷属道侣，亦且认为某果得道而去也，其误人也不小矣。是故天仙家概不以此为效验，且咸以此为魔扰。若坐而现此之境，又不可用意辟之，一用意辟，则又化成斗境，有变现不测之相扰相降，必成狂疾而死。或竟为魔摄去而死。或竟入魔彀中，几然战胜，从此神通法力不炼而大，本人迷昧，以为道得之明验焉，孰知正为魔诱入彀，命终而去，适成修罗眷属而已。又或因斗不胜，全神离壳而去，其壳反为魔踞。外人不得而知也，以为斯人道成，试其神通法力，与古仙无二。其魔踞壳，行其魔道，从者如云。究其谈论，以淫、以嗔、以贪、以诈为无妨于真道，从之者咸入魔境，成魔眷属。如今昔白莲邪教之教首类，因修道迷误，魔踞其壳，而成斯等邪教也，此不可不知也。故凡修道者，总以见而不见，闻而不闻，为降魔大秘诀，所谓'凭他风浪起，我自不开船'。此示以不之动念之大要诀也，凡炼髓海者切鉴之也可。），聚则成形，散则成炁，混三清而不二，合三教而为一者（此指一守我清空无住之念，一任他有有无无、青黄赤白焉而已。学者慎无着在聚散、混合、形色上。）。此天仙之究竟，是亦先天一炁之妙用。我侪有志，自能造及，此非妄也，志则如是。古仙有言：'学仙须得学天仙，惟有金丹最端的。'故志不可不自立也。炼此髓海，其诀惟何？上与天通而下澈地局，四维四正，无际无边，气象湛如寂如，不有山川城郭，惟存有赤洒洒黄金世界、明晃晃皓月当空，此为入手之秘。凡现夫种种瑶台琼室、十洲三岛，亦不视之（此即上德无为，有而不有之秘诀也。），铁围无间、刀山剑树、焰原沸池，亦弗之察（此即不以察求之诀），惟存一无可着之正念，而除其动心，此治髓海一关之要诀也。"

"若夫谷海之关，其炼法，惟有以手磨腹，助我阳气，以消以化。故古之人，每于食后，先以一手自中脘摩至腹，徐行约百步。又以手在腹际如磨镜然，自内而外，循环而行，约行三百步。其间左手如乏，易以右手。继则静审其气机，得已通泰乃止。嗣如得闲而坐，则接行冥心闭目，存神绛宫一法，则中宫谷气便可化血而达肾。兼行此功者，万无津液化痰之弊，亦无液化阴精之虞。虽似有为之功，而实无为之一助（此即下德有为，其用不休之一法也）。大懒识之。慎毋以其小作而忽诸，此正我师预治阴精之秘道也。行亦简易甚者。"大懒起而揖曰："诺，谨受教！"

已而，大懒肃其衣冠，至诚而告曰："某闻之，玄关不开，圣胎不结；乳哺失宜，圣婴内疾；脱迁不道，真人夭卒。某以此惧，愿垂训示，若某也，玄关可幸开乎？圣胎可幸结乎？"懒翁闻，怡然笑，翼然前，曰："君误矣，抑君之自道乎君之玄关已于前夜洞开矣。下部云云，时正君开关以后之明验焉。至夫胎结与否，须自问者：君可遍体通畅否？亦有氤氲气象否？得夫物我两忘否（此皆至要之功夫，勤乃得）？"曰："均已遇，时有矣（得常有为妙）。"曰："得夫万籁皆空、一灵独露境界否？"曰："此均试有焉，而未之得久为恨（如得之久，其去结胎也近矣）。"曰："君之坤腹，有何证验？"曰："每于坐时，觉有真炁缕缕，自心而下。未几，觉似自内豁然洞开，其大无外，其小无内，觉有种种真炁氤氲内注，且觉此中无底，惟觉此中温然。又若有火，又若无火，而自有一种暖炁，悠悠扬扬，自下部腾腾然四周而升，第觉向后直上，浓然达背、达巅顶。又觉烘然下面下喉际，适至绛阙，忽觉化为凉液滴下。既过心坎，又忽化如热汤奔下，满腹火热，颇觉周身通畅焉。"懒翁曰："洵如是，其去结胎也不远矣。"

懒翁又曰："大懒，君须悟夫天仙结胎，不同世所传闻。君须熟揣《修仙辨惑论》，如何炼？如何结？如何采取？如何火候？如何隄防？如何温养？如何沐浴？如何运用？如何降伏？如何移神换鼎、脱胎了当？一论之中，均备述焉。其最要诀，在'念中无念'，'如鸡抱卵'，与夫'端坐习定为采取，断续不专为隄防，行止坐卧为火候'。又曰'勤而不遇，必遇至人；遇而不勤，终为下鬼'，此四句，君当时时自省为要。"

大懒曰："《修仙辨惑论》外，当看何书？"曰："《鹤林问道篇》《玄关显秘论》《性命说》。外则《金华宗旨》《仙佛合宗》《天仙正理》《燃犀篇》。推而上之，《参同契》《悟真篇》。大而化之，《白注道德经》《金刚》《楞严》《圆觉》等经。噫！白祖有言曰：'一言半句便通玄，何用丹书千万篇。人若不为形所累，眼前即是大罗天。'"

跋

斯二子，不知何许人，亦不详其姓氏。阅其心话，殆养生家而将从事于南宫者。余见而录之，喜其言浅而深、粗而精，其间命意，似有所向，殆又非顽隐一流，趣味与余不二。爰去其不经，而存其常说，名之曰《二懒心话》。盖以其一号懒翁，一号大懒。按其懒字，从心不从女，是有取夫赖心而学之义焉，是殆苏懒翁之流亚也。盖能从事夫天心道心者。

嘉庆戊寅之十一月望日，小艮肃录并识

女真法语

女修正途

吕祖师申正重题
孙元君遵剔重述
大师沈一炳　授
受业闵一得　注

序一

纯阳子誓渡众生，已有《九皇丹经注》，为男子修仙之津梁。不忍坐视女子具有夙根、素存道念者不得真传，误入歧途，沦于鬼趣。乃于己未孟冬朔日，乩临焕彩楼，感不二仙子，诚将西王母口授魏元君真传，原名《女大金丹诀》阐之。是书历经魏、金、何、麻、樊、凤诸大女真佩行证授，数百年来，真传错杂，讹以传讹，吾甚悯之。爰命不二仙子，息心删订，辑述授世，以续女真一脉。仙子剔净循传，辑述以呈，个中本末昭然矣，世之学道遵行有路矣。敬以录册，申改女修正途九则，上仍冠以"西王母"三字，并请颁示《女真九戒》，以肃道风，共成十则，统沐慈准受授，亦遵玉清神母懿旨也。女功既圆，则自万化生于身，坤德承乾，大可赞襄医世，功成之日，身世并圆。业蒙诏下三天帝主，普敕三界龙神，一体睫护，造化幸甚，是乃开辟以来未有之遭逢。自今以后，不惟善女得立成真，善姑得立了道，天之所覆，地之所载，日月所照，霜露所坠，无不安如磐石。然尤贵能身率者，仙子勉诸，道用无边，而道基还自十则始。

是为序。

序二

不二元君孙贞一曰：女真丹书，世岂无有？率皆混杂曲说，以致妄徒穿凿附会，自诬诬世。甚有导堕精灵者，祸流肆蔓。道祖浑厚，仅以沦入鬼趣慨之。然念女子，从一而终，失身莫道，元亏难修，何可误堕？是乃人禽所由分也。贞一切痛久矣！幸沐道祖委删订辑，爰雠剔之。一循西王母《女大金丹诀》文原本，参增玉清神母口授大道玄影，辑成九则，录呈鉴正。道不终隐，仰蒙申改。题曰《西王母女修正途》，冠以《女真九戒》文，共成十则。并请发明玄秘，俾知女子修真，地道无成而代有终，原有参赞化育之大道，大可身体而力行之。统沐慈准，便宜受授，从此女宗，不惟不堕歧途，且易直登天阙，道运之当重振也。敬立欢忭，拜序子武林焕彩楼，所以幸也。

全真正宗道孙孙贞一百拜谨序

若曰：按女修，应受九戒。戒律曰：行持不退，大有利益，戒果圆成，不经地狱之苦，生逢十善之家，名登紫府，位列仙班。今颁《女修正途》，应以九戒戒文为第一则。文曰：孝敬柔和，慎言不妒；贞静持身，离诸秽行；惜诸物命，慈悯不杀；礼诵勤慎，断绝荤酒；衣具质素，不事华饰；调摄性情，不生烦恼；不得数（音索）赴斋会；不得虐便奴仆；不得隐善扬恶。以上九戒能遵，方可受持《正途》。盖以所颁，至珍至贵，不戒授受，为亵天宝，授者受者，一体受罚，慎之凛之。

谨按全部，则则皆冠"若曰"两字者，文成于述授之手，乃代西王母金口口宣，记者之词。是犹佛经冠以"如是我闻"，道经冠以"道言"之义。

又按此则则中九戒文，前人取冠于第一则则前，乃在净身、净口、净坛等等文列。吕祖申正全部，始将戒文加以申说，纂作正文第一则。从此道不轻传，大义开门见山矣。

若曰：女修正途第二则，题曰"本命"。盖言女子，阴质也，月象也。当十三四五岁时，元炁充足，真血盈满，有阴中之一阳，月圆之光正旺。至天癸一降，元炁遂破，真血遂泄。若到婚嫁之后，或生男女，元炁渐损，真血渐亏，虽月月有信水复生，即月月有信水复伤。女命难修，在此一着。女欲保命还元，须寻修诀，得诀以修，功成甚速也。题曰"本命"者，盖以女命还在天癸。天癸不化，命何能保？还元无日！无如修诀至珍，故以"九戒"文为第一则，而以"本命"文为第二则，先性后命之义。进体此则之下，接曰"性原"。盖言修性，正以保命耳！

谨按全部，除去第一则，出自吕祖创纂，第二至九则皆属不二元君重订辑成，复经吕祖手正者。意在明显，故措词从达，恐复因文掩义，贻误后人。见者切勿以文欠古雅，疑非仙笔焉。至如第十则，全经吕祖纂出，盖自申准以后，而续演政者也。

若曰：女修正途第三则，题曰"性原"。盖言女子，水性也，花质也。时当年少，知识已开，即宜自饬，毋任戏游，兼戒奔驰。于斯时也，自有一点初经，含于内牝，如星如珠，乃是先天至宝，藏于坤腹之上，位在中黄之中。女子斯时，若知洁性，不看淫戏，不听淫词，举止幽闲，动循内则，静则释如，则此一物，得附性天，便成元一，不变赤珠，不化天癸。无如凡女无知，童性喜动，或随嬉戏，或逐跳奔，不无气动心摇，精神内乱，真炁不固，则此星星天宝，油然融化，其热如火，夺门而下，破扉而出，举世名曰天癸。际此以后，纵或守贞不字，总是凡女也矣。此无他，不识性原之故。志欲修还，惟自下则修起焉。

谨按：内牝，即是牝户，以下又有泉扉，亦名牝户，故以中黄之户曰内牝云。

又按：初经命宝，不失知修，则附性天而化元一，古之圣女有行之者，大士、天妃，此明证也。世间不乏慧女，可惜内无仙父母，外无圣师友，千慧千堕，悲夫！

若曰：女修正途第四则，题曰"修经"。盖言女子天癸已下，真炁已破，真血已亏，不事修经，真血日少，真炁日亏，纵欲精修，有何益乎？

丹书曰"竹破须将竹补宜"，其诀惟何？凡有月信者，先斩赤龙；无月信者，又须先复而再斩。究其起手，皆用周天之法。于子午二时，跨鹤而坐，万缘放下，叩齿七十二次，以通肺腧二穴。次用两鼻，微微呼吸三十六次，以通周身血脉。于斯时也，诚恐炁从下泄，必须鹤跨加劲，毋任放松。须以两手分叉脐下扉上，以意往后向上而送，约行三十六息。再以两手作托天，必须分意存在尾闾，导炁后达而升。如是约行三十六息。再行缓托三十六次，急托三十六次，则自觉尾闾气动，有腾腾上升之机趣。如是后，可将两手放下，仍叉两腰，加用两肩往上直耸三十六次，则自觉夹脊关、肺腧等地气势动升。而或有塞阻处，加行咬紧牙关，意存后颈，往上直提三十六次，则自觉玉枕、泥丸皆通矣。如是后，方用下嘴唇包上嘴唇，微微着力，则自觉泥丸之炁下到鼻中低处。其时只用舌搭天桥，无须着力，须以意存舌搭之处，甘露自降。乃于鼻中微带缩法，以意送露咽下，直降绛阙。存留片晌，方以意导向后退降，须分左右达存两腰，各旋三十六次。再以意导分向脐轮，左旋三十六次，右旋三十六次，则自觉满腹通畅。于斯时也，两手仍叉脐下扉上，以意分导乃是左右同刻，齐提三十六次，则自觉有一点点入子宫，则须若存若忘，片晌而已。此是修经之大略，个中尚有无上活法，此时未可言也，然不外夫"寂虚而视"一句云。

谨按部位，子宫，即内牝，盖即男子之玄窍。丹书曰："阳曰玄，阴曰牝。"合而言之，是即老子所谓"玄牝之门"，《黄帝阴符经》载之"奇（音几）器"也。曰奇器、曰玄窍、曰牝户、曰子宫，名虽有四，而穴则一穴。

谨按此则之以子宫言，盖假人事以明之，然可见圣胎、凡胎皆结于此。

又按："不外夫"句，盖言有消息可体行，使毋大意云尔。

若夫子宫体得一阵热气盘旋，此时泉扉更宜紧闭，莫教放松。得有逸趣，最忌念起，稍有恋情，便致遍体酥麻，非惟急宜定情，仙凡从此两分。

言当紧闭，不可大意。扉闭稍松，真炁扉泄。下文云云，则更危矣。

盖以其时，扉内必有非凡震痒，再经提闭，则此牝内，必得非常逸趣。不加定情，必致遍体酥麻，溜入情海，虽欲定情，恐不及矣，故曰"仙凡从此两分"。大师太虚翁曰："法惟艮背，厥情乃定。"否则，扉必洞开，精漏若注也矣。惜哉！惜哉！

于斯时也，急须息心多时，寂俟子宫安静而已，盖即魏元君"宝归北海安妥妥"也。虽然，尚是黄叶之止儿啼，切莫认作结胎云。

谨按：觉海，即南海。则此子宫，即北海，而位却在中极中黄之北，盖即《周易》"黄中通理"之处——乃以前后为南北，不以下上为北南也，况有魏元君句足证乎？故必寂俟子宫安静，乃可停功。

窃按此则，是有赤龙而修，修至龙斩以后等等功法，大宜静体以行，一鲁莽，功尽废，故曰"仙凡从此两分"云。

又按：此则乃是全部圆影，所谓还元返本。造（音糙）至结胎，玄景已具。第是则就一身之天地五行，炼而还返之至宝，尚属小还小返，大可日行、时行而得，丹书所谓"一粒复一粒"者，是此至宝也。此则故以黄叶晓之，然于收取煅炼之诀，引归安妥等等处所，乃是完完全全一部大还玄影，大宜体识（音志），切勿鲁莽看过。

若曰：女修正途第五则，题曰"复还"。盖言世上女流，有年至老而身未净者，有年仅四十五、六而龙已云断者，皆当修致还元，一如处女样。此功此法，即前四则内之功之法也。但以往上后提者，改为往前下注，流归溪海。应咽甘露，只许咽咽留阙，不许下送。加用手摩乳溪，左旋三十六，右旋三十六，觉此阙溪现有溶溶趣味。再加分摩两乳，缓摩三十六，急摩三十六，先轻后重，亦各行三十六，共成百四零四之数。自觉两房及溪之中，真炁氤氲，得有凉液如泉，出自双关，涌归南海。息心俟之，毋许心后分注两腰，只许于中宫万缘放下，而却绝不用夫引导等等，随机散布而已。自觉遍体极极清极和。如是行持，一日不间，弱自渐强，衰自渐壮，老者亦渐还少，而面有花色，两乳渐收如处子，中渐结若桃核。如是百日之内，定得天癸色若胭脂水，三日之后即行四则内功，一毫不加不换，赤龙又自斩矣。然以得见（音现）日月而现若双环，乃为真得云。

谨按道典,言有年老妇女,尚有信水,水非信水,乃是饮食之津,是经民相火烘而成,不归肝脾之物,或变肠红,或变赤带,或成倒经,皆此物也。症皆属亏,故于先期而断,同用修复,一如处女样后,方可从事断龙耳!

又按“得见”见字,当从现韵读。盖此见作现韵读之,见乃是现兆,惟心寂体,乃可见也。现若之现,体之即见也。按此两字,义有浅深,不可鲁莽读过。

若曰:女修正途第六则,题曰“乳房”。盖言乳房,上通心肺之津液,下澈血海之真汁。炼得乳房如处女小儿形,便是女换男体。其功法不外四则、五则者,女子以血为本也。而此则题旨,乃在炼赤返白,又患本亏,故有炼液化血一着。化液成血,莫如露露留阙。神注双关,关内旧积泥(去声)液油然熔化,而溪归海归,血生必旺,其中精义乃在第五则内。若欲化血返白,莫如意注溪房,口齿紧咬,加意虚寂心念,炁自归溪达房。加用两掌分揉两乳,先缓后急,先轻后重。其行百四零四,炁聚倍旺,加意后退,分注两腰。更以目神分率炁旋左右,共成七十有二息,必得炁烘若炙,更以意导绕轮,不计其数,必得下极若沸。则此赤化新白,必自化气,穿间升脊,踰枕透谷。斯时内现三山玄圃,不如净境,急须从事忘忘。忽又冥寞成夜,我自寂守。久之,必自得有电掣雷轰,露洒若注,华池充满,咽不胜咽,油然降阙达脐,遍体清和,吾仍寂体以视之。如是百日不间,两乳中壮者,平如小子;两乳中空(去声)者,实若核桃,一如处子。究其得如小子,乃从化白功足;得如处子者,功从化赤功足。吾宗遵行,得验者不少,著有诗词者,凤姑也,兹堪采以作证。其诗曰:“左日右月一阴阳,关鼻内运名运罡。若欲阴阳归日月,手把真火揉双房。”受者勉诸。

谨按:双关,位在脊前宫后,关内有二穴,人身泥液之所踞,左曰膏,右曰肓,药力不能到,真炁不自至者。泥液踞祸一身,造化生人,乃为设关以护心,故名其处曰双关。夫液曰泥,似液而非液者,本属饮食之所化，津类也。乘气着肺，散布一身，以润经络者，此一物也。身内真炁旺，物经则化，为用无穷。真炁若衰，物经不化，流注脏腑经络，亦不为害。惟适感至阴阴炁，乃成泥液，似精非精，壅塞炁道，而被注留最多处，双关下极两地。留祸最肆，莫如双关，盖以真炁不自至故。故其聚积，积若昆阴冰雪，历经三伏而不化。虽有己（音几，上声）土心罡，以防以护，神旺则安，神衰则危。古哲知之，故有聚神烘关一诀，而世罕得闻。知而行验，载诸诗词者，其惟凤真，兹故取以印证也。然考凤真遵行得验，还仗先事"虚寂心念"一诀。惟能虚寂心念，故得神归炁旺，加以注溪揉房功法，始得泥液镕涌出关，达洋承炼，是得有无相济之妙用耳！

又按：乳之左房通肝，右房通肺，溪则通心通肾又通脾，故宜刻时观注。然于平时，只须有意无意以持之。盖以女子命根根于心，义得坤卦中爻而成离，伏有真火。然血以凉生，血旺而神安，故宜倍加虚寂，原是治病养生、复元成道之要地。第当行得《清静经》三观观法为妙耳。

若曰：女修正途第七则，题曰"玉液"。盖言男子清静入手，功到运彻河车，真精保足，不出玄关，逆流至顶，露洒天谷，沛下华池，亦名玉液。然以得到阴神出现，魂游玉府，魄朝帝真，圆光罩顶，潮涌玄海，响彻玉清，乃真玉液之丹还，古真名曰"醍醐灌顶"。若夫女子玉液，乃是赤龙液化白凤髓，厥髓充足，乃可从事逆流，不为虚行故事。个中功法，虽不离乎四则之所示，而妙义须循六则。盖以能如是，方能用用无穷，是即前贤所谓"一粒复一粒，用取岂有竭，得到真种子，此事还当力"。然其致足致得之由，总因克事虚寂心念，受者勉诸。

谨按此则，当引翠娥仙子自述一则注之。《则》曰："余昔从事还丹，法用人忘其人，法忘其法入手，时至则行，故能吾忘为我，但自今斯明斯（今，今日。明，明日。斯，指此还丹大事也。），日忘其日，时忘其时，一旦天地亦无。久之，而吾忽醒如悟如，寂听寂视而已，然竟浑忘何事而事也。但觉炙如焚如，而后现有脂如油如（后，乃北极之后。脂如油如，赤龙液化白凤之髓也。），无际无涯，若有声，若无声，时流时止，载激载喷。有时而悬若雪练,有时而净若冰湖,时非一时,处非一处,目不为眩,神不为疲。忽于个中,见见闻闻,却足迷性者。吾于斯时,尚克自警曰:'毋为物诱。'又忽觉曰:'逝者如斯。'盖可颐指而气使者。将起试之,忽又觉曰:'天地与我同体者,返身内省,吾身谅亦同然,理果外然内亦然,则必内然外亦然也。'于是反躬自省,吾无有我,寂体久之,我乃现焉。然欲深入内省,绝无门窦,遽然如梦觉。觉此身中,中下下极,火热如炙,声发如雷,风声潮声,起自个中。倏忽之间,穿间升脊,透枕达谷,如注甘露,乃由鼻落。华池水满,咽不胜咽,而时不半晌,已造(音糙)液涌南洋,寻将注腰绕脐,以镕以冶,天地同体,外然内然,其信然矣。我于斯时,竟循常序,功竣乃退云云。"仙子所述,纯是化功,想其平时,必克专事虚寂于前,进事忘忘于后者也。得故采以证印事是功法者。

若曰:女修正途第八则,题曰"胎息"。盖言胎息,至道也,天梯也。女子还丹以后,精气充足,与男同体,不假胎息,还虚无日也。夫此一息,功用无边,而诀修至简。然非尽人一成,其中大有差等。是非造物有以主之,造物亦自因物成物也。方人假寂,以寻息鼻。无思也,无虑也,朝斯夕斯,一朝摸着祖窍,窍自洞开。不招也,不拒也,翕然息与鼻合,浩浩兮无涯,冥冥兮莫测,不知祖是我,我是祖,一鼻呼吸,古哲名曰胎息。然此窍中,阴阳五行,天地人物,皆生于此。息随机感而机应,自成天、水、地、人、神、鬼六等仙眷者。诀惟虚寂致极,德合真一而修,成天仙;德合玄一而修,成水仙;德合贞一而修,成地仙;德合精一而修,成人仙。以下二乘,德合情一而修,偏阳成神,偏阴成鬼,善人之证果,未可得谓真仙也。差等致如是,种在机感机应。虽曰天赋,岂非自取?受者勉旃。

谨味则说,胎息一功,真至道、真天梯也,敢不勉旃!

若曰:女修正途第九则,题曰"南无"。盖言女修大成,无如大士。乃苦行(去声)薰修,修证佛菩萨。其得力乃在南无二字。二字之中,蕴藏玄义。惟能体守此身即佛,犹如一座晶制七级浮屠,安镇普陀岩上。座前有个红孩儿,乃是识神领袖,大士一任他东参西参,参到五十三参,参参见佛，公案了了。继凭南洋龙女，捧献自在玄珠，乃用紫竹林隔住，旋任白鹦鹉上下飞舞，手持清净瓶，插住杨柳枝儿，收取自然甘露水，稳坐普陀岩上，用哆啰之法，以一"唵"字，放在真意之地，收得至宝，放在鱼篮之中，念伽罗伐哆，将一切娑婆纵在南海，海中由他波浪滚滚，俺只自在观自在。此一部大法，却少不得第四则内功，尤当息息出自上则，则自步步、步返真虚真寂。功圆行（去声）满，乃得与大士相视而笑，穆如释如也矣。受者勉诸。

谨按，此则纯以化功了化机，只许意会，毋许饶舌。但自勤勤恳恳于南无，体守此身即佛，活活泼泼，无住无所焉而已。

若曰：女修正途第十则，题曰"慎终"。盖言女子，坤德也，地道无成而代有终者，是亦应行赞襄化育于光天化日之下也。而功仍自虚寂入手，不费分文，不劳丝力，坐而致之，人莫知之，而德参造化，是盖即身以医世也。而功纯以调心虚寂为用，调至胸怀清静，而天都泰安；调至坤腹通泰，而闾阎富庶；调至四肢通畅，而四夷安靖。如是体调而身安，身安而世治，响应如是。故能一刻清和，即有一刻实德，虽不见效，而效自有焉。第恐素学未淳，三田不贯，盖未有一身未济，而能得济世才也。诀惟朝斯夕斯，人一己百，人十己千，虽愚必明也。受者勉诸。

谨按此则，乃是西王母准重颁授全部，不二元君乃遵玉清神母口授医世大道，辑易昔传末则，以殿（音店）则末。信属开辟以来未有之旷典，吕祖谓为"造化幸甚"，元君谓为"道运之当重振"，其有厚望于后学如此。得愿得见是书者，互相劝勉云。

坤元经

紫衣大道君、玄真五皇姑飞鸾　仝撰

序一

金丹大道,纯阳一炁也。人欲修之,皆以五常始,而性分尽,则四端万善之当然,参赞位育之极至,方满乎性之量充塞无外,混合无名,乃曰成圣。至吾仙佛,乾坤修行,丹道大源,皆由至虚至灵之性,静养心身,在清净寂灭中,混沌浑沦,炼乎性真,见乎性光,无一毫渣滓,与太虚同体,成圣之功能如一也。所谓性者,后天中之先天,则为元神;先天中之先天,则为元炁。先天元炁本无形,生乎有形,所以为生天、生地、生人物之根本。故金丹之道源本此,当未有天地人物之先,元炁浑凝一团,静而不动,唯氤氲浑涵,结一点灵光,在隐约缥缈间,虚无恍惚中,静极动生,无极化成太极,而天地始生焉。天地位判,则天气下降,地气上腾,二气交感,则人物从此生矣。得天之阳则成男,而坤阴已寓乎其内;得地之阴则成女,而乾阳已寓乎其中。然有男女然后有夫妇,有夫妇然后有父母,父母二气交合,元炁凝结,在母腹中,成一胎形,内含灵气,始生乎心,则为性元,乃曰人之神始。继生乎肾,则为命元,乃曰人之气根,久而五官百骸,骨节筋络,次第长成,则贯通乎呼吸之窍矣。至十月胎全离腹,去先天而落于后天,借天地之正气,资父母之养育。乾男二八之岁,坤女二七之年,气血充盈,情窦渐开,男女媾精,万物化生,皆本良知良能,乃造成人民一大世界也。所可惜者,人多不知修炼,纵情恣欲,本来至宝渐即消磨,未几,骨枯水尽,夭折丧亡,实堪悯恻。虽幸生及老,百病杂出,艰苦万状,悉由剥去元阳所致,焉得效仙佛能超劫长生乎？昔吾在无量天中，传出乾坤丹功，玄妙关窍，逆行之法，炼精化炁，炼炁化神，炼神还虚，教人度己度人。不料久传则伪，旁门杂出，混乱害人，莫可言状，至今真传学绝，以讹传讹，不悟修道之玄机，动以奸巧惑人，首重财礼，相率引入地狱，言念及此，令我泪下，为天下乾坤二道大放悲声焉。今逢三期，应吾主会，上请玄命，普渡三教，合成一道。玉虚选择上古天真妙行，道德高深，开化人间，广度乾坤二道。书成三教，外著内篇天梯，乾道玄功口诀，惟坤道未传真妙，特留女仙飞著。因此请旨，上选紫衣道君，玄真五皇姑，同降《坤元经》一部，传真女丹妙诀玄微，并证乾道功用之实。可见天真妙行，端正乾坤法界，使人间乾不传坤，坤不传之于乾，以维道纲于万世也。故金阙会通玉清上清太清，共举天真妙行，为统二女之师，参订文辞，今书落成，降彼阎浮世界，留得数语，明透道根，故坤元修之如此，至乾元修之亦如此，皆以圣功建其始，而修性命之本源，俱从先天中体会，须臾不离，各正性命，保合太和之妙论也。是为序。

清光绪乙巳年九月十五日
降于固始乐天山房之仙坛

序二

　　金丹大道，乾坤修之，道由本身，身外无道。此中，乾与坤分合之辨，不能不详言之。然大纲有三焉：曰秉性，曰形体，曰功法。然考其秉性，男属阳则清，女属阴则浊；男性刚则急，女性柔则缓；男念杂易动，女念纯易静；男气动易泄，女气静易敛；男为离日，一年一周天，女为坎月，一月一周天；男之气难伏，女之气易伏，斯秉性故谓各异。论乎形体，男喉有结，女喉无结；男乳小则无汁，女乳大则有汁；男基凸，女基凹；男曰精室，女曰子宫；男曰丹田为命，女曰乳房为命；男以腰为肾，女以血为肾；男精白为虎，女经赤为龙；男精阳中有阴，女经阴中有阳;男精化炁充足,女经化炁和微,斯形质故谓不同。辨乎工法,男先炼本元性功,后炼形质命功;女先炼形质命功,后炼本元性功。男阳从下泄,女阳从上升;男逆修成不漏精,则曰降白虎。女逆修成不漏经,则曰斩赤龙。男精逆行到脑,女血直奔归心;男七莲难放易收,女七莲易放难收;男修为太阳炼气,女修为太阴炼形;男曰胎,女曰息;男降白虎,茎缩如童子;女斩赤龙,乳缩如男体。男出神则迟,女出神则速;男可自己飞升,女必仙人待度;男必面壁,女少还虚;男成真人,女成元君,斯工法故谓有别。今将同异明之,要知女子不同在赤龙未斩之先,既斩之后,炼药结丹,还丹火候,次第则同乎男子丹法矣。果能明其理,用其法,行其工,层次不乱,度数不差,自然道成。少女行则化气,老妇行则却病,孀妇行则守节。然女流成仙佛之果,全在功德大小、工夫浅深定之。女子修丹,必须绝七情,除六欲,扫三心,飞四相,万缘放下,五蕴皆空,百折不回,万魔不退,死心修去,炼血化炁,炼炁化神,炼神成真,果证金仙,浩劫永存。上朝金母,下度众生,在蟠桃会上不让男仙,独居其左也。女子勉之,吾立望之。

光绪丙午春三月十五日

降于固始巢云山馆仙房

序三

女子修行,自古最少,不如男子,则能游方访道求师。女子难以出门,焉得闻女丹修行之好事,此中能识字而解道意者,百难一二,果人间女丹有专书,成仙必多于男子也。因无真诀传度,故流弊横生,使其多般,不得不数数言之。果得斯篇之诀,当自知乎谨戒矣。然世上女子,有谤修行人者,有鄙修行事者,有愿闻修行说者,有阻人修行路者,有以不修行为美者,有知美而夫不准修者,有父母阻之翁姑忌之者,有为淫欲不绝而慕道者,有名利未绝而入道者;有割尘缘入空门,徒享清福而闻道不修者;有幼无依、老无靠,事迫帐逼,赖佛门逃生求衣食者;有妄投旁门邪教而害人者;有不知魔而疯狂者;有入狗群而败名丧节至死不改者;有闻道不循阶级、不知男丹有别者;有知男丹不知女丹者;有皈依佛门,念经念佛修性,不知求师指女丹修命者;有入玄门,以男子脐下一寸三分为炁穴者;有归善堂,吃斋敬神,念佛拜佛,放牲行善,邀福免祸,不知修行斩赤龙者;有不悔罪过,消解冤孽,禳灾降魔,不立功立德,不穷理尽性,即急求师口诀,便下手修命者;有知道不真,妄行运炼,生病而死者;有善良习染太深,自高自恃,不求师指用法,依书执相,妄斩赤龙,积血气成病,以致死不悔其错者;有斩赤龙后,不知与男丹火候工夫次序同用者;有经魔障,如刀兵水火,瘟疫官非,口舌谣言,及护法师友病死哄散,因退道心,半途而废者;有得一知半解,即自夸大为是者;有伦常应了未了,碍难清净修行者;有妄想杂念,利欲熏心,天人交战,虽修未修者;有愿守贞修行,而娘家阻扰者;有愿守节而婆家逼嫁者;有婆家劝其修行保节而不能者;有慕仙佛,不早回头,推到年老而不修者;有欲积养道之资后好修行者;有贪嗜无厌,满腔毒残,痴情妄想,不绝房事,不舍儿女,妄求仙缘者;有暴气未化,忧怒填胸,犹想成仙者;有身不庄严,心不清净,口吐是非,甘为妄人,望天仙接引者;有养牲杀命,不忌荤酒,而欲修者;有口虽斋戒,心如虎狼,视翁姑父母丈夫兄弟如仇敌者;有入正道后归旁门者;有误信三姑六婆,降神扛仙,走阴观花之说,颠疯失性,或诱入淫室者;有暗引良家处子,作人炉鼎,己作黄婆,自败名节者;有良女为御女家所惑,甘作炉鼎,以求成而败名者;有朝山入庙,乱投僧道而受害者;有与善门男师种下情意者;有尼姑道姑,善门师娘,天恩顶航,以及符咒神印,神水神剑,步斗烧药服饵,同流四方,开示女流,借道取人财者;有得真诀,不图利己而利人者;有得诀妄传遭谴者;有见贤不传而绝道根者;有错听僧道奸人,南宫黄白、丹房器皿、鼎炉琴剑,受害为是者;有得真师妙诀,道友忌心,暗中魔谤,阻止难修者。以上数条,流弊等情,不过略举大概耳。然吾身居深宫,焉知人间女子有此,时伴母后,查看女修功过中,有此等事,每长叹不能禁止,而泪洒胸前也。因无女丹真诀,有斯弊端,贻害于世,殊堪痛恨。今同紫衣泄天机之秘,愿浮界女流,得真传共修金丹大道,不致为旁门邪教所惑,庶几细心严守规戒,善读善悟斯诀,自然妙得玄真,何难步步做去,立见成功哉!望众勉之。

光绪丙午年三月十九日
降于豫蓼静养仙馆之仙坛

序四

女成坤位,纯阴之象,性柔情顺,气静神清,所以近于修行之路,惜乎世少真传矣。今仙诀露泄,普渡人间,愿世女子,坚志修行。必先孝悌,根立性天,广积功德,辅助玄工。首重清心寡欲,断妄绝尘,养真化气,惜神爱精,从此死心做去,日久自然成真。今皇姑泄玄中妙谛,露天机秘奥,助上圣普渡之法门,端一道正统之精微。乾道书成,名曰《天梯》。惟坤道玄工,吾等略著,泄露真诀,莫觉言之反复,本谆谆而告诫。须悟诀之玄妙,当拳拳而服膺。最好童真修行,一超直入妙境,可怜妇女,苦炼半途,失迷觉路。嗳!人生最好修行事;呀!道中须知正旁门。细心访乎仙师贤友,莫身伴乎狗党狐群。看他行持不正,急当远避而除害。知其真正大道,到处举止而合天。信为真师,方敢入门,速下谦恭,苦求玄妙,感动慈悲。师尊必先试乎真假,考验确实,诀乃指点其一二。可叹明师最少,真修无多,不出户庭,何处寻师而闻道?虽有心愿,无由得门而下手。幸广化师尊,飞鸾普渡,特著《天梯》一书,发明乾道渊微。惟女坤丹元,留待吾等宣布。可见乾坤二道,各有秩序,使世人不混乱道规,得端风化于万世矣。今奉上命,辅助传真,下降南洲,古蓼书舍,慧眼遥观,见云雾之中,隐约金莲万朵。吾同皇姑,下降著书,诗文浅俗,女子易读,而知天机全泄,障碍一切而扫。愿女修行,奉斯篇著者,莫觉得来易,须下死工夫,脱去一切苦,方见本来面。及到功成,回首自笑遇书之不早；死里寻生，实赖斯诀之有效。至此得缘，切无视为易能，须要虔诚熟读，妙觉玄精，方不负我与皇姑著书之苦心，广化师尊普渡之大德也。愿天下后世女子得此奉行，何难成仙与吾等为伴侣哉！今且试目望之。

光绪丙午年谷雨节后九日
降于蓼城□花书屋仙坛

坤道修行十二则

一、心地善良，实行孝悌，亲敬贤仁，安老怀少，救难济贫。

二、性情和平，忍辱化冤。人加怒骂，当反躬自责。外加恭敬，使暴者自化。不忌乎仇，视如平常，毫无介意。

三、品学端正，言行不苟，守三省四勿，遵三畏九思，以圣贤为根本，耻奸骄巧诈之事，居易俟命，毫无越礼。

四、明真道德，通彻阴阳，知天尽人。明生死根，查性命源，悟透时行物生，以我身中体用大道妙谛，会通合一。

五、广积阴功，慈悲念切，手不折枝，足不履物。视万物万民身心性命，为我之身心性命，当存渡脱出苦之心。

六、研究丹道，静中修持，层次工夫验证，广积古著丹经，细参玄妙，性工命工了法，并考地元天元，炼之确实。

七、忘情绝念，不留尘缘，一丝扰乱，静中视己如死，一切喜怒哀乐，无关系于我，将身事家务，抛去弗问，惟知修道，心不外驰，一心不二，日在道中。

八、选择师友，细心访察，品学言行，辨其旁正，不至败名损财，误入狗群。见其实在静工效验，方敢虚心求教。

九、志念坚守，守道不二，至死不变。随天造就，听命存亡，惟一日十二时,工夫不离这个,绝无缓怠,畏难前途。

十、工用自然,不可强求,妄加火候,自取丧命,须要层层步步,见验做去,不越范围,小心谨慎,求师友指点。

十一、修至还丹,必择同志三人,多积养资,共入仙山福地,无兵戈之乱,无豪强之侵,无往来之冲。近城市易需饮食,远茂林断绝风鸟。屋不踰丈,墙必重垣,窗宜舒畅,床座厚褥,衣服洁净,素食淡饭,五味随时,调养口腹,安静气体。

十二、传道选贤,见其向道心纯,考真能孝悌于家,仁义于世,安分守礼,品学优兼,志专修行性命,方可指点。不可轻言妄传,自取祸患。是要识人传渡,且无怠忽。

广化大帝诗

道统乾坤法并传,须分男女各班联。

玄功首异终同妙,详细斯中惟女仙。

吾降《天梯经》,乃乾道玄功。惟《坤元经》乃坤道秘诀,非乾道可比。必待坤道传真,作慈航而普渡女修也。吾故上请瑶池金母、玄穹玉帝,命紫衣大道君、玄贞五皇姑,同降吾著书之坛焉。

紫衣大道君诗

其 一

先谒师尊方上坛,敬求统率验金丹。

文词我辈难工雅,恐落人间作笑看。

其 二

奉命女丹妙诀传,比男终易始难先。

虽然修炼精神气,各有玄玄费话禅。

玄贞五皇姑诗

共辅师尊度世真，坤元道证乾元因。

天机泄露非言敢，诀不详明害杀人。

吾等同降女丹玄功，虽补助乾道，乃坤道秘传也。

女修入门规戒诗

其一

最苦吾们作女身，说来个个泪沾巾。

前生何等孽冤造，今世多般愧煞人。

其二

女身既作奈如何，拘束千般管教多。

头足裹缠休出户，防嫌暗地起风波。

其三

这般磨耐忍无穷，说不出来苦在中。

只有母家无别去，堂前厨下作牢笼。

其四

怎能闻道在人前，天使客来话露禅。

潜听修行三两语，如云拨散见青天。

其五

思慕修真读善书，向他好处学居诸。

理深难解堂前问，请教虚心父母姑。

其六

积功何处最为真,惟孝两家四老亲。
天自爱怜纯孝女,自然仙度出沉沦。

其七

敬领师尊指点玄,用心时习自成丹。
须知闻道非容易,好事从来得最难。

其八

入门多少不能修,冤孽缠身不自由。
缺少阴功培道路,魔来阻止使人愁。

其九

实行孝悌性功真,一片慈悲物及人。
自有神仙来接引,蒲团一纪万年春。

其十

真传妙处忌轻狂,莫在人前话短长。
惹动魔生遭谤毁,祸生不测怎担当。

其十一

修饰且莫变妖精,脂粉销魂媚态生。
易动淫心廉耻丧,丑看第一败声名。

其十二

三姑六婆歹人多,蜜口蛇心细刮磨。
纵不受他圈裏套,丑言难洗在黄河。

其十三

少男大半最轻薄,相见休言回避多。
势迫当前先正色,刚方铁面似阎罗。

其十四

出门女伴莫修饰，惹事招非后悔迟。
热闹场中且休到，怕人耻笑某家儿。

其十五

终身名节莫含糊，上对爷娘共丈夫。
怕惹祸生人耻笑，偷生愧死忍须臾。

其十六

身边儿女弃抛难，真个牵缠连肺肝。
婚嫁两全情未已，除非自作死人看。

其十七

夫妻敬爱了前缘，相见如宾礼节先。
须体他心买妾奉，脱身静养乞延年。

其十八

家中俗务最烦心，交付儿孙莫问因。
朝夕焚香经一卷，清闲自在静修真。

其十九

杀牲敬客孝双亲，除此两端惜福真。
口腹贪来孽自造，换食几世了原因。

其二十

妯娌姊妹聚时多，忍让谦恭笑语和。
劝化细心谈往事，使知孝悌作仙娥。

其二十一

修行最怕性刚强，生气时多恐内伤。
是要和平柔顺好，方能龙斩上天堂。

其二十二

吃穿原自靠天来，何必苛求多积财。
只要不寒还不暖，和光度日快心怀。

其二十三

解除窒碍自逍遥，不问人间长并消。
一切看空都是梦，死心修去步琼瑶。

其二十四

苦心度世著规条，句句遵行性莫焦。
守定戒言能化气，自然下手把凡超。

女修规戒诗

其一

尽心竭力孝姑翁，教子劝夫善化中。
凡遇族亲尊长辈，加番敬爱更谦恭。

其二

言行举止要端方，正直无私柔善良。
朴素衣裳须洁净，存心忠厚莫轻狂。

其三

终身谨慎在人前，人的是非莫倒颠。
知道天机休泄露，小心忍口祸生嫌。

其四

修行第一要真诚，师点机关问透明。
请教高人多下拜，虚心方得道中精。

其五

投师细辨正旁门，倘入狗群绝道根。
知是圣贤相表里，人天道合正乾坤。

其六

一心坚志苦修行，不怕死来死又生。
誓定终身终不改，从容不迫在前程。

其七

迭生妄念静中心，起止轮回生死因。
四相扫除勤坐照，死心抱道绝凡尘。

其八

淫根这点亲身来，纵欲伤元丹倒台。
女子性情柔易荡，动时速下狠心裁。

其九

苛残刚暴绝仙根，那有慈仁德厚坤。
失却闺门柔顺体，来生定作母畜牲。

其十

不如意事恨偏多，嗔怒忧愁奈彼何？
烦恼劳中加忍耐，知天磨我任风波。

其十一

七情六欲感中生，斩断全凭慧剑真。
要把身家都看破，世间无我死中人。

其十二

言听视动本由心，有觉速收定意真。
紧闭六门都不出，气平神静太和春。

其十三

杀牲害命大干和,惨报当闻阴律科。

万物原来同一体,忍心口腹造冤多?

其十四

施财种德遇仙缘,留与儿孙怕不贤。

金玉满堂死何带? 岂能买得寿千年。

其十五

儿是冤家女是仇,谁能养体母心忧。

爱怜何了终无济,何必床头添夜愁。

其十六

虚心抱道炼金丹,灾病须知人替难。

我的死生我自了,竿头进步作空看。

其十七

道理精微参悟明,莫随奸邪误苍生。

同他倘入迷魂阵,后悔迟来死不清。

其十八

焚香静坐用工夫,且忌湿寒风雨庐。

要避喧哗热闹处,只求清净闻声无。

其十九

一分道力一分魔,魔考多来进步多。

守定工夫前做去,死生无管奈如何。

其二十

遵行规戒莫蹉跎,劝化人才功积多。

引进高明贤孝女,玉莲同步伴星娥。

女丹诗

其一

乾体刚兮坤体柔，静功都在身中求。
月明池上澄清水，风卷金光入玉楼。

其二

月点波心澄水清，冰轮逐浪荡精莹。
天星倒映真空界，一线灵光上下明。

其三

先天一点号虚无，魄变魂生藏米珠。
静守鹤眠山下望，松涛煮月养真如。

其四

晓风柳色荡清波，采燕循环来往梭。
织得江山春锦绣，画图一副捧云罗。

其五

风送花香入小楼，青天白日对丹邱。
金光射地云生雨，土润苗肥芽自抽。

其六

三更鹤唳下长空，飞到人间云路中。
引出金光风一缕，紫霞盘上斗牛宫。

其七

煅炼金丹锁洞门，一团太和息归根。
全凭月里日光照，起死回生度返魂。

其八

龙头虎尾索擒回，欲把莲花火里栽。
静养先天真种子，本来面目见如来。

其九

诗中借景好参禅，悟破才知凤有缘。
不是吾门天上客，怎能透测这玄玄。

道元旨女丹口诀诗

其一

入门下手是收心，静坐焚香对主人。
妄念扫除无识觉，牵缠斩断绝尘因。
清清净净涵元性，寂寂空空养命真。
且把万缘都不管，六门紧闭待生春。

其二

修行何处可成仙，神炁穴心两乳间。
拂拭勤加磨宝镜，悠游活泼看流泉。
回光返照雀中寺，用意专诚海底渊。
月信关头时节后，要逢阴动火烹煎。

其三

吸呼出入到冲和，养气方儿本不多。
心似高山浑不动，性同秋水少轻波。
自然运息归常定，清净无声空蕴他。
如母抱胎随自在，法轮听转倒黄河。

其四

静中神气两相依，同路夫妻休隔离。
玄窍初开真意引，机关觉动架风吹。
丹台露滴花心润，白鹤巢归云梦稀。
欲觅先天真种子，半边锅里筑根基。

其五

苦心奋志斩赤龙，月信关头莫放松。
须在将来和血海，要知去后运灵钟。
抱元守一中田穴，调息凝神祖窍宗。
鱼吸水中阴动处，速来下手炼从容。

其六

乳房中穴空中现，真意浑涵抱定神。
目闭帘垂光返照，舌悬桥架泉生津。
提防须向经初度，运炼还从气转轮。
久久持行形自隐，化无三命道根真。

其七

花开对月运周天，真一先天怎少传。
十四年期经满藏，初三月影露轮圆。
弦前弦后留心采，拨癸拨壬分别还。
这个玄机非小可，顺生人处逆成仙。

其八

信来提防莫迟迟,如客还家身早知。
阳到阴宫血海动,火藏坤位玉炉吹。
河车搬运穿山顶,明月当空即水池。
仔细凝神入炁穴,全凭息住斩龙时。

其九

悠悠自得待春生,日暖风清小雨晴。
万里紫云盘玉宇,一轮红日吐金英。
雪清芽嫩生机动,妖斩雷收天气清。
静养丹苗称匠手,玄中妙运效飞琼。

其十

接栽妙法太玄哉,月里光从日里来。
山泽云通真造化,阴阳气感倒安排。
花心露点香生蕊,箫管楼吹音绕台。
悟破天机休泄漏,人间谁敢乱胡猜?

其十一

死心修去绝尘缘,炼己功纯莫退前。
大定六根空色相,敢伏五贼入深渊。
甲庚烹得活龙虎,日月光交倒地天。
终始工夫须赖此,故能采药大丹还。

其十二

顺成人处逆成仙,法用乾坤颠倒颠。
天地交通生万物,阴阳会合寿千年。
临炉仔细风吹火,得药封藏轮转旋。
静养乳间丹一粒,漫将水火运抽添。

其十三

精神混合气归田，恍惚渺冥妙莫传。

俄顷痒生毛里窍，融和体软醉如眠。

丹生香信神先觉，机动时来火速煎。

当面须知休错过，炼之片饷便成仙。

其十四

先天炁点结成丸，想到药生得最难。

风火同功消息动，气神烹炼返还丹。

炉中烟篆腾金凤，楼上月光鸣玉鸾。

说出这般真景象，无为温养静情欢。

其十五

扶桑红日晚升东，跳出洪涛大海中。

子后午前息定住，火蒸风荡醉鸿蒙。

云生山口飞天外，霞映波心返照烘。

活泼一团金鼎里，全凭搬运大神通。

其十六

金丹东北艮方来，气接先天息化胎。

若动欲情为孽鬼，浑然妙相坐莲台。

采时武火摧云走，炼药文烘刈草埋。

个里玄机说不出，闻之大笑妙奇哉。

其十七

古今火候息中求，默运随机任去留。

外借呼吸养自在，内调来往听悠游。

合丹采药分文武，炼汞结胎大小周。

起止时知应度候，数中九六细添筹。

其十八

从容温养育仙胎，时刻关心防祸灾。

不燥不寒归自在，若无若有莫安排。

青山雨润长春草，妊母寝兴孕子怀。

阳火阴符明进退，灵根大定内观来。

其十九

胎神静养气绵绵，合太虚空包大千。

忘却身心浑自在，恍如父母生未前。

脉停息住真神定，吸蒂呼根元气连。

十月工夫须仔细，坐中幻相莫情牵。

其二十

周天三百六中参，七返九还赖这般。

要叠乾坤分用四，须知前后中停三。

随机应变轮还用，进退抽添静里看。

炼到纯阳都不要，破胎出窍上终南。

其二十一

阳神初到上田游，温养工夫度数周。

霞闪天门雷电响，云飞霄汉鬼神休。

天花乱坠香风绕，宝塔玲珑瑞彩浮。

万化都从由一念，多般显象应心头。

其二十二

婴儿初出未成人，木汞长吞静化神。

全要坤娘乳哺育，养成法力性灵真。

若非三载关心守，焉得千般造化因。

修到去来瞬万里，放怀天地共长春。

其二十三

冥心静坐洞中天，大定功圆三四年。

性合真空元㲹浑，灵悬无上宝珠连。

了然造化合无相，超脱虚涵包大千。

闲作慈云宫上客，悠悠自在女中仙。

其二十四

虚无还到本逍遥，丹诏天书仙到邀。

鸾鹤飞迎入帝阙，瑶池班列到凌霄。

琼楼友结元君侣，鹫岭常随王母朝。

吾说女修能至此，须依妙诀把凡超。

女丹法言秘诀

静养化气第一章

女子坤柔之性，血液之躯，修炼丹法，入手与男子不同。秉性不一，故形体亦异。男子先炼本元，后炼形质。女子先炼形质，后炼本元。女子初工，先要收心静养，以有形之质，用有为之法，行无为之事，炼伏丹田元气，调和血海月经，神中灵觉，静里动机，趁斯时至，转轮逆运，到乎两乳中间㲹穴，月月如此，久自变化，灵脂成气。自验月经，由红变黄，由黄变白，由白化无，由无化㲹，方还元贞，始立丹基。志求上进，采药还丹，胎息出神，与男子丹法并用，了道成仙，同一形神俱妙也。女子修行，用太阴炼形之法。先数月前，日日清心寡欲，刻刻妄念扫除，抛去一切喜怒哀乐，尘缘挂碍斩断。凡遇大小功德，量力必做。斋口洁身，正心诚意，慎寒暑，节饮食。言听视动，爱惜精神，然后选择天清气爽吉日，扫室焚香，至诚礼拜，方上蒲团，端身正坐，双足对挽，口架鹊桥，心守玄关，意默血海，二目回光，返照两乳中间炁穴。凝神调息，静使至笃，虚令至极，镇静不动，一呼一吸，来往冲和。呼由后转，至乾到肺；吸由前转，到坤至肾，自然行持，外随口鼻绵绵若存。将两手交叉捧乳，轻轻揉磨，三十六遍。气自下田，微微吸起，二十四口。仍用双手捧乳。吾等童贞，不用揉吸之法，妇女要用。此后目微回光照定炁穴，神抱意住，意系息住，纯一自然。真息往来，一开一合，在丹田中挽转悠扬，聚而不散，则内藏所伏之气与口鼻外来之气，镕化无迹，交结在血海中，氤氲融会，不觉若觉，有意无意，呼则微微起意，上照神室，吸则悠悠回气，下达丹田，久则行乎自然，静虚到无相之极，侯生动机，其气在无意之间，丹田血海之内，有一缕清气，自下升上，直入炁穴，凝神照定，运息少刻，舒散周身，此一片太和浑元景象，莫知所之，方可下坐，磨手铺面。退符一节，是塞毛孔，免受风寒生病。凡行坐后，绝不可少此一番。

大凡用功静坐，要得四时正气，天青日白，气和风清，月明静夜。忌在风雨炎寒之天，阴湿污秽之地。忌食荤膻辛酸之物，生冷瓜果之品，自己谨慎调养，保护身体。当月经信至后，七日之内，更加一番小心，不可劳乎精神，损乎气血。女子性柔心静，无事之中，将自己眼耳鼻舌心意，不为外物所引。凝神调息，静镇使之不动。惟心出入无时，妄念何止？一觉心走，速收回来，入在腔子之中，目凝神光，下照海底，其心自然不动，久而常清常静，灵元生乎妙觉矣。然女子用静工之时，魔考最多，要尔自知自解。倘若福薄缘浅，一磨则退，终沉苦海，须要至死不变，力求上进。古仙云："要求生富贵，须下死工夫。"心不死透，绝无效验，即欲长生先学死，微尘一点隔天渊。能绝后天，方生先天。凡行走坐卧，不离这个。凝神收心，静中调息，依诀行持，不过半年，气质由浊变清，身体自少倦卧，神清气爽。凡处出外事，以戒规自守，细访仙师贤友，恳求指点玄妙，实在用法，多寻女丹，细对参悟，坐自有效。或一日三坐四坐，从容自然，每日亥子中间一坐，绝不可少。

十二时辰在道中，死心修去自成功。

仙人都是凡人做，要尔真心真用功。

此为女子静养化气之初功也。

知时炼形第二章

（此章宜细玩味）

女子浊阴，居于下藏，年十四经满而漏，因身体合乎太阴行度右旋，二日半，行一宫；三十日，行一周天。古今女子，初来北海潮水，都在月之初三，应"月出庚"之义，也有十五，应"月生甲"之理，如太阴一月一圆，月经一月一来也。斯经由周身血管经络，到肝入心，下至血海胞里，上接命门真火，下接膀胱真水，一熏一蒸，化行生气，贯通百脉，内润养脏腑，外游运皮肤，行至二十七八日之间，血海所蓄，气之将动，血之欲镕，引起先天中先天真一元炁，隐涵玄根之内，壬水始生。在月信将至之时，人必腰痛身软，头昏胫疼，日好喜睡，不思饮食，如客还家，先有信至一般。赤龙洪涛，三十时辰即止。癸净壬现，先天真一元炁，复在真阴动时，七莲花放，露蕊含包，此时顺受生人，逆炼成仙，天机实在攸关于此。女子修炼，先要算定某日某时，月信对期必至，早自留心，静候信到。要避风寒燥湿，忌荤膻辛酸，扫去妄想烦恼忧思，割断身心牵缠挂碍。惟日静坐，光定神凝，意和气平，耳不妄听，目不妄视，鼻不妄吸，口不妄开，身不妄动，一切凡情，不沾一丝，静不着相，呼吸绵绵。身觉信至，焚香静坐，闭目存神，两手如抱如拳，心守玄关，意默血海，回光返照乳中炁穴。运息如前，丹田血海，起意上照神室，少刻觉生清气一缕，自下生上，入乎炁穴，微微运落中极，回光照定，意引下照复还海中，仍旧运息。呼由丹田起意，上照神室；吸由炁穴回返，下笼血海。用意抱神，随息归根，丹田自然生热，斯时血化之炁，复入血海。若不相投，如客在外，变相还家，相见不识。此纯阴逢真阳之炁，引动玄根，真一炁鼓，真阴发动，在血海之中，如鱼吸水一般。此时身体绵软，醉人相似。其味较人难容,景象莫言。若动淫念,欲火发动,不能禁止,大丧品节。苟或强制,大伤精气。即觉妙景,速急回光,返照海底,意抱气住,神笼息住,涵蕴自然,团聚热气,下寻去路,微微升身,用意潜引尾闾,穿上夹脊,缓步三台,直上泥丸,下过玄关,落在鹊桥,炁化甘汁,和舌下泉中生液,咽下重楼。至乳间炁穴,运液化气,凝聚片时,调息运化。由两乳经络,气通胁上,贯乎百脉,舒散周身。息中若觉,周身皆玉乳化成冲和之气,则冲和之气若满周身,浑合呼吸,如同一气,斯妙化全在行乎自然之中也。此坐工在信将至,用此默运化气养形之法。赤龙正旺,两日半中,不可妄行运炼。果若胡行妄动,必有血中奇症,仙人难治,自取丧命,惟悠悠自在为妙。待到将止未净之时,癸净壬生,玄根所隐藏先天真一之气,忽又发动。在无意自动真阴,如鱼吸水,自觉七宝莲开,速闭目存神,默守关窍,回光照定,用意含聚,神抱息住。烹蒸热生,下寻去路,意引如前,由后逆行转轮,落在炁穴,由乳房贯通周身,自觉舒畅,然后升足,退符下坐。若养到气旺,一日之内,真阴若动数次,即要静炼数次,不可轻视错过。女子还乎元贞之体,全借真阴,动出先天真一元炁,在动机中,炼而运之,妙化无形,静养乎体也。月月如此,信到化气以养形,经止炼形以和气。平常静坐,工不可怠。待养到气活经化,自有效验。

> 观音白雀寺修真,海放莲花坐化身。
>
> 手捧宝瓶甘露水,枯杨养活万年春。

此女子知时炼形之功也。

斩龙立根第三章

女子静修,工纯见验,一日一时,不可倦怠,依前坐式,默守玄关,神依气运,意系息住。呼吸往来,上至炁穴,下至丹田,婉转悠扬,聚而不散。内藏接乎外来之气,融会一片。凝聚真气,日充月盛,下起丹田,上冲炁穴,斯气由乳运化,周身脉络,全体舒畅。口中生满津液,用鼻上引泥丸，入来清气和液咽下，直到炁穴盘聚，用息舒散，液中浊湿之水，少刻入乎中极，落在玄根。意抱气住，运息烹化，觉热生腰中，带脉一围，下到丹田血海，息用先武后文，静守自然，此即如男子玉液炼形之工同也。但觉血海液化之炁，注乎自然，随息默运，回光照定，丹田暖气自生。待热如汤煎，用意涵伏片刻，自然下潜尾闾，提上夹脊三台，直到百会泥丸。少停休息，降下明堂玄关，斯炁化为美液，滴落鹊桥，和舌生之津满口，咽下重楼，送入乳中炁穴。凝聚片刻，意随息运，烹液化气，由乳汁经络，流通周身之气，与内中呼吸，共合为一，妙化自然，此即如男子金液炼形之工同也。然女子日日坐中，用此金玉炼法，其月经之血色，临期斩之，久而自断。盖斩法是犹炼化之工，当在信之将至，坐式如前默守，运息神凝，丹田初动之机，将生之炁，意蕴默住，灵觉先天真一，涵中若现，趁用火工，运息收还玄根，意和血海，化气上升入炁穴，散乎周身，此谓"索龙头"也。经之将净，坐法如前默守，待丹田气生，真阴自动，露出先天真一之机，回光照定，意抱息住，凝聚丹田热气，呼吸烹炼少刻，温温团结，使聚不散，用意下引，潜度尾闾，转轮逆运，落入炁穴，蕴酿气化，舒散周身，自然不归血海，此谓"擒虎尾"也。月月应期，用此索擒，中兼金玉炼法，久久行持，水磨之工，不可急求其效，体旺二年可断，身弱三年可无，果欠真修纯实之工，终难斩去还乎元贞之体矣。然斩法全在阴动，露出先天炁机之时，速用呼吸火工，烹炼血海，所蓄皆化为气，散入身中，以炁穴中，主持自然，不入血海复变阴浊也。斯经渐炼渐化，其色渐斩渐变，行乎自然，红自黄，而黄自白，白自无，而气自化，三命无形，则丹基始立，乳头自缩，体成男子，则知斩断之纯工也。以上三层妙法，步步实行，见验做去，方能获益。言虽有为着相，要依有为，行不着相，不可离法行乎无为也。总要访求过来女修，此中实在运炼，火候危险，与此同参，万无一错。女子工行此步，魔考最多，阻止前进，要心自知，广积阴德，任其存亡，下纯死之工，不求急效，随其自然，久自化无矣。只在信至将净，趁乎动机，则用呼吸之力，恰在动处用火，是要小心谨慎。平常息莫用力，动火烹乎空铛，如回光在未得药前。一日只可一时,久照恐出阴神也。

斩龙下海运神通,剑号清灵用火攻。

上借罡风吹入地,霞光涌上笼晴空。

此女子斩龙立根之功也。

采取生药第四章

女子坐工,赤龙斩后,用法与男子相同。前炼斩法,温运和化,今用采工,趁机收取,炼藏于内,静候春生。既斩之后,坐法如前,静笃虚极,凝神入乎炁穴,无一毫念虑,无一丝知觉,随后天口鼻,呼吸气轴,运行内息,往来阖辟。吸入一阖,逆转自乾,升为进火;呼出一辟,顺落至坤,降为退符。进火即为采取,退符即是烹炼。此中吸则降火,呼则升水,是要分明透彻,方可下手。采取先天精中化炁,转炼封固,静养生药。明白息中方采取,得来一刻返魂浆。女子当此,静中自待,用神抱气,运意随息,上至炁穴,下至丹田,灵觉静中生动,用接栽法,时得艮卦,乾坤颠倒,天橐地籥,窍合吸嘘,觉丹田热气初来,急用呼吸,运意采取,收住涵包,凝聚片刻,遂下尾闾,过夹脊,上泥丸,后升用乾策四九,三十六数,到顶少停片刻,由明堂,入炁穴,顺落深藏玄根。前降坤策四六,二十四数,是为一转轮。然后温温,体若蒸笼,团聚不散,日日加工,温养生药。一吸入,降火为温;一呼出,升水为养。用心火肾水,在内息中,绵绵熏蒸,六门紧闭,待时生春,静中采取本心肾之气,来烘玄根,所藏外药,或十月一年之间,恍兮惚兮,中有物动,身中毛窍若痒,四肢无力,骨节若绵,难明形状,此正生药之象。神明自知其信,先必邀女修道伴,静中扶持。药生全在运养日久,六门不动,二气熏蒸,丹房之中,自然真阳,先天元炁,一片热起,在恍惚渺冥之间,似觉不觉,光定意抱,运息团聚,不至外越走漏,不知在呼吸之中,由鼻口露出,异香遍身,满室共闻,神明自觉,缓缓意抱息住,收炼片刻,自在酝酿。眉上明堂,忽有火光,外射丈余,此亦药生之验,慎加保守,不要走失。此采外药，引生内药。采外药，先生后采；生内药，先采后生。无外药，则内药不生，得外药，而内药方就。非接栽妙法，外药从何可得，内药由谁引而生之乎？内药养生本益，不过静中久候；外药采来本难，怕在当面错过。外药在下丹田之内，临炉之时，无人相，无我相，似有为，似无为，寂然不动，感而遂通，留意静候，一觉药生炁到，趁其生机，采而取之，收而聚之，转而炼之，神抱炁住，意系息住，涵蕴在丹房之中，封固运息，合意和中，日后十二时中，卯酉停轮，内用真息呼吸运动，心肾水火，温养所藏之炁，久久自然丹生。此中险危，要加小心。采外药时，妄动邪念，永坠地狱。采得外药，七日混沌，身若酒醉，倘失调养，易生疾病。温养生药，最怕忧怒，妄动损乎精神。内药生后，时刻护持，保守严密，不使移动，细心用小周火候，炼结成丹。倘若走漏，枉费前功。然女子采得内药生时，外自现象，色似桃花，肤若玉脂，举止庄端，言语低声，温柔从容，太和自在，一片神清气爽，望之令人恭敬。然此段采药生药，工夫最细，皆由本身精中之炁，采来炼之，温养生之也。斯逆来成仙，第一紧要，判乎仙凡，切记谨慎，不可妄动。依有相法，行无相事，凝神自然而常保之。

> 农耕绿野雨逢春，晓日清风到水滨。
>
> 天影波摇夹岸柳，烟丝一片碧云生。

此女子采取生药之功也。

炼结还丹第五章

女子静修，到了生药地步，其功非同容易得来，此中天机，前诀发明，至精至微。上言采来之药，从月信斩后，静养元贞，身中觉动，月信复至之象，丹田之上，命门之中，先天真一之炁，复隐发现，不鼓精液而化阴血，乃生真元之阳炁，在下丹田之中，时用艮卦，采来逆运转轮，炼藏在丹房，静养日久，方生内药，女子觉到生药，速采速结，庶免遗失。此中炼法，吸降心中真火以养之，呼升肾中真水以温之，神定意抱，息自内运，用真火炼之，真符应之，凝聚烹蒸。生药之中，日久工用，自然恍惚，炁如蒸笼，渐渐收聚，觉得五脏四肢，精气似到一处，骨肉毛窍，莫明景象，凝结一团，若起若伏，似散似聚，渺冥觉中有物，微微意随神照，用息运炼，一时内结粟米之珠，盘桓流走，活泼莫定。此时身不可动，工不可停，十二时辰，如龙养珠，如鸡抱卵，绵绵如鹤胎龟息，久自圆明，灼灼一粒。斯中炼法，用小周天火候。一日之中，子至巳六阳时，用乾策二百一十六数，除卯沐浴，乾之实用一百八十；午至亥六阴时，用坤策一百四十四数，除酉沐浴，坤之实用一百二十。各得之数，合成三百，添卯酉六十，谓之周天三百六十，闰余五度四分之一，为在息中，以补不足。知闰则知天之实用，炁易结而丹易炼矣。然沐浴正为进火退符，用在停息调和之中，不沐浴，进退成虚幻；不进退，沐浴不冲和，此子前进火、午后退符中之妙法也。然结而后炼，不同前之炼而后结。前之炼法，运坎离中真土，合成刀圭，方成丹药，非运内息，水火烹炼，何能聚而成丹乎？即丹结而后，炼还之工，非同容易，当炼之时，周天火候，莫差时刻，内防危险，方得真还大药。真药实在，定中运真息，无中藏真有，有中却如无，此真息用火妙法。炼药结丹，日日纯工，定息运气以抽铅，行火炼形以添汞，乃以呼吸轮转，河车搬运，烹炼玄根，盘聚元炁，方结成丹。炼到乾砂，紫金霜色，养足圆明，方可移炉换鼎。一团元炁，由丹房中，下降尾闾，后转升入泥丸，落前乳间炁穴，还乎先天本位，刻刻回光照定，息息用意酝酿。三五日内，水火既济一次，不使爆冷。每日静中自在，神依炁和，意涵息住，若似虚无，非似真空，在不有不无，若觉不觉，斯境莫明，其中惟用内息，呼吸外随鼻口，出入若不在鼻口，似未离乎鼻口，绵绵若存，静养中田，丹还炁穴，光明活泼，方用乾坤大交，炁合神中，服食合丹，运大周天火候，三昧会一，结成胎息。人到还丹，目如点漆，光同展电，神明若镜，未卜前知，此因静极感通，玄机妙化中得之。斯时可遇仙佛，来指玄奥，暗中护持。吾命仙来保护，成功胎息，不然怕入阴魔，走失大丹，有伤性命。当在未炼以前，将火候二字明透火有三，君火、相火、民火。候有三，时候、节候、气候。火分大小缓急，抽添进退，候有动来发起，补足停止，皆以息运意觉，惟神明自知妙机，临时运用，细防危险，古仙丹经，火候未有不传，要人细悟此中妙谛。然百日生药，一时结丹，三年炼丹，七日还丹，内有金液玉液、九转大还，炼之非同容易，此节工夫，最精最细，要死心如灰，磨之又磨，炼性清如青天，方下死工，自然做去。

　　　　紫金丹结海天中，波荡霞光倒卷空。

　　　　飞上苍台盘玉斗，一轮滚滚捧云红。

　　此女子结炼还丹之功也。

会合胎息第六章

　　女子修道还丹，大药成就，炼化元炁，要用炼炁化神之工。当未化神之前，炼炁全用真息，呼吸内运，意调火候，气尚借鼻口出入，内外若不相应，往来若似相通，即还丹合炁之中，意默气化，光引神投，交会莫明，所在真息，浑然不觉，若有不有，似无而不觉有，似空非空，似有而不着空。倘非真空，若差失火工，则添梦寐昏迷，堕入旁门，乃成小果，难逃生死，未能超劫，永不离世。须要女修道伴，小心扶持，若觉行坐不一，便使回光，息定静中，自然化幻无影。然合丹之时，天地交泰，日月合朔，古仙有云：炼到乾坤丹会合，天机口口道传真。即如来说："一合相，即非一合相。"妙行师云："太阴交会太阳来，对照生光返照回。"此中天机难言，不过五脏之精，百脉之灵，三火之力，将真神在上，元炁在中，意引神往下降，投入炁穴元炁之内，息运气迎上接，合真神入炁穴之中，会归一处。初见若不相投，少刻五脏精、百脉灵、三火动，使真神元炁，配合如夫妻结丝罗一般，此全赖意引息运之功能也。然交合融化，隐结珠胎，身不可动，如龙养鸡抱，光定息蕴，封固保守，细心用大周天火候，静养胎中生息，全在默运身中呼吸。不在鼻口，未离鼻口，虽有呼吸之名，实无呼吸之相，要用先天脐轮之呼吸，不用后天鼻口之呼吸。盖先天呼吸，不由后天鼻口，乃由脐轮，若不在脐轮，实由前脐轮对后命门中间，丹田气海一定冲脉，下至二足心之涌泉，逆行腹中，自然呼吸。即庄子云："至人之息以踵"是也。此谓真空倒机。吾昔闻古仙言：丹结如人胎。等我身初时，父之二气、母之二气者，一呼吸，一元炁，两两二气会合混沌，合为一气，如太极图，中包虚空一炁，无胎可觉，无息所动，因母呼吸，运精化炁，始长成胎，因胎而长为息。妙行师云："胎从伏气中间结，炁自胎中息里陶。"及至胎全，妙在随母息以为呼吸，所以终不闷塞，以脐相通，若有息无息。自我落地，剪断脐带，先天路断，成了后天，空气逼入，鼻口相接，一呼一吸。今逆修返还呼吸，时以鼻口之气，复归仙胎息所，渐炼至胎息真无，到灭定尽，还至未生之时，无息无胎境界，不入生死之乡。然养胎息，制伏呼吸本难，先要元炁依持，静中息归乎胎，以胎息养胎神，得神炁乘胎息之气，在中一定。似不在鼻口，若在脐轮，若不在脐轮，似在虚空，始觉是有，终觉是无，久久绵绵，无时无刻。若不在胎息中景象，则炼气化足阳神，绝无动静起灭，即谓胎圆，方还到如母胎初结我一炁之时也。果以后天呼吸，不由鼻口出入，则闷塞气断，神无所依，死不长生，难逃水火刀缢之劫。今修到先天大定之中，必要十月温养，完足真阳，而后调运出神矣。

> 乾坤妙合仙胎结，一炁浑然息自绵。
>
> 呼吸绝无灭尽相，悠悠大定即先天。

此女子会合胎息之功也。

调养出神第七章

女子修到胎息成功，其心良苦，方到此步。内中默运，要一年纯工，然后出神。十月温养，一月总炼，一月出神，谓之一年。十月静养胎息，如母怀我未生之初，在母腹中，随母呼吸。因我脐管通血包外，依在血海之间，接母呼吸，自然相应，感生胎中，神气养足乃生，瓜熟蒂落焉。盖温养胎息，初结之时，百日之内，一日十二时辰，呼吸虽通鼻口，似觉不在鼻口，绵绵内运，不同"胎从伏气中结"之呼吸，要在炁从有胎中之呼吸。胎中生息，由内运息鼓动，引胎随动，相感息住胎中。在有觉而不觉，似有而不有，息中初定自然。呼升水以养之，吸降火以温之，内自随息，一感一应，相合如一，若有意无意之中，是空非空之境，火不觉乎始有终无之起止，息不觉乎外入内出之往来，此百日养胎中生息之工也。此必要再加百日，全乎药力，生乎胎息，以养胎神，一日十二时辰，子午之中，调和五脏精神，随息朝乎胎中，蒸养胎中生神，若在空虚，似不空虚，若似有无，觉不有无，用此五气朝元之工。以全药力，虽由背中，运入炁穴胎中，在有意无意，使之自然而然，随乎胎息，内养胎神，此百日养全药力之功也。然更要再加百日，坚乎圣胎，神炁乘息，气中一定，内胎息处，中有随息而不有，中无觉息而不无，化去胎中之息，方能养全胎中之神。自然元炁浑蒸，神得炁化，在乎无息之中，胎静无息，阳神大定，始觉有动不动，终觉若静常静，到无一毫之起止，方还至如母初结我一炁，方谓灭尽胎息，炁化胎神，此百日坚乎圣胎之工也。斯三百日中，每日卯酉皆是沐浴，要自在行乎自然，无有无之起止，无往来之出入。三百日胎神在乎大定，是谓胎圆神全，到化至无一息之动，又谓之灭尽定，此炼炁化神之工全。是要调养出神，由炁穴中，往上田迁移，一片太和元灵之真性，浑化无极，体相皆空，凝聚清灵善化之机，明圆朗照脑中，混沌无相，此神在泥丸上宫，盘结数周，不能留住，自然炁冲天门，霞光三耀，忽然电闪雷响，莫要惊恐，随乎自然，泥丸出一缕清气如烟，直到空际，结云端坐，元神真性，阖开正眼，重见人世，山河大地，如同指掌。此初出胎婴儿，虽离母腹，其体尚嫩，一出速要收回，养之再出再收，久而由近及远，不致迷失。此中吾命仙娥，暗中护持，免乎邪物偷盗之患。然神居上宫，鼻口无气，毛不吹动，浑然如死，最要道伴，日夜扶持，不离左右，看我入定，不可惊动，若要喊叫，恐伤神体，见我气息不在，颜色不改，任其聚散，倚其正坐，不令歪斜，或一日二日，或三五日，或十余日，皆不可动，用二三人，不离前后。待至鼻间，微有若无，二目神光，半露不露，方可低声在耳边问之，不可高声惊之，此出定中，着着防危。待三年乳哺，九年绝阴，修至纯阳矣。此章言调养之工，正发挥胎息十月温养大周天之事。如上章会合之理，为发明还丹、七日服食大药之妙。吾虽分说，实以工夫层层，逐节传乎仙诀，此中玄妙精深，不详细说透，中等女子读此，何知其中之妙，焉能进工之速、成仙之易也。

> 阳神养足上田游，破鼎出胎去又留。
>
> 方见如来真面目，定功须在性中求。

此女子调养出神之工也。

待度飞升第八章

女子修至阳神升迁，天门出现之时，皆前之养神大定伏气，无始终之一息，方能得此。至出神更要防危，今一念神出，若在外久，恐其迷失，是照顾收回，入在上田，静守在虚无定中。此如前之胎中神定，时而或出，本是六根，为魔妄出，神入幻境，息走鼻口，灵觉非是，急入依息归胎，同一危境。然出神在乎身外，出之虽速，入之要急，炼至三年乳哺之久，后至九年，入定时多，入鼎时少，炼到出在定中，入在定中，绝五脏之阴气，则四方八面中，凡现仙境，仙乐奇景，须要守定不动，莫觉为好事，此绝阴象要自坚守，定中虚无，出则在定，入则在定，无时无忝，无一不在定中，自然同仙佛之妙境，超脱天地一大浩劫，永居无上天宫，为不坏身之菩萨。盖三年乳哺，即如九年面壁，二乃如一，待炼至婴儿老成，瞬息万里，神通广大，五行无隔碍之时，妙化无穷矣。斯神属动，当用凝神之法，使神中自定，圆融道妙，神中化身，垂教显化。待度女修，必有高真上圣辅助，代尔上奏，金阙下诏，瑶池颁旨，命上品仙佛下凡，待度飞升。若无三千功满，八百果圆，待度无仙，虽可长生人世，终为守尸之鬼。当此神出之初，身有微震，鼻尚微搐，出之久时，浑如大定，超脱乾坤，必先告嘱日期，时至沐浴，更衣焚香，叩谢四恩，拜辞道友，静坐时至，看其顶出灵光，悠悠直上，或时有香风庆云，鹤唳鸾鸣，恍闻乐音，由近入乎高远，莫知所至，此成功之女修，志愿满乎生平矣。

吾著法言八则，漏泄天机，为望人间少年妇女，速修脱苦，登乎极乐上界，故不畏玄天父皇降罪，母后重责，口口传真妙诀，度世女修。速速趁此三期普度，大会蟠桃之宴，认真大道，工下死修，自然列上品之玉莲，岂忍自弃，久堕轮回，甘作女形，而受无量苦？言之泪下沾衣，要尔读之自思。然吾传此，入手养经斩法，是后天有为之法，须寻师指，吾书妙法，方能行持。后之采药真工，生药内景，行火止火之工用，采大药于百日，精满炁足之后，得大药，六种震动之景验；过三关，为移炉捧圣之秘法；服七日，还丹交媾之天机；结胎息，养中田而守中理；调出神，谨慎放收，常炼在中一定。此中玄奥，吾今说透，内中秘密天机，总要人步步求师，指示书中口诀，依次见验，做去功成。究不如吾等童贞修之本易，一超直入，九年成仙之速矣。今浅说直论，世上女子，易得修为，不至不以孝善仁慈为根本，误陷淫邪鬼窠为畜类，则远邪归正，知大道合乎天地日月时行之造化，体修身中，合而为一，人世之学问，孰有大于斯哉！然吾同紫衣，泄诀人间，非同伪说，迷惑人心，不惧罪恶于万世，实为度天下后世之女子，正大真修。莫觉斯章，言虽浅，为易知易能；法本奥，为畏难畏行。不求师指，焉得此实处之修证？不善参悟，何识攸关乎性命？是要严守规戒，低头实学，自悟之，自修之，自证之，究理之真，印师之传，行吾之诀，不负我离皇宫赴瑶池邀紫衣，笔降南洲，云停古蓼，在天真上圣妙行师尊者书坛中，留斯女丹法言，一字一泣之苦也。今吾书成，不能久在人间，刻即驾返，惟在玄穹，拭目俟之，皆到蟠桃会上，不让男仙，独居其左也。

　　　　说到成仙事本难，真修何患不成丹。

　　　　有缘遇此坤元稿，句句篇篇仔细观。

此女子待度飞升之全功也。

其一

降罢丹经说罢禅，九重来了女群仙。

法言赞赏玄机露，留在人间作渡船。

其二

漫说女修不胜男，比男工减炼金丹。

篇中大半乾堪用，不二法门一贯三。

其三

世上女丹诀少传，千年几个到梵天？

紫衣同我飞鸾化，得遇斯篇登玉莲。

其四

即得仙缘修变男，斩龙断绝苦生甘。

须知岁月悲荒我，莫待经枯老去贪。

其五

妙诀从今共普传，夺他乾道万金莲。

得来须要纯修道，何患人难上九天。

其六

话别坛前红袖围，须知从此见还稀。

若能心死修真去，我命仙娥携手归。

其七

诰戒谆谆笑别回，九天先洗玉莲杯。

蟠桃敬候诸仙侣，我伴紫衣末座陪。

其八

仙娥对对侍坛前，凤辇来迎驾九天。

辞别人间休念我，专心修炼自成仙。

瑶池仙女灵光元君诗

劝世修行心莫多,妄生杂念百般魔。

不离这个回光定,头不休抬酿太和。

女子入门修持,先要清心寡欲,自视如死,一日十二时,刻刻凝神,收心念住,静调呼吸之气矣。

瑶池阴祥元君诗

大道无为本自然,勉强难上大罗天。

须知步步功程做,变化切莫用意安。

静坐不可妄加作为,妄运妄炼,不依口诀,乃生奇病,命自丧亡。是要求师指示玄妙,自然行持不错。

瑶池金带元君诗

心若死灰绝去缠,霎时风净浪平天。

临炉缓缓拨阳动,海现珠光一缕烟。

坐到静笃虚极,无我人相,下田中自然生真阳炁一缕,上冲心舍,觉到此景,久而气化神清。

瑶池高介仙女诗

一团生意用观玄,火发周天倒涌泉。

妙自熏蒸交会处,安然无相合坤乾。

心存丹田,用神光引照,气伏其中,久而真阴自动,元阳自生,熏蒸得住,下至涌泉,上达泥丸,则周身皆太和之象,莫可言状,久而形质变化,血气活泼。

瑶池高贵仙女诗

月出海心飞上天,金光浪涌捧金莲。

花飞万朵腾空去,一片丹霞锅半边。

静修在月信前,经净后,真阴动处,神抱意住,炁系息住,微微运行,将先天真一炁,由血海中上升入乳中炁穴,使化行周身,合乎呼吸为一,谓之炼形。

瑶池清贞仙女诗

蛟龙飞出海天中,如虎生风势本凶。

拿着云头随意住,先从动处火来攻。

斩断赤龙,要在信前经后真阴动时,用火烹蒸化炁,临时要有把握得住,不然走失真一,赤龙何能断绝,全凭慧剑利锋,在鬼窝中斩除。

瑶池祥云道君诗

时来倒看影无踪,照破海心月映空。

意定神光常射住,冲和元气到天宫。

斩龙全在倒机运化,将月光炼到还乎太阴本体,若四体不冲和,其形不变,三命终无了期,倘在洪涛大海中,妄行运用,必生血症,须自小心谨慎。

瑶池凝寂元君诗

调息工夫本不难,有无无有细详参。

有为着相皆成病,无意随机万化安。

坐到真息现真炁,切忌不可用力,有伤本原,自然有抽添妙用,火候有起止妙景,神明自觉。大道本无为,着相皆不是,呼吸中有无穷玄处,修者细参。

瑶池含真元君诗

气伏玄根基筑成，太虚无物静中清。

一毫鼻有还生死，息踵悠悠机倒行。

伏气不通鼻口出入之门，倒机踵息，安顿自然妙化，久而丹根坚固，则行药火之工，然始终妙用，皆在无极中之静伏，故为化精化炁化神之玄机也。

瑶池玉仙道君诗

炼己心纯一念中，任他磨折我清空。

时将慧剑胸前挂，斩断丝头常静工。

炼我静中真性，动中真意，将元神守定，无生灭出入之境，无眼耳鼻舌心意之牵，昏昏默默，悠悠如如，则念伏降住，性纯清净，丹工始终不离乎此。

瑶池天真元君诗

日光蒸透河山中，地热云生气鼓风。

叠卷非还浓自散，雨生洒自半虚空。

凝神入炁穴，鼓动橐籥巽风，息息向炉中吹嘘，风生火焰，炼精化炁，采之为药，此中依诀，临炉妙用，小心防危，女修到此，则与男丹同一，工用细参。

瑶池普善元君诗

日来映月照鸿蒙，一点灵光涵在中。

说出这般真造化，羊车倒挽上天宫。

求外药于下田，所求生气，要一念坚定，毫无人相我相，在灵觉中，采而取之,得真阳逆入炁穴,当此临炉,小心防险,不可妄动念头,一刻攸关则大。

九天玉案司香仙女诗

雨后春生放草芽,香泥和软路三叉。
青茵一片朝阳处,对照溪头开杏花。

药采到手,保守不失,在时刻中,静养不怠,听其自然而然。元阳之炁,热如汤煎,神依息住,融聚涵蕴,用火烹住。在恍惚杳冥,痒生毛窍,骨肉莫明,四体如绵,此生药之象。然丹田有信,急备火攻,莫差时刻,在不老不嫩中炼之,自结粟米之丹。

九天监察仙女白玉娘娘诗

红轮滚滚白莲潭,一点明珠宝气涵。
笼住金光浑不动,太和春满在终南。

炼结成丹,在呼吸绵绵,内运真息,不过微借鼻口。神火随息,返照烹蒸,使合为一,须在文火温温,丹始凝结,悉用在子前午后抽添,进火退符,炼成一片,方能合丹,大阴阳交媾而成胎息。

九天统领女仙金魁大士诗

东家美女巧梳妆,相会西家美少郎。
匹配阴阳成太极,孕胎涵结在丹房。

丹合炁穴,如夫妇结丝罗一般,初到一处若不相投,须要六门紧闭,用意调和性情,顷刻心意相合,交合成胎息于中宫矣。

九天后土夫人诗

开花结果炁涵包,仁子中心卵在巢。
鹤睡养胎浑不动,暖烘气接莫轻抛。

养胎十月之功,时刻不离这个,究胎由伏气中结,炁从有胎中息,如人初时,二气合一,涵聚正气,无胎无息。因呼吸而长胎,因胎而生息,养息胎中,返还无息,则不落生死之乡矣,斯全用倒机玄功。呼吸不由鼻口,以毛试之不动,如在虚空,绝无动静起灭,在大定中,时刻无息之景,于是胎圆。

九天运明太极女娲皇君诗

宝塔地涌放金莲,上坐仙人现性圆。

浑在定中出入窍,昆仑顶上住安眠。

胎足迁至上田,微微用意出神,阖开立眼法藏,见我本来面目矣。必待三年,小心保护,元性出入皆在定中,自然不着物相,最怕见欲动情,又落凡间。因气到鼻口,为四果之徒,须要常定,炼到神通广大,再加绝阴工夫,方能敌三十三天上罡气。

□¹元无极圣母诗

一片青天日一轮,苍台旋转静涵真。

屯蒙地运空中相,浩渺元包应化身。

绝出神之阴,要在阳神中,炼乎中田。在阳神中,炼绝五脏阴气,合成纯阳一片也。女子修行少此步工夫,何必急求仙佛待度,加此一番,好与吾等亲历数数盘古,岂不美哉!

玉音妙真天尊骊山老姥诗

修到功成上九重,蟠桃会里女英雄。

因多传度皆同座,金母恩颁无上宫。

女子修行功成,要度仙才,同上九重,方谓德大功高,荣封上等天

---

1 原字缺失。

爵。果度已自成，缺少功德著世，不过为仙女道姑，焉得有道君元君之称？九重天上，论道行重在德行，凡间女子，要知二者不可偏废，功果两全，方居玉莲之上品也。

九天掌法十地演教太玄天尊玄母诗

善哉二女降金丹，泄露玄机作渡船。

最喜群仙诗解妙，共同广化大收缘。

此前列规诫，为女子入门修行之要，后之紫衣元旨，皇姑法言，阐透女丹层层口诀，玄之又玄之妙，又有群仙补其精奥，可谓尽善尽美之坤元也。人间有此一书，不至盲修瞎炼，入乎异端邪教，得归大中至正之法门也。古之男仙，可传女修丹诀，今广化不降女丹，乃上请二女传诀，附在乾道《天梯》卷后，合为乾坤普渡矣。然天真上圣此举，为正道纲起见，使世男女修行有别，乾不传坤，坤不传乾，各守玄范，不至混乱，遭乎众口之谤议也。苟或佛堂讲道，女设帘帐，以隔内外，不至混杂，污我法界。其功不胜伟欤！

天花万朵到坛前，仙乐来迎驾返天。

笑别主人率众女，云霞鸾凤走如烟。

紫衣大道君诗

多少女仙驾返还，我今暂刻补全篇。

女修我恐难获效，且把斩龙诀再传。

斩龙浅说

妇女修炼金丹大道，入手斩龙最难。因体弱血虚，内多疾病，所以修之不易。吾不能不传一番用法，使妇女知修道而逃苦海。入门严守规诫，必先清心寡欲，割绝尘缘，扫去妄念，心心在道，视己若死，无一挂念，依定口诀，从头做去。须从静室吉日，焚香拜祝，至诚不二，端身正坐，双足对挽，两手交叉捧乳，塞兑垂帘，二目凝神，心守玄关，意默血海，静候真阴动机。有意使动，非是真动，乃是欲念。呼吸万不可用力，烹蒸血海，必要无意自动，方可炼之，而体弱血虚不旺，焉能有此。静中凝神，入两乳中间炁穴，两手轻轻揉乳二十四次，将下田之气，微微吸起三十六口，升入乳间炁穴。真意涵运，仍用两手捧乳，二目回光返照，调息自然，不可用力，静候血海中真阴动机。如若不动，再行揉乳二十四次，在脐腹下转摩三十六次，口中咽津三次，照前回光，静笃虚极，一念不生，不可有意使动，成乎欲界，有伤神气。一日三坐四坐，如此行持，百日之后，其坐时自然神机运动，俟口中津满咽入心舍，降至黄庭关元，下至血海而止，凝聚一刻，由血海下至尾闾，升上夹脊，直入泥丸，下玄关而到鹊桥，和津咽下重楼，至乳间炁穴乃止。停聚良久，使意化津为气，此谓转轮，每日每坐要转，用两手在两乳回旋揉之，在脐腹左右摩之，此后手捧两乳，轻轻运至血海而止，然平常坐要如此，行到百日之后，血海之中，气机温暖，自然有清气一缕，上冲心舍，直至乳间炁穴。此时不可妄动，仍前依旧，行工运转，久而经血自调，对月必至，要在月信将至，经水将净，真阴自动，先天真一元炁发露，用火烹炼得住，使此由后转前，落乎炁穴，散乎周身，随呼吸在不觉中，复还入血海，真气常生，久之，赤阴之血化，为白气之阳。倘不用火行符，其气仍化为赤血，枉费前工。当用真火炼之，真符应之，则火足气凝，则血犹气化，若用火过当，用符差错，必有血崩之症，有伤乎命，小心防险。当气归血海，化血成气，故经血赤而变黄，黄而变白，白而化无，方谓龙斩。始化气由乳间炁穴，初到血海，若不相投，下降之时，少刻自然。血海之中，如鱼吸水一般，真阴真动。先天真一发现，似有不可忍之象，难言其味，须要把定元神，方可采取。发生之药，采取以机息为用，既得则仍守中极。采取之法，以目观鼻，回光随息，入血海中，微运意采之，逆行转轮，落前炁穴，过乎中极，复归血海，将真意守定，在血海中，静镇不动。如有生机，再行采取，仍守中极。凡行功，最忌风雨寒暑之天，喜怒哀乐之事，生冷瓜果之物，处处爱惜精神，检点时刻，心意万般放下，一毫

不染，悠悠自在。一日之中，真机能动二三次，即运转二三次，只要三百日
纯工，血自化炁，赤龙自斩，乳头乃缩，方成乾体，丹根始立。此真阴化乎真
阳，要道伴扶持，候真景到时，采药过关，则基筑药产。丹田有火珠驰，血海
如汤煎，鼻搐身震，切无惊惧，求师指示，方免危险，此小丹结果。每入室
坐，遍体火发，气若蒸笼，仍默守中宫，听其变化，霎时见一火珠如豆，从
明堂射出丈余，如闪电一般，斯得药之景也。至炼药丹田，火珠三驰，急当
止火，不止丹走矣。与结大丹，同一境也，是要一念不起，五蕴皆空，任风雷
刀兵之死亡，将元神稳坐中宫不动，毫无半点畏惧。自然内息，暖气长接不
断，进火退符，照旧用法，炼至静定，内运真息，倒机真空，炁足神完，火珠
不现，小丹结成矣。此工夫，妇女二年补乎破丹，五年可至此地步，体旺三
年可也。若一日十二时辰，不能清心寡欲，养真化炁，焉能九转炼形，用火
行符而斩断赤龙哉？此三层之妙诀，必合皇姑之法言，同参做去，自然获
效。后之四层，与男丹无异，建功尤速矣。今说透妇女修行之妙法，以补书
中之不足，实关系入首之紧要，不由乎此，终无一成。今留斯诀，我无憾颜
人间，不愧奉母之命，来辅广化师尊普渡乾坤矣。

其一

说这法儿修不难，斩龙方可炼金丹。

真切要用真心死，一念当坚万化安。

其二

破体倘还补不全，血枯经闭有谁怜？

我今眷念真修女，法说当然结大缘。

其三

儿女尘心休妄贪，要知生死替行难。

自逃苦海谁能度，惟上法船冲波澜。

其四

不下死修焉斩龙，一毫松放未成功。
此中无别奇行处，自在冲和气自融。

其五

修行第一爱精神，且莫劳形错用心。
扫尽私欲常定住，清清净净抱元真。

其六

镇住五行治六根，先天混合大乾坤。
中藏一口无名镜，光化三千何处痕。

其七

大道明知若不修，无缘少福老来忧。
须当奋志克成果，永乐天宫任自由。

其八

上叩师尊辞别还，敬求删著作真传。
诀中不怕人间笑，漫说文词非妙篇。

其九

母命仙娥接我归，人间少到暂还陪。
慈云宫候诸仙女，九品莲台天上回。

南极仙翁诗

气机默运转胸前，缚性先天静里还。
这等安神真口诀，自然炼至大还丹。

孚佑帝君诗

大道都从妙里来，凝神伏气静安排，
自然修炼生机处，假内还真结鹤胎。

紫霞真人诗

鼓动春风灌醴泉，无根树活艳阳天。
花开香惹枝头鸟，常在晴云笼翠眠。

云中子诗

一囊天地本虚无，二气合成造化图。
玄里机关月殿朗，自然春满小方壶。

广法天尊诗

天生一个好蒲团，静坐无心自在观。
离坎交通真妙诀，先天炁里结金丹。

太乙真人诗

八宝莲台稳坐中，九天吹下玉炉风。
金光地涌冲霄汉，笼罩乾坤万化工。

赤精子诗

北斗天高朗朗星，转旋日月照黄庭。
扶桑海上仙花采，酿得长生酒一瓶。

灵宝法师诗

莹莹宝镜挂青空，照彻乾坤无有中。
静对主人云里坐，霞光冉冉一轮红。

广成子诗

化生万物本中央，二土成圭宝气藏。
莫使客来权夺主，剥阴纯正是复阳。

镇元子诗

玄机妙化气神中，生在虚无浑太空。
妙合元包常定住，永超浩劫梵王宫。

道德真君诗

无极先天本渺茫，玄关窍里暗深藏。
静中生动机初露，男女都从返故乡。

东华帝君诗

邀到仙坛览女丹，天花满地和云攒。
机先预兆收缘瑞，南海多添佛笑看。

观音菩萨诗

今喜女丹从此传，吾何幸了普收缘。
机关说透层层妙，的是琼瑶第一篇。

广化大帝诗

其一

男女修丹首不同，阴阳炼法理相通。
初工清净为根本，基筑先须斩赤龙。

其二

人生本性静中求，运炼先将补破舟。
血化气成潮信绝，先天一得到琼楼。

其三

癸自壬生海放花，金钩月影有黄芽。
勤加培养真元炁，便结长生太古霞。

其四

南无阿弥这陀佛，六字经中细转流。
此是收心真妙法，河车运里自悠悠。

其五

修本生人学死人，死心修去始能生。
求生不死人如死，方得长生不老身。

其六

眼看乳间心在田，息调来往自绵绵。
两天半后真阴动，恰在机中运火煎。

其七

乳房血海意常游，运炼无中妙自收。
动静守常真个里，红尘不染在心头。

其八

志在冰霜真苦辛，可怜一世未亡人。
坚贞不二纯修道，自然功成万古春。

其九

身入空门万事休，太和静养在心头。
劝人常坐菩提树，月下花香般若舟。

其十

色即是空人共明，浑沦元气妙无声。
全凭灵性中先觉，一片春晴雨后耕。

其十一

好个春风放草芽，园中桃李自成花。
东皇鼓荡乾坤气，绿满天涯亿万家。

其十二

六根清净自生春，沽酒花开问主人。
约去踏青楼上醉，几回笑语话前因。

其十三

个里详参妙里玄，鹤胎龟息自绵绵。
中间一口无形镜，对照光明洞一天。

其十四

三台中现一莲台，花叶烟霞随自开。
一片香风明月里，悠悠端坐古如来。

其十五

长生酒醉白云中，一气鸿蒙归太空。
到底不知可是我，仙源妙境乐无穷。

其十六

霞光闪闪上天门，一朵青云捧性根。

正眼初开新世界，河山足下浑无痕。

其十七

阳神内炼体光明，女少还虚这等行。

千眼观音千个手，如此佛力怎修成。

其十八

仙既修成要度人，传真道派选贤宾。

果能普度三期会，也算瑶池一女真。

其十九

乾属乾兮坤属坤，乾坤二道各分论。

乾天应返三连本，坤地须还六断根。

其二十

世界学仙又学佛，可知大道何工夫。

从今降下金丹诀，指破迷津归正途。

　　此《坤元》书成，世间女子得此妙诀，修行正路，不至投入异邪之门，受害无穷。愿奉此经，熟读深思，了然用法，须寻明师益友，考证精微，便可下手修炼，何患仙之不成哉？斯书本瑶池紫衣、玄穹皇姑，坤元秘典，非此秘撰传真，谁能泄漏天机，为女子传法？其实辅助乾元之静工大矣。然吾删定成集，命复阳刊附《天梯》卷后，庶乾坤二道，各得详细工用之妙，互相参考，不至混乱道纲法界，俾人间女子，仙才蔚起，庶了普度之苦心，以望女子之修行者。

　　　　丙辰年长白巴润芝赠鲁冠宋云鹤珍藏于古燕都岫川松圃

余久闻《坤元经》一书,为女修真之要籍。癸亥冬,在谢君久山处获睹一册,借归拟刊印以传世。无如谢君借来之书中有缺页,无从补辑,且讹字亦多无法校勘,乃竭力搜寻足本。至甲子七月,幸赖孚佑祖师垂慈默佑,忽由长男悟远在书肆购得一油印刊本,以较谢君借来之本增多三十余页,且其中《法言秘诀》皆谢本所无,乃急用聚珍版印成,俾后之女修真者得此秘籍,为道工之一助,庶无负孚佑祖师鸿慈栽培后学之圣意云尔。

甲子秋八月廿八日灵觉子南海朱淇识于北京东城之宏觉院

女子修道浅说

第一

尝思道书有云:男子修行十年可成,女子修行三年可成,是知修行之道,女子转胜于男子也。虽然,修行之说,果何云云? 清其心思,寡其念欲,养其气神,却其疑虑,三纲不缺,早已笃夫,人道之常,五气上升,实以开其仙道之渐。智者过而愚不及,咸令归于中庸。仁有守而勇有为,何难造乎至道! 去臭留香,金丹无非在此。炼己化人,坤基可许成功。吾知瑶池王母之修行者,端不外是矣。奈何当世妇女之辈多不若此,恒以削发为尼方算了道,批缁异俗乃为出家。至于清规有缺与否,并不讲究于此。戒法有亏与否,并不警省于此,抑何优婆夷者转尽鬼子母耶? 尔诸妇女,当于是文加之意焉可。

第二

当思天地者,有阴阳之别,而修道者,无男女之分。男子修道,可以超脱;女子修道,亦堪飞升。

果能将爱罗之绳,尽行启了;疑城之固,尽行开了。方寸之中,无半点迷惑;胸怀之内,无一毫障牵。心如枯木,近火不燃;神若死灰,逐尘不染。窥威仪者,肃肃可观;运神思者,渊渊莫测。一灵觉照,根本常见其固牢;万法悉空,性命不邻于冒昧,所谓女子修仙之道,无逾此矣。奈何当世妇女诸辈,只有修道之名,而无修道之实,如植树然,舍其本而培其枝；如养花然，忘其原而寻其叶。故少年者，许多血脉不和；中年者，许多精气亏损。生生化化，根本未免动摇；浊浊昏昏，情欲实被缠绕，欲求长生，究竟归于促寿，岂不深可惜哉！世间学道妇女，其以是篇是思。

第三

天下恶孽二字，人生所宜除也，而于女流为尤甚。痴心种种，愈滋愈深，妄念纷纷，愈累愈重。钟情者，情魔更甚；结爱者，爱网无穷。即到身亡之时，而情还未断；分手之日，而爱还未割。万劫轮回，无时可脱；千秋陷溺，无日可逃。言念及此，岂不深可惜哉！窃愿学道之女子，将种种情缘，一笔扫尽；将缕缕藤葛，一刀斩尽，夜台朽骨看得空了，梦里销魂瞧得渺了。心中慧剑，常为炼磨；意外机缘，早为抛却。晨昏警省，日去其愆；夙夜惕励，日新其德。如植禾然，草蔓不生；如培树然，根本永固，庶乎灵明顿启，证道其不远矣。

第四

天下妇女诸辈，每诗书未读，理义未娴。无论仙家妙语，总少指闻；即妇女良规，犹多茫昧。所以痴顽禀性，累累难陈；傲矜存心，种种莫数。即求一孝顺无违者，且寂寂而寡见矣，矧以出世为要、修行为本耶？不然，或欲遁繁华祝发为尼，或欲救世界受茶学巫。问其坤元妙旨，茫然不知；坤德玄宗，昧然不解。辄翊翊然以仙姑自鸣，侈侈然以神女自炫，遇村中妇女等辈，动有禅关言语、因果话头，抑何一误而再误耶？奉劝天下妇女诸人，将养心之法，细细推求；息气之功，默默考论。果遇善男子者，可以并修。若不遇善男子者，只得自立，庶乎不为盲师所愚弄矣。

第五

甚矣，弃假修真，所宜亟亟矣；离凡求仙，所当切切矣。虽然，为男子者，固所必然；而为女子者，尤所应尔。何也？盖秉性温雅，仅得壸范昭名；赋质聪明，不过织锦著誉。究其孽海茫茫，未必能逃得出去；爱河滚滚，未必能脱得过来。即推之雾鬓云鬟之婧女，啼香怨粉之佳人，纵或艳绝一世，美显千秋，而业障层层，未必能消得尽，情缘累累，未必能灭得清。观此则知天下妇女诸辈，咸在烈烈火坑中矣。奉劝坤道听云，果能诚心返首，眼前即是仙州，苦志回头，刻下即是圣境，教尔修持，言言似玉，训尔锻炼，句句如珠。与其事物扰缠，恋此俄顷恩爱，奚若冤愆斩断，不负遐龄光阴乎？尔妇女共为遵循。

第六

尝思男子所重者，莫大乎孝，而女子所重者，亦莫大乎孝。孝者，养亲之口乎？常人之孝也。而吾谓养亲之口，不如养亲之志。要之，养亲之志者，贤人之孝也。而贤人中，再进一步，圣人之孝。何为圣人之孝？养亲之神也。为女子者，若能养亲之神，即是女中之至道也。养亲之神者，炼己之身也。炼己之身者，养身之德也。抱一以静，守志不纷，坚其后天之体，便得全其先天之神，逐尘不染一尘，处俗早超众俗，如是者，庶近道焉。

第七

尝闻女子贞不字，十年乃字。贞者，乾元之体，九五中正之谓，乃是先天未至后天者也。所谓全贞，即此解也。迨月复一月，年复一年，久将先天一娠，则先天便入后天中矣。果为女子者，悟得全贞之旨，将后天返其先天，即算假里复真，虚内得宝。庶不致生生不已之机无有间断，俾修其身，而不随波逐流，无所底止矣。

第八

《易》曰："一阴一阳之谓道。"《中庸》曰：夫妇造端。一阴一阳，即一夫一妇之谓也。学道者，离了阴阳不得，即离了夫妇不得。予今持以夫妇论性情，则夫妇各有知能；论生禀，则知能何分于夫妇。夫天下未有空虚无寄之道，即未有高远难行之道。夫妇之有知能，则知夫妇之几于道可知。知能之在夫妇，则知夫妇之与道合中可知。唯其几于道也，则道之端倪，可从夫妇中窥出。惟其与道合也，则道之机关，可从夫妇中见来。于以知，修道者，合夫妇而讲功夫，则为曲径功夫；离夫妇而谈法门，则为旁道法门。曲径旁道，又安能造到圣贤地步也哉！

第九

且人自无始劫以来，以至千万劫，从色中而来，从色中而去者，举世皆然矣。虽然，男子如此，而女子更甚。何则？盖妇女中生生化化之机，亘古之今，无人打断者也。彼修行者，不到阴阳会合关口，无生机者，灭生机不足见修行者之功夫也。若修行者，到得阴阳会合关口，有生机者，斩生机乃足见修行者之力量也。力量如此，到此处，过此关，实能将计就计，借妄成真，而脱罗网也，更何至伤我神气者哉！妇女修道者悟此。

灭生机、斩生机之句，此专指修道而言耳。盖修道下手之功夫，先灭其害生之机也。害生之机灭，则性根固而命蒂凝，从斯渐进，可得长生之道矣。苟不斩灭其害生之机，而毒龙恶虎，趁隙猖狂，其害有不堪言状者也。书云："生生者不生，杀生者不死"，亦此意也。学者悟之。复阳子注。

第十

若曰：予观道书中，讲女丹者甚少。或曰：子后午前静坐，便是女子修炼之法。至于狐家所论，又以色戒未破，修成时当升第一天，此二者悉近理焉。而予曰：为女子者，果能位乎天德，如抱清洁之质，毫无疵瑕之玷，再于此，神如枯木，心若死灰，即能一往成功，跳出虚空之外。不然，女德即不贞矣。不贞者，有假之谓也。到得此时，未免气质昏愚，心思暗昧，遂至以真为假，以假为贞矣。假且不知，真何能晓，犹冀救真而灭假也，不甚难乎！

第十一

今夫天地之间，邪与正，本不两立；真与假，原不一途，此理之确然不移者也。虽其初，真假邪正，每至相争；迨其后，真假邪正，实不相胜。假之不能胜真，邪之不能胜正。此又理之确然不移者也。虽然，而女子修道，特妄情之为害最大，苟非消除净尽，虽一时勉强制伏，未免潜滋暗长，有发于不自知，出于不及觉者，久将以一妄而会诸妄，以一情而起诸情，殆不啻，群盗诸起，而主宰复受伤者然。要之，妄情起而意不定，意不定而情愈乱，迨至七情迭起，为祸不更烈乎？故女子学道者，务要返其澄清莹洁之性，俾外来积习之余孽，皆消化于无有已矣。

女金丹诗

其一

行上为真行下伪，留香去臭分壬癸。

后天血化白如膏，直到阳纯消籍鬼。

其二

潮前潮后用神功，一点机关悟一衷。

迥异庸流超俗习，谁云谁不上天宫。

其三

消除枝叶见根原，向上功夫讵待言。

血气流通无病患，浑如居宅有篱藩。

其四

子午其间审后先，精神稳合细推研。

坐时定息无差误，自必潜中性命全。

其五

女子堪称大丈夫，三年愿满步仙途。

总归超世轮回灭，默运浑圆太极图。

其六

相期对面不相干，此是先天太液丹。

解释三尸离俗界，瑶池王母共盘桓。

其七

生生化化让人为，这点灵明却不亏。
自性如如观厥妙，灵丹接就正斯时。

其八

女子修行希著作，伊谁下手无迟惰。
全凭利刃赤龙消，培养灵根休舛错。

其九

女中男子真堪嘉，守定元神养一家。
性住光回空万有，清波静浪月澄斜。

其十

一阳动处有奇功，默默灵关感即通。
恍惚中间原本复，丹成跨鹤上天宫。

赠诗汇录

一、王重阳祖师

张姑求问

九叶金花永展舒，八渠琼水任相于。
七门得得俱通达，四象明明总寂虚。
一粒神丹归正路，二条银线结元初。
光辉灿烂知吩咐，果证无余乐有余。

赠孙二姑

二姑乃马钰室家，先生两次以梨剖与夫妻分食之，意欲俱化也。钰从化一年许，孙氏亦出家奉道。

其一

分梨十化是前年，天与佳时主自然。
为甚当时不出离，元来直待结金莲。

其二

在家只是二婆呼，出得家缘没火炉。
跳入白云超苦海，教人永永唤仙姑。

赠孙姑

二婆犹自恋家业,家业谁知坏了钱。
若是居家常似旧,马公无份做神仙。

苏幕遮
（焦姑求）

听闻阐户,灭虫亡,炉灶堪安固。
粹常纯空外觑,彻清清,寂静无思虑。
频忘按住,结金丹,透入明堂所。
斧长施钢剑锋,荐真元,直趁蓬莱路。

二、马丹阳祖师

炼丹砂

奉报富春姑,休要随予。
而今非妇亦非夫,各自修完真面目,
脱免三途。
炼气莫教粗,上下宽舒。
绵绵似有即如无,个里灵童调行动,
得赴仙都。

赠孙姑

奉劝孙姑修大道,时时只把心田扫。
杀了三尸并六耗,无烦恼,常清常净知玄奥。

休问异名炉与灶，冲和上下通颠倒。

铅汞自然成至宝，非常好，霞光簇捧归蓬岛。

赠众女姑

女姑听，女姑听，学取麻姑至净清，依她妙善行。

莫惺惺，莫惺惺，外做憨痴内自灵，功成赴玉京。

赠清静散人

一则降心灭意，二当绝虑忘机，

三须戒说是和非，四莫尘情暂起，

五便完全神气，六持无作无为，

七教功行两无亏，八得超凡出世。

赠马姑姑

玉女瑶仙佩玉瓢，芰荷香里弄风飙。

西江月内采芝苗，九转功成长寿乐。

三田宝结恣逍遥，迎仙客去上青霄。

赠洞云散人陈姑

清清净净，搜获玄玄，观天可认根源。

敷布参罗万象，日月相传。

仿效女娲手段，撮虚无，五色新鲜。

下火炼，大功成了了，无缺无圆。

得一清宁人地，无为作，自然永永绵绵。

杳杳冥冥，娠怀产个胎仙，

便是本来面目，更明知，无口能言。

凭时节，有金童来报，得去朝元。

赠零口杨悟一

杨姑悟道，猛烈难比，便把镜楼摔碎。

识破皮囊臭腐，誓不梳洗。

一志蓬头垢面，便披蓑，策杖顶笠。

绝聪慧，戒无明业火，自常锉锐。

断制男儿何似，比追魂取魄，索命活鬼。

富贵荣华弃尽，更不留意。

常守常清常静，处无为，自然之理。

功行满，向十洲三岛，占个仙位。

赠小胡村李姑

姑姑修炼，听予重告，先要断除烦恼。

擒捉心猿意马，休使返倒。

如司男儿决烈，莫踌躇，更休草草。

速下手，仗十分苦志，免参阎老。

万种尘缘一削，得真欢真乐，渐通玄奥。

密护无为清静，自然之道。

应物真常幽闲，气神相结，成丹宝。

功行满，跨祥云，归去三岛。

寄长安王姑

奇哉慧剑，无影无形，纯钢斩铁截钉。

劈碎恩山，斫断爱欲尘情。

剿除三尸六贼，不须弹，神鬼皆惊。

常把握，镇龟蛇二物，足下安宁。

此剑人人皆有，但专心向道，自显功能。

更以常清常静，涤刃光明。

自然通玄通妙，又何愁，性不灵灵。

功行满，也须当，携去蓬瀛。

赠泾阳县一女姑

奇哉至理，常净常清，易知易晓难行。

要做神仙，须索认此为凭。

休别搜玄搜妙，便澄心遣欲忘情。

无染着，更无憎无爱，无竞无争。

悟后触来不动，觉无中尺地，悉皆归宁。

日月同宫，昼夜团聚光明。

不神而神显现，驾祥云，奔赴蓬瀛。

朝玉帝，显真功，清净道成。

赠长安吉祥散人王姑

死生事紧，悬甚儿孙？怡然跳出家门。

物外逍遥，住个无事闲轩。

常常澄心绝虑，便名为捉马擒猿。

尘念断，惺惺洒洒，自悟玄言。

至妙精微去处，在风邻月伴，两脚云根。

寂静方知洞里，别是乾坤。

性命岂由天地，遮灵明，返本还元。

归蓬岛，更无生无灭常存。

赠零口通明散人害风魏姑

身为女子，志似男儿，悟来跳出门儿。

道上搜寻，恋其美女娇儿。

性似孤云野鹤，世尘缘，不惹些儿。

真脱洒，便堪称，比个大丈夫儿。

认正本来清净，侬何须谓，认虎儿龙儿？

也不整理，离坎姹女婴儿。

无为大功成就，产一个，无相人儿。

阳纯了，便得与太上做儿。

赠众女姑

嫌风怕日，爱惜容仪，画堂深处相宜。

对镜梳妆，整顿金缕罗衣。

因闻风仙蝉蜕，慕真修，决烈无疑。

弃华丽，便蓬头垢面，布素归依。

昔日灵根受病，知今却，须当下手亲医。

搬运身中日月，直接天涯。

自然木金成宝，现神珠，晃曜清沂。

方知道，这些儿，不可思议。

赠鲁姑

一冲霄汉慧灯明，八卦祥烟蔼蔼生。

九转金丹成玉性，十州琼路坦然行。

赠松溪散人薛姑

修行大忌好奢华，打破般般炼麦麻。

返覆阴阳通造化，自然炉结大丹砂。

赠柴姑

无为无作大修行，意净心清放慧灯。
照透九关通出入，昆仑山上得升腾。

赠霜溪散人颜姑

一心入道不回还，八味琼浆溉大丹。
九曜合和真玉性，十分功满赴仙坛。

赠□县刘姑

生一粒腹中留，诀亲传化俗流。
火相生全性命，通性显称仙刘。
和坊州曹解元妻无为散人贾无二韵
火同宫两交错，就月将显光烁。
道悟真尘屏却，时定不沉沙漠。

赠□县老张姑泊众女姑

异人为作异于人，斡运三奇与六辛。
玉树常荣常是溉，琼华不谢不关春。

赠□县王姑暨众女姑

优游恬淡养真人，不须酒肉与荤辛。
醍醐三盏千秋岁，蟠桃一颗万年春。

赠户县赵姑暨众女姑

无为清净炼丹人，免受红尘万万辛。
玄圃种成无漏果，水乡枯尽没残春。

兴平郭姑来投全真堂下修行

郭姑姑，男子志，割弃尘情，畏其生死。
远本夫缝合阴门，自古今无二。
慎其终，如其始，自有圣贤，暗中提尔。
处无为清净彻头，同麻姑居止。

三、谭处端祖师

赠杨姑

投玄八十道姑杨，一朵琼花秋后芳。
玉盏满添清净水，金炉须爇慧灵香。
如今已获将来福，从此何疑过去殃。
寂湛虚堂无罣碍，自然宝鼎现霞光。

赠王三校尉宅三姑姑

欲做俗中修炼，先灭人我分辩。
柔弱守清贫，坚志始终无变。
真善，真善，损己利他方便。

四、王处一祖师

按察使夫人患病求痊

天生天长顺天修，不论尘寰俗骨骸。
四假岂能朝凤阙？三尸那得赴瀛洲？
悟真内照忘新触，达本灰心灭旧忧。
无色真空超彼岸，稳乘自在大神舟。

赠潍州观主太夫人

有谁遭遇活神仙，的养灵明透碧天。
玉藏抽添真水火，瑶宫凝结瑞云烟。
形神俱妙人难会，空色都除理怎传。
四海回光齐奉教，自然功德满三千。

寄呈母亲

子母修真同出家，体天法道作生涯。
化缘处处神明助，劝善重重福寿加。
俗眷恩情都不论，玄门道德永无差。
内灵升化投真趣，异日功成蓬岛夸。

公姑问修行

公姑皆说道心浓，不可奢华谩落空。
且悟真修忘彼我，勿令外觅走西东。
气神欲得朝元海，猿马须教锁绛宫。
统摄群魔无障碍，逍遥自在了仙功。

黄县女冠刘志妙问日用

搜详日用苦精研，触目回光百行全。
损己炼真弘大道，前程自可灭诸愆。

赠福山仁寿保柳姑

今古真慈设大功，三天始遇信匆匆。
欣荣渐渐通玄妙，得一方知道合同。

福山姜姑问修炼

学道犹如火炼金，真金炼出紫光深。
玄宫运用身三宝，一颗圆明了古今。

随姑问心王

心是诸尘大法王，莫教颠倒逐飘荡。
自然内外真空结，却返蓬莱认故乡。

寄云中录并此一绝献金紫夫人

清音妙行无私曲，滴水之恩难忘足。
密向仙宫迁紫陌，姓名预备云中录。

按察使夫人因疾求教

古今生育道之常，争奈人皆背此方。
不惜本来清净主，色身那复得安康。

赠修真堂女众

无论老幼作真修，各阐清闲到岸舟。
光满十方离苦厄，永居天外最风流。

赠莱阳高姑

心是菩提大法王，莫成颠倒逐波忙。
自然一点灵空结，却返蓬莱入故乡。

棣州张姑求教

生大道，自然香。有真师，细校量。
路上通，仙信息。灰方得，性舒长。

五、孙不二祖师

卜算子

握固披衣候，水火频交媾。
万道霞光海底生，一撞三关透。
仙乐频频奏，常饮醍醐酒。
妙药都来顷刻间，九转丹砂就。

绣薄眉

劝人悟，修行脱免三涂苦。
明放着跳出门户，谭马丘刘，孙王郝太古。

法海慈航，寰中普度。

辞世颂

三千功满超三界，跳出阴阳包裹外。
隐显纵横得自由，醉魂不复归宁海。

坤元妙经

尔时元君在华阳洞天，与诸天延那仙姑十二溪女，说《坤元妙经》。

曰：天阳地阴，天动地静，乾行坤顺，元亨利贞。乾道成男，坤道成女。独阴不长，独阳不生。刚柔得其中庸，水火始能既济，孕生万物。盖载苍生，慈忍无争，敬顺辅相。是故居母道之仁，为后元之配，致功论化，其道一焉。

自辟乾阖坤以来，有圣母、有后土、有天姆、有女娲、有斗母、有佛母、有元君、有王母、有仙姑、有玉女，至于麻姑、天妃、天女、玄女、无极女仙、女菩萨、比丘尼、那延溪女、紫姑、湘妃、洛神、巫女、电母、青娥、素女、织女，皆以坤元柔顺，修真得道，证明高果，是与天元同气不二。今善女人，各具坤元，咸能入道，俱以修力，可证极乐妙果，万劫常存。若以己身，碍漏难修，则其心原无走漏，汝何自蔽？无始以前，何有色相？何有身迹？惟一惟空，原无二心。汝何修身？汝何弃心？如能返思其原，更有修真捷径。我今为汝女众，说是捷径。汝当谛听。

夫乾道动，坤道静，欲修性命，务须从静。汝今原静，又何以修？坤道浊，乾道清，欲修性命，务须从清。惟能以浊修清，是以入道证果。吾今为汝说是修清之道。夫清浊虽别于形质，而本元出自心神，汝欲心净神清，务修其性，能悟修性，便是立命，汝能悟者，即是汝性。汝性非性，汝心非心。心即是心，性即是性。性非汝心，心非汝性。若问汝性，性即说性。若问汝心，心即说心。心无所心，性无所性，亦非无性，亦非无心。性亦非心，心亦非性。性无有心，心无有性。性本无心，心本无性。心若有性，即非道心。性若有心，即非道性。道性我性，道心我心，是真实性,是妄想心。性若真实,即见道性。心若妄想,即非道心。虽曰道心,又有云说,名何云心?有肉团心、有虚灵心。此虚灵心,是名何心?是真道心,是真实心。彼肉团心。是名何心?是非道心,是妄想心。汝能剔肉团心为虚灵心,悟非道心为真道心,破妄想心为真实心,加以勇猛心,精进心,除却烦恼心,碍障心。惟碍障心是执着,故欲除执着,务加金刚心、虚空心、死了心、不动心、智慧心、坚固心、圆满心、成就心、菩提心、慈悲心、欢喜心,如是诸心,是名道心。能明道心,心即是道。若入是道,务守是心。若遇色相,如如弗动;若遇患疾,如如不变;若遇霹雳,如如不惊;若遇是非,如如不乱;若遇刀斧,如如不惧;若遇死亡,如如不坏。惟是不坏,即是不死,惟是不死,即是道心。惟是道心,即是修道。惟是修道,即是修性。性若无明,非是真性。舍此真性。更何有心?舍此真心,更何有道?是故神通智慧,皆从心道而生;清静虚灵,皆自性道而出。三宝一而无二,四大总是幻空。务向浊处存清,惟自静中防动。能防其动,即明其性,能明其性,即守其心。心若常修,六贼难入,惺惺觉察,五蕴何来?智能光明,恍朗纯和,性明命立,以铅制汞,赖土成功。以汞投炉,幽潜真默,炼形化炁,炼气归神,炼神还虚,即是本来,又何劫之不存?何果之不证?何身之有漏?何心之有障?何道之有二哉。汝善女人,又何疑之不修哉?

于是元君说是经已,告诸仙众,吾今所说不二之旨,吾曾拜受于玄女元君,贞一坤元,无上妙道,为汝善女人道海津梁。即有善男子,亦不离是。吾今恐汝暗昧疑退,再说偈曰:

男女本一炁,清浊动静异。女人欲修真,切使真元聚。

阴中有元阳,存清勿以弃。明此色与欲,本来无所累。

屏除贪嗔痴,割断忧思虑。去浊修清性,不堕诸恶趣。

静寂守无为,我即男子具。无无无其形,有有有无意。

内视色声空,丝毫无黏滞。仗土为坤基,一阳本自地。

铅汞固不同,炁神无二义。渺渺空灵心,心神能为制。

一炁返春和,飞出云霄去。偕汝太清游,是曰真如偈。

元君说是偈已，诸天延那天女，十二溪仙，香雨散花，宝珠璎珞，洞章飞舞，欢喜信受，赞叹稀有，礼谢而退。

附注：元君孙氏，道讳不二，号清静散人，宁海人也。生于宋徽宗宣和元年，己亥正月初五日。幼适丹阳马宜甫，生三子。重阳以分梨十化，夫妇弃家修道，出家于洛阳山洞，互相规勉，金丹道就，夫妇同升。二月二十九日冲举，封清静渊真玄虚演化顺化元君，七真之一也。

丹道秘书

玉清胎元内养真经

宝神元台真君下传

尔时太上老君因朝元始上帝,告太上曰:精虚则炎上,气虚则下走。阴阳各行于水火,金木不成于夫妇。是故下土之人,真气日衰,阴邪日戾,残其本寿,精神不全,沦为下鬼。我尝受汝胎元妙道,以外玄牝合内玄牝,以外真神补内真气,聚集天之万宝,养我胎之元精,使神生于胎,气恋于神,心君潜御,气息调匀,万神敬礼,群魔束形,汝当教其兆民,先学定心。心定气住,气住神全,神全形固。绵绵若存而不息,用之不穷而见功。谷神不死,合我真宗。我悯世人外为酒色之所贼,内为思虑之所萦,惟贪名利,消落精神,恋着粉尸,巧笑蛾眉,逐外忘本,崩我灵基。使坎离坏散,致魂魄流离,儿女成列,形骸渐衰。为一棺之聚土,失天地之真机,良可悲乎!

汝劝世人先持小戒,以至大戒;先学息心,渐入无为。因定生明,因明悟道。上品之人,以麁易细,成光明身,居清静天,寿命无量。中等之人,延年住身,补复胎元,不致夭伤。下品之人,远离情欲,淡薄利名,归向真风,顺行圣教。汝当以我妙语,分千万形,周流教化,渐渐接引,舍邪归正,去浊留清,证无上道。

是时,太上老君恭奉圣训,即与紫光天母各化其形,为尘沙众,分身世界,普度有情。未久之间,上界万二千天,于莲华中化生无量天人,各各乘空，诣玉清境，面对真尊而说颂曰：

无上神父，开大方便。戒敕太上，紫光天母。化形下方，广度我辈。并因戒定，咸得上生。获意生身，证无上道。我等变化，百千万身，身具万古，赞扬玄德，百千万劫，亦未能尽。巍巍功德，不可穷诘。我等信受，将何补报？誓发大愿，于未来劫。复度有情，惟此一心，是名报德。

无量天人说是妙颂，各以天华宝香散虚空中，而为供奉，遥望真尊，百礼而退。

玉清无上内景真经

大罗真天元天大圣后紫光天母下传

尔时，元始至真大圣化生开天，以大神通力、大智慧力结造世界，配合阴阳，主张造化，先于大梵真天玄空之中，化诸外象，以表内景，而分九气为东方木精之色，结成九气丈人而君主之，在人为肝为魂。次分七气为西方金精之色，结化七气丈人而君主之，在人为肺为魄。次分三气为南方火精之色，结化三气丈人而君主之，在人为心为神。次分五气为北方坎精之色，结化五气丈人而君主之，在人为肾为精。四方余气，水火金木分布中央为黄庭之色，结化一气丈人而君主之，在人为脾为思。五脏含识，共具十真。十真之英能成九转，聚为丹药，散为甘露，周旋上下，炼养百骸，沐浊留清，消阴铸阳，复我太初，保我大全，出于昆仑，入于太渊，引其龙变，经于虎城，四气和合，成我至真，衰残易盛，耄耋还婴，朽容再鲜，白发重青，韵如钟发，身如羽轻，尽更凡骨，飞升上清。世之学士，立戒持定，而生智明，以其三力永保，亿年履轻清之气，运定变化，以超仙也。左右二玄无极真宰，以我此道广布天人，使其舍离无常之业，而入真一之妙，不老不死，湛寂常存。

元始尊真于其七窍，放大光明，照无量土，万二千天，百亿人界，各以自力散香雨华而为共奉,莫不欣悦,咸悟本心。尔时玉清化宫于空玄中,忽见宝月光明,照映内外十虚。宝月之中,包含紫气,之内有一婴儿,坐宝华台口放金光,发大玉音而说偈曰:

一心生正定,万象自然陈。逐方分五气,五气孕一灵。一灵通变化,结炼本来真。本真非有相,非有亦非无。兆能通此理,方悟摄尘珠。

玄空之中,月光之内,玉婴演教。天上天下,一时皆闻。莫不慧海湛然,业山摧毁,反观内照,永契道真。仰望圣光,作礼而去,敬信奉持。

大道守一宝章

(又名为《玄珠心镜》)

衡岳真子传

道无为,无不为。可心证,非智知。何谓知?何谓证?智遗智。
注:言既知之后,宜遗智慧,晦迹韬光。

证虚应。
注:言守空虚无为,久而神效,如响应声也。

应无从,
注:言自然而然。

心乃通。
注:心空无为,久即明道,明道则神通。

通于一,万事毕。一为根。
注:一为大道根元。

事为门。

注：得一之元，即《太上心印》所谓事也。

事归一，一常存。

注：言守一之事，功成归一炁，即身与虚无，自然无形，一炁常存矣。

存莫有，假言守。

注：言一炁常存自身，莫令有氣。守者，假言守耳。

守虚无，自长久。

注：言但守虚无，自然形神与道长久也。

守一诗

范阳卢陲真姑传崔少玄本

得一之元。

注：《道德》言：知白守黑。学道君子，既知其白，须守其黑。阴炁黑也。初守黑之时，身中黑如漆相似。守之不已，黑气日消，阴符消尽。纯阳白气，内明当明之时，闭目收视，自见五脏宫室，自见三万六千血脉，神灵渐至，出有入无，分身千亿，是名得一之元。守一之人，但能虚其身，空其心，常守空虚，内凝神思，元始妙气自然归流于守一人身中，主持性命。

老君告文始先生曰：吾思此道，本出杳冥。杳冥者，守黑也。即守一也。盖静定日久，天光内烛，脱身壳中，收视内观，形貌如然。此时外即光焰周身，内则分身千万，此崔女守一诗之妙也。

太上说《心印》曰："真人巾金巾。"此五字，乃玉晨君之心印也。老君以此传与文始先生。守此心印，即是守一之元也。即是入道之门。上圣高真，未有不从此而入者。要而言之，守一之元，即是守空无寂寂中元神也。一之元不可见者，象罔是也。一之元可得者，元珠是也。

匪受自天。太老之真。

注：老或作无。

无上之仙。光含影藏。

注：此言得一之元，须精诚守神，积功炼形，冥心无心，冥身无身。内不分己身，外不分天地，久则骨肉亦化为纯阳精气。阴气内消，始觉天光内照，焕然照蜕身之中，天光既合于内，形影灭藏于外也。

形于自然。

注：此言光含影藏、神凝空寂中，忽然呈形。此乃天仙之姿，出于自然，非寻常之身也。

真安匪求。

注：衡岳真子注云：此言道成，形凝身中，非智巧所能求。但须冥心无心，冥身无身。若苟有身心，即神不凝矣。

神之久留。

注：栖真子王损之注云：真胎所安，只藉凝思于内，元神久留耳。昔老君告文始先生曰：人能留神于身内，知而抱玄，岁月坚久，其神久留，久留方凝成神仙。

衡岳真子注云：守一功至则神凝，真形安在我子宫之中。子宫即气海、血海也。真安在子宫，名曰神之久留。必须积公坚苦，岁月深远，方得成形。《西升经》云：藏人于人而不出，藏身于身而不现，然后天道盛矣。旨哉言乎！又曰：无心之心，无身之身，是谓道人。

美淑则真。

注：此言守一之久，则阳和之气照烛一身，犹如灯烛，朗朗然，了明无物，阴气尽消，真形更真。

体性刚柔。

注：此言无形妙法，真如法身，能刚能柔。柔谓揽之不盈手，刚谓贯串金石。

丹霄碧墟，上圣之俦。

元君法语

清静散人著

坤道功夫次第
（十四首）

收心

吾身未有日，一气已先存。
似玉磨逾润，如金炼岂昏？
扫空生灭海，固守总持门。
半黍虚灵处，融融火候温。

养气

本是无为始，何期落后天。
一声才出口，三寸已司权。
况被尘劳耗，那堪疾病缠。
子肥能益母，休道不回旋。

行功

敛息凝神处，东方生气来。
万缘都不着，一气复归台。
阴象宜前降，阳光许后栽。
山头并海底，雨后一声雷。

斩龙

静极能生动，阴阳相与模。
风中擒玉虎，月里捉金乌。
着眼氤氲候，留心顺逆途。
鹊桥重过处，丹气复归炉。

养丹

缚虎归真穴，牵龙渐益丹。
性须澄似水，心欲静如山。
调息收金鼎，安神守玉关。
日能增黍米，鹤发复朱颜。

胎息

要得丹成速，先将幻境除。
心心守灵药，息息返乾初。
气复通三岛，神忘合太虚。
若来还若去，无处不真如。

符火

胎息绵绵处，须分动静机。
阳光当益进，阴魄要防飞。
潭底珠含景，山头月吐辉。
六时休少纵，灌溉药苗肥。

接药

一半玄机悟，丹头如露凝。
虽云能固命，安得炼成形。
鼻观纯阳接，神铅透体灵。
哺含须慎重，完满即飞腾。

炼神

生前舍利子，一旦入吾怀。
慎似持盈器，柔如抚幼孩。
地门须固闭，天阙要先开。
洗濯黄芽净，山头震地雷。

服食

大冶成山泽，中含造化情。
朝迎日乌气，夜吸月蟾精。
时候丹能采，年华体自轻。
元神来往处，万窍悉光明。

辟谷

既得餐灵气，清泠肺腑奇。
忘神无相着，合极有空离。
朝食寻山芋，昏饥采泽芝。
若将烟火混，体不履瑶池。

面壁

万事皆云毕，凝然坐小龛。
轻身乘紫气，静性濯清潭。
气混阴阳一，神同天地三。
功完朝玉阙，长啸出烟岚。

出神

身外复有身，非关幻术成。
圆通此灵气，活泼一元神。
皓月凝金液，青莲炼玉真。
烹来乌兔髓，珠皎不愁贫。

冲举

佳期方出谷，咫尺上神霄。

玉女骖青凤，金童献绛桃。

花前弹锦瑟，月下弄琼箫。

一旦仙凡隔，泠然度海潮。

女功内丹

其一

不乘白鹤爱乘鸾，二十幢幡左右盘。

偶入书坛寻一笑，降真香绕碧栏干。

其二

小春天气暖风酥，日照江南处士家。

催得腊梅先迸蕊，素心人对素心花。

其三

资生资始总阴阳，无极能开太极光。

心镜勤磨明似月，大千一粟任昂藏。

其四

神气须如夜气清，从来至乐在无声。

幻中真处真中幻，且向银盆弄化生。

其五

蓬岛还须结伴游，一身难上碧岩头。

若将枯寂为修炼，弱水盈盈少便舟。

其六

养神惜气以持盈,喜坠阳兮怒损阴。
两目内明驯虎尾,朦朦双耳听黄庭。

其七

荆棘须教发黄芽,性中自有妙莲花。
一朝忽现光明象,识得渠时便是他。

女丹合编

贺龙骧　纂辑

序

有天地即有男女，男子成仙者多，女子成仙者少，何也？盖男子可以游方访道，女子难以出门求师。男子丹经汗牛充栋，随地可购；女丹经零星散漫，无有专书。男能识字解义者十有七八，女能识字解义者百难一二。设使女丹有专书，女皆识字义，并许其方便出游寻师访道，则女子之成仙者未必不如男子之多也。

然女子修行其弊亦甚，试略言之：有谤修行之人者；有鄙修行之事者；有厌闻修行之说者；有阻人修行之路者；有不知修行之美者；有知美而尘缘难割者；有割尘缘入空门徒享清福而不勇往前进者；有幼无依、老无靠、事繁帐逼、赖佛逃生、苟求衣食者；有鲁莽颠顸不循阶级者；有笼统乾坤，不知与男丹有别者；有知男丹经而不知有女丹经者；有皈依佛门念佛修性，而不知点女丹诀窍以修命者；有皈依玄门，以男子脐下一寸三分中之炁穴误指为女玄关者；有归入善堂只知吃斋、敬神、念经拜佛、放牲行善、邀福免祸，而不知女子修行以斩赤龙为急务者；有不悔过忏罪，消冤解孽，禳灾降魔，立功立德，穷理尽性，辄即下手修命者；有人虽善良而习染太深，自高自恃不求明师口诀，妄斩赤龙者；有执著玄关积气成疾，反以致死者；有斩赤龙后，不知男丹火候工夫次序者；有偶经魔考，如刀兵、水火、瘟疫、官非、口舌、谣言，及护法师友或病或死，或哄或散，因退道心半途而废者；有得一知半解即自夸大，以为道在是者;有伦常人事应了未了,碍难清修者;有游思杂念,利欲熏心,天人交战,虽修未修者;有愿守贞修行而为娘家眷属阻扰者;有愿守节修行而不见容于婆家眷属者;有羡慕仙佛而不急早回头,推到来年者;有欲厚积养道之资然后修行者;有贪得无厌,满腔嗔毒、痴情太甚,不绝房事,爱网交加,不舍儿女妄求仙缘者;有气字未化忧成包块,尤想成仙者;有身不庄严,心不清净,口吐是非,甘为妄人,而望天仙接引者;有养杀牲命,藉口于放下屠刀立地成佛者;有不忌荤酒而藉口于酒肉穿肠道在心,又云酒肉穿肠过,佛在当中坐者;有口虽斋而心如狼虎,视翁姑、妯娌如仇敌者;有误入旁门不知正道者;有误信三姑六婆降仙扛神走阴,观花观水之说,颠疯失性;或诱入淫室者,有暗引良女作人炉鼎,己作黄婆,因而自败名节者;有良女为御女家所惑甘作炉鼎,以求成仙,继而败名节者;有朝山入庙,乱投僧道,或善门男师种下情根者;有尼姑、道姑,及善门师娘领天恩充顶航,以符章咒印,神水神剑神打,步斗烧丹,服饵之术、周流四方,开示女流,借道敛财者;有得口诀,不图自利即欲利人者;有得口诀传匪人,泄天机,自遭谴责者;有得人不传断绝道种者;有错听奸僧野道南宫黄白之言,多置丹房、器皿、鼎炉、琴剑,炼服三元大丹,飞身帝阙,到头无成,伤心破产者;有乱采日精月华,吞云吐雾,呼吸空气,或服草木金石,或搬运肢体丹田,致成重病不可救药者;有谓身属破体隘漏难修,自甘暴弃者。凡诸流弊皆难证果,若欲证果必明丹经。以书证身,以身证书,以书中所有之理,身中所现之象,质诸师,叩诸友,以分邪正,以决从违,庶不为盲师邪友所惑,中诸流弊。若已中诸弊者急早改悔,未中诸弊者尤宜提防。吾以一言决之曰:"身外无道"。再揭其要曰:"道在自心"。而乾坤丹源初分继合之理,尤不可不为女流明辩之厥纲,有三:一曰秉性,二曰形体,三曰工法。如男属阳,阳则清;女属阴,阴则浊,男性刚,女性柔;男情急,女情缓;男念杂,女念纯。男主动,动则气易泄;女主静,静则气易敛。男为离、如日,一年一周天;女为坎、如月,一月一周天。男气难伏,女气易伏,此秉性之不同也。男喉有结,女喉无结;男乳无汁、小,女乳有汁、大;男基凸,女基凹;男曰精室,女曰子宫;男命在炁穴中,女命在乳房中;男以腰为肾,女以血为肾;男为精,其色白,名白虎;女为血,其色赤,名赤龙。男精阳中有阴,女血阴中有阳;男精之炁充足,女血之炁些微;此形体之不同也。男先炼本元后炼形质,女先炼形质后炼本元,男阳从下泄,女阳从上升。男修成不漏精,谓之降白虎;女修成不漏经,谓之斩赤龙。男精逆行而成仙,女血直腾归心窍。男七莲难放易收,女七莲易放易收,男修曰"太阳炼气",女修曰"太阴炼形",男曰"胎",女曰"息"。男白虎降,则茎缩如童体;女赤龙斩,则乳缩如男体。男出神迟,成道亦迟;女出神速,成道亦速。男可自升,女必待度。男必面壁,女少还虚。男成为真人,女成为元君,此工法之不同也,若性命之理则无不同。

吾告女流必先于不同处求其同,又于同处求其不同,要之凡不同者皆在赤龙未斩之先,凡同者皆在赤龙已斩之后,此万古不易之定论也。所以女丹经中每言女子斩赤龙后,炼药还丹,火候节次,宜参看男丹经。如伍守阳《天仙正理》《仙佛合宗》,柳华阳《金仙证论》《慧命经》等书尤为切要。女子果能明其理、用其法、行其工,层次不乱,度数不差,又何致瞎炼盲修,自罹奇疾。然吾始亦不知女修有此利弊也。

吾父兄俱好佛老,曾忆先君尝语家慈曰:"女修一事,少女行之可以化气,老妇行之可以却病,孀妇行之而守节之心更见坚固。若成仙成佛,又在女流功德之大小,工夫之浅深,不可同年而语也。"此家慈所以乐此,几三十年不倦也。厥后吾嫂、吾侄女、吾妾、吾女、吾族亲诸姑伯姊相继乐此者,甚不乏人。言戒言定,亦有进境,而叩其命工则茫然。家慈忧之,命吾放下身心,凡遇三教修行人即觅女丹经,询女诀窍。参访数年均未如愿,嗣由雪岑上人得《摩尼烛坤集》一部,约七十余种,大抵言性则详,言命则隐,非钝根人所能梦见也。吾惧无以报家慈之命,中心如焚。庚子年僻处峨山,因不舍昼夜旁搜道典,凡有言女丹者辄摘抄之,汇集成帙,有十余种,颜曰《女丹合编》,质诸家慈甚喜,命珍藏之以为吾家女修秘本。

　　癸卯冬赴成都二仙庵，校勘《道藏》，见阎、彭二公所刻《坤缘觉路》仅《坤元》《坤宁》二经与吾家抄存秘本同。夫坤维不乏道器，女丹少刻专书，阎、彭二公真先得我心也。知己难逢，故呈《女丹合编》敬求参订，阎彭二公果称善，怂恿付梓以公同好，吾不敢吝。然一隅之见愧何如之，惟愿另有善本者转示鄙人，以满家慈之愿，抛砖得玉，尤幸甚也。

　　再嘱女流，凡有奉此编者，务须绝七情除六欲，扫三心飞四相，万缘放下五蕴皆空，百折不回，遇魔不退，炼血化炁，炼气化神，炼神还虚，炼虚还无，果证金仙，亿劫不坏，上朝王母，下度众生，吾想蟠桃会上当不让男仙，独出其右，女流勉之，予日望之。牧语荛歌，用通俗眼，识者鉴谅，幸勿哂焉。

时光绪乙巳秋，井研贺龙骧序

　　按：此编皆女子金炼也，若玉炼之要，详《西王母宝神起居经》，《道藏辑（要）》已刻编中。《女修程途》，即《孙元君法语》之《坤道工夫次第》也。考《法语》，尚有《女工内丹》一卷。《丹道秘书》三卷，内列《玉清胎元内养真经》《玉清无上内景真经》《大道守一宝章》，附范阳庐陲真始传崔少玄《守一诗》，但皆上乘大道，于初工诀窍未露，故未选刻。然女到出神之后，亦宜参看，方可超脱也。编中附《旁门录》，恐女初入门误入其中也。附《九品莲华经》恐女斩龙后不知前程也。女能多购书者，眼界大，法力亦大，否则专习此编亦足证果。

井研贺龙骧又跋

男女丹工异同辨

颜泽寰集

序

泽寰少孤，母守节乏嗣抚未遂膝下，惟姊妹三人。未几二妹殇，三妹亦字人待嫁。泽寰不忍母之孀居寂苦也，立志守贞奉母，誓不出阁。年十二即随母持斋，互以《劝善歌》文自娱。每羡善书中言修行之美，仙佛之贵，憾无明师指点诀窍，复无丹经印证身心，默叩天缘，几历十载。忽值庚子夏京都之变，奉母预避峨山，始知佛门中言女修者有《摩耶夫人经》《摩登伽女经》《寄孤长者女经》《比丘尼传》《善女人传》《海南一勺编》。嗣又得《摩尼烛坤集》一部，约七十余种，系如山之夫人，名善一优婆姨者所集也。但释藏深邃，详性略命，非初机所能应手。若夫玄门中言女丹者，往往附诸《道藏》中，无次序、无专书，望海汪洋，无任于邑。不揣陋劣，割裂圣经，汇集女丹约百余纸，与母演说，一消寂闷，一励潜修。承欢之余，又尊母命，于所集女丹中提出男女异同之处，另抄一册约五千余言，颜曰《男女丹工异同辨》，置诸座右，以免工法混淆，身罹奇疾。牙噱之诮，知不免焉，若工同好，则吾岂敢？

时光绪癸卯春，竹阳女史颜泽寰晏清自记

集　说

孙元君《坤诀》注曰："《象》曰：'至哉坤元，万物资生。'坤属老阴，阴极阳生，顺承乎天，则生人生物；顺承乎己，则成道成真。"

清烈古佛曰："凡男子修行，皆从初工运炼，筑基起手。若是女子修行，与男子不同。男子阳从下泄，女子阳从上升；男子体刚，女子体柔。

男子用丹田阳精,常常保守,不致外泄,积之既久,用火煅炼,使精化为气,气化为神,神化为虚,由渐而进,工完了道飞升。若女子则不同,女子乃是阴浊之体、血液之躯,用乳房灵脂变化气质,久久运炼,自然赤反为白,血化为气,血既化气,仍用火符煅炼,亦能气反纯阳,了道归真。"

女子初工,先炼形质,后炼本元。不似男子之工,先炼本元,后炼形质。其体各殊,其工自异。若不分门立教,何以能造化阴阳,男女共济也? 然形既为我有,何必用炼? 女子之体,原属阴浊,不若男子之体,实秉阳刚,苟不陶炼,不能使血化为气,如何孕得出先天,产得出真气? 若不得真气,仍然一片纯阴,又焉能复得了还丹,成得了大道? 故女子之形,必先练而后可。

女真之道,原与男子之工大不相同。男子之道,贵在炼药。是以前段工夫逐一讲明,果能旦夕行之,虔心进步,使身中五脏之血皆返,为气自然化生。若真气潜生,将阴浊之体变为纯阳,工夫至此,方能用火行符,才与男子同等。若不分门别类,其工焉能有济? 故男子先炼药后炼形,女子先炼形后炼药。因其体相攸分,故前后工夫差别。吾今立法教人,不得不分明指示,方使学者无亏。

女丹修法,其理原本不繁,当其运炼,亦自不难。诸丹经内不传女子修炼者多,何以不传女流? 盖因其未能男女双渡故也。吾今垂法教人,实愿男女双渡,故此于丹书后编,接列《女道十则》,以渡有缘之辈。

何以女丹之道至简不繁? 女子之性纯全,女子之身安靖,但得一点工夫,便能彻底造就。不似男子之念颇多偏僻,故其身心所向不同,其工亦当浅显发明。

女子之工比男子便捷些。女丹从养真至胎息,其工已得三分之二。不若男子之工,便有许多作用,方能到得调神地步。所以女道丹书,从养胎直至胎息工毕,便接录外行工修,俟其外行有余,方可炼调神一段事体。

女真修成何以必用待度? 因其血弱之躯,假内工修炼以成阳体,体虽成阳而阴凝之性尚未炼尽，故女子工夫少还虚一段运用，未能尽天地之妙化。所以不得超升世外者，悉由体相之不坚故也。不若男子之体已炼成金刚不坏之身，还虚之工养成神光，充满天地，故不用待度而可了道成真，亲朝上帝，游晏蓬莱。若女子则不然，女丹修成，务必广行功德，倘功德行满，上圣见而怜之，保奏上帝，方得敕旨下颁，金书选诏，证得人天无上道果，否则就成一个散仙而已。

吕祖曰："太阴炼形，与男子修炼之法大同小异。初工下手，是谓斩赤龙。其后十月工夫，阳神出现，粉碎虚空，一路修真与男子同，无彼此之别也。"

绥山道士曰："赤龙自斩，乳头自缩，如男子一般，而真阴之气化为真阳云云，以后用工与男子无异。但女属静体，后四层虽与男丹同其运用，而其建功更速矣。"

吕祖曰："男子修行降白虎，女子修行斩赤龙。"

《三命篇》曰："男子之命在丹田。丹田者，生丹之真土也。女命在乳房，乳房者，母气之木精也。"又云："女子以血为肾，乃空窍焉。过四十九岁，腰干血涸，无生机矣。养而久之，又生血元似处子焉，此又无中生有之妙也。见其有之，一斩即化，而命生矣。此时则用性命工夫与男子同也。"

懒道人曰："女命何以有三？谓上、中、下也。上者阳穴，中者黄房，下者丹田。少则从上，衰则从中，成方从下耳。又女子内阳外阴，先须斩赤龙以全其体，则坎化为乾矣。然后用男子之工修之，一年即得以金丹在其中，故也。"

《修真辩难》曰："或问曰：'男女下手处分别如何？'答曰：'男子下手以炼气为要，女子下手以炼形为要。炼气者伏其气也，伏气务期其气回，气回则虚极静笃，归根复命，而白虎降。炼形者，隐其形也。隐形务期其灭形，形灭则四大入空，剥烂肢体，而赤脉斩。男子白虎降则变为童体，而后天之精自不泄漏，可以结丹，可以延年。女子赤龙斩则变为童体，而阴浊之血自不下行，可以出死，可以入生。故男子修炼曰'太阳炼气’，女子修炼曰‘太阴炼形’。”

“又问：‘女子炼形不伏气乎？’答曰：‘女子性阴，其气易伏，而赤脉最能害道，其所重者在此，故下手则在着重处用力，赤脉一斩，气自驯顺，非若男子性阳，其气难伏。譬如男子伏气三年，女子一年可伏。果是女中丈夫，得师口诀行太阴炼形法，三五年间即可成道，比男子省力，但女中丈夫最不易得。不易得者，刚烈须过于男子百倍之力者，方能济事。若与男子等力者，万万不能。’”

“又问：‘大道不分男女，何以男女有分别？’答曰：‘其道则同，其用则异，盖以秉性不同、形体有别，故同一性命之道，而行持大有不同也。’”

玄天上帝曰：“《易》曰：‘乾父坤母’，阴阳之义昭昭可考。有天地然后有男女，则阴阳之道又不言而喻，则是天地之不可无男女明矣。男受乾坤之变化而成其象，女亦秉乾坤之交泰而有其形。凡具兹形象者，皆具乾坤之炁，而同列于宇宙之间耳。今当慈航普渡之际，宝筏共撑之时，男则教亦多术，竟舍坤维而不顾哉？指男之玄精奥妙，不啻汗牛充栋，渡女之法范典型，殊成寥寥无几也。吾切发悲而独论之。”

男体以精中之炁而贯些子，女子以血中之炁而薰些子，些子足而莲窍足，莲窍足而抽添始运，抽添运而始有甘露下降之说也。不知男子之精，其炁充足；女子之血，其炁甚微，故名之曰男阳而女阴也。修吾道者，绝七情为本，断六欲为先，则微微之炁又较胜于男子者多矣。何也？男子之心易动，女子之念略静，动则而炁易泄，静则而炁易长，一则易长，一则易泄，何啻千里之谬欤！男子之七莲易收难放，女子之七莲易放易收，苟能真心不懈，不待三五之岁而甘露常降，七莲常开。开之易，岂有采取之不易哉？男女之辨，于此明矣。

若集中之言虚、言空、言玄、言妙、言神、言化，又男女之大同也，吾再分明而辨其旨焉。果何辨乎？男子则以胎名，女子则不言胎而单以息名者，恐后世之人错认胎字，卒受诬名。乌乎！可再者，男子之神出，必至纯至阳而始有脱壳之机，阳中含阴也。女子之神出，真不同于男子之神也。又何也？女子造到三阳之时，即可脱化百里之遥，造至纯老二阳之会，则一出永出，断无夭折之患也。盖男子阳中含阴，女子阴中含阳，男子阴在内而阳在外，女子阴在外而阳在内，阳胜则诸阴易退。吾今不惜真脉，道破于斯，无非切望早成真志之多耳。

又批曰："可知女子之的丹乎？吾所分者，的的确确，至他法他诀本同男子，其不同者，此中之窍诀也。"

金沙古佛曰："以大处而论，百脉皆由无极分形造，以细密而言，又属无形无象，却原万化尽包到，男女皆同此至宝，只分血精两条。男精逆行而成仙，女血直腾归心窍，故而各有各法，各有各照。"

女丹从何得来？男与女两不相侔，女与男大相悬殊。男丹由精化炁、炁化神、神化虚，虚极静笃而丹自结矣。女丹由血化炁、炁化神、神化虚，虚无自然而丹自成矣。有谓赤龙不斩而丹不得结、道不得成者，不知血尽而气亦尽矣，如男子之精败而丹亦难成，其理一也。盖男精女血多不可绝，气离血而气无由生，血化气而精始流通。如谓血尽而乃言炼丹，何青年血枯而病反起？此终不离血之一证也。

瑶池王母曰："女子工夫，与男相兼，只分地步，地本非玄。一切妙化，俱不异男。尔等切悟，书中载全。毫不差错，各自修潜。"

圆明道姆曰："吾今与点破，以免受冤孽。分配阴阳路，男女指一节。男有此祖炁，分配在精血。女之祖炁合，阴从血海说。男有此阳关，顺逆不须惑。女有北海地，波摇似水迫。"

白莲真人曰："男女金丹地不同，阴阳一理实相通。清心寡欲为根本，筑基先要斩赤龙。"

无心子曰："男子精液阳中阴，女子精液阴中阳；快寻明师求指破，返老还童在故乡。七日天心如可复，此是上乘一妙着；以后便同男子功，般般口诀要师说。"

吕祖曰："妇人修炼，如男子一样，难得者是皎洁。须知妇人之欲过于男子，或到经水已过之后，其心如莲之初放，乘天之雨露才结其实，妇人若无男子则孤阴矣。"

贞一子曰："大道不问男女，皆能有成。故男子道成为真人，女子道成为元君。自来丹经言男子修炼之功至详且悉，女子修炼之道多不论及。间有论及此者，不过略露一般。非薄女修也，推其意以为：人同此性命，即同一功夫，言男修而女子之功不烦言解矣。不知男子外阳内阴，女子外阴内阳，秉性不同，形骸各别，虽同一性命，其行持大有不同者。"

《修真辩难》曰："男子下手以炼气为要，女子下手以炼形为要。"

许祖曰："男子修成不漏精，女子修成不漏经。"其初关迥然各别，至炼己得药、还丹温养、结胎出神诸事，虽与男子同，而细微节次，未尝不无大同小异之殊。

壬辰春，适有坤女问道，仆以多看古书，证其所授。而丹经言女修者独少，难以考证异同。爰不恤泄漏天机之罪，因将其所以同者何如，所以异者何如，并逐节次第形于楮墨，以为问津程途。俾得寻文释义，不致鱼目以混珠，深知力行，庶几金鼎可烹汞，以成无上至道，而方诸瑶池之会，不难与男仙同谒木公，共朝金母矣。

天阳地阴，乾刚坤顺，阴无阳不长，阳无阴不生，刚柔得其中和，水火始能既济，阴阳必有匹偶，人物由兹孕生。是乾坤皆秉真元之气，男女各具不死之身。乾曰大生，可以道成正觉；坤曰广生，亦能果证元君。如谓坤阴难入仙道，何以王母长处昆仑？蟾娥窃梁间之丹，永作月宫皇后；逍遥读漆园之书，自号瑶池谪仙。洛神、巫女，自古维昭；紫姑、湘妃，于今为烈，迹载史篇，固可考也。身秉坤德，岂不能乎？

女子原来命有三，紫白黄光不似男。少上衰中成在下，关头一错要深谙。

炁穴，即血元也，即乳房也，在中一寸三分，非两乳也。男命在丹田，故以下田为炁穴。女命在乳房，故以乳房为炁穴。阴极变阳，从炁穴化阴血而流形于外，故斩赤龙须从阴生之处用工。久久行持，形自隐矣。若以男子脐下一寸三分中之炁穴指之，则误也。

许祖云："男子修成不漏精，女子修成不漏经。"盖女子之经为生人之始信，经返成气则乳缩如男子，而经自不漏。若男子则炼精化炁，阴根缩如童子，而精自不漏。不漏而后命可延。

又云："女子修到经不漏，其后性命工夫与男子之功大同小异，患无人以诀破其奥妙耳！"

柔人行道与刚人不同，而其成功比刚人亦易。刚人伏气三年，柔人一年可伏，以丹在身中故也。

孙不二元君曰：男女本一炁，清浊动静异；女人欲修真，切使真元聚。

阴中有元阳，存清勿以弃；明此色与欲，本来无所累。

屏除贪嗔痴，割断忧思虑；去浊修清性，不堕诸恶趣。

寂静守无为，我即男子具；无无无其形，有有有其意。

内视色声空，丝毫无黏滞；仗土为坤基，一阳本自地。

铅汞固不同，炁神无二义；渺渺空灵心，心神能为制。

一炁反春和，飞出云霄去；偕汝太清游，是曰真如偈。

夫乾道动，坤道静，欲修性命，务须从静。汝今原静，又何以修？坤道浊，乾道清，欲修性命，务须求清。惟能以浊修清，是以入道证果。

《长生胎元神用经》曰："成功之后，男子关元炁聚精，女人胎泽不结婴，虽动于欲，不能与神争。"此是成胎之中真精返为神，此是上清也。

坤　诀

清静元君孙不二　著
济一子金溪傅金铨　校订

真传有诀，真传有诀。

夫女子秉坤柔之德，而真阴之中具有真阳，修炼较易。今得此坤修，信乎？升天之阶级，渡世之梯航也。其诀俱在有中着力，有者无之始，从有至无，即是真阳之位。此二句虽重在命功，却合性命而言，乃坤道第一大关键。上句要于有中还无，下句于无中生有。

庚甲须知

庚甲申明，命功入手处。庚者，金也、虎也。甲者，木也、龙也。其义已详。乾集庚金为修炼之本，甲木常畏其克，而克中反有生机。炼丹家最喜死中求活，故庚虎既降，甲龙即兴，一降一兴，生杀之机已伏，颠倒之理弥真。知此生杀颠倒之时，用法斩龙之头，牵虎之尾，使龙不兴云，虎不招风，风云息而天清月皎，龙虎降而性合情投，归炉起炼，立结黍珠，保命之法莫妙于此。"知"字，有潜心守视之意。风欲来即须擒虎，雨将降乃可斩龙，不先不后，及时斩取，方可锻炼。

学庸详说，易理宜参。

不明理，又无以学道也。从经学参入，方不落空。于学庸下得转语，斯为见道。至如丹道统于《易》中，《象》曰："至哉坤元，万物资生。"坤属老阴，阴极阳生，顺承乎天，则生人生物；顺承乎己，则成道成真。细究坤之真阳发于何处，即知吾身真一产于何方。求得此一，固得此一，命宝乃全。此求在吾者，不得向外觅取，故曰宜参。

性宗须彻，性命双修，阴阳相接。

性功为人道始终，于性不彻，此宝未能常住。必如秋月澄潭，纤毫不染，无始之始既已了然，不空之空咸归自在，斯性命双修，阴阳相接矣。

教人熟辩有无，莫负一腔热血。

阴阳即有无，要于藏经中留心三日，则真阳之来，真阴之往，俱已井然。来龙之头可斩，去虎之尾能留，二炁相交，缊和洽，方成法体。不然徒费心血，又何能修炼耶？

机在目前，气由此拔，上有天谷，下有泉穴，认定二处，不宜差别。

临机切要，惟是以目始意，以意始气，以气凝神，以神炼真，通天达地，无往不灵。苟或天谷不热，气不上升；涌泉不热，气不下行。必须意目注视上下，其力以引之，认定二穴，不可少有差错，子午行功，久久纯熟，再行烹炼。

应时须悟，参修自有黄芽白雪。

以上坤道大统，研求印证，贯彻于心，然后入手下功。擒归之龙含珠，驱回之虎摇尾，黄芽生于土釜，白雪产于琼宫，大还到手。随面壁以忘，忘所欲从心，尊帝天而穆穆，便到西池会王母，白旌黄斾自来迎，一声霹雳天庭辟，脱去胎州重浊身。

壶天性果女丹十则

华藏山清烈古佛著

第一则　养真化气

凡男子修行，皆从初工运炼筑基起手。若是女子，修行与男子不同。男子阳从下泄，女子阳从上升。男子体刚，女子体柔。男子用丹田阳精，常常保守不致外泄，积之既久，用火锻炼，使精化为气，气化为神，神化为虚，由渐而进，工完了道飞升。若女子则不同，女子乃是阴浊之体，血液之躯，用乳房灵脂变化气质，久久运炼，自然赤反为白，血化为气，血既化气仍用火符锻炼，亦能气反纯阳，了道归真。女子初工先炼形质，后炼本元,不似男子之工先炼本元,后炼形质。其体各殊,其工自异,若不分门立教,何以能造化阴阳,男女共济也。

吾与往昔诣师前问道时,便请女子行修工课。师言:"至矣哉!汝之心有济世之心也,吾当与尔言明,后日好度世上男女。"因此蒙师逐一讲明女道口诀。吾今业已了脱尘凡,救世之心未尝抛置,故将师授口诀录之编后,以开后世诚念女子、了俗道姑,同登彼岸,共出迷津。上可以报师尊之遗意,下可以救孽海之女流耳。

何以谓之养真?大凡女子之性必刚,女子之意必杂,女子之情易漓,女子之气易动,种种尘心难于制伏,其体乌可长存?其工焉能有济?故起手之工贵在养真,这真者,不是真实之真,不是真伪之真。女子之心原是易动、易灭,若是教她长守于内,便生烦厌,烦厌一生诸念皆起,似此何能进道?故起手先教他一个养真之法,自然烦厌少释,四体安和,方能进步。

这"真"字之义,乃是有形有象之法,大凡女子修持,定要教她念念归真,方为了当。如何又是有形有象之法?女子之工先炼形质,形质工完,赤龙变化,那时方才是阴返为阳,血化为气,从此逆修,方可还丹。这有形有象之法者,上丹坐炼之时,或平日行持之际,用气机运动,从丹田血海之中运动气机,照着心内神室之地,觉有青气一缕自血海而出,定久之际其气必动,随其气机,鼓舞自然,向上飞腾,冲上泥丸复转下降。斯时,微以意引之,随着气机从泥丸降下重楼,此时切不可用意,恐伤形体,即随气机自重楼下至两乳间,内有空穴,凝聚良久,若有动机照前行持,行之不过四五十日之间,其气已透,血化为气,赤反为白,斯时丹元已露,道心已诚。若能坚持静守,再求上进,苟能朝夕不懈,时刻用工,何患大丹不结,女仙不成者哉?此乃女子第一步工课,录之编首,以教后世女子。

若能将此段工夫,行到那极玄极妙的地位,以后工夫皆从此有进也。女修之子士,宜加勉焉。

第二则　九转炼形

夫形者,天地之所生,父母之所养;禀五行之气而成;感阴阳之变而产。未受此身,先具此形,是形之与性命相生相感,而有得焉。然形既为我有,何必用炼? 女子之体原属阴浊,不若男子之体实秉阳刚,苟不陶炼,不能使血还为气,如何孕得出先天? 产得出真气? 若不得真气,仍然一片纯阴,又焉能复得了还丹? 成得了大道? 故女子之形,是必先炼而后可。然炼形者,是调摄之义也,血液属阴实重浊,凝居于下,藏于血海胞里,化于五蕴山头,灌溉一身,荣养百脉,循环不已,游溢诸经变为渣滓之物,去而不用。直待二百四十刻漏,三十时辰已周,那时镕华复露,先天化形,留为生人之用。此即所谓气之清者上升于乳,气之浊者下流为瘀,生人生仙之机实分于此,故女子之修炼,预先认定清浊,方能炼得真形。

夫形何以炼? 当其坐时,用神机运动,候口中液满,微漱数遍,俟其清澄,然后用鼻引清气,随同玉液嘓然咽下重楼,入于心舍下降黄房,至关元血海而止,略凝一凝,从血海运至尾闾,升上夹脊,透顶门径入泥丸,仍从泥丸复行下降至两乳间而止,停聚良久,使津化为气,是为一转。如是者三三转既毕,方用两手运两乳回转三十六转毕,以两手捧至中间,轻轻运至血海而止,仍又依前运炼一番,三转三番,共得九转炼形。倘女子沉潜庄重,根深器厚者,行之不过百日,而形已炼成,长生有路矣。从此往上再进,大丹可期。独怜闺阃女子,孽海佳人,不得亲觏正传以修无上真正之道,劝谕后世女子早求师授,共证菩提可耳。

第三则　运用火符

女真之道,原与男子之工夫大不相同,（男子之道贵在养精,女子之道贵在炼形。）药是以前段工夫逐一讲明,果能旦夕行之,虔心进步,使身中五脏之血皆返,为气自然化生。若真气潜生,将阴浊之体变为纯阳,工夫至此方能用火行符,才与男子同等。若不分门别类,其工焉能有济?故男子先炼药后炼形,女子先炼形后炼药,因其体相攸分,故前后工夫差别。吾今立法教人不得不分明指示,方使学者无亏。

学道女子照依前段口诀,用心行持,若行到丹田血海之中气机温暖,自然有清气一缕上冲心舍直至两乳,此时切不可动念,仍前依旧行工运转,他自然复行下降,仍旧归于血海。斯时,气机已动,真气已生,赤血之阴变为白气之阳,若不用火行符,其气仍然化为赤血,白者复变为红,枉费工夫。到此时,当用真火以炼之,又用真符以应之,符到火足,其气必凝。当此气凝之候别有景象,倘不分明讲出,恐用火过当,用符差错,必定有坏丹元。修真至此宜细心熟记,毋自忘失。若此刻工夫有悞,不惟前工枉费,后工难修,而且有伤身命,防有血崩之患,终难治疗,学者当记清楚。然其景象何等相似,当其气归血海时,此气是血化成,并非是血,故血海不相应。如人出外,变相归家,即家人妇子皆不能识认,安能如前日之相投?血即化气,与血不相类,仍是不相投。故其下降血海时,血海之中必如鱼吸水一般,斯时四肢若醉,身体难容,如夫妇交媾相似,莫能禁止。到此地位,必须拿定主宰,切忌不可放纵,一念凝守中宫,停聚良久,他自然向上冲关,升入泥丸化为玉液,以意引下重楼,还至两乳间而止,用凝气之法,以混合之,使其聚而不散,久久行之,自然能达本还元,以通胎息。若胎息一通,则仙道可计日而至,女真修炼之者,当共勉之。

第四则　默运胎息

女丹修法,其理原本不繁,当其运炼亦自不杂,诸丹经内不传。女子修炼者多,何以不传女流?盖因其未能男女双度,故也。吾今垂法教人,实愿男女双度,故此于丹书后编接列女道十则,以渡有缘之辈。

何以女丹之道至简不繁?女子之性纯全,女子之身安靖,但得一点工夫,便能彻底造就,不似男子之念颇多偏僻,故其身心所向不同,其工亦当浅显发明。行持之际，原有顺逆之分，女真修士果能照前口诀尽心行持，自然真气日生，真气既生血化为液，其液自两乳中间流通百脉，润泽周身。此液是血化成，常用身中玉乳以养之，始能镇静中田，以为超升之本。玉乳者，是身中呼吸之气也，呼吸由中而生，亦由中而定，倘得玉液归根，故用此气以凝之，其液方无走失，可倚此而结成还丹。呼吸者，是运炼之呼吸，非口鼻之呼吸也。运炼之时，其势不著于口鼻，而实不离于口鼻，虽有呼吸之名，实无呼吸之相，何也？是借呼吸以为呼吸之义也。何以云是借用呼吸？口鼻之呼吸由先天之呼吸而生，此时是用先天不用后天，故先天之呼吸有名无形，随后天口鼻之呼吸，一出一入自然升降。若女工运炼亦只用中宫内运呼吸，随着口鼻之呼吸而行，出入自由，无碍无滞，久久行之，自然息息归根，呼吸之气觉得不由于口鼻一般。行持一月胎息已成，胎息若成，女仙不难造就，女子修此宜当尽心。

此段工夫极细极微，女子修行至此步工夫，必待前工养纯，性情炼熟方可行此，若不纯熟必得奇病，为害不小，女子修此当自谨省！

第五则　广立功行

女子修行原本属至静之理，静而生阳，方谓之动，一动一静，皆由内之所养，非属外面事也。虽然静养一身尚属至真妙道，只守静而无外行帮扶，静何能久？若女子果能潜修至道，已经产得先天，复行炼得玉液，又兼保得住胎息，初工至此已过半矣。虽然工夫业已小成，必假外行以培养之方，才内无所亏，外有所补，内外兼成，仙道可期。

当其外行，如何行法？女子之身常居内室，终日闺阃未尝出外，如何行得了功行？这等看来是外行定不能立了，然亦有不须出外而可立功立行者。譬如翁姑在堂，朝夕孝敬，视膳问寝，善事翁姑，此便是第一大功，第一大行。果能尽心竭力而为之，则仙女便可立地成就。凡与人应接，当存忠厚之心，切勿瞒心昧己。若见苦贫孤老，当存怜悯矜恤之心，必须损己待人。灶前毋厌秽，厨下勿高声，供奉神明，尊敬师长，谦恭长幼，和恤乡邻。举动勿轻浮，言语勿暴慢，与夫一切举动行为，在在皆归理法之中，久久行之，自然气质冲和行动赅理，不求功而功修，不思行而行立，平心处事，常在道中，行到那极则的地位，虽天上之仙卿，却是人间之雅妇。苟能若此，行何及焉。

凡属女流常存内守，切不可出外迎神拜佛，假托行修，似此所行终属鬼眷，如何超得过生死，了得脱性命，成圣真于高上者耶？女真修士宜自勉旃。

此则虽属外行，实为女子修行，莫先于此一着。若先行得此则，工夫前进不难至矣。

第六则　志坚行持

女真之士，若能觅得明师，求得口诀，又能立得品行，虔心进道，立志潜修，恒久不怠，可谓得诀之真，修身之要，诚如是也。然女子之性易漓、易变，间有不如意之事，或有不投心之行，定然自失其性，必为歧途所引，终不能立志前行，以期了道。倘存偏僻之见，此道遂不能行了，辜负一生，前工枉费。可怜九泉之下，没尽许多红粉骷髅；枉死城中，藏却无边闺阁雅秀，那时始知身不自由，造物每多遗憾，孽海翻腾，轮回无尽，要想出头怕莫日子了！吾尝每至冥司，观见此等男女，无不悲悯。盖因世上遇道者寡，求道者难。往往有真心之女，而不得真传实授，以致昧死昧生，无有出期，良可叹矣！

吾今立法教人，故于女丹口诀显明指示，愿彼有缘之辈苟能遇此，顿悟迷津，得登彼岸，使那夜台无叫苦之声，闺房得返魂之旨，长守不失，享乐无穷。虽然此举口诀易得，人心难齐，若是真心女流得授至真妙道，便能长一而修，终无悔念，志向纯一，不为歧途所惑，更兼道心永久，自可造就出尘之相。若彼奇忒之妇，口是而心非，前行而后悖，不慎言语，妄与女友而示奇怀，不守师盟辄以矢口而泄妙道，言行相违，居心苟且，假借修行而望长生，德寡行微而期体健，如此之人是孽海中之物耳，生受五苦之厄，死遭阴律之刑，吾门不度此辈耳。日后有缘广度之时，定宜详审方可示授，若是真修女流，一心守吾门清规，行吾门口诀，日夕不懈，旦暮施工，自始至终总要广务行持，工夫行满，那时言清行实，身强体健，正气充溢，返老还童。从此进修成仙可冀，切不可有乖道念，自将本体丧失了！吾有规戒，女真记之。

戒规列后：

第一戒：要孝养翁姑。若无翁姑，凡族亲以及尊长于我者，皆宜谦恭尽道，敬老尊贤。

第二戒：要端方正直，凡行动举止以及服饰衣物，宜从朴实庄重，毋致奢华。

第三戒：要谨慎言语，凡应接上下宜小心说话，以及他人是非，彼此议论，并师授妙谛，皆宜忍口，恐生嫌言致祸。

第四戒：要小心行持，凡坐炼工夫宜居净处，倘在秽侧路旁，以及浸湿喧闹之地，大宜避忌。

第五戒：要尊师重道，凡遇高明请教必当谦受，毋致谤语，崇兴矢口相对自高自恃，不能受益。

第六戒：要立志存心，凡进道修行必誓以终身，或期以数世，毋失坚心苦志，有误前程。

以上六戒诚为女子修行要道，着实工夫，倘不从此规戒，当逐出门外，任他自弃可矣。姑录于此，女真鉴观。

第七则　调养元神

女子之工比男子便捷些，女丹从养真至胎息，其工已得三分之二，不若男子之工，便有许多作用方能到得调神地步。所以女道丹书从养真，直至胎息工毕，便接录外行工修，俟其外行有余，方可炼调神一段事体。

夫神何以调？因其前日运炼气血时，已将血化为气，气因血住，其气便化神了。到此时候若不陶冶性情，辅立外行，恐将来凝之不住，反失丹道，有误前工。故行修到此，必须使他照依戒规，严遵法度，将他心性磨炼成一块顽石相似。必须炼而复炼，磨而复磨，直至养到心花开发，本体光明，到此时候性已养纯，神已入定，内外贞白，表里玲珑，此诚所谓万顷冰壶光射目，一轮明月映深潭，纤尘不染体相皆空，行到此地，若运炼之时，自有一番清灵善化之机照映在腔子里，定久之际浑然若死人一般，不动亦不言，不食亦不饥，此时必须用人扶养，不可因其入定便妄惊叫喊，若妄惊动恐伤神体，必走入魔营，为害不浅也。

女修至此当留心着意，毋致差失，当其入定之后，只见他气息不存，颜色不改，任其自聚自散，或一二日，或五七日，或十余日，皆不可动，须当用人日夜护持，待等他鼻息微微，神光半露方可低声呼之。倘彼出定之后，即凡饮食衣服随心所适，以后必须着着防危，庶免丹元有失，此后工夫直至养到出神之后，方无危险。学者记之，慎之勿忽！

第八则　移神出壳

女子之道，原从阴返为阳，阳极而神全。丹工至此，长守不懈，使那神体炼而复炼，存而复存，直炼至身若冰壶，神如秋水，然亦不可使之久留身中。如瓜熟自落，神圆则迁，若不迁神移出身外，终为守尸之鬼，何足为异？此时当用出神之法，将神移出身外，倘出之速，恐神迷无所归，复将所出之神复转身内，一出一入由近及远，切记不可放纵，调教老成，方可任其去来，纯熟之后自无畏避。虽然出法故而如是，而出神之工又当分别。若未出神之前此神属至静，其工仍同养真规矩，直待至神圆，方可止步。若神既出之后，此神属动，便不似前面工修。当用逸神之法，使神灵通圆融，并无隔碍，直至炼到神通远显，方可休息。从此以后务宜逸养元神，或游山而玩水，或静坐以操琴，常从乐事，快爽无边。遇有功处且行功，当立行时便立行，神功运用，道妙无穷。苟能八百行满，三千功圆，那时金书选诏，龙女降临，真仙保举，待度飞升，九重天上果逍遥，蓬莱洞天真快乐。诚所谓脱下胎州袄，作个女神仙，岂不美哉？岂不快哉？信女何惮而不行哉？

第九则　待度飞升

女丹之工，业已修成，养就纯阳之体，出没自由无拘无束。此时广行功德，多种善根，切不可因其神出逍遥自得，便将道果置之度外，或因心用意而妄泄天机，或扭转乾坤而复从世俗，多言泄造物之奇，行乖负天理之正，种种妄为，罪该天谴。工夫行到此地，只宜代天宣化，护国救民，功行满日，自有上圣高真度脱飞升。那时上朝金阙，膺受敕封，从兹永住天宫，快乐无边。

女真修成何以必用待度？因其血弱之躯假内工修炼以成阳体，体虽成阳而阴凝之性尚未炼尽，故女子工夫少还虚一段，运用未能尽天地之妙化，所以不得超升世外者，悉由体相之不坚，故也。不若男子之体已炼成金刚不坏之身，还虚之工养成神光，充满天地，故不用待度而可了道成真，亲朝上帝游晏蓬莱。若女子则不然，女丹修成务必广行功德，倘功德行满，上圣见而怜之，保奏上帝，方得敕旨下颁金书选诏，证得人天无上道果，否则就成一个散仙而已，不能与天地齐寿，终归运化。女真修此若到出神之后，直待上圣拔度归真，方可了手。倘功行完满永受人间享祀，上可以代天帝不全之化，下可以救世人疾苦之厄，功德圆融与天地齐寿，日月并明，躲脱轮回，直超劫运，无生无灭。至此方称闺中雅秀，阃内高人，但愿世间有志女子，毋自弃焉。

第十则　了道成真

女子修行所贵者，在于成真了道。若修行未能成真了道，犹如田中之蛙未出泥途一般，终归是那孽海之物，焉能躲得脱轮回，超得过劫运，复还为先天之体？虽然此等道理，只怕人行不到，若能立志坚心，道念不改，终身由之而不失其正理，勤勤弗懈，亦不过三五载功修，便能证上乘果位，蓬莱洞天逍遥自在。那时生由我生，灭由我灭，天地造化皆在我掌握之中，诚所谓一人成真，九玄皆度，斯时德敷宇宙，功及九泉，上帝眷之，天仙喜之，神明畏之，人民赖之，万劫长存，千秋享祀，极人间之快乐，享天上之逍遥，朝游海外，暮宿昆仑，挟持天地，泽遍寰宇，任尔凡夫说长道短，总莫能及修行这一件事。若舍此而向别求，是人行邪道，岂能了脱生死证道果于将来？后世女子当明鉴之。

偈曰：

丹工虽已录简编，其中道理妙而玄。

十进步中操得诣，九还丹内觅的端。

不是知音休显示，倘无缘遇莫陈观。

苦我类数辛勤力，遗留后世待高贤。

女金丹

用中贞一子　著

序

大道不问男女，皆能有成。故男子道成为真人，女子道成为元君。自来丹经言男子修炼之功至详且悉，女子修炼之道多不论及，间有论及此者，不过略露一斑。非薄女修也，推其意以为人同此性命，即同一功夫，言男修而女子之功不烦言解矣。不知男子外阳内阴，女子外阴内阳，秉性不同，形骸个别，虽同一性命其行持大有不同者。《修真辩难》曰："男子下手以炼气为要，女子下手以炼形为要。"许祖曰："男子修成不漏精，女子修成不漏经。"其初关迥然各别，至炼己、得药、还丹、温养、结胎、出神诸事，虽与男子同，而细微节次未尝不无大同小异之殊。

壬辰春，适有坤女问道，仆教以多看古书，证其所授。而丹经言女修者独少，难以考证异同。爰不恤泄漏天机之罪，因将其所以同者何如，所以异者何如，并逐节次第何如，形于楮墨，以为问津程途。俾得寻文释义，不致鱼目以混珠；深知力行，庶几金鼎可烹汞。以成无上至道，而方诸瑶池之会，不难与男仙同谒木公、共拜金母矣。

时大清光绪壬辰岁中和月，用中贞一子序于玉带溪之卧云西轩

上卷　规戒

立志入道

天阳地阴，乾刚坤顺。阴无阳不长，阳无阴不生。刚柔得其中和，水火始能既济。阴阳必有匹偶，人物由兹孕生。是乾坤皆禀真元之气，男女各具不死之身。乾曰大生，可以道成正觉；坤曰广生，亦能果证元君。

如谓坤阴难入仙道，何以王母长处昆仑？嫦娥窃梁间之丹，永作月宫皇后；逍遥读漆园之书，自号瑶池谪仙。洛神巫女，自古维昭；紫姑湘妃，于今维烈，迹载史篇，固可考也。身秉坤德，岂不能乎？特以沉溺欲海，不发入道之心，安能跳出迷津以作登云之女。性本阴柔，见多偏隘，罔知四德，宁晓三从？过恶当改不知改，福田宜修未能修。纵无情之欲，丧本性之真，自暴自弃，愈趋愈下。岂知人世如浮云，尘寰原孽海，与其将身入轮回，何若回头登彼岸。蓬莱信有路，只在目前；玉京岂无梯，须由心悟。佛即是心，心即是佛，仙能傲我，我亦可仙。玉汞金铅，实度生之宝筏；丹经释典，诚入道之天梯。特以天机不轻泄，语多露尾藏头，即使琅玕已卒吟，还要参师访友，闻一诀方知一诀，进一程更有一程，果能摆脱尘缘，拜明师以求心法，何难步入瑶阙，谒金母而列仙班。人须立志，各自勉旃。

入门戒规

（十二条）

一戒妄念迭生；

二戒纵欲贪淫；

三戒刚暴残刻；

四戒烦恼嗔怒；

五戒忧思惊恐；

六戒目多妄视；

七戒耳多妄听；

八戒多言狂妄；

九戒悭吝惜财；

十戒杀生害命；

十一戒不节腥荤；

十二戒慢道轻师。

妇女所当戒者，虽不止十二条，能戒此十二件，去仙不远矣。

一戒　妄念迭生

心之所发为念，念头正则所行无不正，念头差则所为无不差。盖心为天君，念为役使，天君泰然，百体从令也。

妄念者，一切狂妄不正之念也。古人所谓："无念之念方是正念，即真意也。"这点真意却少不得，有这点真意方能炼铅求汞，凝神养胎。丹经所谓："行住坐卧，不离这个。"这个，真意也。岂若此不正之妄念，千头万绪莫可名状，始则凭空而来，继则对境成幻，一念未已，一念续之，缘此及彼，触境生心。想到得意时不禁自庆自足，想到失意时曷胜自怨自悲，尽日之中无有宁息，宵之寝也，神亦不存矣。夫所发之念既妄，则见于行者无不妄，如此妄人安足语仙道哉！即使未见诸行事而无端妄想，神目如电，指视何其严乎？况人之生死轮回莫不由一念造之，钟情之区即受生之地。噫！一念之轮回种无边之生死，人顾可不慎所发哉？

若夫至人，知此无根无据之妄念牿亡吾性，死趋六道，精心体认，勤加觉察，此念何自而起？何自而灭？未起之前如何？既起之后如何？此一念起即提慧剑斩之，务拔其根，勿使潜滋暗长于隐微之中，务令此性空虚静寂，万念俱泯，一灵独存，潇潇洒洒，活活泼泼。如此则私欲尽净，天理流行，仙道不远矣。故入门者先须于此关头谨守勿忽，方是果决烈女，道中法器也。

二戒　纵欲贪淫

人所最难破者，色欲一关耳。人胡为有生？因这点淫根未拔，见淫事而性即入男女之身根，以投胎而生人。胡为有身？因父母淫姤而始成此身，人从淫事而来，故其习染最深而根株未易拔也。且人所恃以生者，全凭这点精气。贪淫则精伤，精伤则阳关不固，百病交作。古人谓："服药百粒，不如独宿一宵。"惜此精气也。惜得几分精气，即多添得几年寿数。基成无漏，阳关一闭，则长生矣。况妇女之性情易荡，一贪淫事则欲火焚身，情难自禁。无夫以遂其欲，必有丧廉之行，即使不至失身，淫心一动，火逼一身，精气已不存于中矣。昔韦十一娘学道，其师化一伟男子，百般调戏，且致逼污，而此心不易，方授仙术。故淫根未拔者多失仙缘，即或侥幸闻法，而此道乃色相中行事亦行不得。即或行之，而所结之胎特一淫胎，一朝出神必见淫姤而投胎，前功尽废矣。天宫仙女多有谪下红尘者，莫不因情缘未断之故，可不戒哉？戒之之法，要在不思、不视而已。不思则能禁情于未然，不视又能绝念于当境。文昌帝君云："未见不可思，当见不可乱，既见不可忆。"诚戒色良箴也。然岂徒不思、不乱、不忆已哉？务要拔尽情根，看色即是空，空即是色，对境忘情，在欲无欲，方可与言仙道。若抱淫欲之心以希上真之道，而能有成者，吾未之闻也。

附考：韦十一娘，宋长安贫女也。嫁同里郑氏子，郑子喜游侠，屡谏反目,政和间往边城从军,久无音回。伯子不良,每以言语调戏,韦正色拒之。因忆赵道姑自幼相爱,况有道术可传,遂投姑。姑欣然挈入庵中,教以法术。日暮姑下山留韦独宿,戒曰:"勿饮酒及淫色。"韦深思,山中焉有此二事?更余,一男子踰墙入,韦速起,问之不答。男子近前拥抱,拒不从,彼求益坚。韦抽剑欲击,彼出剑相刺甚精利,韦知不及,弃剑哀求曰:"妾命薄,久戒尘心,何忍乱我?且师有明戒,誓不敢犯。"彼以剑加颈逼从,韦引颈受之,其人收剑笑曰:"知子心不变矣。"视之则道姑也,从此尽授其术。

三戒　刚暴残刻

刚,美德也。人无刚则柔懦不振,百无一成,这个刚字,却少不得。然刚而无礼,则流于暴戾,自用不知退让,不顾是非,不恤人言,无礼于舅姑,不和于姒娌,不敬于夫子,虐凌于子侄,苛责于奴婢,是谓悍妇。故刚而继以暴,每多残忍不仁,刻薄寡恩也。夫人必有仁慈之心,而后有胞与之量。圣母元君视天下为一家,视中国如一人,凡天上地下一切物类,莫不保爱若赤子一般,何尝起点憎恶之心,而流于残刻哉?观音大士称为慈航,以其仁慈成性普济众生,而为浩劫之慈母也,故神气亦浩劫不朽。如刚暴则失坤阴柔顺之德,残刻又无坤厚广生之量,如此之人,天上选尔何用?地下留尔奚益,不如速死之为愈也,安望长生。夫惟戒之性暴者养以和缓,蔼然如春风之宜人,而与物悉无忤也。残刻者,易以慈惠,渤然如时雨之及物,而无人不沾其恩也。见于外如此,而性之在中无不灵明自在,活活泼泼,浑含生机于无穷矣。而谓慈航观音,不虚座以待尔哉。

四戒　烦恼嗔怒

烦恼者,遇事烦劳而生恼恨心也。人生一世孰无事业,须慢慢做将去,不计功过,不辞辛苦,不惮烦劳,事方有济。如因烦劳而生恼恨,天下事何者能成?至养性更要耐烦,缘此心驰放已久,一旦操存,如生龙活虎伏之未肯,即伏降之,未肯即降,须从容涵养,不拘不束,勿忘勿助，任其自然。今日养一分则得一分，明日养一分又得一分，养到十分，自有圆明时候。若以难纯而遂生烦恼，其性岂能圆明乎？嗔怒者，事不如己意，而嗔恨怨怒也。试思天下事岂尽能如己意？未必嗔怒而事遂能如己意，何不思之甚也？亦惟安于所遇耳。况嗔怒心甚者，其心必毒，死多投于毒蛇腹中，夏腊以嗔怒而化蛇，都后以嗔怒而变蟒，此固明征也。但嗔怒有因烦恼起者，烦恼有由嗔怒生者，二者皆为心累，急戒之可也。

五戒　忧思惊恐

思伤脾，忧思则气郁而不伸；恐伤肾，惊恐则神散而不藏。事未至则忧思不已，事将来而惊恐不休，蔽性之端，亦损精耗神之具。不戒多成内伤之疾，戒之之法惟镇定空寂，心不留物。忧至则思理，理不能遗，听其自然，忧之何益？且人所以生此惊恐心者，恐其祸及吾身也。平日仰不愧天，俯不怍人，我无亏于人，人必不害我，何惊之有？即使横祸忽来，而死生有命亦顺受之而已。圣人泰山崩前而不惊，刀锯加颈而不恐，神定故也。昔宛丘以色、声、香、味、触，喜怒、忧思、悲恐惊试青鸟公，有二者未泯其迹，仅成地仙，学者不于此着力，亦凡夫耳，安冀有成？

六戒　目多妄视

目为六贼之魁，眼见色心即为色所牵，而魂从眼漏，其伤在肝。盖人之魂夜藏于肝，日寓于目，妄视则魂漏于眼，夜多梦寐。圣人无梦，以其能收眼光内照，不使魂日驰于外，亦不使心为色所引也。故欲收其心，先摄夫目。其法常将眼光返照玄关一窍之中，使此性灵明不昧，以养如如不动之神，自然目不妄视，心不妄动，魂不外游，神不外驰，而先天之气归于身矣。

七戒　耳多妄听

肾开窍于耳，妄听则心为声动，精从耳漏，其伤在肾。肾为先天真一之水,能灌溉一身之营卫。伤肾则肌肤憔悴,精脱耳聋。人能常凝耳以内听,不惟使心不为声动,而心得所养,精亦常凝于肾,去仙不远矣。

八戒　多言狂妄

言易招尤,南容三复,白圭圣人称之,以其能谨言也。多言则不足以养吾心之仁,故司马牛问仁,圣人以讱言告之,制外养中也。且言为心声,心藏神,多言则神伤,能守口如瓶,神自常住于心,性不因言以乱而酬酢往来间,亦不失口于人矣。

九戒　悭吝惜财

财以济用天下,无人不需财,但要不为所迷耳。如一味悭吝,分文不舍,则虽堆金等山岳,能买五常不来乎?与其积财自富而作一家之守财奴,孰若散财积福,以结道中之仙缘。自来仙真,莫不由广种福田而成。古人云:"若是吝财并惜宝,千万神仙不肯来。"盖至人等富贵若浮云,视金玉如粪土,一尘不染,一物不恋,既此身且非我有,况身外之财乎?故入道者此关更宜打破,休为所愚。

十戒　杀生害命

天地以好生为心,圣人以爱物为怀,天地生之,我辄杀之,大干天地之和;圣人爱之,我竟害之,大非圣人之仁。况人物同此性命,好生恶死,人物同情,己有生惟恐其伤,岂物有生不惧其死?推己及物,必有不忍杀害者。古人云:"汝欲延生须放生。"我既欲学道以求长生,要当推己心以惜物命。虽曰物命在人而好杀,伤生多遭惨报。夫救蚁中状元之选,放雀获明珠之报,古往今来,以放生得福者多矣。人可不慈心于物,以养我好生之仁哉?

十一戒　不节腥荤

腥荤虽养人之物,而斋戒断味者未闻有伤,可见养生不尽在血肉也。上古草衣木食,其民多寿,自火化兴血肉食,民遂夭折者,何也?

盖肥甘动火之物，食之过多每易纵情损精，不如谷食得天地中和之气，为至清至洁之味，其养生最好，况食物类之肉以补我肉，其心亦有所不忍。佛家绝腥荤，盖不嗜口腹以增杀孽也。南岳夫人戒杨羲曰："修道之士不欲见血肉，见而避之，不如不见。已死之物即为尸气，触之最能害道，入道故贵节腥荤。"

十二戒 慢道轻师

天地间至贵重者，莫若金丹大道。可以出凡笼，可以了生死，可以超九祖，古人万劫一遇，夫岂等闲细事哉？虽贵如汉文帝，犹且折节于河上公；富如马丹阳，犹且虚心于王重阳；武如汉钟离，犹且低头于王玄甫；文如抱朴子，犹且屈膝于郑思远，况下焉者乎？故求道者挟不得一己之富贵，逞不得一己之势力，恃不得一己之学问聪明，必虚心诚求。如伍冲虚洒扫役力，切问二十载方能得之，而授之者，亦不轻易。抱朴子曰："受真一之诀，皆有盟文，歃白牲之血，以旺相之日受之，以白银白绢为约，克金契而分之，轻说妄传，其神不佑也。"

冲虚子曰："自古仙真授受真道，必清净斋醮，如科条具信赘，刺血盟天，奏告上帝，三台北斗、南辰三官、四圣五帝、司命各位下请命降，允而后可传，凡传一人，遍天地间神圣无不告知者。倘有恶类，妄自行财及诡诈，私相授受，师弟同受考掠，可不慎哉！使者既不轻易，以传授者何可轻亵？"抱朴子曰："明师之恩，诚为过于天地也，重于父母也，可不尊崇之乎？"观此可见，求道者既遇真师，即当尊崇恭敬，勤求切问，历久不怠，方得卒闻心法，而升天有路矣。

下卷 口诀

收 心

金丹道理最幽深，逐节功夫着意寻，
若问入门初下手，扫除妄念以收心。

金丹大道，至圣、至神、至玄、至妙，有内有外，有始有终。其中细微节目须知之，清方行得到。若不着意行之，则知内不知外，终落空亡；知始不知终，仅成小果。

而其下手用功，以收放心为首。孟子曰："学问之道无他，求其放心而已。"倘此心日放于外，如野马山猿刻不宁息，此心日与情私为缘，真性即日为物欲所蔽，秉夷既牿，则夜气不存，欲望结成胎仙不亦难乎？故入门先把万缘放下，一丝不挂，一尘不染，放心于无何有乡中。清清静静，空空寂寂，久久纯熟，其心自死，心死则神活。虽不得仙去，仙不远矣。

养　性

一颗牟尼似水晶，何期尘垢蔽精英。

但能静坐回光照，依旧天心夜月明。

真性本自灵明，但为气禀物欲所拘蔽，则有时而昏，然其本体之明未尝息也。如能勤加拂拭，用力涵养，依旧如天心之月明照万国。涵养之法，每日静坐，先将万缘放下，回光返照，如月到天心风来水面一样情景，悠悠扬扬，活活泼泼，似有似无，勿忘勿助，事至物来，虽如如不动，却又了了常知，不知则流于木石之弊！返照时总要安舒自在，不自在则未合法，不可再照，恐成气郁。古云："先时要放又要收，自后熟来不放亦不收。"收放得宜，久久调养，忽见石火电光，此真性初现景象也，由此用功自有圆明时候，但返照之功不可久用。古人云："未得大药不可久照，恐出阴神入于魔道。"故十二时中，以一时返照，余时则潇洒自在，其功夫总要不可间断。纯熟之候自有天然慧光发现，明照九州，慧触未来，又要知而忘其所知，忘到忘无可忘，自臻化境。

养　气

虽能念住持初禅，息到冲和始见天。

养气方儿无别巧，同行同坐夜同眠。

佛云："初禅念住，心无生灭也；二禅息住，息无出入也。"息无出入，则息住而气得所养矣。此息非口鼻呼吸之息，盖人生之初，随母呼吸之息以成胎，及裂胞而出，此息藏于祖窍穴中，虽与口鼻之息相通。常人之息由口鼻出入，不能入祖窍以归根，真人则息息归根。故庄子谓："众人之息以喉，真人之息以踵。"是也，欲寻真人之息，须调后天呼吸之息，以寻之真息归根于祖窍，其气即藏于祖窍，故息调则气和，息住气不散。古仙所谓"气归元海寿无穷"者，此也。然息必调到冲和时候，乃可采药、乃可养胎。故云："冲和始见天。"刘长生曰："冲和结坎离。"又曰："冲和养神气。"何谓冲和？伍子曰："不偏不倚，不疾不徐，非有非无。"如何作用方能冲和？伍子又曰："夫妻并肩，阴阳合一，昼则同行不前不后，夜则同住不逼不离。"如斯了悟方是"冲和三昧"。总之伍子之言不过喻"心息相依，朝夕不离"之谓也。钟离曰："人能心息长相依，换尽形骸玉液流。"故心息相依，调到冲和，养气之能事毕矣。

凝　神

神是夫兮息是妻，休教异路隔云泥。

两相匹配归根处，便与同登步月梯。

神者，火也。息者，风也。炼丹全凭风以扇火，火以炼精，风火同用，神息相依，两不相离犹如夫妇一般。故必凝神于气穴中，神抱住气，意系住息，不即不离，勿忘勿助，方是真配偶，真交媾。

朱元育曰："要觅先天真种子，须从混沌立根基。"混沌，即归根复命之处也。海蟾祖曰："先贤明露丹台旨，几度灵乌宿桂柯。"

旌阳祖曰："与君说破我家风，太阳移在明月中。"无非喻"凝神入气穴"之旨也。

三丰祖曰："大凡打坐，须将神抱住气，意系住息，在丹田中宛转悠扬，聚而不散，则内藏之气与外来之气交结于丹田，日充月盛，达乎四肢流乎百脉，撞开夹脊双关，上泥丸、入绛宫、下重楼，神气相守，息息相依，河车之路通矣。"功夫到此，筑基之效已得一半，观此则知凝神之功，无论刚人、柔人皆不可少也。

三　命

女子原来命有三，紫白黄光不似男。

少上衰中成在下，关头一路要深谙。

女命有三，紫、白、黄是也。光之黄者，丹田生丹之处也。白者，胎元结胎之地也。紫者，血光生血之海也。其在上者为阳穴，在中者为黄房，在下者为丹田。当其少也，天癸满一斤之数，丹田真元之气足上升，血元生血，阳极变阴，化浊经而流形于外，故少则从上。及其衰也，天癸耗尽，气不能上升以生血，而腰干血涸则经无矣，故衰则从中。若欲修成乾体，须从下田运上阳穴，神火熏蒸使经变黄，黄变白，白化无，形自隐矣，故曰成则从下。与男子不同，不识此关头，则丹不成。

气　穴

气穴无他即乳房，休将脐下妄猜量。

人如不识阴生处，安使毒龙自伏藏。

炁穴，即血元也，即乳房也，在中一寸三分，非两乳也。男命在丹田，故以下田为炁穴，女命在乳房，故以乳房为炁穴。阳极变阴，从炁穴化阴血而流形于外，故斩赤龙须从阴生之处用功，久久行持，形自隐矣。若以男子脐下一寸三分中之炁穴指之，则误也。

知　时

每到花开对月时，羝羊正欲触藩篱。

劝君信至休迟误，莫待赤龙出水湄。

《先天玄微》曰："女子未生以前，父母媾精之际，父精先至，母血后行，血裹精而成女形。女子受生之时，先得母之铅炁一两，先生右肾，牵一条丝于上而生双睛，牵一条丝于下而生金丹。自兹以往十二日生癸水一铢，一百八十日生癸水一两，自是而后十五日生癸水一铢，一年生癸水一两，至十四岁生癸水十四两，于血海中同前胎内带来一两，共成全一斤之数，三百八十四铢，合周天三百八十四度，一年得三百八十四日，易卦三百八十四爻，天地之数。阴极阳生，癸尽铅现，二七而天癸降矣。十四岁而天癸降，后至二十六个月零七日半，耗去癸水一两，至四十九岁耗之已尽。女子自二七经行，一月一度，运行不息，与月之晦朔同度，不差时节，若差时刻病作矣。故月月花开，时时经行，其所以行此经者，阳变为阴也。阳既变阴则不可运，若乱行妄运，杀人不少。须在羝羊未触藩之先，信至时用工。"《上药灵镜三命篇》曰："月信者，非以经至为月信者也。""信"之一字，如人在外尚未回家，而信先至焉。信至之日，彼自知之，或腰腿疼痛，头目不安，不思饮食，此信至而成血也，乃气也。当在两日半之前，专心行工。若经行，则赤龙阴精不可把持，乱行妄运，杀人不少。须待其经后两日半，以白绫试之，其色黄金，乃经罢时也。照前工运上以斩之，凡此之言正示，人当知时行功也。

斩　龙

阳欲化阴出玉沟，火轮忙驾莫停留，

巽风吹上红元府，斩断赤经永不流。

阳欲化阴，是信至犹未经行之时，急忙鼓动巽风，驾起火轮，从丹田运上红元府以斩之。太阴炼形法曰："初下手时闭目存神，大休歇一场，使心静息调，而后凝神入炁穴，将两手交叉捧乳，轻轻揉摩三百六十遍，将气自下丹田微微吸起二十四口，仍用手捧乳返照调息，久久自然真息往来，一开一合，养成鄞鄂，神气充足，真阳自旺，其经水自绝，乳缩如男子，是谓斩赤龙。"如此久久行持后，不必捧乳吸炁，只凝神于炁穴，回光返照，是谓玄牝之门也。真息悠悠，虚极静笃，阳气熏蒸，河车逆转，万朵紫云朝玉宇，千条百脉种泥丸，斩赤龙之功有如此效验，故女子修炼以斩赤龙为要也。

形　隐

杀人无过此妖精，七七数周命遂倾，

炼到太阴形隐后，安排紫府庆长生。

许祖云："男子修成不漏精，女子修成不漏经。"盖女子之经为生人之始，信返经成炁，则乳缩如男子，而经自不漏。若男子则炼精化炁，阴根缩如童子，而精自不漏，不漏而后命可延。若不斩此妖精，到七七四十九岁血枯经尽，无生机矣，生机绝则命倾。《上药灵镜三命篇》曰："女子以血为肾，乃空窍焉。过四十九岁腰干血涸无生机矣。养而久之又生血元，似处子焉。此又无中生有之妙也。见而有之一斩即化，而命生矣。"如何养之使复生血元？亦不过收心养性、养气凝神而已。不二元君曰："本是无为始，何期落后天，一声才出口，三寸已司权。况被尘劳扰，那堪疾病缠。子肥能益母，休道不回旋。"别有补功，未敢轻泄。即孙不二所谓："缚虎归真穴，牵龙斩益丹。"之谓也。女子修到经不漏，其后性命功夫与男子之功大大同小异，患无人以诀破其奥妙耳！

求　丹

　　炼形化气筑基工，上品天仙事不同。

　　若问金丹端的处，日来映月照鸿蒙。

日来映月，方能发光万古，能明此理，丹道不远。

炼　己

　　生龙活虎战莲房，最怕心猿意马狂，

　　炼己不到纯熟候，安能过海把帆扬。

吕祖《步蟾宫》词曰："炼庚甲要生龙虎。"须知龙虎不是身外之物，方是生的，行道时驱活虎以就生龙，最怕心猿发狂意马扬威，不知驯伏，安能过的海去，取得经回？故必炼己纯熟，使神全气盛，七情不动，五贼不乱，六根大定，色相两忘，乃可入莲房以求丹。

《天仙正理》曰："炼己者，所谓苦行其当行之事曰炼；熟行其当行之事曰炼；禁绝其不当为之事曰炼；精进励志而求必成曰炼；割绝贪爱而不留余爱曰炼；禁止旧习而全不染曰炼。己者，即我静中之真性，动中之真意，为元神之别名也。"

古云："未炼还丹先炼性，未修大药且修心。"炼己之道也。

顺 逆

顺则生人逆则仙，坤乾为泰是真诠。

临炉莫讶丹难结，到挽羊车自见天。

不二元君曰："着眼缊候，留心顺逆途。"

《无根树》曰："顺为凡，逆为仙，只在中间颠倒颠。"丹道用逆，故泰之卦象，坤居上而乾居下，乃能天地交而万物通。不知倒挽羊车，则群阴阻塞，安能去浊阴以见天心。故修仙不问男和女，只要于中知顺逆耳。

丹 生

恍惚渺冥情似痴，融和正是药生时。

丹田有信机缘至，速整火工采玉芝。

此丹禀于父母，藏于炁穴，年少壮时，却有向外拱关变化之机。取此变化之机逆入黄中，故谓之"丹"，但丹生之时有象可睹。《道德经》曰："恍恍惚惚，其中有物；渺渺冥冥，其中有精。"泥丸曰："精神冥合炁归时，骨肉融合都不知。"尹真人曰："俄顷痒生毫窍，肢体如绵，心觉恍惚，丹生景象也。"且有信可闻。邵子曰："忽然夜半一声雷，千门万户次第开。"混然子曰："时至炁化，机动籥鸣，信至时也。"信至之时，即活子时也。一闻此信急准备，火工莫差时刻，若当面错过，安能采玉芝于片饷？

采 药

猛睹先天一粒丹，其光灼灼似金丸。

巽风不把橐籥鼓，纵欲过关却也难。

金丹一粒，圆陀陀，光灼灼，明亮似金丸。若不吹巽风，鼓橐籥，安能过尾闾，上夹脊双关、泥丸，以入丹田乎？《入药镜》曰："起巽风，运坤火。"萧紫虚曰："乾坤橐籥鼓有数。"夫巽风，喻呼吸之气也。橐籥者，消息也。有呼吸之气，方能鼓动此消息，使药升降往还以成一周天。

柳华阳曰："金丹之道，从阳生时，凝神入炁穴，鼓起橐籥之巽风，息息向炉中吹嘘，犹铁匠手中抽动一般。"风生则火焰，火焰则精化，精化炁生，采此生炁，升降往还，谓之"周天"也。

升　元

日出扶桑大海东，火轮飞渡莫松功，

鹿车搬上昆仑顶，木汞自归神室中。

扶桑红日自西而东，正药如红日灿灿自东而来西方也。斯时也，忙驾火轮，飞渡洪涛大海，由尾闾上夹脊双关。纯阳曰："子后午前定息坐，夹脊双关昆仑过。"又曰："凭君子后午前看，一脉天津在脊端。"萧紫虚曰："几回笑指昆山路，夹脊分明有路通。"但逆行道，左非鹿车不能推。挽鹿车，真意也。有这点真意，方能逾越险阻，过得双关，上得昆仑，下得鹊桥，使活汞入于金鼎神室，而永为身宝。

合　丹

艮男初归混沌窝，夫妻从此结丝罗，

六门紧闭勤添火，帐里春光要太和。

艮男，喻药从艮宫而来也。混沌窝，祖炁穴也。艮男之药，自东北而入祖炁穴，与真铅配合，犹夫结丝罗一般。然初归时不相凝结，须紧闭六门，调息绵绵，神火熏蒸，使合为一。但合丹之火须文火温温，非若采取之时武火烹炼，故要太和翔洽，方能着手成春。

火　候

火记虽垂六百篇，未将真候写鸾笺，

最明莫过冲虚语，呼吸分明了却仙。

紫贤曰："圣人传药不传火，从来火候少人知。"丹经万卷不笔于书。而冲虚独曰："火候谁云不可传？随机默运入玄玄。达观往者千千圣，呼吸分明了却仙。"可见火候之要，当于真息中求之。盖息从心起，心静息调，息息归根，金丹之母。然火候不一，古人以内外别之。外火候有作有为，筑基之事也；内火候则丹已得，任其自然无为之事也。总不离"呼吸"二字，不调外火候之呼吸，则不能运行此丹；不调内火候之呼吸，则不能温养此丹。故柳华阳曰："凡呼吸之火，能化饮食之谷精而助元精；凡神火，能化元精而助元气；凡元炁之火，能化呼吸而助元神，元神之火，又能化形而还虚助道。成始成终，皆承火之力以登大罗之仙，又须知火与候原不相离，火必应候，候至火亦至。"故"火候"二字有逐节事条，不经师授终难了彻于心，须修德盟天以求师授。

温　养

已看白雪种青砂，寒燠调停切莫差，

三十六宫春意足，自然有路泛仙槎。

白雪种砂金铅得，木汞配合，必须寒燠调停，温养青砂。温者，不使其热之谓。寒则水冷而丹不结，热则火燥而丹易烁，故取其温养者，从容涵育，任其自化。如天泽物雨旸以时，如母孕子寝兴有节，如龙养珠蛰伏不动，如鸡抱卵暖炁不绝。子前进火，午后退符，余时调息绵绵，似有似无，屏除妄念，如愚如呐。古云："采药只一时，合汞须十月。"又云："十月胎完入圣基。"若非善为温养，安能胎圆乎？三十六宫者，周天三百六十也。每一周天休息一番，周天有程，温养有数，必须养足方成圣胎。其中节目度数，未敢书于竹帛，惧泄天机也。噫！仙槎非遥，升天有路，患人不修德，盟天虚心诚求耳。

胎　息

功夫到此莫粗疏，神息绵绵合太虚，

借问养胎何所似，恍如父母未生初。

丹结之后，神即炁而凝，炁即神而住，如人怀孕一般，故谓之胎，非真有胎也，神息住于此也。盖胎者，藏神之府。息者，化胎之源。胎因息生，息因胎住，胎不得息不成，息不得神无主，神息相依是真胎息。功夫到此且莫粗疏，必要忘相、忘形，体同太虚，而真息往来绵绵不绝，似有似无，若忘若存。如春沼鱼，如百虫蛰，呼至于根，吸至于蒂，终日混混，如在母腹未生之初一般。不二元君曰："息息返乾初"者，此也。到息住脉停，则神定矣，神定方能出定，而圣胎始完。

度　数

采药烧丹有后先，坎离艮巽倒还颠，

功完九九周天数，哪怕不成物外仙。

柔人行道，与刚人不同，而其成功比刚人亦易。刚人伏气三年，柔人一年可伏，以丹在身中故也。然气虽易伏，而赤脉最能害道，果是女中丈夫能斩赤脉，则经不漏而基已筑矣。筑基之后，则用炼精化炁之功，以离外二阳，消坎外二阴，变成乾体。然坎离功足，乾体虽成，而其气未化，其神未灵，又当用炼气化神之功，以艮上一阳化巽下一阴，熔尽外阴之气，以成纯阳之神，到运行周天数终，九九神复纯阳，又当用炼神还虚之功，方成物外神仙。

脱　胎

七十六宫度数周，阳神忽到上田游。

一声霹雳天门吼，顶上争看白气浮。

周天之功至七十六度，圣胎已完，阳神由中田迁上田破顶而出，是谓脱胎。钟离云："雷震天门鬼神惊，掀翻宇宙飞白云。"《金丹真传》云："顶门忽然雷响，怀中抱着婴儿。"夫神所以脱胎而出者，神定故也。冲虚曰："神初不能定，依二炁为定，炁定则神随之定，炁定则无炁，神离所依而独立，乃能离定舍身而出定。若不到大定，神正要依靠不能离气，焉能离身形？故心息相依，神定方能出定。而其出定景象，各有不同，有以天花乱坠出者，有以七层宝塔出者，有以身外有身出者。有以风云雷震出者，马丹阳真人是也；有以香风瑞气出者，如不二元君是也。总之神之出也，由定静中一念，故变化显象亦由一念，即千百亿万身亦由一念。未可以所出不同，遂疑其有异也。"曰白气浮者，特举一端以为证耳。

乳 哺

出产婴孩气未纯，仍吞木汞复元真。

伫看乳养经三载，变化通灵果是神。

古云："婴儿初产未成人，须籍坤娘养育恩。"乳哺三载，方能变化通灵，故须仍吞木汞以复元真，非真要三载也，特三周天耳。

面 壁

丹事虽完犹有工，冥心静坐洞天中。

忘形入定九年满，打破虚空才算空。

面壁之功，无为之事也。不二元君曰："万事皆云毕，凝然坐小龛，轻身乘紫气，静性濯清潭，烹混阴阳一，神同天地三，功完朝玉阙，长啸出烟岚。"故乳哺功满，必择名山洞府，冥心静坐，面壁调神，出则以太虚为超脱之境，入则以上田为栖栖之所，忘形入定以炼真空，炼到空无可空，打破虚空神方还虚。此达摩所为，必面壁九年也。

冲 举

炼到真空道愈高，丹书下诏步云霄，

从今永住瑶池苑，随着灵妃去早朝。

不二元君曰："佳期方出谷，咫尺上神霄。"又曰："一旦仙凡隔，冷然度海潮。"既还虚升遐有期，天书下诏，云鹤来迎，赴瑶池以赐宴，朝金母以受图。琼楼玉阙为我室家，湘妃瑶姬为我同侪，何乐如之？特患宇宙无决烈女子，斯不能与麻姑为伍。果是女中丈夫，修德盟天，虚心诚求，得行此道，比男子犹易成耳，人其立志自勉可也。

《樵阳经》女工修炼

纯阳吕祖　传

傅金铨　述

太阴炼形，与男子修炼之法大同小异。初功下手，闭目存神，大休歇一场，使心静息调，而后凝神入于气穴（在两乳间心窝上），将两手交叉捧乳，轻轻揉摩二十遍，将气自下丹田微微吸起三十六口，仍用手捧乳返照调息，久久自然真气往来，一开一阖，养成鄞鄂，神气充足，真阳自旺，其经水自绝，乳如男子，是谓斩赤龙。如此久久行持后，不必捧乳吸气，只凝神于炁穴，回光返照，是谓玄牝之门也。真息悠悠，虚极静笃。阳炁薰蒸．河车运转，万朵紫云笼玉宇，千条血脉贯泥丸。自觉一点灵光，不内不外，自下田上升绛宫、泥丸，下重楼归于金胎神室，回光凝神，真息住于中宫鼎内，是神入室矣，是为玄牝，是为胎仙，即一点落黄庭也。其后十月功夫，阳神出现，粉碎虚空，一路修真与男子同，无彼此之别也。

女功炼己还丹图说

二峨山人述

圣师云："女子太阴先炼形。"初行功即要意栖乳房，行住坐卧皆宜如是，行至四十九日，行住坐卧意守中极（中极者，即心之下、血海之上，当中虚悬一穴是也）。行住则宜默运天庭，坐卧则宜意守中极、血海，如鸡抱卵，一念不起，百想俱无。但行此功，真阴未动，脉络未通，必多倦睡，须行指脑下垂之功。指脑下垂者，何也？即回光返照：以眼观鼻，搭定鹊桥，下玄膺，至重楼，归中极，入血海，以水会火，片刻倦睡即醒（此即调药炼心之法）。如妄念一动，仍守中极。少年女子炼至百日，不为外物所扰，血海自潮，真阴自动（动者，非身心动，是血气发潮，似有不可忍之景象，其乐也融融，难以言语形容，是由无念而自动，此时切不可动念，念动则散，惟宜把定元神，用法采取）。此即小药发生，须行采取之法两三度（以机息为止），仍守中极。采取之法：以眼观鼻，过鹊桥，下玄膺，到重楼，入乳房，游中极，归血海，行分水，透玉枕，升百会，下泥丸，入明堂，仍降下中极而归血海，将真意守定中极血海，入静入定。如其阴生，再行采取之法，机息，仍守中极血海。凡行此功，须戒暴怒，风寒暑

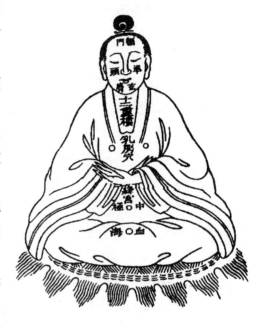

湿，以及生冷瓜果，火煎之物。此时定要捡点，倘风寒入窍，药难医治。总要万缘放下，一尘不染。如果照法行持，一日之间真阴之气能动二三次。（此动要分真伪：有气机之动，有念虑之动。须无念无虑无欲而自动，方算真阴发动。），只要百零七日，血尽化炁，赤龙自斩，变成乾体，基已成矣，还丹有何难哉？（注云：女丹经多言女子行功，每逢月信一到便要停功，此说谬矣，皆由未分清晰，悮也。凡女功所重者气机也，但其中有壬癸之分。如壬水初来癸未来，此即信到也。信到彼自知之，或头昏，或腰疼。信至而潮犹未至，此时正宜回光返照，默守乳房血海，用采取之法以补脑筑基，则所采者壬水非癸水也。如癸水一到，自应停功。必至三十时辰两日半，癸尽之时，仍用采取之法。采至何日而止，其中大有天机口诀，须求真师口传心授，不可妄猜。

如果得其传授,少年百日便可基成。)！行功到此,自有考验,赤龙自斩,乳头自缩,如男子一般,而真阴之气化为真阳矣。此时须要道侣同心扶持,候真景到时采小药过关(小药过关之时亦有景象。果到基成药产,丹田有火珠驰骤,血海如汤煎,鼻搐身震,切勿惊惧。此处亦有口诀,要待师方免危险,不然恐真火变成凡火,一防焚身,二防癫狂。)。如有得真师传授者,药既入鼎,便要知炼药之法(法待真师口传)。若不知炼法,不能结丹,得者必失此药。既名小药,自宜用小周天火候(小周火候亦有口诀),进阳火、退阴符而煅炼之(符火有候亦有数)。炼至一月小周数足。或药之真伪,丹之结否,自有考验。如小丹果结,每逢入室静坐,遍体火发如蒸笼之气一般。只宜默守中宫,呐言不语,听其变化。霎时之间,见一火珠如豆大,从明堂射出一丈多高,如闪电一样,此乃基成得药之真境界也。斯时虽有炼药秘法,总要一念不起,五蕴皆空,任他天翻地覆、雷电震惊,我只将元神稳坐中宫,毫无畏惧,如鸡抱卵,如龙护珠。时当进火则进,时当退符则退(进火退符有候有数),必炼至大静大定,炁足神完,火珠不现,小丹凝结而后已焉。此系筑基、得药、结丹三层口诀。后尤有四层,天机不能一口道尽,历来仙师授受皆系如此。果然功行至此,人仙之果证矣！以后用功与男子无异。但女属静体,后四层虽与男丹同其运用,而其建功更速矣！

真师总批:凡孀妇、贞女、烈妇,能立定真正志节,始终如一,受魔不退,至死不变,贫富不移,坚贞不二,乃可授此三层妙法。循序渐进,暗有仙真护持,一切内外妖魔不敢扰害,终期大成。至于有夫之妇,人事未了,切勿妄传。只宜劝伊养性寡欲,孝姑敬夫,待时而传。倘徇情轻授,确有可据,无一毫妄诞之语、倘恍之论,实是天机不可轻泄。得其传者,俱系前缘,慎之珍之。

"午是阴之根,子乃阳之苗。"男子外阳而内阴,女子外阴而内阳。男子夺外阳而点内丹,女子夺内阴而点外丹也。女子行功,第一要明采身中之阴,补身中之阳。阳者,精与炁也。阴者,神与血也。采于何时?须知月信将潮之时,与月信潮尽之候。夫信者何? 如人出外未归而信先至也。信至潮未至之时，急忙用功，或盘膝大坐，或观音半坐，俟身中神炁发动，回光返照乳房穴及血海，鼻息调匀，将所动之神炁用真意（即黄婆也）从血海升入曹溪一路，直达囟门，由上降下到乳房，而仍归于中极。但此法不可妄用（信来而潮未来之时可用，在两日之半后潮尽可用）。若潮信未净，妄行采取，必至杀身，谨记此法。少年血气旺者，心地静者，三月之久便可斩赤龙，而复还童体，面如桃花。如果功到此时，与醉汉相似，昏昏默默，昼夜光明不散，行持一年，基可筑固，而人仙之功程验矣！

中年妇女修炼，须用太阴炼形之法。夫行此法者，须除思去欲，忘情绝虑，方行此道。算定某日某时月信至，未至前二三日，即宜静养，待至信到，于静室内调息端坐，两手放膝前，用食指掐子午上如拳，闭目存神，调息内观，由乳房照血海，候至真阴之炁发动，乃行煅炼之功。若此段工夫，要分真假清浊，如炼假阴浊气，必成疾病，医药罔效。果然真阴发动，周身如绵，醉汉相似，此时血海中如鱼吸水一般，其乐景有不可以言语形容者，斯为真阴发现之真境也。此景一到，即用真意引过夹脊，上玉枕，透泥丸，过鹊桥，下重楼，入乳房，而仍归于中极血海也。倘或体衰气弱，二三月之久真阴毫无动机，无可如何，方用作为之功：先将右乳揉转十二次，后揉左乳十二次，摩脐腹三十六次，口中咽津液三次，咽毕，仍照前回光返照，虚极静笃以守之。如此每日子午二时行持不息，不上一月自有动机，则可采炼。至真阴尽化为阳炁，乳头缩而赤龙斩，变成男体，则真阴炼形之功毕矣。诗曰："面如桃花肤似雪，到此赤龙永断绝。清静法身本无尘，功满飞升朝玉阙。"

丹基既成，而还丹可冀。赤龙一斩，阴血尽化。阳气在丹田血海之中不能久住，必要过关方成法身。此时身热如火，炁腾如珠，方用还丹之功，与男子之功无异也。若还至丹田祖窍，方用周天炼药之功。夫玄关一窍，万神万炁之祖也，内有先天之祖炁会合凝结，宜呼吸绵绵，一意守之不散，二炁自然交合，八脉自然流通，仙胎自然结成。再往向上之功，三年炼己，已成大还，而结圣胎。仙胎结成，十月火候炼足，婴儿自现。或闻弦歌丝竹之声，或暗室生白，未来之事，他人之心，毫无隔滞，触景便知。到此可以造就身外之身，任他诸般境界，不可着他，不可惧他，我只一心守中，面壁九年，候阴尽阳纯，形神俱妙，与道合真，待诏飞升，永为王母之眷属，脱却尘世之轮回矣。算来不过数年辛苦，竟成亿万年之快乐，斯世之妇女思之，又何惮而不为哉？

吕祖曰：

> 可笑世间学道人，论天论地讲修行。
> 天机妙诀都不晓，三家药物未分明。
> 不炼炉中真造化，难免苦海堕沉沦。
> 我今传你三教理，说段修行妙诀功。
> 先讲天文并地理，天地三才要精通。
> 男子修行伏白虎，女子修行斩赤龙。
> 天地周流分度数，日月循还运化工。
> 五千四八归黄道，金木水火转相逢。
> 女子原是太阴体，须知太阴妙化工。
> 每日右旋十三度，二日半后行一宫。
> 一月运行周天毕，女子气候亦相同。
> 要知金丹真口诀，天人造化本相通。
> 会得其中真妙窍，晦朔弦望仔细穷。
> 一月运周机先动，两日半后即下功。
> 若人识得天机妙，何愁女功不玲珑。
> 再有一段真金诀，须共神仙仔细论。
> 七星宝剑西南挂，双林树下运转轮。
> 盘中宝珠夥夥现，一只白牛透昆仑。
> 百尺竿头忙撒手，骑牛赶月伴老僧。
> 又撞金钟无影寺，六月滴水化成冰。
> 没弦琴音奏三叠，无孔笛吹出八音。
> 木母伴作木马走，金公又随金乌行。

二人翻江并倒海,看看要到高峰亭。

洒了一点真甘露,忽然七孔放光明。

到此一步紧一步,切莫扰乱并因循。

待他一点来归壶,二五凝结始圆明。

若问此歌何人作,两口传来度女真。

其中妙理悉包尽,莫负我今苦叮咛。

女丹撮要

济一子金溪傅金铨　汇辑

　　吕祖《步蟾宫词》曰:"坎离震兑分子午,须认取自家宗祖。地雷震动山头雨,洗濯黄芽出坤土。捉得金精牢闭固,炼庚甲要生龙虎。待他问汝甚人传,但说道先生姓吕。"

　　《上药灵镜三命篇》曰:命之微,难言矣!其中消息千变万化。人之脐曰"命门",中有黄庭后有幽阙,上有关元下有气海,左日右月皆光也。命之光亦有三焉,光之黄者丹田,白者胎元,紫者血元。血元者,乳房也。在中一寸二分,非两乳也。男子之命在丹田,丹田者,生丹之真土也。女命在乳房,乳房者,母气之木精也。胎元结胎,血元生血,丹田生丹。工夫在子午二时,存心看乳房之空窍,呼吸绵绵,出少入多,候月信至时,从丹田运上乳房。月信者,非以经至为月信者也。信之一字,如人在外尚未回家而信先至焉。信至之日,彼自知之,或腰腿疼痛,头目不安,不思饮食,此信至而成血也,乃气也。当在两日半之前,专心用工。若经行,则赤龙阴精不可把持,乱行妄运杀人不少,须待其经后两日半,以白绫试之,其色黄金乃经罢符也。照前工运上以斩之,如此数月则经变黄,黄变白,白化而无矣。观此以有还无之道也。女子以血为肾,乃空窍焉。过四十九岁，腰干血涸无生机矣。养而久之，又生血元似处子焉，此又无中生有之妙也。见其有之，一斩即化而命生矣。此时则用性命工夫，与男子同也。脐中风生雷鸣电掣，木灵之化也。云蒸雾变，花笑鸟飞，土元之生也。谁知其妙哉？

懒道人曰：女命何以有三，谓上、中、下也。上者，阳穴；中者，黄房；下者，丹田。少则从上，衰则从中，成方从下耳。又女子内阳外阴，先须斩赤龙以全其体，则坎化为乾矣。然后用男子之工，修之一年即得以金丹在其中，故也。

太阴修炼法曰：太阴炼形之法，与太阳炼形之法大同小异。初下手时，闭目存神大休歇一场，使心静息调而后凝神入炁穴（在两乳间心窝上）。将两手交叉捧乳，轻轻揉摩三百六十遍，将气自下丹田微微吸起二十四口，仍用手捧乳返照调息，久久自然真息往来，一开一合，养成鄞鄂，神气充足，真阳自旺，其经水自绝，乳缩如男子，是谓斩赤龙。如此久久行持后，不必捧乳吸气，只凝神于炁穴，回光返照是谓玄牝之门也。真息悠悠，虚极静笃，阳气薰蒸河车逆转，万朵紫云朝玉宇，千条百脉种泥丸，自觉一点灵光，不内不外，由下田上升绛宫泥丸，下重楼归于金胎神室。十月工夫阳神出现，与男子同功无彼此之别也。

《先天玄微》曰：女子未生以前，父母媾精之际，父精先至母血后至，血裹精而成女形。女子受生之时，先得母之铅炁一两，先生右肾，牵一条丝于上而生双睛，牵一条丝于下而生金丹。自兹以往十二日生癸水一铢，一百八十日生癸水一两。自是而后十五日生癸水一铢，一年生癸水一两，至十四岁生癸水十四两于血海中，同前胎内带来二两，共成全一斤之数。三百八十四铢，合周天三百八十四度，一年得三百八十四日，易卦三百八十四爻，天地之数，阴极阳生，癸尽铅现。故二七而天癸降矣，十四岁天癸降后，至廿六个月零七日半，耗去癸水一两，至四十九岁耗之已尽。中有秘诀，难以尽言。

《修真辨难》：或问曰："男女下手处分别如何？"答曰："男子下手以炼气为要，女子下手以炼形为要。炼气者伏其气也，伏气务期其气回，则虚极静笃，归根复合而白虎降。炼形者隐其形也，隐形务期其灭形，形灭则四大入空，剥烂肢体而赤脉斩。男子白虎降则变为童体，而后天之精自不泄漏，可以结丹，可以延年。女子赤脉斩，则变为男体，而阴浊之血自不下行，可以出死，可以入生。故男子修炼曰太阳炼气，女子修炼曰太阴炼形。"

又问："女子炼形不伏气乎？"答曰："女子性阴其气易伏，而赤脉最能害道，其所重者在此。故下手则在着重处用力，赤脉一斩气自驯顺，非若男子性阳其气难伏。譬如男子伏气三年，女子一年可伏。果是女中丈夫得师口诀，行太阴炼形法，三五年间即可成道，比男子省力。但女中丈夫最不易得，不易得者，刚烈须过于男子百倍之力者，方能济事。若与男子等力者，万万不能！"

又问："大道不分男女，何以男女有分别？"答曰："其道则同，其用则异。盖以秉性不同形体有别，故同一性命之道而行持大有不同也。"

问："赤脉如何斩？"答曰："赤脉本身后天之阴气所化，阴气动而浊血流。欲化其血，先煅其气，气化而血返于上，入于乳房。以赤变白周流一身，自无欲火炎躁之患，欲火消而真火出。从此稳稳当当，平平顺顺，保命全形自不难耳。"

女丹汇解

无量劫佛　编辑

广东月西老人　述

玄天上帝曰：易曰乾父坤母，阴阳之义，昭昭可考。有天地，然后有男女，则阴阳之道又不言而喻。则是有天地之不可无男女也，明矣。男受乾坤之变化而成其象，女亦秉乾坤之交泰而有其形，凡具兹形象者，皆具乾坤之炁，而同列于宇宙之间耳。今当慈航普渡之际，宝筏共撑之时，男则教亦多术，竟舍坤维而不顾哉？指男之玄精奥妙不啻汗牛充栋，度女之法范典型殊成寥寥无几也！吾切发悲而独论之，是集之中，言虽广而少统论，以约束其妙焉。女子体属阴象，则阳又归于何所？体阴也，气阳也。气以形拟，则阴阳难以名状；气以血言，则阴阳始有着落。血本汗也，非气而血不运动，气中含炁，而清浊以分。血又阴也，非阴中所蓄之阳炁，而气不流通。吾辩至此，不得不一口而破其真矣。气海属阳，阳中含阴，血海属阴，阴中藏阳。此穴此窍中分隔膜，即十二时辰皆无停滞之候也。（气海、血海在脐相对分隔膜一寸三分之下）阳极而阴长，阴极而阳生，两两旋转交会，足于三十而信自动矣。所交者阴阳，其实气为之交耳。此一窍也，一分为二，信停而炁则冲，信露而炁则泄，故月信动宜止其功，若炁泄而功仍不止，则引浊气而冲些子之玄矣，可不戒哉！男体以精中之炁而贯些子，女子以血中之炁而熏些子，些子足而莲窍足，莲窍足而抽添始运，抽添运，而始有甘露下降之说也。殊不知男子之精，其炁充足；女子之血，其炁甚微。故名之曰：男阳而女阴也。修吾道者，绝七情为本，断六欲为先，则微微之炁又较于胜男子者多矣。何也？男子之心易动，女子之念略静，动则而炁易泄，静则而炁易长，一则易长，一则易泄，何啻千里之谬欤？男子之七莲易收难放，女子之七莲易放易收，苟能真心不懈，不待三五之岁而甘露常降，七莲常开，开之易岂有采取之不易哉？男女之辩于此明矣。若集中之言虚、言空、言玄、言妙、言神、言化，又男女之大同也。吾再分明而辩其真焉。果仰辩乎？男子则以胎名，女子则不言胎而单以息名者，恐后世之人错认胎字，卒受诬名，呜呼！可女之息不结则已，一结而封固，再结而自守，三结而稳根，强此三者，故所易放而易收。贞女节志可不急急以悟其妙耶？更道而论之，女子之气息原体本柔，所不柔者，后起害之也。有志超尘者，只戒一个刚字，常切一个柔字，苟常柔温不息，则虚也、妙也、空也、玄也，尽储柔字包括于万物也。再者，男子之神出，真必至纯至阳而始有脱壳之机，阳中含阴也。女子之神出，真不同于男子之神也。又何也？女子造到三阳之时，即可脱化百里之遥，造至纯老二阳之会，则一出永出断无夭折之患矣。盖男子阳中含阴，女子阴中含阳，男子阴在内而阳在外，女子阴在外而阳在内，阳胜则诸阴易退。吾今不惜真脉，道破于斯，无非切望早成真者之多耳。

玄天上帝批曰：可知女子之的丹乎？吾所分者的的确确至他法他诀，本同男子。其不同者，此中之窍诀也。

广元佛批曰：结丹、神化、脱胎，原本虚无自然，何有功用之可说乎？

金沙古佛曰：

大呼同缘，细听吾言。历年修炼，却也心虔。

功难上身，岂无弊端。有法无法，常常点穿。

有念无念，却也细谈。多犯拘泥，又是那端？

多犯执著，又是何愆？皆由世俗，杂于后先。

后乃六欲，先乃灵元。先后并用，灵炁不翻。

先天之炁，一线牵连。三关九窍，窍窍皆然。

一杂后起，便隔玄关。先天炁阻，九窍不安。

一坐之后，节节辛酸。遍体拘强，炁未通关。

一窍未到，患即相缠。尔等修炼，谁知此番。

无发慈悲，下细指穿。以便防患，莫怪上仙。

以法愫尔，个个胆寒！先后有气，只分寸念。

念本难净，须听自然。切勿拘念，拘即阻关。

中田一炁，全体聚焉。仙云采取，采取先天。

后天念绝，先天自然。合而为一，三关充满。

配合阴阳，两两相连。阴消阳长，固结一团。

丹从此长，芽从此沾。今察众生，每患病缠。

皆属先后，未分界限。吾与点出，个个思勉。

未上坐时，先须散淡。勿拘勿束，活泼自然。

然后上坐，更无拘牵。随其念来，随自出焉。

随其自化，只将神全。念若堆积，毫不沾绊。
闭目思睡，身化形完。无人无我，死尸一团。
如此用功，病自安然。更不惹病，全体舒安。
拘念焉阻，火即焚原。著意焉散，邪更燎然。
病从此起，烧干真元。女子血海，气化出焉。
邪火一动，蒸透命原。血渐枯槁，医治难痊。
血动之时，更宜舒展。躁性勿发，怒气勿沾。
念更宜净，神更宜恬。随其纷尽，始坐自然。
倘作躁怒，触犯中田。朝夕心热，口苦舌干。
皆由此起，谁辩此端。修炼之人，丝毫勿犯。
稍著尘迹，大坏真元。尔不自觉，患即来前。
身冷身热，皆由有偏。莫谓修炼，却病延年。
倘不知检，患莫大焉。一时一刻，念念检点。
勿犯勿触，易长灵丹。不须期望，玄而自玄。
不必苦功，丹结九转。不必苦坐，无时不禅。
闲居行住，皆长妙丹。尔等修炼，心非不专。
后起参入，先天隔断。鲜不受病，何怪诸仙。
吾今点出，细心相参。一切妙法，利刃割完。
毫发勿差，丝毫勿沾。朝夕优游，洒洒安闲。
有食无食，莫挂心间。有作无作，更勿周旋。
如是百日，妙景自添。能修一载，万象自然。
莫拘修字，炼字更兼。一字不泥，化如水泉。
始算真修，始算真炼。修本锄恶，炼本浑全。
有形加炼，病自入焉。无形自炼，炼乃真玄。
今日吾临，万象概删。先防六贼，亦听自然。
有心而防，难中之难。无心而防，势必自坚。
牢不可破，何用防闲。大众妇女，同心勉旃。
身居何等，念立何愿。事本寻常，切莫看难。

易何如之，只分尘缘。念尽即佛，欲尽即仙。

仙佛无异，度尽尘寰。尔本有心，炼成金仙。

不炼自成，不立自立。念与妄想，打扫勿沾。

朝朝快乐，便是神仙。常常如此，何愁西天？

吾来度尔，金身换全。尔等自量，自贵自专。

吾言虽浅，妙更深探。自始至终，大法备全。

金沙古佛曰：

法不妙来诀不妙，妙在火候第一要。道由无极以生，无极原蕴夫窍。精从此处发，炁从此处兆。药从此处生，胎从此处保。细审机自跃，活活与泼泼，渊渊与浩浩，皆由此处发根窍。以大处而论，百脉皆由无极分形造；以细密而言，又属无形无象却原万化尽包到。男女俱同此至宝，只分血精两条，男精逆行而成仙，女血直腾归心窍。故而各有各法，各有各照，女功虽用凝字法，莫将心地紧相抱，如果意马难拴住，稍著片念血海潮。血海与气海两下有分晓，血海以前只七分，此处即是气海窍，窍在那不上不下，不左不右一妙窍，血化气凝化炁妙，后天之气先天化，一杂人欲便隔到，有后无先成凡种，仙凡各异须知道。道在此处不算道，炁必归根无极窍，方能凝成此灵苗，方能结丹火候到，此点先后何以分，分出火候更莫少，癸水若未至，勤修莫懈怠，朝夕活泼兼乐好。太松精神散，太紧闭炁窍，必须不松不紧不迟不早，不住为住不好之好，不凝为凝不照自照。此点火候甚微微，众女虽当仔细料，不识此点不算修，修炼二字须忘了，多以炼字太著迹，一著便即病根扰。此病一染着，药物难达到。世人动云病根在脏腑，此病根藏在髓道，药何以能除？全仗纯阳一点贯内窍，方将此病除得了。好好好，吾再示一则，再将火候拨几层，不与层层拨，终归含糊于不明，必定受病更深沉。炁之冲腾须归窍，动时不能静始生，使尔不知不觉，不见不闻归根后，一动性命阴阳会，水火既济，分无极而太极包含化混沦。上坐稍凝炼，无相凝，莫存有相略微（"略微"二字，须着意可也。）住，一有静机便莫擒，听其自然而静，不可妄参一识神。一切齐放下，睡也由他，昏沉也由他，一毫莫错惊，此点火候少人识。多系将静妄动，身一动炁散成魔障，千千万万意纷纭。到此时节便下塌来，散步等候一刻上塌衾，再行去养静，静自易归根。若是强打坐，疾病内栽根。再有心多妄，先睡而后用凝神，无妄切莫用，有妄便炼心。炼字须活看，微凝恍惚而杳冥，方是凝炼法，方是入静第一乘，此即上坐火候法。动时火候要分清，动候必觉，觉时莫杂尘。天人此分界，仙凡此处分，俨像赤子体未觉，先天体已觉，后天生此界。当细审，觉时初刻犹恍惚，觉初再转万念萦。初字、再字义电光，一闪顷若无纷纭象。正念听炁分，倘有妄想扰凝炼，进一层亦是听炁还阴阳，两下复元再游行，用此功夫当莫懈，舍此一法非上乘。吾今点此真妙诀，男女一齐记在心，不是真种真心炼，轻泄天机被雷霆，法虽甚浅淡，细思绝妙始见精。此即未得金丹时，朝朝不离此法门。

白莲真人曰：

　　　　立志贵坚贞，总勿染尘氛。法本平而易，运行勿留停。
　　　　有时法当用，须知勿太矜。有时法当舍，默守本来真。
　　　　动静两相参，刻刻会天心。贞女原无法，不过聊点睛。
　　　　血气有衰旺，涵养功宜深。久则血化炁，白膏贯周身。
　　　　自然阴成阳，红尘不动心。方能成乾体，方能证上真。
　　　　稍有欺伪念，犹恐堕深坑。

白莲真人曰：

　　节为修行之阶级，贞静无尘即初禅。更加修炼养真炁，阴降阳升露玄关。玄关不在身外求，即在寸地觅大丹。心果静，神果闲，活活泼泼运周天。炁也归源血也归源，细细烹炼炉中间。暑也不热冬也不寒，温温养此真婵娟。十月丹完全三载，乳哺听自然。自然飞升大罗天，自然飞升大罗天。

金沙古佛曰：

　　女丹从何得来？男与女两不相侔，女与男大相悬殊，男丹由精化炁，炁化神、神化虚，虚极静笃而丹自结矣。女丹由血化气，气化神，神化虚，虚无自然而丹自成矣。但气虽由血所化，却有两解。如心不定、念不洁，身不宁、气不平，则血亦不能化气，而血自为血，气不见气则血尽成浊，而信皆露矣。夫信本污浊之物，何以化气？盖化气者血，而所以化气者，血中之元炁也。元炁者何？血为通身之精气，有此血而精气以藏，无此血而气无归宿，血如海水，水凝而炁凝，冲天则雨露以降。人身有血如海，则血自化气而上达遍体，然后流通百脉，百脉贯而一点下坠，由此而丹望结矣。不然满腹俗情，日缠外事，性气躁妄，纷华牵连，忧思郁结，妄念打扰，终日无一宁静，则浊气隔断真炁，天地不交阴阳不调，寒暑不节周天不合，而病有不成者，百无一二。此非道之咎，实人之咎也！吾今指点众生，各宜细心体会，莫谓道不真，特患尔心不真耳！尔心果真，扫尽浮念，去尽纷华，和缓性情，暴戾不存，解脱忧患而神恬快乐，斩绝外务则天气下降地气上腾，先天真炁自然流露，充满海水，气亦自与神炁相接。不坐则已，一坐而自自然然，其中有无端妙趣，较之人间一切别有一重天地，方知道不虚，而仙不假，诀不误人，但要自性自悟可也。吾今再下一丹，有谓赤龙不斩而丹不得结，道不得成者，不知血尽而气亦尽矣。如男子之精败而丹亦难成，其理一也。盖男精女血多不可绝，气离血而气无由生，血化气而精始流通，如谓血尽而乃言炼丹，何青年血枯而病反起？此终不离血之一考证也。又言炼之数年而毫无影响，非无诀也，实心无静时之故也。虽在朝夕打坐，十二时辰无一二时静定，即或有定不过数刻而已，气何时化？神何时凝？丹何时结？经年累月终成一顽人耳！动云某某修真，某某守节，不管人间一事，吾察其实却与俗人不相远矣。又云：某某即得真诀，某某修炼多年而毫无一成。殊不知得真妙诀者，始勤终怠，多年修炼者，姑待苟安？如此修道其诬道也实甚！吾今劝尔众生，论尔之富，富不敌；吾论尔之贵，贵难比；吾论尔之衣服饮食，更难比美夫吾。吾且当下割尽，尔等有何难舍了？割不下真痴，而又痴迷，而又迷恐终成无缘之人也，可痛也乎！盖仙佛以慈悲度世，世人切勿自弃，其仙佛可也，吾本以普济为心，尔等幸勿自绝于吾可也。

普贤菩萨曰：

朝夕修炼，望结金丹。有丹之汞，不炼之丹。
丹在身中，无形无端。有端非妙，无端绝玄。
玄处丹就，无玄不言。有心而炼，枉费心猿。
不炼自炼，方名大丹。丹本空降，天地一元。
有形之气，不算妙诠。无形之祖，万象包涵。
一得永得，空空盘旋。物之生也，此处兆端。
物之荣也，此点鼓焉。物之藏也，此妙为娴。
有形有象，乃曰后天。无象无影，先天之天。
后天生成，先天兆元。人之生也，理本一元。
无象无著，内藏一玄。后天遮蔽，玄者不玄。
今开妙法，点化有年。人谁不知，后起难言。
一朝识神，念未清潭。多参人欲，少见道玄。
七日一复，却也甚难。心多昏垢，神多迷涎。
不皎不洁，不净不干。神气两伤，焉能通关。
关且难通，窍何发端。窍既不发，何运抽添。
抽添不运，枉坐蒲团。吾且重说，收敛神全。
收乃自收，却有玄言。一念偶动，即便自转。
出须有时，考验中田。前点妙法，如如动玄。
如如有动，又如无关。此如如动，天地两捐。
忽发如如，姹女交关。此点绝妙，从未有言。
吾今细点，勿轻妄传。丹经典籍，每部唱言。
俱说如如，姹女配鸾。此乃全话，未分界限。
亦未分时，又未分先。吾今言者，再与细研。
如如一动，先后两沾。知如如动，胎有键关。
浑浑而动，如如自然。方明考验。神出之端。
知动而动，犹兼后天。不知忽动，如如快然。
妙不可指，乐不尽欢。方曰如动，大丹成焉。
见此妙境，自无尘缘。相不待扫，诸念悉捐。

蕴不著空，空空自然。不著空相，万境空潭。

天地之运，我浑一团。天地之静，我与一玄。

天地之生，我与相兼。天地收藏，我与一元。

造到此处，大觉始言。未到此境，仙成犹难。

何悟大觉？岂轻易言。吾今点化，如如一翻，

机尽泄漏，妙法无边。

瑶池王母曰：

真女本童体，只在清浊分。铅汞虽全备，奈已变成形。

一入胞胎后，不得以真名。既已落后天，岂能便飞腾。

元炁纵圆足，亦宜炼浑沦。自有而返无，方可言归根。

若论返还理，女子未知音。常常执著守，两眼照乳庭。

清浊难分辨，混淆炁怎凝。清升而浊降，一定理常闻。

过执炁不运，浊气反上腾。清炁既下坠，如何识命灵。

女子无他诀，活泼是要经。心活炁自旺，神活炁自灵。

意活炁自固，性活炁自升。活泼非在外，心中不著痕。

心定方上坐，上坐息调匀。息匀身体化，真乐此中生。

乐而忘其乐，周身炁浑沦。自然归祖窍，关键毫不存。

能静一刻久，一刻归中庭。能静一时久，一时炁回萦。

朝朝能静定，一月功有灵。百日即有验，一纪定飞升。

何以能此速，元炁未漏崩。可惜太束缚，气血两不分。

时而气化血，时而血化银。化时毫不觉，倘恍又转倾。

所以经年月，犹未见功灵。反转成枯槁，病疾惹上身。

不念大道阐，岂能辩明明。

香逸古姆曰：

吾今谈玄理，专言女法王。女本属静体，阴中亦含阳。

守静终难静，机关蕴中黄。静虽是本体，御柔犹赖刚。

刚为阳之主，柔乃阴之藏。识得柔中刚，可致弱中强。

气血属后起，祖窍自发阳。一炁通四体，百脉皆琼浆。

赤龙何用斩，浊尽乃流光。此原有分别，妇女两分张。
妇体非全体，元炁已受伤。欲复坤阴炁，发动在乳房。
微微用真意，引火用贵良。稍为太著迹，血滞病暗藏。
有意无意运，勿助亦勿忘。久久炁归源，阴气自消亡。
阴伏阳乃升，炼成乾元刚。处女不必用，真静始终方。
气静血自化，神清炁自扬。不知亦不识，变化概包藏。
周天分度数，不滞合阴阳。始由血化气，终乃柔变刚。
一月炁交会，去浊留元阳。浊尽清上升，自然涤秽肠。
光明真皎洁，骨髓露莹光。倘不清本源，念虑必暗戕。
火炽周身热，反道现真阳。若知止火法，无意默而忘。
邪火顿消灭，真元尚无伤。此点真口诀，妇女当提防。
果能真如是，道成会法王。

白莲真人曰：

出尘有志，立意无偏，尤宜外内加收敛，寂然不动是本原。安静久坐烦即散，稍著拘牵炁难圆。女本属静，静中炼，真炁跃跃自腾翻，忘意忘言守至善，不迁不移合玄关。炁行切勿滞，炁住勿稍添。烹炼未咸宜，寒燥皆属偏。果能照此行，功圆见先天。先天从何见？只取心头无挂牵，不牵不挂神自活，神活性命两相旋，旋转不息阴阳会，交媾真炁自满圆。圆圆满满通贯顶，由此下降滴七莲，莲得甘露花心活，七日七朝便开繁，莲心一繁真心现，自在如来遍大千，大千世界任游转，看尽红尘苦海边，方知群仙点妙诀，真不误人驾慈船，世上贞节急急炼，定许果结游西天。

广慧古佛曰：

吾今统指一火候，是贞节女共参观。
不拘塌前强打坐，优游散淡不拘拴。
任其自放自收束，一时念静自参禅。
一时不静休上坐，强坐炁反隔祖原。
此点元炁静中来，优游渐长两缠绵。

缠绵亦有考验诀，神若昏昧想贪眠。

然后轻身塌上坐，一坐真炁会自然。

不用此法神难合，此功日久顶上圆。

但要化尽绊身累，易去后天接先天。

若非贞节两等辈，休用此功妄去贪。

若贪此功成睡魔，反使神炁隔窍关。

再拔贞女修行诀，子时阳动下塌前。

默念佛号三五十，再行用功照点前。

子时若不身移动，天人交战在此间。

能移身法化魔累，佛号一声彻地天。

辰刻不宜轻移动，妄动神机败本原。

此乃修真上上诀，贞女一同共参观。

何分两等拔火候，贞女神原在两间。

节妇志向虽坚定，却多伤耗未修前。

内蕴元炁俱伤败，另起炉灶始还原。

辰刻升坐神炁足，不足不动更伤丹。

丹何以名修有形，丹本炁凝号曰玄。

玄即丹之别名号，神圆炁自两复还。

此贞节女真火候，修到百日再点丹。

女本真阴藏真阳，故点辰刻用功参。

子时一阳初发动，游行活泼运周天。

一阳动时真阴旺，上坐必便自抱还。

所指中藏天机妙，留心揣摩勿妄谈。

口中说诀皆是假，真修还在念尽捐。

能除万缘清似水，明珠掌上放光圆。

瑶池王母曰：

吾又题醒，女子金丹。由渐而进，由勉而安。

由下而上，由后而先。慢慢烹炼，渐渐熬煎。

不松不紧，火候自然。期至水涌，北海滔天。

如河泛涨，急驾尔船。若是溯浪，定许失船。

养静女子，海水甚坚。一到期满，如火燎原。

倘不停功，祸起眉前。停一七日，二七无嫌。

勿谓懈怠，功夫难添。必待露净，再言参玄。

若不待尽，秽气相参。水泛海潮，时至周偏。

窍窍聚会，周天已满。同流而下，故曰滔天。

如河水潮，百渎流泉。山溪小谷，共聚一团。

方曰泛涨，此理明言。养静不停，逗期参禅。

真火一发，恶秽烧干。即成痼疾，药苗难痊。

不但北海，秽枯燥干。百脉阻滞，膏肓成坚。

力难破血，乾入髓间。吾今指破，下细与谈。

勉受奇祸，个个畏难。此即妙法，必不轻传。

吾今点出，鼓励女媛。多停期至，自不病连。

期至之日，活泼为先。勿忧勿闷，七情悉捐。

六欲扫尽，悠悠然然。潇洒自如，冷饮莫贪。

太辛辣物，亦莫咽沾。自然去病，一生安闲。

此缘之中，又分几端。今世造道，前生累冤。

冤冤相报，亦难身安。多受病染，缘难结全。

半途废者，暗有周旋。生虽不乐，殁即证仙。

生能造成，金仙手拈。由仙而上，直归西天。

生死两途，何挂心间。吾今道出，众位女贤。

苦中受苦，勿贪脂甘。略略放过，扫尽俗缘。

俗缘扫尽，真神自全。全此一点，飘荡仙山。

欲登宝塔，任尔高攀。欲到普陀，随尔足探。

欲游东京，任尔闲玩。欲至西土，佛引过关。

欲步灵霄，由尔进前。吾所言者，并无诳谈。

女子功夫，与男相兼。只分地步，地本非玄。

一切妙化，俱不异男。尔等切悟，书中载全。

毫不差错，各自修潜。切记切记，吾甚心欢。

响月文通古佛注：祸起眉前者，血潮如火蒸也，如不停功以火攻火，则血热而成枯焦之患矣！海潮者，即月信流露之时，应宜停功静坐，苟不停功数日，如舟行河内，明知波浪汹涌而故将船放，必失大事，谨记勿忽！

响月文通古佛曰：

道虽分层次，不过为修炼者把心拴。若论贞节不须炼，真、静二字始终玄。女本属静体，翕辟发自然，灵炁自发现，血化为金丹，阴气消融尽，真火蒸髓间，何有凝滞病，何有斩龙言，不化而自化，坤位转成乾。

响月文通古佛曰：

清净真诚是妙玄，莫用后起扰先天。

念定即宜长长坐，神昏不必死死探。

朗如皓月真性体，明若秋水大玄关。

活泼不沾亦不滞，杳冥如有更如闲。

一灵运动渣滓化，乐境层层如鱼鸢。

莫将假身囿真我，方能返本而还原。

响月文通古佛曰：

莲台宝塔候斯人，真真不昧本来因。

先将清浊分明晰，久坐灵炁渐渐生。

元炁蒸腾休惊恐，任他升降自调匀。

勿忘勿助真火候，有意无意莫留停。

烦闷即忙游散步，拘泥便觉神不宁。

念动是火非真药，性静无尘即真金。

锻炼原无分层次，淘尽渣滓自澄清。

不须别求真口诀，今宵言语须谨遵。

金沙古佛曰：

点醒缘中修真女，贞节两端听根生。

知此妙诀非无法，法本诀出自有箴。
常洗凡身归静地，勤养仙心垢化冰。
多贵仙根少扰俗，割断凡骨换仙身。
明明常照前身映，星辉七斗放光明。
两目灵光常生内，两耳灵㸔常闭门。
两鼻不为凡香引，真香发动贯七星。
一口能杜俗粗气，行住坐卧号佛声。
两手不沾人情态，多翻贝叶念诸经。
两足稳住天台上，丹室禅宫漫举行。
步履轻摇心便荡，妄动耳目即扰神。
神扰心即随机出，散漫无归㸔何匀。
内吸不匀外气扰，内外一吸自归根。
内主不摇神自稳，摇动不宁㸔难盈。
即或有动真机转，困顿无归扰黄庭。
呼吸一匀先天动，后天自让先天行。
若能念死后天绝，先天自从左右生。
此机本是自然来，并无功用诀点明。
吾今指尽无上妙，望尔凡胎照去行。
同守真志休贪诀，点尔关窍坚尔心。
尔志能对吾之志，尔心难似吾心清。
能比吾心清如水，三载以后吾亲临。
现身度尔童贞体，平空形飞走如云。
吾形常在尔心内，尔心即是吾观音。
观音菩萨常常在，功成果结伴吾身。
七莲能化千万朵，千万莲花覆尔身。
此种捷径都不去，还在何处拜世尊。

金沙古佛曰：

吾今无他法，将收心之上品，扫念之绝妙，一一与尔指的端。心意走不是别一件，未将大道细嚼参，试想这身居红尘，如在苦海一般。今生落人道，来生失落苦不堪，俗言一失人身万劫难。幸尔等今有缘得闻大道，身坐蒲团，心也不须收，意也不须观，念也不须扫，猿也不须拴。有身如无身，心似无栏关。也不必观尔的心，也不必记尔的法言。略取一意在乳间，一刻心不定，一刻莫抛散，二三心不纯，二三莫放闲，却又不可紧紧拴，也只在有意无意之间。太紧气必滞，不注意念偏。吾再有一法，亦是收心上妙丹，常在诵经典，念杂默念经一遍，只得一二刻，觉恍惚，念自捐，自自然然功满，百日见先天，一坐遇睡魔，醒时即参禅，志清不用收，念起再用此法收妄念。实在难！实在难！实在难将尔等牵缠。斩断不尽红红绿绿，花花衣衫。斩不绝南田北地，儿媳情肠一大串，纵是仙佛手段，也难度尔上仙苑，也难携尔上吾船，劝尔等莫在退却，自将金丹抛入那孽海无边。生时不知悔，死后方了然。再醒童贞女，各自细打算，前生之根本非浅，今生遇奇缘，并无人牵引，一听大道阐妙玄。一个个自己心愿，看破了红尘世界，了脱这七情不沾，真乃是千古稀罕，果算得女中奇男，但只是眼为六贼主，见不得红红绿绿，花花朵朵披好看，一念便打转，事事爱体面，虚假人情费真念，吾今劝尔休沾染。莫忧这事难结果，莫挂这大缘难满愿。又莫虑普陀无人唤，尔能了脱人间诸挂绊，自自然然有金童和玉女，时刻来经管，不使尔道忿被魔扰，不使尔道法被妖缠。一直悟到头，勿沾勿染，身也轻，体也便，百病不生乐无边，即至功满日，宝盖和幢幡，护法韦驮前引路，十八罗汉把驾参，花仙彩女千千万，四面拥护到西天。尔贞女试看好也不好？真真是前根不亚缘，法宝天仙苦口良言，切戒汝惟冀，个个记心间。

圆明道姆曰：

圆明炁本圆，炁原藏一穴。一穴分九窍，东西并南北。
星象列宿位，以一为转折。不睹亦不闻，似有似无别。
有无归中候，煌煌辉四廓。此穴不多大，万象尽包括。
大如天边外，小则形难测。高而三天上，卑又海底澈。
穴道分明点，人皆听清白。今非重重点，精微难透彻。

不阴亦不阳，阳精媾阴血。阴气归血海，阳精此发泄。
发动人不觉，恍惚心甚悦。飘飘而荡荡，清浊分皂白。
不乐心焦闷，阴阳两不接。一得神缥缈，炁包无阻隔。
子午莲方吐，阴阳两交叶。阴合阳祖炁，莲蕊遍池列。
阳配阴祖炁，花开茂枝叶。此处一花放，七朵尽行泄。
血海通祖炁，祖炁又归血。血枯炁必阻，炁阻血自竭。
阻竭病何起，皆因炁郁结。郁结又何来，拘滞不洒悦。
因心不脱落，先后气关闭。闭是下阻上，塞是凭空说。
因闭血不动，不动乃阻塞。炁阻关自闭，一线不通坼。
血气有清浊，清浊何分别。心清无私妄，呼吸亦皎洁。
皎洁合真阴，真阳自交迫。清浊自然分，信不失一月。
轻清而上浮，浊自下漏泄。心杂气必燥，呼吸亦猛烈。
燥与阳相交，邪火发如铁。便烧真阳炁，干枯病易得。
世医如盲瞽，诊脉药妄切。先将气血补，通关毫不涉。
一旦浊气凝，经络更闭塞。及至心病起，烦躁又发热。
口干并舌焦，食冷暂救烈。医术更恍惚，问症再分别。
一闻热症起，凉药用知柏。先补而后冷，痼疾了不得。
服尽百草物，形容渐瘦白。及至莫奈何，参茸加归鳖。
滋阴又培阳，头绪更乱择。修真受害累，个个怕悟得。
不修犹快畅，修来反受折。吾今明告诫，血停有规额。
血如山谷水，浸流督不得。一督乱窜发，反触正脉穴。
不得不偏流，甚至冲过格。人身血海内，只有三条脉。
气海与血海，任督总一穴。精从此处过，浊自此处泄。
若非寒冷滞，必不至阻塞。塞而不顺流，通路把药切。
须温休太燥，分清浊自别。如是治此病，妙手称上客。
吾今于点破，以免受冤孽。分配阴阳路，男女指一节。
男有此祖炁，分配在精穴。女之祖炁合，阴从血海说。
男有此阳关，顺逆不须惑。女有北海地，波摇似水迫。

大周天大动，小周天亦阔。十二时辰候，子午二极接。
此点有分解，有修未坐宅。修者子午合，真炁真媾结。
未修仍交会，真祖炁难泄。此处真命的，勿轻妄与说。
北海有清浊，浊者气淡泊。浊乃形质露，是日念扫绝。
念净清浮上，与祖炁相接。念杂气入质，清反归浊渫。
月信多差错，即是念太城。念城神自昏，神昏莫分别。
清浊两混杂，真炁不上拍。果常如是样，如是病发脉。
必得是日到，不想妄自灭。优游无稍滞，洒洒而曚曚。
不虑亦不愁，不惊亦不吓。不张亦不大，皎皎而洁洁。
行住无挂碍，惺惺而悦悦。不识亦不知，闻听念不涉。
形骸似飘荡，天光而地白。手足如轻挠，浮动不沾擸。
最忌心太猛，念恐功有缺。此念是大病，快快治宜切。
三七露未尽，床褥莫拘节。听其露尽时，上床方合格。
此乃一定法，非人休传诀。天地之精英，此处一旦泄。
再望尔妇女，心中莫记诀。无诀道难明，执诀炁有隔。
平居心与口，多把佛号默。有念方默著，无念不必默。
只将人事了，手莫探花蝶。不过衣鞋制，常探内功烈。
手作人间事，念冷如冰铁。眼为摇心贼，莫著花影色。
此乃俗骨累，尔愿立修德。修德与修真，修性修心愿。
修愿德自新，一朝炁蒸耶。超身云霄外，飘飘卧极北。
吾驾凤凰辇，金花仙女接。引尔游上界，携尔到佛国。
仙塔登几层，眼观大千陌。红尘劳苦辈，俗胎甚惨烈。
南天一观望，代为泪垂帛。纵是大慈悲，难将无缘恻。
即是大愿船，莫渡自作孽。西天大佛祖，万法总难絜。
吾本圆明祖，降临于此宅。分分明明点，望尔心甚切。
莫忘谆谆告，朝夕静是诀。欲多来缠扰，由于眼招贼。
眼见如未见，反观思内穴。不轻亦不重，不急亦不歇。
不燥亦不妄，千般亦不迫。不沾亦不脱，百感慨消灭。

不乐自然乐，不绝自然绝。上坐休用意，死尸恍默默。
天崩尔不崩，地裂尔不裂。人言休动气，自取自明白。
清福与红福，观红如视黑。青白分真伪，人杂类各别。
我无金刚体，妄游极乐国。长短莫计较，不听自除耶。
高超世几等，不与俗同格。志大言勿大，心真念莫怯。
常常体仙佛，在此谈玄诀。妇女书少读，性理更难得。
只守一念净，丝毫内莫塞。如光天化日，如星又似月。
如北极之亮，七星挂天阙。明明而朗朗，昭昭无点黑。
尔心明似斗，内七星灿烂。皂云难遮蔽，本体仍不绝。
云过星犹朗，尔心如星炟。心中无一尘，有尘心走别。
心本原无妄，因见妄入宅。心本无他想，耳听便遭厄。
心本无黏滞，因身不便捷。身口不合意，便动怒不悦。
有此一怒态，五脏火发越。此根不除尽，枉把道修也。
吾今下细点，贪字宜割截。衣食固莫贪，自然有凑者。
善念亦莫贪，仙凡念上别。妙法亦莫贪，守静妙莫测。
功夫亦莫贪，随时快坐摄。妙境亦莫贪，境象无形色。
安安而乐乐，欢欢而悦悦。潇潇而洒洒，悠悠而阔阔。
即是妙景象，此象贪不得。由他自来去，由他自然结。
由他自变化，由他自交接。念静神不扰，二三载必得。
吾今大慈悲，逐一告知者。尔妇女等辈，莫拘是妙诀。
一拘即成病，莫怪道诳惑。内外皆莫捆，神活焉超越。
游行念清朗，心自皎而洁。来往又何拘，天高月有缺。
人生难满愿，到头知红黑。此时风气薄，人言听不得。
各修各性体，仙凡有分别。仙原仙根来，凡本前生孽。
今生虽富贵，身谢甚可怯。不带有功善，罪过注黑册。
一生无善折，银钱空手撒。只带一身罪，尘埃膝屈血。
罚入大地狱，来生作聋瞎。仙凡此分界，修炼又有说。
纵难成上品，仙佛代解厄。养性阁中修，功满朝上阙。

　　修真丹满足，佛旨下仙帖。金童执宝幡，玉箫天地澈。

　　迎尔归极乐，永享千万劫。不入轮回道，不生亦不灭。

　　不死亦不老，长生榜上客。时而烟霞伴，时而凤阁歇。

　　时而天涯转，时而海岛阅，观不完金刚美景，看不尽琉璃彩色。这才是功行圆满大快乐，这就是修道归根的大妙诀！

女真丹诀

蒲阳无心子陈永清　　著

太阴炼形秘诀

其一

女子修真原有诀，不是凭空妄拟说。

人身原自有阴阳，阴阳道理宜三复。

其二

男子精液阳中阴，女子精液阴中阳。

快寻明师求指破，返老还童在故乡。

其三

静里修真不必猜，专候身中一阳来。

还从先天分境界，好把金乌向月栽。

其四

阿谁设此修真法，惹得佳人来削发。

朝朝日日守空房，心死如灰操生杀。

其五

可憾赤龙这妖孽，无端日月长来绕。
利刀架上赤龙头，斩断龙头天未晓。

其六

双手紧紧抱户口，恐防黄虎顺墙走。
牵他回家亦不难，快快与他一把火。

其七

跨鹤坐时将息数，寒声玉露如香乳。
微微送过紫微宫，遍体酥绵直到午。

其八

文武火候自家裁，莫使纷纷乱灵台。
时时恐防真种出，提回乳房结圣胎。

其九

圣胎一朝聚乳房，寿与天齐不可量。
如此修真今结局，管教七日复生阳。

其十

七日天心如可复，即是上乘一妙着。
以后便同男子功，般般口诀要师说。

三斩赤龙秘诀

其一

女子修真好大胆，提刀便把赤龙斩。
背夫逆母毒心肠，只为人身难得转。

其二

斩时用尽平生力，休使精华往外泄。

逆转黄河水倒流，阴消阳长凭呼吸。

其三

呼吸原来一炉火，黄芽抽在锅中煮。

熏熏热气上冲天，降下重楼入土釜。

其四

竹破还须用竹补，休将砂汞银铅煮。

取其同类两相生，快快收来聚两乳。

其五

功夺乾坤造化机，人人有个上天梯。

阳生阴退无他诀，只在神思不着迷。

其六

不着迷兮有主见，暗中提把无情剑。

赤龙斩断两三番，方显佳人好手段。

其七

手段高时法力高，采鸾不二与云翘。

一般俱是裙钗女，岂让仙姑姓氏标。

其八

裙钗立志要弥坚，火里栽花放白莲。

学得慈悲心一片，方能平地直登仙。

其九

只有金丹一粒砂，朝朝日日放光华。
形如黍米甘如蜜，起死回生功倍加。

其十

可惜金丹人不觉，鬼神未必能猜着。
个中幻妙要师传，却是家园一味药。

女子修真秘诀

其一

佳人日日学参禅，不语不言心要专。
若有一毫私欲念，管教炉内走真铅。

其二

真铅本是先天药，何故世人猜不着。
把守关门要小心，恐他偷走出房屋。

其三

他若出时休胆怕，狂风烈火一齐架。
催他直上九重天，夺取乾坤乳上挂。

其四

若无节烈休传道，恐被痴情暗说笑。
泄漏玄机天不饶，这场罪过却非小。

其五

不知心性莫传诀，恐向旁人糊乱说。
苦口叮咛已再三，休将仙道当茅物。

其六

独有妇人性情乖，一心只想赴瑶台。
试将此事逢人讲，岂是裙钗学得来。

其七

学道妇人多出丑，无端撞着一群狗。
引他暗地拜盲师，捡点功成验脐口。

其八

不如稳坐在香厨，一孝公婆二顺夫。
死后魂归清净土，西方佛祖把名呼。

其九

奉劝妇人休学道，道中假道乱真道。
存心忠厚并仁慈，管甚假真真假道。

其十

纵然真道不须求，欲火频生不自由。
年纪轻轻今出丑，尔知羞与不知羞。

女丹要言

纯阳吕祖　传

傅金铨　敬录

精炁三华自不衰，清空紫气仰成规。
金丹九转元君炼，寿似黄安坐宝龟。

清空紫气之文，元君之所授也。黄安坐龟，人问几时坐起？答曰："此龟畏日月之光，三十年出头一次，我坐是龟见三出头矣。"

汝等不明老阳无生息，吾有一譬：如月之初三是蛾眉，到五六日仍圆者也。妇人修炼，如男子一样，难得者是皎洁。须知妇人之欲，过于男子，或到经水已过之后，其心如莲之初放，乘天之雨露，才结其实。妇人若无男子是孤阴矣，孤阴不生，莲花若不受雨露之恩，纵得之沃土，终归无用。天之雨露非为万物发生计，不虚此一举乎？雨露不受于万物，是独阳不长矣。夫道即物可证，随事可通，浅谈云为，皆具至理，无如人不思而通之耳。

妇女可以按摩之法用之，当早起静坐一刻，以右手向内按定心，左一手在腹脐抚摩二十下，随手摩至腰，一揉一拍，左手按心右手抚摩，右手按心左手抚摩，两手在腰一揉一拍后，再用两手擦热面上一擦，两手摩至两耳一按一弹，弹后随揉至两肩一捻，运动津液咽下，腰一伸立起两手一挚，走数步再出外做事可也。晚间亦如此做照。

服丸

首乌 二两　核桃 三两　麦冬 一两　熟地 两半　故纸 六分

砂仁 三分　杜仲 八分　天冬 一两　生姜 三分

上药八味共研细末，以猪脂（猪脂，猪油也。吃荤者用猪脂，吃素者用人乳，或牛乳、羊乳均可。乳即酥也，非荤也，西北人所谓奶子茶者即此。能令人壮精神，润颜色，黑发延年。佛祖在雪山苦行时食之，故至今佛门不忌。若假酥油则多羊油矣，不如用人乳为是。）半斤和为丸。服一月，精神强健，黑发延年，非他药可比。每月逢寅午申亥日，用水一碗，称药三分，早起向东吸生气三口咽下，念曰："日出之光本乎真阳，我取东方之正气，炼成玉液之琼浆，太乙金精贯顶，离宫炼就纯刚，明二气化北方，厚体在中矣。"合掌伸七次，以指书："高上神霄长生无量保命天尊"，于用水碗内吞服丸药后，向西方吸气一口吞下，之后任凭应酬事件。慎勿轻传非人。若大丹成就，再配药服之。

西 池 集

太真王夫人　著

孚佑帝君回春子　注

金溪傅金铨　校订

《西池集》序

　　盖闻乾健统天，坤顺得主。资生之道，含二炁以缊。交泰之和，统三才而埏埴。德言工貌，坤道云全，淑慎温柔，阃仪斯著。至于夙钟灵气，生具慧姿，锦织回文，犹受连波之憎；艳霾（同埋）青冢，空归夜月之魂。其他雾鬓云鬟，沉迷苦海，啼香怨粉，填入火坑，五漏形骸本是前生业障，三因不悟又增今世冤愆，其间修短穷通，不能枚举，妍媸愚智，何可胜言！总因世乏坤传，致使人难超劫。是以奏请太上，敕命群真，阐心性于诗篇，寄棒喝于转语，既知寂静，恐堕顽空，更有真传教渠下手。言言玉液，无非修身立命之功；字字金针，尽是缚虎牵龙之诀。果能诚心锻炼，眼前即是玄州；依法修持，鼎内便凝绛雪，与其牵缠世网，恋兹一息繁华，何如斩断情关，占却万年道域？西池有路，度楫在兹，聊缀卮言，用申木铎。

重阳子谨序

咏性功十八首

其一

月正圆时映水明，乾坤大地总莹莹。

片雁斜过潭有影，移时明月映波清。

回春子曰：巧机适合，宝相团圞，月照寒潭，光芒四射。惟清乃澄，惟澄乃照，寂照圆通，觉灵自现。西来妙义，至大至圆，活泼玄微，东海珠还。咦！四海汤汤水接天，水天深处自逢源。

海蟾子曰：喜得同人注性诗，明心见性道成时。刘痴来与龙华会，醉向澄潭捉月迟。

灵阳子曰：此夕欣逢巧节，澄清要在斯时，月光皎洁印深池，真个天星倒置。不著离奇色相，岂因空境空之，一灵透出己前珠，鱼目应知不是。

长春子曰：心性非一物，性在心中见，水月两澄清，波光自不染。

其二

灵台深广似澄江，源远应知流自长。

任尔毒龙争戏扰，岂如沟洫污泥扬！

回春子曰：清光如鉴，不须锻炼。一著揩磨，毒龙便现。咦！没得说。西来妙义，只履仍归。

其三

磨不磷兮涅不缁，宠何可羡辱何辞？

静中现个团圞月，始信斯人不是痴。

回春子曰：当头一棒，领者去会，会者颠头，融通寂灭。

其四

恶莫憎兮善莫夸，坚持吾性漫凭他。

地雷震动真如现，一任遨游上海查。

回春子曰：如何佛法？干矢一橛！霹雳一声，不怕打杀。

其五

浓云密雾两凄凄，遮却本来菩萨面。

不是清风净扫除，蟾光怎得团圞现？

回春子曰：蒲团片晌，刹那一刻，翻个筋斗，菩萨出现。

其六

性似澄潭水,心如大地平。

草莱生即划,风过碧波清。

回春子曰:性不离心,心空无物。草生用划,下乘之法。

其七

灵明一点本清虚,云去云来月自如。

应事还同光暂晦,魄生依旧现明珠。

回春子曰:不晓参禅,那知拜佛? 一拳打破,五指不撒。

其八

心如野鸟最难驯,才出笼时便要擒。

莫使随风任南北,本来狼藉陷深坑。

回春子曰:分明一个月,指早是个日。日月光天德,山河壮帝都。咄! 谁识?

其九

一点灵明一点金,随风飏去窅沉沉。

分明有个菩提种,性乱神昏何处寻?

回春子曰:穿衣吃饭,不知饱暖。心去性空,火中莲现。

其十

愁苗情种两都捐,外若春温内铁坚。

顺死逆生同一理,但于动静却非然。

回春子曰:荆棘中不妨着脚,深潭内也易翻身。怕只怕清风明月,坐对青山。

其十一

人生碌碌似浮萍,业海风波何日停?

要识本来真面目,勤从月下叩真人。

回春子曰:一盂一钵(音拨),到处为家。撞着老参,举杖便打。

其十二

浑沦元气原无象,庚甲之间觉有形。

莫道有无难自辨,须明求己胜求人。

回春子曰:摩尼一粒,沙界难敌。龙女献来,此际得识。咦! 一个孩儿两个娘,四门亲家不得疏,失了也!

其十三

外浊须知内本清,龙头虎尾按时生。

若将凡圣和为一,白雪黄芽自长成。

回春子曰:如何是道? 要撒胞溺。吃饭穿衣,全不分晓。

其十四

大道先须养性灵,灵光悟彻易归根。

总然精气神皆足,黑暗如何解炼烹?

回春子曰:东南西北及中州,黑黑尘蒙易白头。咄! 说话的,颠倒了! 难不难,一翻筋斗;易非易,挣起双眸。

其十五

缄口凝神只内观,法身常现一毫端。

静中摄得灵明宝,直置中宫便是丹。

回春子曰:得了手,闭了口。若还不去承当,竹篦何堪打走! 咄咄咄! 再来不值半文钱,请到方丈后去休。

其十六

长空清回原无染,云去云来只自忙。

鼓动巽风旋上下,性光命宝总归囊。

回春子曰:一口布袋,包藏无碍。混混沌沌,放不出来。

其十七

明暗休将世务分，闲来觅得己前身。

惺惺不得炎凉态，生死全抛得至真。

回春子曰：九天之上，九泉之下。少林拳棒，上下齐打。打得开通，任放从马。

其十八

腾腾烈焰青龙舞，渺渺清波白虎蹲。

虎尾龙头绦索系，擒归神室合真源。

回春子曰：久别家乡，道阻且长。从今得返，方知父母、妻子各各安好。咦！千年华表依然，一任桑田变海。

《西池集》跋

《易》曰："至哉坤元，万物资生。"所谓顺承乎乾者，非耶？然世之女子，明坤道而合坤德者鲜矣！或痴顽结习，或奢悍成风，种种沉迷，不堪悉数。即有一二有志之辈，欲逃生死，究之性命不明。每见巫妪村姑，学些口头禅语，前果后因，便为大道在是，而盲修瞎炼，自误误人。吁！此皆坤修真诀失传之故也。今《西池集》出，泄千古不传之秘，具大慈悲，开方便门，愿普天下女子，敬信修持，穷研极究。其中字字有功，句句有诀，莫轻轻放过。尚有楮墨难传之处，全在诚心办道，自遇真人指点。总以收心养气为下手初功，心不收则性根昧，气不养则命蒂失，性命双修，坤道乃全。读是集者，幸勿坐失机缘，以负作者一片度世婆心也。

灵阳子敬跋

旁门小术录

黔中积善堂　述

响月文通古佛旁门术小引

　　旁门者，显与道违者也；小术者，隐与道违者也。夫大道至玄、至妙、至简、至易，不杂一毫私意，不参一毫欲念，方是道根。凡不合夫天地之气运，不合夫圣贤之正理，不合夫性情之存发者，皆属旁门小术。

　　然旁门小术极多，吾欲详指之又恐伤忠厚，吾欲隐忍之又恐误后学。故特将尘世之大坏心术、大坏玄门者，姑举数十条以塞其流毒，亦是拔出深渊，救出火坑之婆心也。凡修士有堕此术中者，及早回头，亡羊补牢亦不为晚。若疑惑有信，固执不通，自害而复害人，不惟不能结大缘，而且难望好结果矣。万佛缘在迩，当时修士共凛之；三清殿有路，后世修士严辩之。

响月文通古佛

（四首）

其一

　　错认彼我当作真，谁知阴阳在本身。

　　买妾宿娼行采战，欲夺元气补精神。

　　岂有蓬莱仙家客，反类浪子贪淫行。

　　夫曰彼者，即少郎，即元气也；曰我者，即美女，即元神也。盖以本身之阳炁点本身之阴神，使神炁混合为一，便谓成道。而旁门，则谓我为男子，彼为女子。于是有买美女以豢养之，使外黄婆探其壬癸将至，行采战以夺元气者；有买美妾，宿娼妓行采战以夺元气者。是皆错认"彼我"二字，犯了首恶，天律、王法、冥刑俱不能逃，安望成仙哉？如此而欲成仙，则蓬莱仙山尽是浪子淫妇矣。平心而论，有是理耶？有是理耶？此条害人极大，古佛故首戒之。

其二

修道最要念头清，先炼慧剑斩淫根。

不知炼剑反试剑，犹如猛火添油薪。

任是降龙伏虎手，难免渗漏成浊精。

念头不起，纯是先天；念头一起，已落后天。念头若清，后天中犹存先天；念头不清，后天中全无先天。

念莫过于淫念，淫念一动，灵气散矣；淫念久住，灵气亡矣。修道者不怕念起，只怕觉迟。夫觉，即慧剑也。即觉即斩，随觉随斩，时常觉照，淫根自然断绝。此之谓大觉，此之谓炼剑。

彼旁门不知炼剑妙法，反以男女交媾为试剑，谓不动念则剑利，谓一动念则剑钝。试问阳举之时，从无念起乎？从有念起乎？若无念而阳自举，此属先天，正好探取。若有念而阳始举，此属后天，正宜降伏。乃不降伏，而反去行淫，非猛火添油薪而何？斯时也，元神不能做主，尽是识神用事，则元精必成浊精矣，欲其不渗漏不走泄也，吾不信也。此痛斥试剑者之非。

其三

阳举风吹引尾闾，数次不散起周天。

三十六次阳火进，阴符接用廿四全。

试问尘世修真者，此法考自何仙传？

阳举引风吹散，正法也。若阳不息，自有秘诀。行小术者，乃起小周天三十六，从尾闾至夹脊上玉枕至泥丸而止，此为进阳火；又从泥丸下十二重楼，听其自落，如此者二十四次，此为退阴符。接用从右圈左三十六，从左圈右二十四，以合周天之数。行毕，凝神打坐，谓之沐浴，谓之补闰。余不知周天甚活，拘拘数之，将心意尽于外功，神何能安？丹何能结？亦徒劳无功耳。此言小术之，当戒。

其四

滚辘圆图转胸前，妄说传自两口仙。

强用方术把性炼，未识真性是先天。

仙佛传下安神法，妙无作为听自然。

滚辘图者，默大圈于胸前，以大圈转为小圈，将性束缚，谓之炼性，此方术也。岂吕祖而传此乎？其诬吕祖也实甚。盖真性极虚灵，成仙成佛皆是此性。如默一圈可以束性，即默一圈可以束仙佛矣。此理易明，不待智者能辨，何竟堕诸术中而不觉也？仙佛传下安神之法，即炼性之法。妙合自然，不假强为，自能使性圆明以成大道。吾随古佛巡查所以，旁门小术不少，特载于书，免误后学。

定一弟子谭仙敬注

无量度世古佛

（四首）

其一

朝朝面东口朝天，鼓起眼睛耸着肩。

吐尽浊气纳清气，脱胎换骨返童颜。

那知戾风入脏腑，下田鼓胀命难延。

纳气之术，晨早向东，鼓眼耸肩，以大口吸之，将清气纳于内，浊气吐于外，谓可成仙成佛。那知遇着戾气积于五脏六腑，久之，下田鼓胀，胸前壅塞，竟自有胀死者。噫！求道无法死于非命，可笑亦可怜矣！

其二

痴人妄想做神仙，忍渴不饮饥不餐。

自成饿鬼三涂堕，反望飞升大罗天。

许多聪明被此误，意魔一起外魔缠。

渴则饮，饥则食，养生之理也。修道者，元气充溢，烟火可绝，然而不饮、不渴、不食、不饥，方成神仙。乃竟有求仙痴人，闭门静坐，不讲修真妙法，而徒忍饥忍渴，虽饿死而不辞。信如斯言，而凡世之饥而死者，不皆列仙籍乎？吾见许多聪明之士，竟为旁门所误，此盖痴心妄想，意魔一起，而外魔即将命索之矣。痴人早寻真师可也。

其三

无端种火妄添油，鼻吸清气向外求。

引上泥丸双关止，逆而行之下重楼。

无火弄火复止火，枉费精神到白头！

世有种火添油之法：以鼻吸天地之清气，用意引上泥丸，至双关而止，复由双关转上泥丸，过上鹊桥，咽下十二重楼，至中田而止。本无邪火就是好事，而乃故意弄火，复又止火，是何法也？是何道也？误用精神，虽至白头，犹是有生死的凡夫。其于金丹大道全未梦见，盲修瞎炼何益。

其四

最厌盲师冒仙才，五龙捧圣任意猜。

橐籥出炉夸绝技，物塞大便更痴呆。

诈人财物误性命，死受冥刑生受灾。

此法出自方士。当阳举之时，即鼓巽风猛烹急炼。若不散，凝神交战一二候，以五指捧肾紧握龙头如手淫一般，名为橐籥出炉。用撮、舐、吸、闭四字诀，将非法所成之浊精，从三关逆上泥丸吞入黄庭，接起周天，圈左圈右共六十次。又有谓："大药过关之时，必用木器紧将大便抵塞，以防走丹。"盖大药过关下鹊桥，自有路径冲入尾闾直上，与大便何相干涉？而乃妄以酷刑处已哉。此二法盲师视为秘诀，诈人财物，戕人性命。玄门坏到这步田地，则生前岂能免大灾，死后岂能逃冥刑乎？修士急宜猛省！

纯精弟子张仙敬注

水　祖

（一首）

身藏仙丹药最灵，何劳奇方身外寻？

金石妄服多亏损，紫河车味臭难闻。

更有下愚无知辈，自食败精类畜牲。

身中元气即是仙丹，不意旁门野道，竟于身外寻求奇方。或炼金石服之，自速其死；或将紫河车食之，同类相残。尤可恨者，男女交媾后，自舔败精，此与牛、马、狗、猪何殊？谓食败精而可成仙，则牛、马、狗、猪不亦尽上天堂乎？此由丹书"服食"二字误之也，看书固要明理，寻师尤要有识。

大觉灵光仙敬注

大觉慈真一化天地群生佛

（二首）

其一

欲使周身骨节通，自夸搬运是神功。

龟首系缠龟难死，龙头颠倒龙愈雄。

还有名为八段锦，一切蛮干似癫疯。

欲使周身骨节通，自夸搬运是神功。

吸气一口运至下田，从两脚至膝至脚背，转入涌泉穴；又从脚后跟至腿后，上阳关透过双关夹脊，上两膀至手背翻入手心；又从手弯至后颈，上玉枕至泥丸，下鹊桥接下十二重楼，落于丹田，为一周天。

龟首系缠龟难死，

睡时用长帕将阳具包裹，以绳缠起，然后将帕与绳从背后系于颈上，侧睡防阳举走丹。

龙头颠倒龙愈雄。

此法亦用长帕与绳将阳具包缠，从当门系于颈后，以上头对下头，两目紧紧瞧着。

还有名为八段锦，

摇头摆尾拭腹，从上而下三十六次，叩齿三十六次，津液咽下，两手叉腰，周身故意摆动，两手抡拳用力如打人状，将头左掉右掉反视两脚后跟，以两脚尖立地，十指相对上齐眉下齐地，名周公礼。独脚站立用力舒腿，行毕，累了仰天出三口大气，名吐五浊气，每日饭后如此，困倦亦如此。

一切蛮干似癫疯。

一切旁门蛮干已极，好似癫了疯了一般。行之者，亦欲却病延年，亦欲成仙成佛，吁！实可笑也。

其二

点石成金铁成银，黄白伪术惑贪人。

创造丹室与丹器，妄说万两始能成。

岂知修炼在心性，不分富贵俱可行。

点石成金铁成银，黄白伪术惑贪人。

创造丹室与丹器，妄说万两始能成。

以黄白术惑人者，谓此丹炼成可以点石成金，点铁成银。于是遍访贪污之人，劝伊出银，或数百两，或数十两，约凑数千之谱，始可兴工炼丹。有丹可点金银，从心所欲，拿来创造极华丽之丹室，极精巧之丹器，以及鲜衣、美食、服役、待从，皆赖此丹点之以足用。此骗局也，人多堕此计。

岂知修炼在心性，不分富贵俱可行。

人各有心，人各有性，不分富贵，得法修之俱能有成，安用黄白术为哉？安用丹室丹器，一切华美为哉？贪人其深思焉可。

如意真金佛敬注

彩云琉璃佛

（一首）

手捧肾囊拭下田，九九阳数左右全。
苏秦背剑真难过，怀中抱月笑温丹。
反躬晒肚情更苦，自投罗网太迂酸。

手捧肾囊拭下田，九九阳数左右全。

以左手捧肾囊，右手拭下丹田八十一次；右手捧肾囊，左手试下丹田八十一次。

苏秦背剑真难过，

此法用一蛾眉树，改成蛾眉板，凭着壁头以拱处抵背，将发系在板上，上捆右脚，下捆左脚。动作不得，动必倾跌，然后将财物盗去，将妇女污辱。

怀中抱月笑温丹。

此法当寒冷之时，用铜瓶装开水放在脐上，两手捧着，名为温丹。

反躬晒肚情更苦，

此法用极弯之木拱起，仰卧其上，名为晒丹。

自投罗网太迂酸。

这些旁门，本不近情，愚人多为所弄，自投罗网，何其迂也！

树堂弟子纠查神敬注

太极源清佛

（一首）

目注脐下一寸三，此系臭囊怎结丹。
毛际外肾俱无益，妄安鼎炉指玄关。
周身孔窍的真处，毫厘稍差隔天渊。

目注脐下一寸三，此系臭囊怎结丹。
脐下一寸三分，此处极虚，此处极臭，谓结丹在此，亦妄人也。
毛际外肾俱无益，妄安鼎炉指玄关。
有观毛际者，有观外肾者，然真鼎真炉俱不在是，观之何益？
周身孔窍的真处，毫厘稍差隔天渊。
周身穴道，不得真传，终属疑似，切勿自恃。

鉴察神张佑敬注

清风古佛

（一首）

三千六百旁门，难以一一指明。
凡有作为皆假，清净自然乃真。
万殊归于一本，三乘约于一心。
以我练我最妙，长生火内生金。
邪正昭然若揭，何去何从有凭。
果能弃邪归正，定许白日飞升。

三千六百旁门，难以一一指明，凡有作为皆假，
旁门甚多，难以书之竹帛，故以凡有作为该之。

清净自然乃真。

清清净净，自自然然，乃是先天大道，乃可成仙、成佛。

万殊归于一本，

以一"性"字了之。

三乘约于一心。

以一"心"字了之。

以我练我最妙，

形神俱妙。

长生火内生金。

金，阳也，生于长生火内。

邪正昭然若揭，何去何从有凭。

一部仙佛真传，或邪或正，言之了了，观者犹不知弃取耶。

果能弃邪归正，定许白日飞升。

弃邪归正，仙佛度人之心也。此首结通部。

救劫天尊敬注

女金丹

金溪傅金铨　汇辑

序

从古女真甚多，其修炼之法不著于书，此世所以罕闻。女修三载，男必九年，虽为日较易，然得师甚难！盖男可寻缘万里，女则硅步难离闺阃故也。丹经万卷，略女修而不言。余兹汇编成书，少所印证，简列数条，未尽厥旨，惟《坤宁经》，既详且尽。本欲删其肤廓，揭其微奥，使鲸吞海水，独露珊瑚。复念人道即仙道之根，修身是修真之始，必德行无亏，方仙阶有分。苟妇德怀惭，节孝有忝，大本已失，虽则刻志勤修，终成妄想。故敬录全经，以为后世女真之天梯云路，并《观心斋纪闻》，见天人不远，法戒昭然，能即心是，戒慎恐惧，庶乎其可矣。

济一子金溪傅金铨撰

卷上

吕祖《步蟾宫词》曰："坎离震兑分子午，须认取自家宗祖。地雷震动山头雨，洗濯黄芽出坤土。捉得金精牢闭固，炼庚甲要生龙虎。待他问汝甚人传，但说道先生姓吕。"

《上药灵镜三命篇》曰：命之微，难言矣！其中消息千变万化。人之脐曰"命门"，中有黄庭，后有幽阙，上有关元，下有气海，左日右月皆光也。命之光亦有三焉，光之黄者丹田，白者胎元，紫者血元。血元者，乳房也。在中一寸二分，非两乳也。男子之命在丹田，丹田者，生丹之真土也。女命在乳房，乳房者，母气之木精也。胎元结胎，血元生血，丹田生丹。工夫在子午二时，存心看乳房之空窍，呼吸绵绵，出少入多，候月信至时，从丹田运上乳房。月信者，非以经至为月信者也。信之一字，如人在外尚未回家而信先至焉。信至之日，彼自知之，或腰腿疼痛，头目不安，不思饮食，此信至而成血也，乃气也。当在两日半之前，专心用工。若经行，则赤龙阴精不可把持，乱行妄运杀人不少，须待其经后两日半，以白绫试之，其色黄金乃经罢符也。照前工运上以斩之，如此数月则经变黄，黄变白，白化而无矣。观此以有还无之道也。女子以血为肾，乃空窍焉。过四十九岁，腰干血涸无生机矣。养而久之，又生血元似处子焉，此又无中生有之妙也。见其有之，一斩即化而命生矣。此时则用性命工夫，与男子同也。脐中风生雷鸣电掣，本灵之化也。云蒸雾变，花笑鸟飞，上元之生也。谁知其妙哉？

懒道人曰：女命何以有三，谓上、中、下也。上者，阳穴；中者，黄房；下者，丹田。少则从上，衰则从中，成方从下耳。又女子内阳外阴，先须斩赤龙以全其体，则坎化为乾矣。然后用男子之工，修之一年即得以金丹在其中，故也。

《太阴修炼法》曰：太阴炼形之法，与太阳炼形之法大同小异。初下手时，闭目存神大休歇一场，使心静息调而后凝神入炁穴（在两乳间心窝上）。将两手交叉捧乳，轻轻揉摩三百六十遍，将气自下丹田微微吸起二十四口，仍用手捧乳返照调息，久久自然真息往来，一开一合，养成鄞鄂，神气充足，真阳自旺，其经水自绝，乳缩如男子，是谓斩赤龙。如此久久行持后，不必捧乳吸气，只凝神于炁穴，回光返照是谓玄牝之门也。真息悠悠，虚极静笃，阳气薰蒸，河车逆转，万朵紫云朝玉宇，千条百脉种泥丸，自觉一点灵光，不内不外，由下田上升绛宫泥丸，下重楼归于金胎神室。十月工夫阳神出现，与男子同功无彼此之别也。

《先天玄微》曰：女子未生以前，父母媾精之际，父精先至，母血后至，血裹精而成女形。女子受生之时，先得母之铅炁一两，先生右肾，牵一条丝于上而生双睛，牵一条丝于下而生金丹。自兹以往，十二日生癸水一铢，一百八十日生癸水一两。自是而后，十五日生癸水一铢，一年生癸水一两，至十四岁生癸水十四两于血海中，同前胎内带来二两，共成全一斤之数。三百八十四铢，合周天三百八十四度，一年得三百八十四日，易卦三百八十四爻，天地之数，阴极阳生，癸尽铅现。故二七而天癸降矣，十四岁天癸降后，至廿六个月零七日半，耗去癸水一两，至四十九岁耗之已尽。中有秘诀，难以尽言。

《修真辨难》或问曰："男女下手处分别如何？"答曰："男子下手以炼气为要，女子下手以炼形为要。炼气者伏其气也，伏气务期其气回，则虚极静笃，归根复命，而白虎降。炼形者，隐其形也。隐形务期其灭形，形灭则四大入空，剥烂肢体而赤脉斩。男子白虎降则变为童体，而后天之精自不泄漏，可以结丹，可以延年。女子赤脉斩，则变为男体，而阴浊之血自不下行，可以出死，可以入生。故男子修炼曰太阳炼气，女子修炼曰太阴炼形。"

又问："女子炼形不伏气乎？"答曰："女子性阴其气易伏，而赤脉最能害道，其所重者在此。故下手则在着重处用力，赤脉一斩气自驯顺，非若男子性阳其气难伏。譬如男子伏气三年，女子一年可伏。果是女中丈夫得师口诀，行太阴炼形法，三五年间即可成道，比男子省力。但女中丈夫最不易得，不易得者，刚烈须过于男子百倍之力者，方能济事。若与男子等力者，万万不能！"

又问："大道不分男女，何以男女有分别？"答曰："其道则同，其用则异。盖以秉性不同形体有别，故同一性命之道而行持大有不同也。"

问："赤脉如何斩？"答曰："赤脉，本身后天之阴气所化，阴气动而浊血流。欲化其血，先煅其气，气化而血返于上，入于乳房。以赤变白周流一身，自无欲火炎躁之患，欲火消而真火出。从此稳稳当当，平平顺顺，保命全形自不难耳。"

坤宁妙经

序

余以历世清净种根游神冥趣，示现女身，产体东吴，代经唐季，以孝母尽节，契道碧霄，得圣母炼形丹诀，授五雷飞剑玄功，丹证妙化之身，显灵蜀岷之境。常以坤道修持不可多见，纵有闺秀，无从得师。在昔升仙成圣固不乏女流，而指引迷蒙，书鲜专说。切切于衷，慎思训迪。嗣以薄德仰承麻命，备职星垣，忝司嗣禄沐元皇之宠诰，餐桂殿之天香，助理内宫，益隆真号，究心奎璧之章，窃进玄微之奥，曩于蜀渝，因心忏之演，曾示符图金子，以女经之传，须觅有缘，嘱为留意，迨今十有余年矣。灵根妙植，会聚黔疆，乃假清水之游适际天人之遇，左司执籍卿者，桃源宿契，种德再生，以善因缘，招同心侣，乃有侍阁之人，早蕴凤生之慧，遂兴善念，虔祷九天，精辞三上，报云许可，敕余降笔，匝月成函。以余现女人身，借女人手，说女人法，垂女人教，本庸近之伦常，修百行之旨趣，言无雕饰，自立一家，统二十四章，分上下两卷。工竣覆奏，请命颁行，自今末世女流，无分愚智，咸当口诵心维，实力修证，方知天壤间女人原未尝贱也。《坤宁》之名斯经也，其与乾清非匹者乎。符图执籍二君之功愿不朽，即余与传经人之功愿亦不朽。将付镌印，略志颠末，笔之简端，用广帝慈，永扬女教云尔。

　　　　　　　时乾隆癸亥一阳日清真女冠兴行妙化真人序

九天经教真宰纯孝子赞

瑶池折后，桂阁贞仙，宏敷正论觉名媛，
苦海驾法船，独辟坤元，超证不骄天。

瑶池司命真君开经偈

一炁元从无始来，阴阳各具妙形骸。
乾炉坤鼎同功用，性地心田有体栽。

指点化工凭匠手，精通玄象露灵台。
丹经训迪群蒙昧，妇女从兹步玉阶。

九天敕演阐微觉化度厄消灾
锡嗣衍庆真一坤宁妙品经

缘起

尔时九天元皇帝君，在不骄乐育天玉真庆宫，桂香内殿，与诸圣眷、仙妃、玉女，颐养灵和，讲说孝道。真妃侍从，内殿仙官，仪卫端庄，群依丹宇。元皇抚几慨尔叹曰："吾以历劫化身，克尽人道，证位天帝，主掌儒宗觉世牖民，时施方便，飞鸾演教，迹遍寰区，无奈风俗渐漓，人心愈伪，不知三教同此修齐之本，二氏岂尽虚灭之乘？凡诸末劫众生，人事未全辄希仙佛，良由修齐根本，视为理学文谈，于门内事少有讲究也。吾今欲化女流咸知践实伦纪，觉悟真功，参正天人，维持风化为大纲之助，为坤道之成，果有坚志勤修妇女，俱得超进仙宫桂殿，与吾今之眷属乐臻，妙果相等，未识尔曹，孰愿代宣斯化？"

于是桂香内殿，嗣录妙化元君出班俯伏，启白座前言曰："臣以凤慧，获侍法宫，向隶斗曹，近司嗣籍，不鄙女身，愿扬圣德，曩于蜀境，已示私衷（前于蜀中渝坛曾示符图金复阳，有觅善女人传经之命）。今承恩旨敢膺重任，夫恳准臣下方阐经度厄，即觅善根妇女传以玄津，俾闺阁有教，人纪饬修，庶几上契慈心，不揣越职以请。"帝听恭思，霁颜慰劳曰："善哉尔愿！诚如尔言，功德无比，吾即转奏穹苍准尔行化，尔其钦承，溥为利益，毋失儒教本原，永作女流懿范。"

于是元君辞陛，驾云驭鹤，觅缘黔地，次清水彝江，遇善男信女（林淳修者），肃坛垂教，宣演《坤宁妙经》二十四章。（此叙经缘起，乃瑶台利命黄真君所加，真君汉人。）

坤宁妙品经卷上

资生章第一

两仪氤氲,资始于乾,万物胚胎,资生于坤。维坤亨贞,承乾顺应,蕴蓄凝结,其道以正。静翕动辟,厚能载物,感召百和,柔行亦健。先物之机,匪乾莫运;后物之功,匪坤莫成。容保无疆,含弘光大,不先不后,配天以立。惟贞惟一,敌乾之体。造化无两,乾元无二。以其无二,故谓一元。西南得朋,大易之道。牝马利贞,夫妇是造。阴阳不愆,化生神妙。物物藉之长养而日资,息息得之常存而日生,且资于乾而坤应物,复生于始而大承凝。旨哉!生生之理,微乎化化之源,寓至动于至静之中,分清流于浊水之界,欲知妇德纲维,先辩坤元奥窔。地无不载之天,阴有含阳之妙,明四德以淑芳型,却七情以归至道,节义标青史之留传,精魂证紫霄之位号,谈经立千古母仪,秉笔垂群蒙女教,资生之功,首宣大要。

化气章第二

阴阳叠运,循环无端,昼夜递迁,健行不息。赤道黄道,有二至之分;水轮火轮,总一元之妙。化机无迹,枢纽乎中;气本攸分,互用其际。弥沦磅礴,始无而见有,仍终有以归无。浑颢流通,自实以成虚,即从虚而证实。虚虚实实,究莫明虚实之端;有有无无,亦难测有无之倪。捐有为有,而有不终有;象虚为虚,而虚非尽虚。先天后天,求之朕兆,未泯之初,生物生人,得之形骸,未著之始。物物一太极,物物一化机。息息于不已,息息于于穆,理本乎气,数定乎人。能参气化何有坤乾?是男是女,是一是二。惟妇女者得坤之体,承乾之功,静一而已。静专于宁,一纯于德,幽闲贞定,静存默默。遡元始之虚无,运先天之日月,辟昆仑之西峰,养灵台之皓魄。不识不知,顺帝之则;根阴根阳,立人之极,本翕受之真机,妙神化于无越,绵绵任其自然,息息归于根穴,直超无上之原,同登长生之阙,解悟玄微,瑶池仙客。

净业章第三

欲跻仙阶，务除恶业，去恶未净，树德难滋。况诸女身，尤多秽浊，心妄欲迷，情种于爱。以兹情魔，障一切道。留恋婉转，悲啼嬉笑，逗入情缘。卒迷爱网，遂致种种渝溺。牵引花媒，空存缕缕丝藤。缠聊月魂，夜台凄切，空憾情理，泉壤飘摇，犹存爱蒂，如斯恶趣，焉出轮回？斩断情根，惟凭慧剑。恶口两舌，永不干惩。绮语妄言，慎毋蹈厉，身心意净，无翳障尘污。杀盗淫罪，忏现存过去。一诚奉善，如植嘉谷，日见萌生，万念潜消，如汇百川，同归海宿，洁清源本，可以修持，觉悟因缘，不难证道。

思过章第四

修道谓教，必先寡过，日新其德，庶几夙夜。矧尔妇女，鲜读诗书，省身多疎，返衷滋愧，吾为警觉，是何罪愆？莫赎之尤，不孝不敬，无礼舅姑，获戾夫子，悍愎性成，骄妬习俗，不和于妯娌姑妗，罔恤夫妾媵奴婢，傲慢而不肃闺仪，鸷狠而勿修家政，糟糠是厌，怨讟频生，或倚母家之势，或嫉夫室之贫，罔甘井臼，有缺鼎烹，中馈未精，女功耻习，如斯种过，不可罄书。尤有两端，更为恶毒。河东狮吼，绝灭胤嗣，损子堕胎，杀机显炽，宁知冤报无有了期。辗转循环，涓滴不爽。叹彼愚妇，自罹恶愆。试思女身，已为污垢，复加戕贼，益丧本根。积过如奔，崇善如登，胡不醒悟，刻责己心。万过虽多，消于一悔，能知思过，何惮改修，放下屠刀，立成圣证。况尔女子，匪难忏除，太上有门，开自新路，清钟夜动，惊迷昧人，莫为怙过不悛之流，同升圆觉菩提之岸。

修善章第五

尘业尽净，扫渣秽而心地扩清；夙夜胥融，辟荆榛而性天朗照。虚灵透露，彝好攸征。打叠精神，专修懿行。积善余庆，不善余殃。载诸坤卦，良意深藏。太上之道，一于用柔；楚书之辞，惟善为宝。柔生于顺，能用前正。善归于柔，慈祥和逊。肃志端庄，敛躬温靖。冲虚雍穆，贞一妙应。养气寡言，清心无竞。惜物命，以蓄生机；参道要，以明真性。既克敦夫伦常，复潜修夫玄蕴；不泥绣佛空谈，须究还丹心印。勿以小善不为，勿以人善是憎。和光风月之中，适性帘帏之内，炷香静礼，自性如来；酌水清修，光明大藏。莫谓女流无杰出之才，当识蛾眉胜男子之气。诸妇勉旃！竿头早进。

崇德章第六

天有五贼，用之则昌；人有五极，修之则良。秉彝同好，男女纲常。夫德不德，如川之流；小德象德，敦行而化。体也艮止，用也变通，有得于中，迹象胥融，大化谓圣，神不可穷。彼诸女众，易足语此，修为之功，先去慝矣。关键奚云，辩惑为真。维女子见，多失阴僻，暧昧狐疑，犹豫不已。故其情欲，每易骄痴，而其知解，常多回惑。矧于典籍，鲜能览观，不识古今，何为理道？宦门淑美，徒博锦帏；绣阁之欢，绅族名媛，或工弄雪吟风之学。拈针刺绣，已擅闺奇。妙舞清歌，更夸纤巧。焉知圣后有贞静之懿。微莫识贤，妃同尧舜之令德自修。虽不拟夫子，正家岂独让良人。故敬姜诫子，见称于足癹；孟光举案，推誉于梁君。昔大家作训，语焉而不详；列女有编，传焉而未备。兹以鸿音，用垂女范，簪帏秀质，惟德是基，芳蕤佳才，能崇是望。初终无替，根本可固。解惑释疑，诚信勿欺。德肇福因，福酬德器，勉哉诸女，节孝永励。

诚孝章第七

百行之原，先基孝道；五伦之要，首重亲恩。父母勋劳，无分子女。孩提真性，岂异乾坤？苟诚一之勿欺，自千秋之共美。幼为娇娃，长居母道。三年顾复，亲历艰辛；十月妊娠，备尝苦趣。幼年无远离慈母之时，于归即操持家政之日。少能竭事父母，长可孝养舅姑，终其一身，孝无二念。乃思养育之恩，辗转间子女依我鞠育；欲体丈夫之志，朝暮时公姑赖尔扶持。闺门俨若朝廷，忠孝原无等杀。圣人笔著一经，万世永昭子则。不言妇女，重在夫纲。宁谓巾帼，可遗孝德。不思孝德，通于神明。俎豆馨香，何分男女？稽诸史册，美迹难数。载之儒书，芳名几许？

惟诚于孝，孝斯为至。遵父母训，奉翁姑命，相夫之贤，成子之器，处常则心念弗衰，临变则冰霜可矢。德言工容，必慎其修，温良恭俭，必凛其度。女子有贞，孝思不匮，识优者须知大义，性拙者勿效愚流。刲股医疗，终非正礼。明王旌奖，未有嘉称。凡尔事亲之人，所当佩余之教。夫白头垂暮，谁怜待哺之鸟？乃红粉多情，孰舞班衣之彩？昊天周极，清夜思维，百尔裙钗，同声一哭，孝箴敬奉，神鬼钦承。

节烈章第八

天地正气，在人曰忠。今古纲常，于人有节。夫妇大伦，义称贞烈，守正则贞，从死则烈。妇道固柔，性刚莫折。从夫之言，终身不越。礼重大婚，诗歌琴瑟，妇职乎内，正家是责。之死靡他，松筠坚白，大义凛然，芳微清洁。吾谓伊人，远胜男子，晒彼二心，戴发含齿。然而节烈，亦有区分，既常变之各异，亦难易之判陈。或相贤夫而完齐眉之乐，或遭不良而有折翼之悲，或抚孤教子白首全贞，或舍生取义青作尽节。磷光塚草，夜雨悲伤，落叶秋风，子规啼怨。历稽往迹，遥溯懿型，断鼻削耳之堪惊，刃贼戮讐之可畏，真心不变视死如归，全夫妇之纲纪，终男女之令名，受朝廷恩奖，与仙佛同尊。嗟！墙茨之可羞，几不齿于人群，叹谗佞之事主，其何及于妇人，惟千秋之节烈，上炳熠于日星，伤再醮肇自何为，辱其身死将焉归。嘉良禽尚知配偶，胡以人弗如鸟禽。至于女子未嫁而夫亡，仍宜听命于严君。若执义以自守，已殉名而忘亲，礼宜酌夫经权，训以垂诸后人。

女教章第九

蒙以养正，作圣之功。坤而元亨，用柔之道。女训所传，已备其要。内篇所载，亦尽其妙。奥自古昔，圣女端教。懿范孔彰，贞纯慈良，淑媛贤姝，则效兰言。蕙质天成，姆诲敦严，守贞不字，闺阃十年。婉而善听，幽而且娴。温情习习，惠性娟娟。容工其次，德言其先。夙兴夜寐，孝敬虔虔。诚于事亲，无愧闺贤，和以驭下，庄以修己。动容出辞，准乎法纪。龟鉴鸿篇，曾传女史。或孝感夫神明，或忠坚于男子，或节凛乎秋霜之严，或烈同乎曷日之丽，或义可以贯金石，或侠可以激风雷，或智足破大疑，或才堪济一世，历稽美德，千古遗香。挹彼休风，百年增色。尔诸闺秀，精鉴前型，毋尚繁华，毋矜文采，铅华洗尽，不夸艳服，奇妆笔彩，端凝莫绘。绮辞丽句，敦伦重义，说礼敦诗，专事织组之工，毋徒饰为雕巧。洁修中馈之学，务实体于俭动。柔德是正，令名克成，更能陶其真性，葆其元精，致力于旦昼。炼气于朝昏，是童女身而得道，可驾鸾鹤以飞升。若虔修夫净土，惟敬事夫空门，受内观之上乘，体湛寂而和宁，在一心之清净，妙莲花之化生，总仙佛之梯航，必孝慈之是征。至于祝发披缁，云堂梵宇，虽有比丘尼之传，谁正不二门之教？优婆夷恐尽属鬼子母，水月殿半已成罗刹国。是诸女流，勿轻视发，更是大家，勿易披缁，梵行一亏，沉沦百劫，清规有玷，飘堕无期，法戒当头，同听棒喝。

妇道章第十

妇德至微，操修有道，敌配于乾，母仪攸好。自古王后，用施阴教，九嫔立法，内掌阃要，顺承天庥，螽斯衍兆，仲春蝉桑，躬亲宗庙。齐盛衣服，职虔世祧，惟勤无逸，乃德可师。曰尔妇女，则之效之。闺阁有礼，九族扶持。结帨之期，父母训词，必敬必成，无违鞶丝。纳妇之吉，相尔夫子，夫妇之伦，天寿之基。御家有教，正室有礼，牝鸡司晨，为妇之耻。鹿车共挽，淑德莫拟，井臼弗辞，糟糠弗鄙。外事无干，中冓勿齿。既助家长，用诲儿孙，黄文母任，胎教真诚。贤哉孟母，三迁其门。熊丸教子，模节缙绅。教严有法，申国夫人。历教难穷，嘉修是箴。凡诸富贵之室，必去矜骄之情。门内兴俭兴让，后嗣乃美乃馨。凡尔贫贱之家，务绝嫌怨之萌，齐眉可饱可欢，子嗣必云必仍。戒贪痴以化悍，妒消嗔憾以杜荒淫，苟妇德之无忝，斯人道之有成。善庆则宜男享寿，福报则受诰增荣。果懿美克臻，乃玄修可勤。既乃尔以人事，自诲尔以真经。俾三纲之不缺，后五炁以上升。犹必究本溯源，于是论性谈心。金丹无事外求，坤基可望成功。劳劳浊界女流，智者过而愚不能。梵天仙后有慈爱之哀,尽劫众生勿充耳以听,伦纪饬修,敷陈经论。

经论章第十一

皇古浑穆,气物淳朴,燮理阴阳,纯熙噩噩,名象何分,邱索奚作?中古羲皇,画图演卦,书契既辟,乃立教化;垂典编谟,盛自虞夏,然所著说,总此心传,未有区别,岂分男女?矧兹禀赋,同具一元,因有后先,斯属坤焉。各一其体,各同其理,惟气惟精,神为之主。为清为浊,心君是省。以慧智德,以断绝警,消思寡欲,立基设鄞。玄牝翕和,潮信灭影,本庸近之常经,起尘埃于天顶。先除百种疑魔,尽扫千般障景,定观即克己之功,黄庭隐真人之容。瑶池蕴妙化于西华,金母挹灵风于王公。全形毋俟尸解,炼炁直入穹窿。童真无感合生育之败损,易变坤而启蒙。妇女多浊漏秽垢之瑕瑜,务洗涤以精莹。思修丹不外屯复之微,冀得道必净色想之勤。私欲悉捐,万感俱泯,了无所空,入众妙门。尔诸女流,谛听斯文。

觉迷章第十二

茫茫尘海,滚滚风涛,水陆沧桑,古今朝暮。浮生如寄,嗟五浊之形躯,幻梦终霄;叹百年之荏苒,鸡皮鹤发。顿改朱颜玉貌花容,转委青塚。或累多于子女,或情染于纷华。生时既已渺茫,死后从何认取?不求早出迷途,焉能常留凡境?维尔妇性易愚,亦尔妇修易稳,牢固金精于玄室,断除天癸于幽门,赤龙回首望云霄,玉女同心游三景。功成进琅风之阶,行圆迁玄圃之省。笑粉白黛绿之娇娆,等优孟叔敖之忸怩。乘兹普渡慈航,快上法船归隐。古昔证道女真,俱住蓬莱峰顶,不知几许升天,莫谓女流难醒。唤回枕侧痴迷,各寻本来形影,苟能节孝无亏,亦可仙佛同永。但知还返真工,急速下手加紧。清净根由性命基,坤元妙理鲜人知。一痕晓月东方露,穷取生身未有时。旨哉微乎!淑性慧心,一齐参证。

宣说上卷已毕,一时护从侍女、瑶姬、灵妃、神卫,山洞真仙地祇等众,各各欢喜赞叹,静默而退。(系瑶台司命黄真君所加)

蕊珠内宫，侍旌仙妃尽节女，赞妙宣圣化，遍散天香。真经演说本伦常，节孝姓名扬。闺秀流芳，顶礼女法王。

九天敕演阐微觉化度厄消灾

锡嗣衍庆真一坤宁妙经卷下玉霄绛宫虚玄学士赞

斡元翊运，掌握珠玑，钦承法乳解群迷。

大愿立坤仪，妙道玄虚，直指绝支离。

坤基章第十三

元君复临法座，示诸女众曰：二气交结，中黄应玄，五行相生，惟土斯全。其德安敦，其功积厚，其性专一，其用贞常。含育万有，滋息繁昌，上配乎天，下通乎渊，凝和百脉，灌溉三田。弥于九州，密于一元。是以坤取于土，象形寓义，为柔德之正。土立其基，筑室用工，为坤道之修。黄芽出土，见药苗之新；白雪凝酥，识玄壶之妙。道无男女，体共乾坤，能知解悟，早辩精诚。觑破迷网，顿开疑城，扫除五蕴（色、受、想、行、识），坚守寸心。断欲障以斩情魔，净色身以皈法门，灰万念于冥漠，固元精于玄牝。下手先须克己，用工只在存神。四威仪中寂照，内观想里安心。直至天君泰定，方能运动周行。苟不得其真妙，诸般尽属虚名。譬之盖屋，当用辟土为先；喻夫烧炉，宜以种火为法。一身四大，结中宫灵台之缘；四谛一轮，衍坤维丹室之奥。不创玄基，难言至道。尔诸女流，静聆法要，当明根本于生身，究厥性命于仙教，即心是道，道斯可造。

根本章第十四

为人在世，勿论男女，能知根本，即可入道。本乃人之性根，又为人之命蒂。如彼树本，必植其根，根既坚固，后可滋生。如彼花果，先发在蒂，蒂既含蓄，斯可成熟。况乎人之根本，胡可弗保乎？尔诸妇女，各有本来，溯厥本来，其根原固，何甘我伐，自受恙伤，灭性轻生，沦于万有。致令无始以来一点灵根，逐渐消烁，不加护惜栽培，日见刈根拨土。吾为尔思，能弗悲哉？不知天地灵蠢，莫不各有根本，极之微渺物类，亦能受养本原，矧尔人道，反无真修性命。但妇女有亏损之虞，血气不和，则本难聚；色身有漏，则本难全；孕育多生，则本难固；爱情染着，则本难坚；愚浊混淆，则本难清；神志混乱，则本难安；贪私扰念，则本难净；伪妄扰心，则本难植。如斯种种，丧绝本原，故修功不能精进。能知诸弊，一一去除，毋摇尔根，毋伤尔本，尔性尔命，勤加爱惜；尔精尔气，时加保护。存神守真，去妄存诚，惟本是究，即可长生。欲知本来，尔须静参夫未生前之本根。

性命章第十五

命原于性，无始之根，为天地祖，为万物灵。未有命时，先有此性；既赋于命，其性本真。彝良之好，人各具足。虽有男女，性无差别。善善恶恶，是其本初，曷以皆同，此心此理。由天所命，故谓之性。究未生前，性亦不名，太极未判，何有阴阳。两仪既分，斯有性命。性为命宝，命为性原。养性即是存心，修命可以造道。尔诸妇女，欲知性命根源，须究乾坤妙用。阳里含阴以受质，月中抱日以生光，本来互用之天机，即是性初之妙理。动于无始，动极而后有阴；静于无为，静极而后有阳。一阴一阳，一动一静，反复循环而为昼夜，清浊上下而成化生。阴阳动静之根，性命身心之要，一灵觉照，性海常发智光；万有皆空，命门独开正路。全性则全受全归，修命则修身修道。交功互用，性命两归，为善之功，于斯为至。毋自托之定命，是死看"命"字也；毋饰言为性恶，是妄解"性"字也。一切浑沦，何分性命？

心体章第十六

心体无为，湛然常寂。无形无名，有何心体？朕兆未露，化机泯焉。无极浑沦，默默兀兀。太虚罔象，妙无等伦。无臭无声，尚多执着。惟精惟一，已落知解。溯厥本来，心体何在？阴阳肇判，则有主持。强作枢纽，名为天心。以先天妙，用后天神，以后天质，命先天名。是故天地以之立命，人物以之安身，唐虞以之授受，圣贤以之存存。究万有于一原，归三教于一真。惟真惟一，常惺常明，虚空不昧，其体光莹。能知道心即人心之本,乃见人心即道心之用。说道心即非道心,说人心即非人心,说有心而心不见为有,说无心而心不见为无,无无亦无,有有非有。不动妄心,而动觉心,觉心常照,妄心常空,本体如如,真心乃见。操存舍亡,犹是工夫。操舍两亡,心斋独得。四勿之语,归于自然,无不为无,有不为有,非声非色,非香味触法。无我无人,无意想行识。寒潭月映,止水空明。心体湛如,亦复如是。非惟种恶,不系厥初,即云种善,似亦强坐。非无善恶,譬之婴儿未生以前,曾何知识,有善有恶。知识便生,道心人心,千古纷纭,一见为此,一见为彼,泥文执象,莫究本真。太极西铭,犹讥禅学,先天后天,孰合孰分?吾今为尔女子开明心体,但辩道心,莫究人心,但发真心,莫生妄心,但存觉心,莫动私心,但住无心,莫执有心,如如泰定,百体从令,修道修仙,圆明无碍。

说静章第十七

太空浑然,本无动静,先天后天,有何形朕。一画未兆,其机甚微,动静之说,从后起见。天未升也气从何动,地不降也气从何静?乃知动静,后于清浊。维清而静,是玄妙机。不动之动,动而无有。不静之静,静而常存。静中有动,阴以含阳。动中有静,阳以藏阴。动则应物,如鉴照影。静于兀兀,静则回光。如风混合,动亦如如。妙哉动乎,无动非静。至矣静也,何静有动。动静俱泯,性真独露。既除妄心,何有喜怒?七情尽忘,执着消灭,化于无名,为天下正。惩忿窒欲,为百体令。如是静者,静无所静。法相先空,心相亦灭。八万缘中,亦复如是。虽蹈水火,遇诸障碍,加以兵刃,皆不为害。此何以故?我静尚无,何动可怪?尔诸女流,心本易静,只求静性,勿求静境。一静百静,心静神静,复尔性始,何静不静。彼性理诸说,尚未能穷尽静性。说静静者,说有亦静,说无亦静,无说无静,默然言论。

指玄章第十八

玄本无指,指即非玄。既无可指,玄亦难言。所言惟何,虚空即是。玄中之玄,是了明义。心性寂然,虚空粉碎。无体无形,何有旨趣。然此妙法，为最上乘。玄之又玄，莫可纪极。清净道身，方克臻此。一闻顿悟，直超无际。彼诸庸流，蚩蚩者众。矧夫女子，昧暗尤多。实践鲜能，岂期超绝。余为导引，开方便门。义虽第二，道则同归。志修真者，以斯为径。夫道妙蕴于玄微，而精神凝于玄牝。生门死户，出坎居离，无喻乎此。玄为之关，囊阴籥阳，安炉立鼎，莫外乎此。玄之为键，是此玄者，乃性命主，乃造化基，乃胚胎种，乃元神宅。故有五玄之名，以立三才之极。是故五脏，各有精华。然而精元，独藏肾海，此即人身枢纽之所，又为星辰归宿之地，百脉循环总会于此，三车搬运发辕于此，男女修真皆在于此。玄乎玄乎，窈冥恍惚。有中之无，无中之有。我欲指之，究无可指。能知此妙，然后采药行火，自能七返九还，若无炼己真功，终难筑基下手。古仙圣真，言之详矣，余欲无言，心于慈悯，指点玄机，大丹易炼。普结坤缘，同成法眷。

金丹章第十九

万劫真修，千秋绝业，嗣音莫遇，孰辩焦桐。剖玉谁能，焉知荆石。兔狐乳马，异类相求。燕雀巢凤，小德自安。以斯种趣，希学长生，担肩大道，何殊负山。生死未明，丹旨奚识。不堕旁门，宁甘休息。举世学人，大都如此。睇观海宇，良可悲悼！矧夫女子，岂悟玄微。井坐闺中，徒延美景，纵有同志，何从得师。悯尔柔姿，用开捷径，法取真实，义无支离。即一身中，穷源溯本，女丹甚简，坤道甚易。晓日东升，光痕透露，运汞配铅，神气俱住。积气本生气之乡，存神为炼神之路，必先绝欲忘情，然后入室打坐。炼己同夫男修，调息绵绵勿吐，一阳动处，行子午卯酉之功；百脉通时，定乾兑坎离之位。玄牝立而鼎发黄芽，囊籥开而天垂甘露。元精凝汞上泥丸，真人运行烧玉峰，宜审潮信之将至，逆转黄河水自通。金精化液，朱汞流光，守灵丹于元室，养真人于黄房，七七固丹基，百日赤龙降，炼形即炼气，此是大丹方。

玉斗章第二十

天有七政，听璇玑之权；人有七窍，运形神之妙。脉络通乎缠度，星辰会于玄窍，解悟玉斗枢衡，立跻天真位号。用施普济津梁，导尔直入仙乡。凡诸妇女，虔洁心香，每于静夜，子转一阳。凝神趺坐，闭息垂光，叩齿聚精，默诵灵章。注神元海，直过肾堂，由夹脊关，上朝玉皇。运印星光，天目焜煌。上接北斗，紫气眉扬。存想真形，照我黄房。丹元灵府，光华含吐。出五脏精，精华相辅。青赤白黄，肝心肺土。肾海玄精，成色有五。直与斗光，交映为伍。共入丹元，蕴诸精海，化真人形，进出天顶，历北极宫，志诚朝礼，周遍斗城，还归本体。收聚金光，潜养精髓。先乃起元海之真气，继则立昆仑之极体。五炁朝元，功无踰此，勤而行之，三年遐举。是为玉斗秘密之章，可超最上一乘之理。智者实修，有缘得与。

实证章第二十一

修佛修仙，希圣希贤，总无男女可分，惟在心志精虔。至诚无息则久，神而明之在人。譬彼木植必固其本，喻如泉流必清其源。三教同条，共贯一心，不倚不偏，苟能实践。躬行自得，圣智圆明。尔诸妇女，欲闻大道，须解真修，修不能真，证何由实？故知实证，不事枝叶，穷理尽性，即几了命。跳出凡笼，臻于圣证。众生执着，尽属殉名，以殉名故，终鲜实际。尚以三代而下，惟恐人不好名，饰非文过，一言为俑。贻误来学，愈薄世风。不稽之辞，良可悲叹。不知三教，皆有实证。同此心理，同此性命，不返本原，何从印证？虚不终虚，何空非实。了虚空者，究非真空。了湛寂者，究非真寂。湛寂虚空，都无名色。无极浑沦，了然真实。不二法门，阴阳消息，一切群氓，究心斯义，着实用工，毋殉名誉。太上无情，泯绝思虑。实证非虚，志向上去。

圆通章第二十二

要知了道，先脱轮回。无始以来，种其种子。欲脱轮回，务断厥根。胡为是根，爱即其本，此轮回种，实由于爱。种种情欲，皆为爱助。割爱学道，依义修行，断除障魔，清净解脱。证圆通果，入光明藏，成上善智，号天人师。秘密法乘，如是如是。然其功用，基于戒定，戒律精严，定心坚进。以智慧通圆明觉性，化贪嗔痴三恶业，皈道法师三宝径。初由一念不起以守夫寂，继惟念起即觉以照于内，久则寂照两忘自然心华明发，静定慧生，是名大智。无智无得，是名真空。以斯智慧，圆合一切，于诸性相，无有隔碍，是名大通，此乃真一法门，最上第一义谛，普门现化，十二圆通。楞严圆通，亦有差别。惟知本妙明心，何用执泥月指？修菩萨行，成菩萨道，我佛如来，圆通如是。尔诸女流，恒种佛性，无始之始，性本是佛。割断爱缘，立跻圣域。三教原来一理，修仙何殊修佛？究之即心即佛，且弗非心非佛，直待心佛了无，同上灵鹫见佛。灵鹫不住西方，回首即登乐国。上智易参，至诚可得，众生有尽，我愿无穷。

奉神章第二十三

昊天钦若，百神明明。临下有赫，鉴观惟诚。视于无形，听于无声，德之盛矣，不可名言。戴高履厚，全而为人。当知敬畏，翼翼小心。旦明勿失，乾惕宜勤。主敬之学，对越如神。既修人事，敦笃彝伦。表正风化，超迈人群。实践弗亏，大道方成。衾影无漏，明德是馨。灵台丹府，即有至尊。以吾之神，合天之神，苟无愧怍，呼吸通诚，惟斯之人，神格其心。豚鱼物类，感召可征。登仙作佛，参两功能。尔诸妇女，黾勉真肫。事神以内，勿取乎外，外相皆虚，内心无量。不求真实，克尽人道，即满布施，烧香朝拜，色相庄严，制行垢秽，虽竭资财，徒增罪戾。是知奉神，毋取外饰，一心坚确，可动天地。大伦完备，鬼神钦畏。然后以心念佛，佛即同心。生为至人，殁为神明，芳魂烈气，百世常存。昭告来学，濯心斯铭。

广愿章第二十四

太虚冥漠，法愿洪深，苦海无边，回心即岸。我愿未来一切善信妇女，秉此心香，同诚矢愿。发真信心无起疑惑，发清净心无起贪嗔，发纯一心无起淫欲，发喜舍心无起杀害，发慈悲心无起嫉妒，发向上心无起凡情，发勇猛心无起怠惰，发智慧心无起尘思，发决断心无起是非，发精进心无起分别，发逊顺心无起高慢，发修持心无起执着，原报天地恩，愿报父母恩，愿报水土恩，愿报公姑恩；愿无犯三业，愿无作十恶，愿敬礼三宝，愿奉行众善，愿生生在乐土，愿劫劫证金仙，愿三有同升，愿九玄普度，善心靡量，善愿无穷，末世众生，齐登觉路。我今明晰开导，不谈因果小乘，会悟言诠，了如瓜豆，津梁自渡，解脱有门，如是等众，依予训典，予亦誓为接引，默加护持。赫赫明明，同临鉴察，如有遵奉此典广为传布，化诲闺帏，吾则奉达九天，纪功录善，解其厄难，消其灾沴，荫以福泽，昌彼后嗣，作善降祥，天道不爽，有情无情，咸沾饶益，法轮常转，永证经盟。

元君宣说全卷已，是时，瑞云浮空，天香盈室，祥烟四集，彩鹄高翔。一切听法天仙、龙女、侍卫、神祇、山灵、社令，并在会男女弟子，各各稽首礼谢，信受奉行。

宁寿殿披香玉女赞

慈心广运，妙谛罕闻，性天朗彻证圆明。

菩提最上乘，愿度钗裙，同归清净门。

观心斋纪闻

文昌帝君语录

惟阴阳分判，而有男女之别；阖辟翕受，而定乾坤之功。秉彝攸好，同赋气以成形；伦纪肇端，首化源于匹配。天地即无孤行之道，人物宁有独生之机？是以羲文演卦，妙六子之玄微；周室开基，丕二南之雅化。圣教固不遗闺范，真修端有藉坤元。乃降本而末亦分流，遂假邪而正亦伪饰，贞节之心渐沦，松柏之操仅见，大义尤迷，玄功奚识。虽三教示觉世之言，然千古少专家之论。提撕警惕，实予之慈，宣布敷扬，惟子之任。据奏请演女经丹旨，情辞肫切，同此救度婆衷。原委周详，本于诚求赤隐，开妇道之津梁。数已符契，启女蒙之训学，时可敷施，当即转咨，旋经会议，侍书种妙缘于前世，假斯警化凡流，左司植仙骨于夙生，赖以阐扬大化，任兹钜典，赞我天工。敕元君择吉以谈经，命群真随时以行化。言取诚实，醒天下闺阁之迷；文必精纯，垂后世母仪之则。果一十四章之美，备自百千外劫以超升，特敕行知，钦承勿忽。

王天君语录

前据金子疏奏元君，恳指示修炼笔录之女弟子林莹，可否承允演经之人等情，已经敕令该处城隍司核查林莹前世今生案籍，申奏帝君。兹据奏覆，查得林莹前三世，本属有明成化年间维杨一秀士，姓魏，名文熙，立身清洁，未入仕途，因其好逞才辩，每所绮语，讥诽同类，议论先达，且于色戒有伤，故于二世罚为女身，置之空门，令受凄苦。彼时乃天启之中年，受生于吴，昆仑山县西村曹氏家也，今已第三世矣。因其矢修清净，在空门之世会，洁志焚修，供奉太上，会晤钟山定慧女导师，令其习炼玄功，参悟太阴炼形之诀，措未得手，即经弃世，其与体恕有此一段因缘，实系彼三世前有以种之也。再查今世虽为女身，年尚少稚，无诸大过，其所以受女身报者，乃绮语一罪，未经消释故也。各情案奏覆到来，又据本檀检点奏报，淳修现在礼斗祈恩，消灾忏罪，元君甚悦，已转恳帝君赐加化度。俟其礼斗期完，令即具表申奏，忏罪求恩。元君择吉降临，亲为开示，以候演经。并奉帝君元君之命，着询问金本存，既为淳修传度师，可否保其始终不二，着明白奏覆。此一因果，虽属渺茫，奉帝君旨特令乩沙指示，以见上人绮语之报，即两世女身尚未消释。今赖夙生空门之修得入法会，若得诚虔不二传演丹旨，夙垢尽净，仙缘可结矣。并谕淳修知之！凛之！

斡运元君语录

吾奉帝君敕旨，因鉴金子本存，奏称皈化炼笔善女人林淳修，坚志进功，虔诚罔懈，且其慧性清灵，堪充传演之职，并保奏情词，前后已悉，俱令主将示覆，今特命吾临坛亲为开导，使之朗悟，笔底通鉴，即可代予敷宣道妙矣。

夫天地阴阳，异形互用，判于男女。男禀乾刚，立体以健，受气以清；女禀坤贞，立体以柔，受气以浊。清斯轻，浊斯重，轻清象天，重浊象地。然天为阳而中有阴，寓地之应乎上也；地为阴而中有阳，寓天之交乎下也。所以两仪生于太极，阴阳寄于男女。要知天体无为，清虚高远，虽云蒸雨润下施坤舆，究不能长养含胎乳哺万汇。是以男子修真，其功为难。至于女子，取譬于地，虽载岳承流，凝结厚重，然百卉万物，应时以生，倒行逆施，可以升阳气于春分，发和光于冬至，喻之女子孕育之机，同此生生不已之妙也，故其修真较之男子最为简易。总之世人多欲，所以远道。至人无欲，所以造道。不论男女，能知寡欲可以入道。盖无欲则清，清则静，静则明，明则湛寂常真，如如本体，无不觉照。智海性珠，朗然现出，岂仅施之笔端以为奇事耶。吾悯世之女流，自等污贱，沦落昏迷，久欲敷演丹经，拔济苦趣，曾与金子言之多年，今林氏淳修，凤根颇慧，三世人身，已为难得，虽有往垢，可以忏除。闻今开导之言，宜勤参悟之学，清心寡欲，竭志虔心，不惟可以阐吾度世玄文，兼可享福泽，生贤嗣，尽此一报女身，随我逍遥斗阙矣。勉之！凛之！

清静元君坤元经

元君姓孙氏，道号不二，宁海人也。生于宋徽宗宣和元年，己亥正月初五日。幼适丹阳马宜甫，生三子。重阳以分梨十化，夫妇同修，道成夫妇同升。二月二十九日冲举，封清静渊真玄虚演正顺化元君，七真之一也。

尔时元君在华阳洞天，与诸天延那仙姑，十二溪女，说坤元妙经。

曰：天阳地阴，天动地静，乾行坤顺，元亨利贞。乾道成男，坤道成女。独阴不长，独阳不生。刚柔得其中庸，水火始能既济，孕生万物，盖载苍生。慈忍无争，敬顺辅相，是故居母道之仁，为后元之配，致功论化，其道一焉。

自辟乾阖坤以来，有圣母、有后土、有天姆、有女娲、有斗母、有佛母、有元君、有王母、有仙姑、有玉女，至于麻姑、天妃、天女、玄女、无极女仙、女菩萨、比丘尼、那延溪女、紫姑、湘妃、洛神、巫女、电母、青娥、素女、织女，皆以坤元柔顺，修真得道，证明高果，是与天元同气不二。今善女人，各具坤元，咸能入道，俱以修力，可证极乐妙果，万劫常存。若以己身，碍漏难修，则其心原无走漏，汝何自蔽？无始以前，何有色相？何有身迹？惟一惟空，原无二心。汝何修身？汝何弃心？如能返思其原，更有修真捷径。我今为汝女众，说是捷径。汝当谛听。

夫乾道动，坤道静，欲修性命，务须从静。汝今原静，又何以修？坤道浊，乾道清，欲修性命，务须从清。惟能以浊修清，是以入道证果。吾今为汝说是修清之道。夫清浊虽别于形质，而本元出自心神，汝欲心净神清，务修其性，能悟修性，便是立命，汝能悟者，即是汝性。汝性非性，汝心非心。心即是心，性即是性。性非汝心，心非汝性。若问汝性，性即说性。若问汝心，心即说心。心无所心，性无所性，亦非无性，亦非无心。性亦非心，心亦非性。性无有心，心无有性。性本无心，心本无性。心若有性，即非道心。性若有心，即非道性。道性我性，道心我心，是真实性，是妄想心。性若真实，即见道性。心若妄想，即非道心。虽曰道心，又有云说，名何云心？有肉团心、有虚灵心。此虚灵心，是名何心？是真道心，是真实心。彼肉团心，是名何心？是非道心，是妄想心。汝能剔肉团心为虚灵心，悟非道心为真道心，破妄想心为真实心，加以勇猛心，精进心，除却烦恼心，碍障心。惟碍障心是执着，故欲除执着，务加金刚心，虚空心、死了心、不动心、智慧心、坚固心、圆满心、成就心、菩提心、慈悲心、欢喜心，如是诸心，是名道心。能明道心，心即是道。若入是道，务守是心。若遇色相，如如弗动；若遇患疾，如如不变；若遇霹雳，如如不惊；若遇是非，如如不乱；若遇刀斧，如如不惧；若遇死亡，如如不坏。惟是不坏，即是不死，惟是不死，即是道心。惟是道心，即是修道。惟是修道，即是修性。性若无明，非是真性。舍此真性，更何有心？舍此真心，更何有道？是故神通智慧，皆从心道而生；清静虚灵，皆自性道而出。三宝一而无二，四大总是幻空。务向浊处存清，惟自静中防动。能防其动，即明其性，能明其性，即守其其，底本作心。心若常修，六贼难入，惺惺觉察，五蕴何来？智能光明，恍朗纯和，性明命立，以铅制汞，赖土成功。以汞投炉，幽潜真默，炼形化炁，炼气归神，炼神还虚，即是本来，又何劫之不存？何果之不证？何身之有漏？何心之有障？何道之有二哉。汝善女人，又何疑之不修哉？

于是元君说是经已，告诸仙众，吾今所说不二之旨，吾曾拜受于玄女元君，贞一坤元，无上妙道，为汝善女人道海津梁。即有善男子，亦不离是。吾今恐汝暗昧疑退，再说偈曰：

男女本一炁，清浊动静异。女人欲修真，切使真元聚。

阴中有元阳，存清勿以弃。明此色与欲，本来无所累。

屏除贪嗔痴，割断忧思虑。去浊修清性，不堕诸恶趣。

静寂守无为，我即男子具。无无无其形，有有有无意。

内视色声空，丝毫无黏滞。仗土为坤基，一阳本自地。

铅汞固不同，炁神无二义。渺渺空灵心，心神能为制。

一炁返春和，飞出云霄去。偕汝太清游，是曰真如偈。

元君说是偈已，诸天延那天女，十二溪仙，香雨散花，宝珠璎珞，洞章飞舞，欢喜信受，赞叹稀有，礼谢而退。

卷　下

西池集[1]

太真王夫人

功夫次第诗[2]

坤　诀

真传有诀，真传有诀。

夫女子秉坤柔之德，而真阴之中具有真阳，修炼较易。今得此坤修，信乎？升天之阶级，渡世之梯航也。其诀俱在有中着力，有者无之始，从有至无，即是真阳之位。此二句虽重在命功，却合性命而言，乃坤道第一大关键。上句要于有中还无，下句于无中生有。

庚甲须知

庚甲申明，命功入手处。庚者，金也，虎也。甲者，木也，龙也。其义已详。乾集庚金为修炼之本，甲木常畏其克，而克中返有生机。炼丹家最喜死中求活，故庚虎既降，甲龙即兴，一降一兴，生杀之机已伏，颠倒之理弥真。知此生杀颠倒之时，用法斩龙之头，牵虎之尾，使龙不兴云，

---

1 此节内容与本书 707—711 页《女丹合编》之西池集相同，承前省略。

2 此节内容同本书 632 页《元君法语》"坤道功夫次第〈十四首〉"，故省略。

虎不招风，风云息而天清月皎，龙虎降而性合情投，归炉起炼，立结黍珠，保命之法莫妙于此。"知"字，有潜心守视之意。风欲来即须擒虎，雨将降乃可斩龙，不先不后，及时斩取，方可锻炼。

学庸详说，易理宜参。

不明理，又无以学道也。从今学参入，方不落空。于学庸下得转语，斯为见道。至如丹道统于《易》中，《象》曰："至哉坤元，万物资生。"坤属老阴，阴极阳生，顺承乎天，则生人生物；顺承乎己，则成道成真。细究坤之真阳发于何处，即知吾身真一产于何方。求得此一，固得此一，命宝乃全。此求在吾者，不得向外觅取，故曰宜参。

性宗须彻，性命双修，阴阳相接。

性功为入道之始终，于性不彻，此宝未能常住。必如秋月澄潭，纤尘不染。无始之始，既已了然；不空之空，咸归自在，斯性命双修，阴阳相接矣。

教人熟辩有无，莫负一腔热血。

阴阳即有无，要于藏经中留心三日，则真阳之来，真阴之往，俱已井然。来龙之头可斩，去虎之尾能留，二炁相交，缊和洽，方成法体。不然徒费心血，又何能修炼耶？

机在目前，气由此拔，上有天谷，下有泉穴，认定二处，不宜差别。

临机切要，惟是以目始意，以意始气，以气凝神，以神炼真，通天达地，无往不灵。苟或天谷不热，气不上升；涌泉不热，气不下行。必须意目注视上下，其力以引之，认定二穴，不可少有差错，子午行功，久久纯熟，再行烹炼。

应时须悟，参修自有黄芽白雪。

以上坤道大统，研求印证，贯彻于心，然后入手下功。擒归之龙含珠，驱回之虎摇尾，黄芽生于土釜，白雪产于琼宫，大还到手。随面壁以忘忘，所欲从心。尊帝天而穆穆，便到西池会王母，白旌黄旆自来迎，一声霹雳天庭辟，脱去胎州重浊身。

跋

《易》曰："至哉坤元，万物资生。"所谓顺承乎乾者，非耶？然世之女子，明坤道而合坤德者鲜矣！或痴顽结习，或奢悍成风，种种沉迷，不堪悉数。即有一二有志之辈，欲逃生死，究之性命不明。每见巫妪村姑，学些口头禅语，前果后因，便为大道在是，而盲修瞎炼，自惧惧人。吁！此皆坤修真诀失传之故也。今《西池集》出，泄千古不传之秘，具大慈悲，开方便门，愿普天下女子，敬信修持，穷研极究。其中字字有功，句句有诀，莫轻轻放过。尚有楮墨难传之处，全在诚心办道，自遇真人指点。总以收心养气为下手初功，心不收则性根昧，气不养则命蒂失，性命双修，坤道乃全。读是集者，幸勿坐失机缘，以负作者一片度世婆心也。

灵阳子敬跋